AF493788

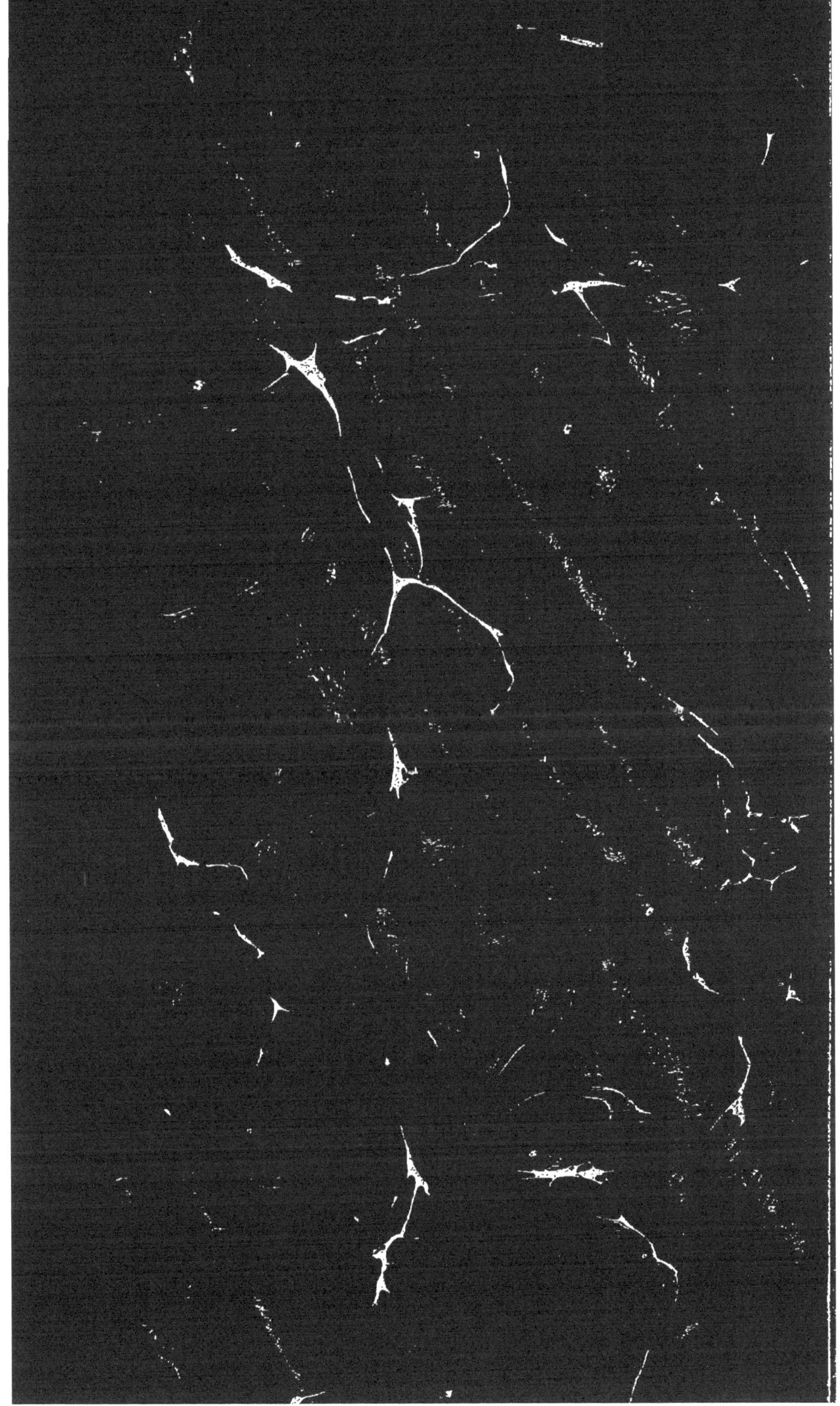

ANATOMIE
DESCRIPTIVE.

PARIS. — IMPRIMERIE DE FÉLIX LOCQUIN,
Rue Notre-Dame-des-Victoires, 16.

TRAITÉ
D'ANATOMIE
DESCRIPTIVE

PAR

J. CRUVEILHIER,

PROFESSEUR A LA FACULTÉ DE MÉDECINE DE PARIS, MÉDECIN DE L'HÔPITAL DE LA CHARITÉ, OFFICIER DE LA LÉGION D'HONNEUR, PRÉSIDENT PERPÉTUEL DE LA SOCIÉTÉ ANATOMIQUE, MEMBRE DE L'ACADÉMIE ROYALE DE MÉDECINE, DE L'ACADÉMIE ROYALE DES SCIENCES DE TURIN, ETC.

—

DEUXIÈME ÉDITION.

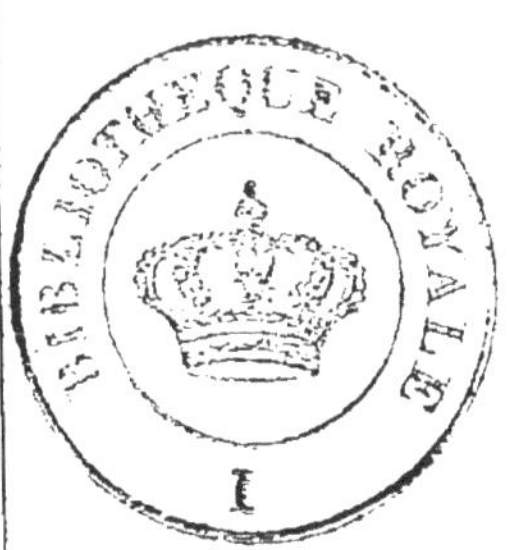

TOME PREMIER.

PARIS

ANCIENNE MAISON BÉCHET JEUNE,

LABÉ, success^r, LIBRAIRE DE LA FACULTÉ DE MÉDECINE,

Place de l'Ecole de Médecine 4.

—

1843

AVANT-PROPOS.

L'homme peut être envisagé sous trois points de vue bien distincts : sous le rapport de l'organisation, sous le rapport des fonctions ou de la vie, sous le rapport moral et intellectuel.

1° Sous le rapport de l'organisation, l'homme est du ressort de l'*anatomie*, qui s'occupe de toutes les conditions matérielles appréciables des différentes parties qui entrent dans sa composition. L'anatomie est du ressort des sens, et par conséquent susceptible d'une précision mathématique, d'une certitude physique.

2° Sous le rapport des fonctions, l'homme est l'objet de la *physiologie* qui nous montre agissants les organes dont l'anatomie nous a révélé la structure : elle s'occupe des mouvements qui se passent dans le corps de l'homme, de même que l'anatomie s'occupe des formes. *Formes et mouvements*, voilà d'ailleurs à quoi se réduit tout ce que nous connaissons des corps.

Comme être moral et intellectuel, l'homme est l'objet de la *psychologie*, qui observe l'homme pensant et voulant, analyse les opérations de son intelligence et de sa volonté, et les classe dans l'ordre de leur hiérarchie.

La connaissance de l'homme tout entier suppose nécessairement la réunion de ces trois ordres de notions; et c'est parce que l'homme anatomique, l'homme physiologique et l'homme moral et intellectuel n'ont pas été étudiés par la même classe de savants, que la science de l'homme laisse encore tant à désirer.

Il est résulté de cet isolement funeste que l'anatomiste, séduit par l'importance de ses travaux, a trop souvent réduit la science de la vie à une sorte de mécanisme anatomique ou organique, analogue au mécanisme mathématique de Boerhaave, et considéré comme d'ingénieuses divagations les recherches des physiologistes sur les forces vitales. D'un autre côté, le physiologiste pur, qu'on me permette cette expression, a reproché à l'anatomiste de faire de la science du cadavre la science de la vie, et par un autre excès, posant en principe qu'on devait étudier la vie indépendamment de l'organisation, trop souvent il a considéré les organes comme une sorte de *substratum* presque indifférent, et réalisé, sans s'en douter, les abstractions plus ou moins ingénieuses qu'il avait imaginées. Bien plus, le physiologiste et l'anatomiste, empiétant sur le domaine de la métaphysique, ont quelquefois attribué à l'organisme seul des phénomènes d'un ordre plus relevé : tandis que le métaphysicien, appuyé sur l'évidence, sur le sens intime, sur les faits de conscience, suivant le langage de l'école moderne, mais incapable d'apprécier l'influence de l'organisation sur le développement et l'exercice des facultés intellectuelles, a trop souvent accusé l'anatomiste et le physiologiste de méconnaître l'empire du principe intelligent et moral qui nous anime; trop souvent encore il a étendu l'influence de ce principe à des phénomènes purement vitaux et organiques, et a été conduit avec Stahl à cette conséquence bizarre que les phénomènes morbides eux-mêmes étaient le résultat d'un effort conservateur de l'ame rationnelle : singulier effort conservateur que celui qui désorganise et qui tue! Toutes ces divergences d'opinions, toutes ces inculpations réciproques, et d'autres plus graves encore qui ne sont pas de mon objet, viennent le plus souvent de ce que les uns et les autres ne se sont pas entendus.

Toutefois, dans un ouvrage consacré à l'étude de l'organisation, je dois proclamer hautement que le moment est venu où, plus que jamais, la philosophie doit être tributaire de l'anatomie et de la physiologie, où la science de l'organisation bien interprétée et l'étude des conditions matérielles de l'intelligence doivent être considérées comme l'un des fondements les plus solides de la psychologie. La philosophie a flotté de tout temps entre l'organicisme ou le sensualisme, pour me servir d'une expression rajeunie, et le spiritualisme. Etrangers pour la plupart à la connaissance de l'organisation, les métaphysiciens exagèrent le spiritualisme comme les anatomistes et les physiologistes exagèrent l'action des organes. Aujourd'hui, le champ est ouvert; les deux doctrines sont en présence; des athlètes également distingués descendent des deux côtés dans l'arène. Témoin de la lutte, nous dirons qu'aucune vérité n'est nuisible à l'homme; que les vérités physiques ne sauraient être en opposition avec les vérités métaphysiques morales et religieuses; que, dans l'ordre logique des idées, nous devons faire précéder l'étude de l'homme intellectuel de celle des organes matériels de l'intelligence, et leur accorder tout le degré d'influence qui leur est du; que le règne animal tout entier, que les lésions physiques et organiques du cerveau sont là pour déposer en faveur de cette influence; qu'il ne répugne nullement d'admettre que suivant que le cerveau, organe immédiat de l'ame dans l'exercice des fonctions intellectuelles, sera plus ou moins développé, présentera telle ou telle conformation, telles ou telles conditions d'activité, les impressions seront et plus vives, et plus nettes, et plus profondes, et plus multipliées; qu'on ne naît pas plus poète, orateur, qu'on ne naît mathématicien, naturaliste, savant; mais qu'on naît avec des sens plus ou moins aptes à recevoir les impressions, avec des nerfs plus ou moins aptes à conduire ces impressions, avec un cerveau plus ou moins apte à les conserver, à les rapprocher, à les reproduire dans leur ordre, dans leur pureté, dans leur vivacité ; et du sein de cette organisation mieux interprétée jaillira plus brillante et plus belle la pensée immatérielle avec son caractère d'immortalité.

Nous aurons beau faire, les organes ne seront jamais que des organes, c'est à dire des instruments, des mobiles. Il faudra toujours: 1° un moteur physiologique, φῦσις, ενορμον, forces vitales, principe vital, archée, propriétés vitales ; 2° un moteur psychologique, ψυχη, *mens*, ame rationnelle; d'où la belle définition de Platon: « l'homme est une ame qui se sert d'un corps, » et celle de M. de Bonald : « l'homme est une intelligence servie par des organes; » et qu'on pourrait modifier ainsi : « l'homme est une intelligence unie à des organes destinés à la servir. »

L'anatomie, qui est l'objet de cet ouvrage, est le fondement de la médecine. Pour découvrir quel est le rouage qui pèche dans une machine compliquée, et les moyens de rétablir cette machine dérangée, il faut connaître exactement tous ces rouages, leur degré d'importance et leur mode d'action. Le corps humain, dit Bacon, ressemble, par son organisation compliquée et délicate, à un instrument de musique très parfait qui se dérange avec la plus grande facilité. Toute la science du médecin se réduit donc à savoir accorder et toucher la lyre du corps humain, de manière qu'elle rende des sons justes et agréables.

Mais l'anatomie étant, pour ainsi dire, le vestibule de l'édifice médical, il importe de faire connaître à celui qui entre dans la carrière le terrain sur lequel il va être placé, et d'assigner le rang que tient, d'une part, la médecine parmi les sciences naturelles ; d'une autre part, l'anatomie parmi les sciences médicales.

On appelle *science*, d'après la belle définition de l'orateur romain, une connaissance certaine, déduite de principes certains : *cognitio certa ex principiis certis exorta.* Les sciences sont métaphysiques, mathématiques et naturelles. Les deux premières n'ayant pas trait à notre objet, nous nous bornerons aux sciences naturelles.

Les *sciences naturelles*, ou la *physique*, prise dans son acception la plus générale, a pour but la connaissance des êtres matériels qui composent l'univers, et des lois qui les régissent. Elles se divisent en *sciences physiques* et en *sciences physiologiques* ou *zoologiques*.

Les *sciences physiques* embrassent tous les phénomènes que présente le règne inorganique; elles comprennent : 1° l'*astronomie*, qui étudie les corps qui roulent dans l'espace, et apprécie, à l'aide du calcul, les lois qui président à leurs mouvements; 2° la *physique* proprement dite, qui étudie les propriétés des corps en masse, et appelle à son secours l'expérience pour mettre les phénomènes dans tout leur jour, et le calcul pour féconder les résultats de l'expérience; 3° la *géologie*, qui étudie la surface du globe et les couches successives qui se rencontrent dans sa profondeur, remonte au-delà de toutes les traditions historiques, fait sortir pour ainsi dire des entrailles de la terre, et trace d'une main sûre l'histoire du globe et des diverses révolutions qu'il a subies; 4° la *chimie*, qui étudie l'action réciproque des corps réduits à l'état moléculaire.

Les *sciences zoologiques* ou *physiologiques* s'occupent de tous les phénomènes que présentent les corps vivants. La *botanique* s'occupe de l'organisation et de la vie des végétaux, la *zoologie* proprement dite, de l'organisation et de la vie des animaux. L'étude de l'organisation constitue l'*anatomie*; l'étude de la vie constitue la *physiologie*.

Les sciences zoologiques présentent en outre un ordre de connaissances tout à fait étrangères aux sciences physiques. Les corps inorganiques obéissent en effet à des lois constantes, immuables, dont aucune n'est en opposition avec l'autre : mais les corps vivants sont à la fois soumis aux lois physiques qui régissent la matière, et aux lois vitales qui luttent incessamment contre leur empire.

Cette lutte, c'est la vie; la mort, c'est le triomphe absolu des lois physiques sur les lois vitales. Mais de cette lutte, ou plutôt de cette association difficile des forces qui président à la nature organique, et des forces qui régissent la nature inorganique, résultent souvent des dérangements, soit dans l'organisation, soit dans les fonctions; et ces dérangements sont d'autant plus fréquents, d'autant plus compliqués, que l'organisation est plus développée, et que l'animal est plus élevé dans l'échelle.

La connaissance de ces dérangements et des moyens propres à rétablir l'organisation et la vie dans leur état d'intégrité, constitue la *médecine*; et le rang que je viens d'assigner à cette branche si importante des sciences zoologiques, prouvera mieux que tous les raisonnements, que l'étude de l'organisation et de la vie dans l'état physiologique doit précéder celle de l'organisation et de la vie dans l'état pathologique, et que l'anatomie forme le premier anneau de la chaîne dont se composent les sciences médicales.

Il suit encore de là que l'homme étant à la fois sous l'empire des lois physiques et sous celui des lois propres aux corps vivants qu'on appelle *propriétés vitales, forces vitales*, il importe de connaître les unes et les autres, et d'établir les limites qui les séparent dans les phénomènes qui se passent au sein de l'organisme. Eh bien! un des points fondamentaux de la physiologie et de la pathologie, c'est de faire le départ des phénomènes qui, dans l'économie, tiennent aux lois physiques de ceux qui tiennent aux forces vitales. De tout temps, les doctrines médicales ont été divisées en celles qui accordaient trop aux premières, et en celles qui accordaient trop aux secondes. La médecine a été de tout temps ou trop vitaliste, ou trop matérialiste, ou métaphysique, hyperorganique, ou mécanique, chimique.

Il appartient à la génération qui s'élève en ce moment, plus versée que celle qui l'a précédée dans la connaissance des sciences physiques, parvenues elles-mêmes à un plus haut degré de perfection, il appartient, dis-je, à cette génération de poser les limites : mais n'oublions jamais que dans l'étude de l'économie vivante, l'application des sciences physiques ne peut être considérée que comme jouant un rôle secondaire, et que nous devons concentrer tous nos efforts sur les sciences physiologiques et pathologiques, dont l'anatomie est la clef, le fondement, le flambeau (1).

Chaque science a sa méthode et ses motifs de certitude. Les sciences métaphysiques et morales ont la certitude métaphysique et morale. Les sciences mathématiques partent d'un petit nombre de principes évidents puisés dans la nature des choses, marchent graduellement du connu à l'inconnu, et s'appuient sur les propositions démontrées, comme sur autant des principes à l'aide desquels elles s'élèvent comme par échelons à des vérités nouvelles. Les sciences naturelles sont fondées sur l'observation, et l'observation n'est autre chose que l'expression rigoureuse du

(1) Les recherches de MM. Andral et Gavaret sur le sang, celles de MM. Bright, Rayer et Alfred Becquerel sur les urines, les résultats importants obtenus dans ces derniers temps à l'aide du microscope, prouvent quels éminents services la médecine peut attendre des sciences chimiques et physiques, étudiées et appliquées dans une bonne direction.

témoignage de nos sens. Les faits bien observés, voilà leurs principes : le raisonnement vient ensuite, appuyé sur les faits et sur l'analogie. Il serait absurde d'étudier les sciences naturelles à la manière des sciences métaphysiques.

On conçoit très bien que, parmi les sciences naturelles, les sciences physiques se composent de phénomènes constants, auxquels le calcul peut être appliqué (d'où les sciences physico-mathématiques), mais que dans les sciences zoologiques les produits varient sans cesse comme les facteurs; et celui qui voudrait importer le calcul dans la médecine, ressemblerait à ce savant (Condorcet) qui conçut le projet bizarre d'appliquer la rigueur mathématique aux vraisemblances morales, qui voulait substituer des $a + b$ aux preuves juridiques écrites ou testimoniales, qui admettait des moitiés de preuves, des fractions de preuves, et les réduisait en équations à l'aide lesquelles il prétendait décider arithmétiquement de la vie, de la fortune et de l'honneur des citoyens.

Il est pénible de l'avouer, à quelque degré de précision et de délicatesse que soient portés nos moyens d'observation, nous ne pourrons jamais arriver à connaître dans les objets autre chose que des surfaces; et lorsque nous disons que nous connaissons la texture d'un corps, nous ne disons rien autre chose, sinon que nous connaissons des surfaces plus petites comprises dans la surface générale. La vue et le toucher, seuls moyens d'investigation que nous ayons pour apprécier les qualités des corps en masse, ne peuvent apprendre à connaître que des surfaces, des apparences et des propriétés relatives, mais non point des propriétés absolues. Avec notre organisation, nous ne pourrons jamais savoir ce que les corps sont en eux-mêmes, mais seulement ce qu'ils sont relativement à nous.

Cet ouvrage étant essentiellement élémentaire, et en quelque sorte un ouvrage d'amphithéâtre, j'ai du me circonscrire dans d'étroites limites, et retrancher avec la plus grande sévérité toutes les considérations qui ne ressortent pas directement de l'étude anatomique des organes.

Toutefois je n'ai pas dû oublier que ce livre était destiné à des médecins, et non à des naturalistes, et j'ai été conduit, chemin faisant, à indiquer, plus ou moins explicitement, les applications immédiates de l'anatomie, soit à la physiologie, soit à la chirurgie, soit à la médecine. L'usage d'une forme, d'une saillie, d'un enfoncement, d'une disposition de texture, suivra presque toujours l'exposition de cette saillie, de cet enfoncement, de cette disposition de texture. Les conséquences pathologiques immédiates qui en découlent ne seront pas non plus absolument étrangères à mon objet. J'ai pensé que, par ce mode d'exposition, le jeune médecin, frappé dès son entrée dans la carrière, des applications innombrables de l'anatomie à la physiologie et à la pathologie, se livrerait avec une ardeur toujours croissante à l'étude de cette belle science; qu'il comprendrait mieux et la grande différence qui existe entre les découvertes anatomiques et les conceptions à prióri, et s'accoutumerait, de bonne heure à rechercher avec une sorte d'avidité les raisons anatomiques des phénomènes, soit dans l'état sain, soit dans l'état morbide.

Il est évident que l'anatomie abstraite, telle qu'elle est

généralement enseignée, est pleine de sècheresse et de dégoût; mais qu'à cet aride tableau, qu'à cette monotone énumération de faces, d'angles et de bords, qui ne s'adressent qu'à la mémoire, vous annexiez l'indication de l'usage immédiat, de la nécessité de telle ou telle circonstance d'organisation, de l'application de ces circonstances à la chirurgie et à la médecine, soit comme cause de maladie, soit comme moyen de diagnostic ou de traitement, faites, en un mot, de l'*anatomie appliquée*, alors à des peintures décolorées succèdera un tableau plein de feu et d'intérêt. Ces nerfs, ces muscles, ces os eux-mêmes, s'animeront en quelque sorte sous notre scalpel; notre curiosité, sans cesse tenue en éveil, nous fera surmonter avec courage toutes les difficultés et tous les dégoûts; notre mémoire conservera fidèlement des notions que nous aurons acquises avec un zèle proportionné à leur importance. Je compare l'anatomiste qui expose sèchement la conformation des organes, et qui croit enseigner l'anatomie, à un homme qui s'imaginerait avoir fait connaître un tableau lorsqu'il a rendu un compte exact de la position des personnages, des couleurs, des ombres, du clair-obscur, des dimensions exactes, etc., mais qui ne chercherait pas à pénétrer l'action, le motif du tableau, l'intention du peintre.

Je viens de dire le rang qu'occupe la médecine parmi les sciences naturelles; voyons maintenant le rang qu'occupe l'anatomie parmi les sciences médicales : or, il me sera facile de prouver que, sans anatomie, il n'y a point de physiologie positive, point de chirurgie, point de médecine.

1° Et d'abord la physiologie repose tout entière sur

l'anatomie. Mais quelle espèce de physiologie? Est-ce cette physiologie transcendante qui, dédaignant les faits particuliers, crée *à priori* des lois auxquelles elle soumet toute l'économie, et fait de la vie une espèce d'enchantement? Non, Messieurs, l'anatomie repousse cette physiologie, et ne vous étonnez pas si les physiologistes qui se livrent à ce genre de spéculations repoussent aussi l'anatomie.

La physiologie qui appelle le secours de l'anatomie est cette physiologie d'observation et d'expérience qui ne vit que de faits, et qui n'aspire qu'au rôle d'être leur interprète fidèle. Voyez Fernel et Gaspard Hoffmann : certes, c'étaient des hommes riches de leur propre fonds; mais ils ne connaissaient d'autre anatomie que celle de Galien : ils avaient peu disséqué par eux-mêmes; aussi quelle physiologie que la leur, si toutefois on peut appeler du nom de physiologie un amas d'hypothèses et d'erreurs! Voyez encore Boerhaave : y eut-il jamais un génie plus étonnant que cet homme, auquel on écrivait : A BOERHAAVE EN EUROPE? il possédait toutes les sciences humaines, les sciences métaphysiques, mathématiques, la botanique, la chimie; mais, persuadé que l'anatomie était parvenue de son temps à son plus haut degré de perfection, il eut le malheur de la négliger : il s'en tint donc aux découvertes anatomiques de ses contemporains, et fut obligé d'adopter toutes leurs erreurs : aussi sa physiologie toute mécanique a-t-elle été funeste peut-être à la science. Et si Haller, son disciple, est venu arracher la physiologie à l'empire du mécanisme d'une part, du vitalisme exclusif d'une autre part, c'est qu'il a incorporé en quelque sorte l'anatomie dans la physiologie. Et Barthez, de Montpellier, était-il encore un homme de génie? mais il professe l'opinion que la physiologie doit être étudiée indépendamment de l'anatomie; il étudie abstractivement les fonctions, et vous savez si ses ouvrages, quelque remarquables qu'ils soient d'ailleurs, ont fait avancer la physiologie positive (1), qui n'est au fond que l'anatomie interprétée.

Les fonctions d'un organe découlent presque nécessairement de la connaissance de la structure de cet organe; et si c'était ici le lieu, il me serait facile de prouver que l'histoire des fonctions a toujours suivi pas à pas les progrès de l'anatomie. Pourquoi ignorons-nous complètement les usages du thymus, du corps thyroïde, des capsules surrénales? n'est-ce pas parce que leur structure est complètement inconnue? La découverte du canal excréteur du pancréas par Wirsung n'a-t-elle pas fait cesser l'incertitude qui régnait sur les usages de cet organe glanduleux? Il y a plus, lorsqu'une découverte physiologique n'a pas été confirmée

(1) La *Grande Physiologie* de Haller est une preuve irréfragable de la thèse que je soutiens. Dans cet important ouvrage, la description anatomique de l'organe précède toujours l'histoire de l'action de cet organe. *Qui physiologiam ab anatomia avellere studuerunt* (dit-il, page 11 préface), *ii certè mihi videntur cum mathematicis posse comparari qui machinæ alicujus vires et functiones calculo exprimere suscipiunt, cujus neque rotas cognitas habent, neque tympana, neque mensuras, neque materiem, etc.* « Ceux qui veulent étudier la physiologie abstractivement, indépendamment de l'organisation, ressemblent à ce mathématicien qui veut exprimer par le calcul, la force et le jeu d'une machine très compliquée, sans connaître ses roues dentées, ses dimensions et l'agencement réciproque de toutes les parties qui la constituent. »

par des données anatomiques correspondantes, elle a souvent été comme non avenue : témoin Césalpin, qui découvrit la grande circulation par la seule force de son génie ; mais comme cette découverte *à priori* n'avait pas de fondement anatomique, elle ne germa nulle part. Harvey vient, qui prouve par l'anatomie, et principalement par la direction des valvules, que les veines ramènent le sang des extrémités au cœur, et le monde médical accueille ses idées avec enthousiasme.

2° L'anatomie est le flambeau du chirurgien. De quoi s'occupe le chirurgie? Des lésions dans la continuité, dans la contiguité, dans la forme, dans les rapports, et souvent dans la structure des organes ; en un mot, de toutes les lésions dans les qualités physiques des organes, qui exigent, soit primitivement, soit consécutivement, l'application de la main. Or, l'anatomie physiologique s'occupe de toutes ces qualités dans l'état sain, et l'anatomie pathologique de toutes ces qualités dans l'état morbide. Qui osera pratiquer la moindre opération chirurgicale, s'il ne connaît mathématiquement, pour ainsi dire, les parties sur lesquelles il doit opérer, les changements de forme, de rapports et de texture qu'ont subis ces parties, la connexion de ces changements avec d'autres altérations analogues ou différentes qui existent dans l'économie? C'est l'anatomie qui nous apprend à connaître les couches successives de parties qui se trouvent dans chaque région, les rapports de ces couches entre elles et ceux des différents éléments qui constituent chaque couche; c'est elle qui, donnant au corps humain la transparence du cristal, conduit l'œil et la main du chirurgien, et lui inspire cette heureuse audace qui va chercher à travers des parties, dont la lésion serait dangereuse ou mortelle, ce vaisseau qu'il faut lier, cette tumeur qu'il faut extirper; c'est elle qui interprète les maladies chirurgicales, et donne, soit de leurs causes, soit de leurs symptômes, soit des indications thérapeutiques, ces raisons anatomiques qui seules peuvent constituer la science sur des fondements inébranlables. C'est l'anatomie qui juge en dernier ressort les méthodes et les procédés opératoires; elle va au-devant de l'expérience, et indique de la manière la plus positive par quelles voies un organe est attaquable. C'est encore l'anatomie qui, dans les revers, lui découvre les causes de ces revers, les modifications à apporter au procédé opératoire, s'ils ont tenu au procédé opératoire, et la médication à opposer à l'affection locale ou éloignée qui a emporté le malade.

Il est évident d'ailleurs que l'anatomie du chirurgien est non l'anatomie de texture, mais bien l'anatomie des rapports, l'anatomie des faces, des angles et des bords, telle que l'ont enseignée Desault et Boyer, et dont l'anatomie des régions, si bien nommée anatomie chirurgicale, n'est que le complément.

3° L'anatomie n'est pas moins indispensable au médecin. Sans doute, on peut être bon anatomiste sans être médecin; mais je soutiens qu'on ne saurait être bon médecin, et surtout aspirer à faire avancer la science, sans être profondément versé dans l'anatomie. Je sais bien qu'on rencontre tous les jours des médecins qui soutiennent qu'on en sait toujours assez pour la pratique médicale, quand on connaît la situation et la conformation générale des organes ; que la vie ne se mesure ni par le volume, ni par la densité, ni par les propriétés physiques des organes. Mais où siègent les maladies ? n'est-ce pas dans les organes ? et si vous ne connaissez pas les organes sains, comment connaîtrez-vous les organes malades ? et si vous ne connaissez pas les organes malades, comment connaîtrez-vous les maladies ? Que dirait-on d'un ouvrier stupide qui s'aviserait de vouloir rétablir une horloge dérangée sans connaître autre chose que le mouvement des aiguilles ? Sans anatomie, et surtout sans anatomie pathologique, la médecine roulera sans cesse dans un même cercle d'erreurs, de solidisme, de mécanisme, de chimisme, de vitalisme ; elle sera la proie du premier novateur homme d'esprit qui voudra bien s'en emparer, alternativement échauffante, rafraîchissante, évacuante, antiphlogistique, contro-stimulante, et assujettie à tous les caprices de la mode ou de la routine. On ne saurait trop le répéter : la connaissance approfondie des symptômes, des causes, de la marche des maladies et des effets du traitement, l'observation clinique, en un mot, toute seule ne suffit pas pour arriver au diagnostic des maladies. L'étude des lésions que les maladies laissent après la mort doit lui être associée, lui être subordonnée, si l'on veut, mais toujours marcher avec elle, à moins qu'on ne se retranche dans une aveugle routine. Or, l'étude des lésions organiques est essentiellement fondée sur la connaissance de l'organisation dans l'état sain : et si tant d'ouvertures cadavériques faites de toutes parts n'impriment pas à la science une marche plus rapide, cela tient, au moins en partie, à ce qu'un grand nombre de ceux qui se livrent à ce genre de recherches n'ont pas acquis préalablement des connaissances assez approfondies sur l'anatomie. Je ne crains donc pas de le dire, c'est dans l'anatomie, et surtout dans l'anatomie de texture, soit dans l'état sain, soit dans l'état pathologique, que reposent les destinées de la médecine ; c'est elle qui, en nous révélant les conditions des parties dans lesquelles se passent les grands phénomènes de l'économie, nous fera connaître le véritable mécanisme des fonctions physiologiques et pathologiques, dont nous ne connaissons que les résultats les plus généraux, parce que nous ne connaissons que les résultats les plus généraux de l'organisation.

Exposer l'état actuel de la science anatomique ; présenter les faits nombreux dont elle se compose, dans l'ordre de leurs plus grandes affinités ; décrire chaque fait avec clarté, précision, méthode ; faire de la méthode un fil presque invisible qui dirige, et non une lourde massue qui écrase ; assigner à chaque détail la valeur qui lui est propre ; et mettre toujours en relief les points importants, au lieu de les confondre dans une énumération indigeste et monotone avec les faits sans importance : tel est le but que je me suis efforcé d'atteindre dans cet ouvrage.

Voici dans quel ordre ont été exposées les principales divisions de l'anatomie :

A. Le premier volume comprend l'*ostéologie*, l'*arthrologie* et les *dents*.

1° L'*ostéologie*, qui, malgré les innombrables travaux dont elle a été l'objet, semble devoir toujours offrir quelques faits nouveaux à ceux qui l'étudient avec zèle, a été traitée avec toute l'importance que mérite cette base des études anatomiques. L'histoire du développement de chaque os m'a paru le complément obligé de son histoire. Je me suis proposé pour le développement de chacun des os, les questions suivantes : 1° Nombre des points osseux ; 2° époque d'apparition des points osseux primitifs et complémentaires ; 3° époque de réunion des divers points osseux ; 4° changements qui s'opèrent dans les os après l'accroissement. A l'aide de ce mode d'exposition, les ossifications les plus complexes se réduisent à un petit nombre de propositions faciles à retenir.

L'inconvénient de faire entrer dans la description des os toutes les attaches musculaires, et presque toute l'anatomie, est tellement contraire à la coordination logique des faits, que je n'ai pas besoin de justifier la réforme que je me suis permise à cet égard. Toutefois, j'ai mentionné celles des attaches musculaires qui peuvent servir à caractériser les surfaces osseuses auxquelles elles ont lieu. Un tableau placé à la fin de la myologie fera d'ailleurs connaître le nombre des muscles qui s'insèrent à chaque os et le lieu précis de leur insertion.

2° Sous le titre d'*arthrologie*, mot que j'ai cru devoir substituer à celui de *syndesmologie*, sont réunies toutes les articulations du corps humain. Prenant pour base exclusive de la classification la forme des surfaces articulaires, qui est toujours en harmonie avec les moyens d'union et avec les mouvements exécutés par l'articulation, j'ai été conduit à modifier les divisions généralement admises. La ***condylarthrose*** ou ***articulation condylienne***, et l'***arti-***

culation par emboîtement réciproque, sont des genres tout aussi naturels que l'*enarthrose* et l'*arthrodie*. On trouvera peut-être que les caractères des divers genres d'articulations, généralement admis, et en particulier ceux du *ginglyme angulaire*, que j'ai cru devoir appeler *articulation à troklée* ou *trokléenne*, et ceux du *ginglyme latéral* ou *trochoïde* des anciens, sont plus nettement tranchés que dans les autres ouvrages d'anatomie.

Le mécanisme, ou les mouvements des articulations, sont si intimement liés à leur description anatomique, qu'il n'était pas possible de les passer sous silence. D'un autre côté, il était quelquefois embarrassant de poser la limite qui devait séparer un ouvrage d'anatomie d'un ouvrage de physiologie; j'ai du éviter ce double écueil en me renfermant strictement dans le mécanisme de chaque articulation en particulier, renvoyant aux traités de physiologie pour tous les grands mouvements de locomotion et de statique animale, tels que la progression, la course, la station, etc.

3° La description des *dents* termine le premier volume. J'ai eu soin de faire remarquer que ce rapprochement des os et des dents était fondé sur leur inaltérabilité commune et nullement sur l'identité de nature; les os étant des organes, des tissus vivants; les dents étant au contraire, dans leur portion dure, un produit de sécrétion solidifié.

B. Le deuxième volume a pour objet la *myologie*, la *description du cœur* et l'*artériologie*.

1° Relativement à la *myologie*, j'ai préféré l'ordre topographique à l'ordre physiologique par la seule raison qu'il permet d'étudier tous les muscles sur un même sujet. Pour concilier autant que possible les avantages non contestés de ces deux modes d'exposition, j'ai présenté à la fin de la myologie, un tableau général des muscles classés dans l'ordre de leurs rapports physiologiques : alors, groupant les muscles non plus d'après l'ordre de superposition, mais d'après l'ordre d'action, je les ai ralliés autour de l'articulation pour laquelle ils sont destinés, et j'ai exposé quels sont les extenseurs, quels sont les fléchisseurs, etc.

Un muscle étant connu, lorsque ses insertions sont déterminées, j'ai cru devoir commencer l'histoire de chaque muscle par une énumération rapide de ses insertions, c'est en quelque sorte la définition ou le résumé du muscle. Des détails circonstanciés sur le mode d'insertion aponévrotique tendineuse ou charnue, sur la direction des fibres, sur la direction générale ou axe du muscle, sont le complément de la description du muscle considéré en lui-même. L'étude de ses rapports avec les parties voisines, et la détermination de ses usages, terminent son histoire. L'action individuelle ou combinée des muscles, pour produire des mouvements simples, découle si naturellement de leur description, et suppose une connaissance si précise et si actuelle de leurs conditions anatomiques, qu'elle ne saurait être bien placée que dans un livre d'anatomie. Les mouvements composés qui nécessitent la succession ou la simultanéité d'action d'un grand nombre de muscles sont du ressort de la physiologie.

Dans la première édition de cet ouvrage j'avais cru devoir séparer les aponévroses des muscles en les présentant dans leur ensemble sous le titre d'*aponévrologie* ; mais l'étude des aponévroses est tellement liée à celle des muscles correspondants , et comme moyen d'insertion, et comme moyen de contention , que j'ai cru devoir revenir à la méthode des anciens, et décrire chaque aponévrose à l'occasion des muscles auxquels elle est destinée. Quelques généralités sur l'ensemble du système aponévrotique nous permettront d'ailleurs de saisir les lois qui président à sa disposition. Il est tout aussi peu naturel de séparer les muscles des aponévroses qu'il le serait de séparer les muscles des tendons.

1° La description du cœur et des artères termine le second volume.

Le soin d'étudier *le cœur* dans un état moyen de distension m'a permis d'apprécier la forme de cet organe, les rapports de capacité de ses cavités et la position respective de ses orifices avec beaucoup plus d'exactitude qu'on ne l'a fait en étudiant cet organe dans l'état de vacuité. La démonstration rigoureuse qu'il existe un cœur droit et un cœur gauche accollés et réunis seulement par une couche superficielle commune, est un des résultats les plus curieux auxquels puisse conduire l'étude de la structure de cet organe.

3° Il n'est peut-être aucune partie de l'anatomie qui soit mieux connue que les *artères*, depuis les beaux travaux de Haller; je n'ai pu suivre un meilleur guide et un plus parfait modèle. J'ai donné à l'étude des rapports des artères toute l'importance que mérite cette partie de leur histoire que les chirurgiens modernes ont étudiée avec une si grande précision.

C. Le troisième volume comprendra la description des *veines*, des *vaisseaux lymphatiques*, et la *splanchnologie*.

1° La *veinologie* a pris une importance inattendue depuis les travaux des médecins sur la phlébite, et un nouvel essor depuis les recherches de M. Dupuytren sur les veines du rachis, et les belles planches de M. Breschet sur cet ordre de vaisseaux.

2° L'étude des *vaisseaux lymphatiques* est, pour ainsi dire, abandonnée depuis les travaux si remarquables de Mascagni. J'ai cherché à vérifier les assertions émises par quelques modernes sur les moyens multiples de communication qu'ils admettent entre le système veineux et le système lymphatique. Le hasard m'ayant conduit à découvrir qu'on pouvait injecter non seulement les réseaux lymphatiques, mais encore les vaisseaux et les ganglions lymphatiques, en piquant superficiellement la peau et les membranes muqueuses, j'ai indiqué cette méthode comme ouvrant une nouvelle route à l'étude du système lymphatique, dont on ne pouvait arriver à connaître que quelques fractions par l'injection directe des vaisseaux lymphatiques eux-mêmes.

J'ai décrit le réseau lymphatique de la peau et des membranes muqueuses comme élément essentiel de structure de ces membranes, et comme constituant la couche sous-épidermique de la peau et la couche la plus superficielle des membranes muqueuses.

Enfin, je crois avoir démontré que les vaisseaux lymphatiques naissent exclusivement de toutes les surfaces libres, le tissu cellulaire séreux y compris.

3° J'ai cru devoir rétablir, en la modifiant, cette antique division de l'anatomie qui traite des viscères et des organes, et qui est connue sous le nom de *splanchnologie*.

Le cerveau et les organes des sens, qui en faisaient partie dans les ouvrages qui ont précédé ceux de Sœmmering et de Bichat, en seront distraits pour être placés à côté du système nerveux. Le cœur, qui était dans le même cas, sera décrit, comme nous l'avons vu, à côté des autres organes de la circulation. Enfin, l'ancienne classification des viscères, par ordre de régions, c'est à dire suivant qu'ils occupent la tête, le cou, la poitrine, l'abdomen, l'ordre topographique en un mot sera remplacé par l'ordre physiologique. Ainsi réduite, la splanchnologie comprendra la description successive des organes de la digestion, des organes de la respiration et des organes génito-urinaires.

L'importance des parties dont s'occupe la splanchnologie, les conséquences pratiques qui découlent de la connaissance des formes, des connexions, et de la structure de ces organes compliqués, voilà les motifs et l'excuse de l'étendue que j'ai donnée à cette partie de mon travail, et des détails de structure intime auxquels je me suis livré à l'occasion de certains organes. Que si l'on objectait que ces notions sont déplacées dans un ouvrage élémentaire, je répondrais que les traités élémentaires sont les seuls ouvrages d'anatomie que lisent et qu'apprennent l'immense majorité des médecins.

D. Le quatrième et dernier volume comprendra les *organes des sens*, le *cerveau*, les *nerfs*, et une description succincte de l'*œuf humain*.

1° L'ouvrage de Sœmmering sur les *organes des sens* est peut-être le plus beau titre de gloire de ce grand anatomiste ; on pourrait même dire qu'il n'a laissé rien à faire à ses successeurs, si l'étude des sciences d'observation ne proclamait sans cesse cette vérité qu'il n'a été donné à aucun homme de dire : Vous n'irez pas au-delà.

2° Le *cerveau* et les *nerfs*, sur lesquels tant d'habiles et laborieux investigateurs ont fixé leur attention dans ces derniers temps, ont été, pour moi, l'objet d'une prédilection particulière, à raison de leur importance, et peut-être à raison même de la difficulté de leur étude.

Relativement aux nerfs, on trouvera une détermination rigoureuse des rameaux qui se distribuent à chaque muscle, à chaque organe, et l'appréciation aussi exacte que possible des nerfs du sentiment et des nerfs du mouvement. J'ai pensé que la dissection des nerfs ne devait pas consister seulement dans l'étude des cordons nerveux en masse, mais que l'association des filets nerveux devait autant que possible être poursuivie dans l'épaisseur des cordons nerveux eux-mêmes (1).

J'ajouterai que, pour faciliter la dissection du système nerveux, comme d'ailleurs celle de toutes les autres parties de l'anatomie, j'ai fait précéder la description de chaque organe, partout où le besoin s'en est fait sentir, d'un résumé succinct sur le meilleur mode de préparation.

(1) C'est l'intime conviction de l'importance d'une étude approfondie du système nerveux qui m'a inspiré la publication de planches anatomiques sur le système nerveux de l'homme, ouvrage qui formera de 15 à 20 livraisons. La première livraison a seule paru.

Je ne saurais assez proclamer les services que m'a rendus, pour l'étude des nerfs, l'immersion des parties dans l'acide nitrique étendu d'eau. Puissant moyen de conservation, cette liqueur, à laquelle j'ai quelquefois ajouté de l'alcool, ce qui donne à la pièce anatomique une odeur éthérée, isole mieux que le scalpel les filets nerveux, les débarrasse de la gangue cellulaire qui les voile, fait ressortir leur blancheur, pâlit tous les autres tissus et leur donne une demi-transparence qui permet de suivre les plus petits filaments nerveux jusqu'à leurs dernières extrémités. Ce même moyen, l'immersion dans l'acide nitrique étendu, m'a également rendu de grands services pour l'étude des parties délicates de la myologie.

3° L'étude de l'*œuf humain* serait mieux placée dans un ouvrage d'accouchements que dans un traité d'anatomie, et je ne me suis décidé à en parler ici que dans l'intérêt des élèves qui sont souvent interrogés sur cette matière dans leurs examens d'anatomie.

J'ai cru devoir adopter l'usage antique des annotations marginales, qui auront le triple avantage d'appeler l'attention de l'élève sur les points importants de la matière, de lui offrir une table analytique d'autant plus précieuse, qu'elle trouvera son interprétation en regard, et enfin de lui présenter une série de *questions anatomiques* sur lesquelles il pourra s'exercer.

Quant à l'esprit général de cet ouvrage, j'ai voulu faire de l'anatomie classique, et je me suis garanti, comme d'un écueil, de cette espèce d'anatomie d'induction et d'analogie, qui constitue en grande partie l'anatomie philosophique. Je ne me suis permis de la faire intervenir que dans les cas où ses idées générales et ses vues presque toujours ingénieuses, mais trop souvent systématiques et hardies, pouvaient éclairer la matière.

C'est le cadavre sous les yeux que toutes les descriptions ont été faites. Ce n'est qu'après avoir décrit chaque organe sur nature que j'ai consulté les auteurs, dont l'imposante autorité ne pouvait plus alors enchaîner ma pensée, mais appelait toujours de nouvelles recherches de ma part, dans les cas de dissidence.

Je ne saurais trop le répéter, l'anatomie est la base de l'édifice médical, et ce serait étrangement la méconnaître que de ne la regarder que comme la *première des sciences accessoires de la médecine;* sans elle le physiologiste bâtit sur le sable; sans elle il n'y a pas de chirurgie; l'anatomie n'est pas moins indispensable au médecin, auquel elle révèle le siège des maladies et les changements de forme, de volume, de rapports et de texture que les organes malades ont subis.

L'anatomie est aussi de toutes les sciences celle qui excite le plus vivement notre curiosité. Si le minéralogiste et le botaniste se passionnent, l'un pour la détermination d'une pierre, l'autre pour celle d'une fleur; si l'enthousiasme de la science les porte à entreprendre les voyages les plus périlleux pour l'enrichir d'une nouvelle espèce, quelle ne doit pas être notre ardeur pour l'étude de l'homme, ce chef-d'œuvre de la création, dont la structure, si délicate et si résistante tout à la fois, nous montre et tant d'harmonie dans l'ensemble, et tant de perfection dans les détails!

Et à la vue de cette merveilleuse organisation, où tout a été prévu, coordonné avec une intelligence et une sagesse infinies, si bien qu'une fibre ne saurait avoir un peu plus ou un peu moins de force sans qu'à l'instant l'équilibre ne soit troublé et le désordre ne commence, quel anatomiste n'est pas tenté de s'écrier avec Galien qu'un livre d'anatomie est le plus bel hymne qu'il ait été donné à l'homme de chanter en l'honneur du Créateur :

« *Sacrum sermonem quem ego Conditoris nostri ve-*
« *rum hymnum compono, existimoque in hoc veram esse*
« *pietatem, non si taurorum hecatombas ei plurimas*
« *sacrificaverim, et casias aliaque sexcenta odoramenta*
« *ac unguenta suffumigaverim, sed si noverim ipse*
« *primus, deinde et aliis exposuerim quœnam sit ip-*
« *sius sapientia, quœ virtus, quœ bonitas.* »

(Galen., de usu part., lib. III.)

Puisse cet ouvrage inspirer aux élèves une ardeur toujours croissante pour l'étude de l'organisation de l'homme, qui serait la plus curieuse et la plus belle de toutes les sciences, si elle n'était pas la plus éminemment utile! Et quel motif plus puissant pour des ames généreuses que cette idée : « Chaque connaissance que j'acquiers est une conquête que je fais pour le soulagement de l'humanité souffrante. » Qu'ils n'oublient jamais que sans anatomie il n'y a point de médecine; et que toutes les sciences médicales sont greffées sur l'anatomie comme sur un sujet; que plus ses racines sont profondes, plus ses branches sont vigoureuses et se chargeront de fleurs et de fruits.

Je dois des remercîments à M. Chassaignac, aujourd'hui chirurgien distingué des hôpitaux, agrégé de la Faculté, qui m'a secondé avec le plus grand zèle dans la rédaction de cet ouvrage.

Je n'en dois pas moins à M. le docteur Bonamy, mon préparateur particulier, qui a bien voulu consacrer son temps et son habile scalpel aux préparations nécessaires pour la confection de cet ouvrage.

Paris, 20 octobre 1842.

ANATOMIE
DESCRIPTIVE.

CONSIDÉRATIONS GÉNÉRALES.

Objet et division de l'Anatomie.

Définition de l'anatomie.

Considérée sous le point de vue le plus général, l'*anatomie* (1) est une science qui a pour objet la structure des êtres vivants : elle est la science de l'organisation.

Or, les êtres vivants ou organisés se divisent en deux grandes classes, végétaux et animaux : il y a donc une *anatomie végétale* et une *anatomie animale*.

Anatomie zoologique ou comparée.

Quand l'anatomie embrasse, dans une étude générale, toute la série des animaux, en examinant comparativement les mêmes organes dans les diverses espèces, elle prend le nom d'*anatomie zoologique* ou *comparée*.

Philosophique ou transcendante.

L'anatomie zoologique prend le nom d'*anatomie philosophique* ou *transcendante*, lorsque de la réunion et de la comparaison des faits particuliers elle déduit des résultats généraux, des lois générales d'organisation.

Anat. spéciale

Quand l'anatomie a pour objet l'étude d'une seule espèce, elle prend le nom d'*anatomie spéciale*, anatomie de l'homme, anatomie du cheval, etc.

Tantôt l'anatomie étudie les organes sains; elle prend alors

(1) Le mot anatomie vient du grec (τεμνω et ανα, couper parmi). C'est en effet au moyen de la dissection que l'on parvient principalement à séparer et à étudier les divers organes. Mais les injections, la dessiccation, l'action de l'alcool et des acides affaiblis, etc., sont encore des moyens de l'anatomie.

Anatomie physiologique. Anat. pathologique.

le nom d'*anatomie physiologique :* tantôt elle étudie les organes malades ; elle prend alors celui d'*anatomie pathologique.*

Anatomie descriptive.

Lorsque l'anatomie physiologique se circonscrit dans l'étude de la conformation extérieure des organes, c'est à dire dans l'étude de toutes celles de leurs qualités qu'on peut observer sans entamer leur tissu, elle est appelée *anatomie descriptive.* Si, au contraire, elle pénètre dans la profondeur de ces mêmes organes pour en déterminer les parties constituantes ou les éléments, elle prend le nom d'*anatomie de texture* ou d'*anatomie générale.*

Anatomie de texture ou anatomie générale.

Un mot sur ces deux manières d'envisager l'anatomie.

Objet de l'anatomie descriptive.

L'anatomie descriptive nous apprend le nom des organes, ou la nomenclature anatomique, leur nombre, leur situation, leur direction, leur volume, leur poids, leur couleur, leur consistance, leur figure, leurs régions et leurs rapports ; en un mot, elle trace la topographie du corps humain. Sous plus d'un rapport, elle est à la médecine ce que la géographie est à l'histoire.

Anatomie des peintres.

On peut rattacher à l'anatomie descriptive, comme étant une de ses dépendances, l'*anatomie des peintres et des sculpteurs*, qu'on peut définir la connaissance de la surface extérieure du corps, soit dans les diverses attitudes du repos, soit dans les divers mouvements. Je remarquerai à ce sujet que la détermination précise des saillies et des creux extérieurs peut fournir des indices extrêmement précieux sur la situation et l'état des parties profondément cachées, et qu'à ce titre elle ne doit pas être négligée par le médecin.

L'anatomie descriptive, telle que nous venons de l'envisager, est parvenue en ce moment à un haut degré de perfection, et c'est à elle que font allusion ceux qui disent qu'il n'y a plus rien à faire en anatomie.

Objet de l'anatomie générale ou de texture.

Mais si l'anatomie descriptive suffit en général au chirurgien pour l'explication des lésions qui sont le plus habituellement de son domaine, et pour la pratique des opérations, elle ne saurait suffire au médecin et au physiologiste. Pour eux, l'anatomie, au lieu de s'arrêter aux qualités extérieures et aux surfaces, doit pénétrer, par une savante analyse, dans la substance même des organes. Tel est l'objet de l'*anatomie générale* ou *de texture*.

Analyse et synthèse des organes.

Par elle, les organes sont décomposés en tissus composés, les tissus composés en tissus simples ou générateurs, en éléments anatomiques qu'elle étudie d'une manière abstraite, indépendamment des organes qu'ils concourent à former : reconstituant ensuite l'économie de toutes pièces par une sorte de synthèse, elle montre dans la combinaison des tissus ou éléments anatomiques, deux à deux, trois à trois, le secret de l'organisation des parties les plus complexes et les plus différentes au premier abord.

Il est une espèce d'anatomie cultivée de nos jours avec beaucoup de succès : c'est l'*anatomie du fœtus*.

Anatomie du fœtus.

L'*anatomie du fœtus*, ou *anatomie d'évolution*, et plus généralement l'*anatomie des âges*, a pour objet l'étude du développement des organes, des modifications successives, et quelquefois même des métamorphoses qu'ils subissent depuis le premier moment de leur apparition jusqu'à leur état parfait, et depuis leur état parfa t jusqu'à leur décrépitude.

Anatomie appliquée.

Enfin, il est une espèce d'anatomie qu'on peut appeler *anatomie appliquée*, parce qu'elle se compose de l'ensemble des applications pratiques qu'on peut faire de l'anatomie à la médecine et à la chirurgie. Dans cette manière d'envisager l'anatomie, le corps est décomposé en régions ou départements; chaque région en couches successives. On détermine les rapports des différentes couches entre elles, et dans chaque couche, les parties qui la constituent. En un mot, on se propose constamment pour but la solution de cette question : « Étant donné une région, une étendue quelconque de la surface « du corps, déterminer les parties qui y correspondent à di- « verses profondeurs, et l'ordre de leur superposition. » C'est cette espèce d'anatomie qu'on appelle généralement *anatomie des régions*, *anatomie topographique*, et même *anatomie chirurgicale*, parce qu'elle n'a été étudiée jusqu'à ce jour que sous le point de vue de ses applications à la chirurgie. Mais il serait facile de prouver qu'à l'exception des membres ou extrémités, dont la connaissance anatomique ne fournit que très peu d'applications à la médecine proprement dite, l'étude des régions n'est pas moins importante pour le médecin que pour le chirurgien. Aussi, pour lui donner une dénomination en harmonie avec son but, on devrait l'appeler *anatomie topographique médico-chirurgicale*.

Anatomie topographique médico-chirurgicale.

Tels sont les différents points de vue sous lesquels l'anatomie peut être envisagée.

Idée générale du corps de l'homme.

Avant d'entrer dans le détail descriptif des nombreux organes dont l'ensemble constitue le corps humain, il m'a paru convenable de présenter toute la série de ces organes dans un résumé rapide. Ces idées d'ensemble, loin d'embarrasser l'esprit, l'éclairent et le satisfont à la fois, en lui montrant les objets dans leurs véritables rapports, et en lui découvrant le but de ses travaux.

Peau

Je vois d'abord un tégument général, qui, comme un vêtement, enveloppe la totalité du corps, et se moule pour ainsi dire sur toutes ses parties. Ce tégument, c'est la *peau* : les ongles et les poils en sont une dépendance. La peau présente un certain nombre d'ouvertures qui établissent une communication entre l'extérieur et l'intérieur du corps; mais ces ouvertures ne consistent pas dans une perforation, une interruption réelle du tissu de la peau : sur le pourtour de chacune d'elles, la peau se réfléchit, en présentant d'importantes modifications dans sa structure, et va constituer les *membranes muqueuses*, sorte de *tégument interne*, qui peut être considéré comme un prolongement du tégument externe ou de la peau. On pourrait donc à la rigueur considérer le corps de l'homme comme essentiellement formé par une peau repliée sur elle-même. Cette vue

Membranes uqueuses.

de l'esprit se trouve realisée dans certaines espèces inférieures, où l'animal est réduit à un tube ou canal. Mais à mesure qu'on s'élève dans l'échelle animale, les couches qui séparent le tégument externe du tégument interne deviennent de plus en plus épaisses, et des cavités viennent s'interposer à ces deux téguments. Toutefois, quelque éloignés qu'ils soient l'un de l'autre, et quelques différences qu'ils présentent dans leur aspect extérieur, une foule d'analogies établissent d'une manière non équivoque la communauté de leur origine.

Sous la peau se voit une couche de *tissu cellulaire graisseux* qui la soulève mollement, remplit les vides, et concourt aux formes arrondies, qui sont un caractère des animaux, et de l'espèce humaine en particulier. Dans quelques régions seulement, on trouve des muscles qui s'insèrent directement à la peau, qu'ils sont destinés à mouvoir : ce sont les *muscles peauciers*. Chez l'homme, les peauciers n'existent qu'à l'état de vestige ; ils sont tous concentrés au cou et à la face, où ils jouent un rôle important dans l'expression de la physionomie ; tandis que chez les grands animaux ces muscles doublent partout la peau, et même dans certaines classes à organisation très simple, constituent à eux seuls tout l'appareil de la locomotion. Tissu cellulaire graisseux.

Dans le tissu cellulaire sous-cutané rampent les *veines* et les *vaisseaux lymphatiques* superficiels ; ces derniers traversent, de distance en distance, des renflements nommés *ganglions lymphatiques*, qui sont réunis par groupes dans certaines régions. Veines, vaisseaux et ganglions lymphatiques.

Au dessous du tissu cellulaire sont des parties fasciculées rouges, disposées en plusieurs couches : ce sont les *muscles*. Muscles.

Au centre de toutes ces parties sont les *os*, colonnes inflexibles, qui servent de soutien à tout ce qui les entoure. C'est au voisinage des os, le plus profondément possible, et par conséquent à l'abri des corps extérieurs, que se trouvent les *vaisseaux* et les *nerfs*. Enfin, autour des muscles, et au dessous de la couche graisseuse sous-cutanée, se voient des toiles résistantes qui engaînent toutes ces parties, et qui, par des pro- Os. Vaisseaux. Nerfs.

longements détachés de leur face profonde, isolent et contiennent les diverses couches de muscles, et souvent chaque muscle en particulier : ces enveloppes sont les *aponévroses*.

Aponévroses.

Telle est la structure générale des membres ou extrémités.

Si nous portons maintenant le scalpel sur le tronc, nous trouvons dans ses parois une disposition anatomique analogue à celle que nous venons d'indiquer pour les membres; mais plus profondément sont des cavités que tapissent des membranes minces, transparentes, humectées par un liquide qu'on nomme *sérosité*, d'où le nom de *membranes séreuses*. Dans ces cavités sont logés des organes à structure complexe, portant le nom de *viscères*, et dont je vais faire l'énumération rapide, en suivant un ordre en rapport avec les usages qu'ils remplissent dans l'économie.

Membranes séreuses.

Viscères.

Le corps de l'homme, comme celui de tous les êtres organisés, est composé de parties nommées *organes* (ὀργανον, instrument), qui diffèrent entre eux par leur structure et par leurs usages, mais qui tous sont réunis pour le double but de la conservation de l'individu et de la conservation de l'espèce.

Organes.

Pour concourir à ce résultat définitif, ces organes sont distribués en un certain nombre de groupes ou de séries, dont chacune a une fin déterminée. Cette fin s'appelle *fonction*; la série d'organes s'appelle *appareil*.

Fonction.

Appareil.

Or, parmi les appareils nécessaires à la conservation de l'individu, les uns sont destinés à établir ses rapports avec les objets extérieurs : ce sont les *appareils de relation*; les autres sont destinés à réparer les pertes que font incessamment les organes : ce sont les *appareils de nutrition*.

Des appareils de relation.

Les appareils de relation se divisent en deux classes : 1° l'*appareil de sensation*; 2° l'*appareil de mouvement*.

A. L'*appareil de sensation* se compose : 1° des *organes des sens*, 2° des *nerfs*, 3° du *cerveau* et de la *moelle épinière*.

Organes des sens.

Les organes des sens sont, 1° la *peau*, qui jouit d'une sensibilité dont l'exercice constitue le *tact* : la peau rendue mobile, et dirigée par la volonté, au moyen de la disposition que présente la main humaine, prend le nom d'*organe du toucher* ;

2° L'*organe du goût*, qui réside dans la cavité buccale, c'est à dire à l'entrée des voies digestives, et qui est en rapport avec les qualités sapides et jusqu'à un certain point nutritives du corps ;

3° L'*organe de l'olfaction*, situé dans les fosses nasales, à l'entrée des voies respiratoires, qui nous fait connaître les émanations odorantes des corps ;

4° L'*organe de l'ouie*, à la structure duquel président les lois de l'acoustique, et qui est en rapport avec les vibrations de l'air ;

5° L'*organe de la vue*, qui est en rapport avec la lumière, et dans la construction duquel on trouve observées les lois les plus importantes de la dioptrique.

Les sens spéciaux occupent la face.

Les organes des sens reçoivent les impressions venues du dehors : quatre d'entre eux, les *sens spéciaux*, occupent la face, c'est à dire le voisinage du cerveau, auquel ils transmettent des impressions rapides et précises, et qui semble, pour ainsi dire, plonger dans leur épaisseur, à l'aide des nerfs.

Nerfs. Moelle épinière. Cerveau.

Les impressions mourraient en effet dans les organes, s'il n'existait des conducteurs de ces impressions : ces conducteurs sont les *nerfs*, cordons blancs, fasciculés, plexiformes, dont une extrémité pénètre dans les organes, et dont l'autre extrémité répond à la *moelle épinière* et au *cerveau*, lesquels constituent la partie centrale du système nerveux, dont les nerfs constituent la partie périphérique.

Muscles. Tendons.

B. L'*appareil de la locomotion* se compose, 1° d'une partie active ou contractile : ce sont les *muscles*. Ceux-ci se terminent par les *tendons*, organes d'un blanc nacré, qui, à la manière de cordes, réunissent en un seul point l'action des nombreux

faisceaux qui entrent dans la composition de chaque muscle.
Os. 2° D'une partie passive : ce sont les *os*, véritables leviers, qui forment la charpente du corps, et dont les extrémités constituent par leur contact mutuel les *articulations*, dans lesquelles
Cartilages. nous trouvons, 1° des *cartilages*, substances compressibles et élastiques, qui amortissent la violence des chocs, et régularisent les contacts; 2° un liquide onctueux, la *synovie*, sécrétée
Membranes synoviales. par des membranes qu'on appelle *synoviales* : ce liquide remplit l'usage des corps gras dont sont enduits les rouages de nos
Ligaments. machines; 3° enfin des liens ou *ligaments* qui maintiennent l'union des os.

Tels sont les appareils destinés à établir les relations de l'homme avec les objets qui lui sont extérieurs.

Des appareils de nutrition.

Les appareils qui accomplissent dans le corps de l'homme le grand acte de sa nutrition, sont les suivants :

Appareil digestif. *A.* L'*appareil digestif*, qui est essentiellement constitué par un tube ou canal non interrompu, auquel on donne le nom de *canal alimentaire* : ce conduit se compose d'une série d'organes qui diffèrent les uns des autres et par leur forme, et par leur structure, et par leurs usages, bien qu'ils concourent à former un conduit commun. Ces organes sont : 1° la *bouche*, 2° le *pharynx*, 3° l'*œsophage*, 4° l'*estomac*, 5° le *canal intestinal*, qui se divise lui-même en deux portions : l'*intestin grêle*, comprenant le *duodénum*, le *jéjunum* et l'*iléon*; et le *gros intestin*, comprenant le *cæcum*, le *colon* et le *rectum*.

A ce long tube, dont la plus grande partie occupe la cavité abdominale où il forme une multitude de replis, sont annexés,
Foie. 1° le *foie*, organe glanduleux, destiné à la production de la bile, et situé à la partie supérieure et droite de l'abdomen;
Rate. 2° la *rate*, dont les fonctions sont encore couvertes d'une grande

obscurité, et qui forme, s'il est permis de parler ainsi, le pendant du foie à gauche; 3° le *pancréas*, qui, par un orifice qui lui est commun avec le canal biliaire, verse dans le duodénum le fluide connu sous le nom de suc pancréatique. Pancréas.

B. A la surface interne du canal digestif, et particulièrement dans la portion qui porte le nom d'intestin grêle, s'ouvrent par une multitude d'orifices ou de bouches, des vaisseaux qui y puisent les éléments nutritifs provenant de la digestion : ce sont les *vaisseaux absorbants chylifères*, qu'on nomme aussi *vaisseaux lactés*, à raison de la couleur blanche et laiteuse qu'ils présentent au moment où l'absorption s'opère. L'appareil absorbant se compose, en outre, d'un autre ordre de vaisseaux appelés *vaisseaux lymphatiques*, parce qu'ils contiennent un liquide incolore, qui porte le nom de *lymphe*, et qui est puisé par eux dans tous les points de l'économie. Tous les vaisseaux absorbants, de quelque ordre qu'ils soient, traversent d'espace en espace des renflements grisâtres appelés *ganglions* ou *glandes lymphatiques*, et viennent en dernier résultat s'aboucher dans le système veineux. Appareil absorbant. Vaisseaux lactés. Vaisseaux lymphatiques. Ganglions lymphatiques.

C. *L'appareil veineux* prend sa source dans tous les points de l'économie, recueille, d'une part, tous les produits qui doivent être éliminés au dehors, parce qu'ils ont assez longtemps fait partie de nous-mêmes; d'une autre part, tous ceux qui pénètrent dans l'intérieur de notre corps pour servir à sa réparation : il se compose de vaisseaux qu'on appelle *veines*, lesquelles sont coupées de distance en distance par des *valvules*, et vont toutes, en définitive, aboutir à deux grosses veines appelées *veines caves*, dont l'une *supérieure*, rapporte le sang de la moitié supérieure du corps; l'autre *inférieure*, rapporte le sang de la moitié inférieure. Appareil veineux.

Les deux veines caves se terminent au centre de la circulation, c'est à dire au *cœur*, véritable muscle creux, composé de quatre cavités contractiles : deux à droite, *oreillette* et *ventricule droits*; deux à gauche, *oreillette* et *ventricule gauches*. Cœur.

Appareil respiratoire.

D. Aux appareils dont il vient d'être parlé succède, dans l'ordre des fonctions, l'*appareil respiratoire*, qui se compose de deux sacs spongieux placés sur les côtés du cœur et remplissant la presque totalité de la poitrine : ce sont les *poumons*. Ceux-ci reçoivent l'air par un conduit commun, la *trachée-artère*, que surmonte un organe vibratile, l'*organe vocal* ou *larynx*, qui vient communiquer au dehors par les cavités nasales et buccale.

Poumons. Trachée. Larynx.

Appareil artériel.

E. De celle des cavités du cœur qu'on nomme le ventricule gauche, part un vaisseau considérable : c'est l'*artère aorte*, qui forme le tronc principal et primitif de toute cette classe de vaisseaux qu'on nomme *artères*, et qui sont destinés à transmettre dans toutes les parties du corps un sang rouge qui y entretient la chaleur et la vie.

Appareil urinaire.

F. Aux appareils de nutrition se rattache encore l'*appareil urinaire*, qui se compose : 1° des *reins*, organes sécréteurs de l'urine; 2° des *uretères*, par lesquels l'urine s'écoule au fur et à mesure de sa production dans un grand réservoir, la *vessie*, d'où elle n'est expulsée que par intervalles à travers un conduit qui porte le nom de *canal de l'urèthre.*

De l'appareil de reproduction.

Tels sont les appareils destinés à la conservation de l'individu : les organes qui servent à la conservation de l'espèce constituent l'*appareil générateur* ou *de reproduction*. Ils sont différents dans l'homme et dans la femme.

Organes génitaux de l'homme.

Ce sont, pour l'homme, 1° les *testicules,* organes préparateurs du sperme ou fluide fécondant; 2° les *canaux déférents*, conduits qui transmettent le sperme des testicules où il est formé jusqu'aux vésicules séminales; 3° des *vésicules séminales*, réservoir du sperme; 4° des *conduits éjaculateurs*, par lesquels le sperme est porté dans le *canal de l'urèthre;* 5° de la *prostate* et des *glandes de Cowper*, appareil glanduleux annexé aux organes de transmission du sperme; 5° de la *verge*, au moyen de laquelle le liquide fécondant est porté dans l'intérieur des organes génitaux de la femme.

Organes génitaux de la femme.

L'appareil générateur se compose, chez la femme, des organes suivants : 1° des *ovaires*, dont la fonction est de produire ou de tenir en réserve l'ovule ou le germe ; 2° des *trompes utérines*, qui transmettent de l'ovaire à l'utérus le germe fécondé ; 3° de l'*utérus* ou *matrice*, dans laquelle le produit de la conception séjourne et se développe pendant la durée de la grossesse ; 4° du *vagin*, conduit qui livre passage au produit de la conception lors de son expulsion définitive ; 5° la *vulve*, qui comprend l'ensemble des parties génitales externes de la femme ; 6° On doit considérer comme annexées à cet appareil les *glandes mammaires*, organes producteurs du lait, qui est destiné à la nutrition de l'enfant nouveau-né.

PLAN GÉNÉRAL DE L'OUVRAGE.

Ordre topographique.

Dans quel ordre exposerons-nous les faits nombreux qui sont du domaine de l'anatomie? Etudierons-nous les organes dans l'ordre de leur superposition ou dans l'*ordre topographique, à capite ad calcem?* Mais il est évident que de cette manière on rapproche les parties les plus disparates, et qu'on sépare les unes des autres celles qui ont entre elles la plus grande analogie. L'*ordre physiologique*, c'est à dire l'ordre fondé sur les considérations qui président à la classification des fonctions, est évidemment le plus rationnel ; car il a l'avantage incontestable de préparer par l'étude des organes à l'étude de leurs fonctions. Mais on s'aperçoit facilement que cet ordre physiologique doit être modifié par l'*ordre de la difficulté* dans l'étude des organes ; car ce qui importe surtout dans un ouvrage d'enseignement, c'est de conduire l'esprit comme par degrés des objets simples et faciles à ceux qui sont plus compliqués. C'est par ce motif que l'appareil nerveux, qui devrait être rapproché de l'appareil locomoteur, si l'on adoptait l'ordre physiologique, sera relégué beaucoup plus loin.

Ordre physiologique.

Ordre de la difficulté.

Concilier l'ordre physiologique avec l'ordre de la difficulté dans les dissections, et autant que possible avec l'économie des sujets, tel est le but que je me suis proposé, et que l'ordre généralement adopté paraît convenablement remplir, sauf quelques légères modifications.

Le tableau suivant présente le plan général de cet ouvrage.

1° Appareil de la locomotion :	1° des os.	Ostéologie.
	2° des articulations.	Syndesmologie.
	3° des muscles et des aponévroses. . .	Myologie.
2° Appareil de la circulation :	Cœur.	Angéiologie.
	Artères.	
	Veines.	
	Vaisseaux lymphatiques.	
3° Appareils de sensation et d'innervation :	Moelle épinière. . .	Névrologie.
	Cerveau.	
	Nerfs.	
	Organes des sens. .	
4° Appareils de la digestion.		Splanchnologie.
— de la respiration.		
Appareil génito-urinaire.		

Je consacrerai, suivant l'usage, un chapitre particulier à l'étude du fœtus et de ses annexes.

APPAREIL DE LOCOMOTION.

OSTÉOLOGIE.

CONSIDÉRATIONS GÉNÉRALES.

Des os, et de l'importance de leur étude.

Définition des os.

Les os sont des parties d'une dureté pierreuse, et néanmoins organisées et vivantes, destinées à servir de soutien à toutes les autres parties du corps, de moyens de protection à plusieurs, et de points d'attache aux muscles, au milieu desquels ils sont situés. Toutes les parties dures ne sont donc pas des os. Le caractère fondamental de l'os, c'est d'être à la fois dur et organisé. Or, comme il entre dans le mode de nutrition des os de recevoir des vaisseaux par toute l'étendue de leur superficie, ces organes sont entourés de tous côtés par une membrane qui est à la fois vasculaire et fibreuse, à laquelle on donne le nom de *périoste* (περὶ, autour ; οστεον, os).

Tous les os ont un périoste.

D'après cette définition, les *dents*, les *cornes*, les *ongles*, et chez les animaux de la classe des articulés, le *squelette extérieur*, ne sont donc pas des os, mais seulement des concrétions ossiformes. Ajoutons que les os sont exclusivement propres aux animaux vertébrés.

Les os sont propres aux animaux vertébrés.

L'étude des os constitue l'*ostéologie*, qui peut être considérée comme la base de l'anatomie ; car, si l'on ne connaît pas les os, comment connaître les insertions musculaires, les rapports exacts des muscles, des nerfs, des viscères, et surtout des vaisseaux pour lesquels les os fournissent des points de ralliement invariables? Aussi, depuis l'école d'Alexandrie, est-ce par

Importance de l'ostéologie.

l'ostéologie que commence l'étude de l'anatomie, dont elle est en quelque sorte le vestibule.

Importance de l'ostéologie.

De nos jours, les anatomistes transcendants se sont occupés d'une manière toute spéciale du système osseux, sans doute à cause de la facilité de son étude; et de leurs travaux, spéculatifs à beaucoup d'égards, sont résultées des notions beaucoup plus complètes sur des points de fine ostéologie, qui avaient à peine fixé l'attention des anciens anatomistes.

Enfin, l'ostéologie est devenue, depuis les beaux travaux de Cuvier sur les animaux fossiles, l'une des bases de l'anatomie comparée et de la géologie. Par l'étude des os, l'anatomiste a pu s'élever jusqu'à la détermination de genres et d'espèces d'animaux qui n'existent plus aujourd'hui, et donner en quelque sorte une nouvelle vie à ces vieux débris épars du règne animal antédiluvien. Ainsi les ossements fossiles placés dans un ordre invariable, au milieu des couches secondaires, ont-ils été transformés en des monuments plus authentiques que les monuments historiques, quelque irrécusables qu'on les suppose.

Idée générale du squelette.

Les os forment un système, un tout, dont les différentes parties sont contiguës et liées entre elles. Un seul os, l *hyoïde*, fait exception à cette loi; encore les ligaments au moyen desquels cet os tient au reste du système osseux, sont-ils évidemment la représentation des pièces osseuses qui, chez les animaux, unissent l'hyoïde au temporal. L'ensemble des os constitue le *squelette*. On appelle *squelette naturel* celui dont les diverses pièces sont unies par leurs ligaments; *squelette artificiel*, celui dont les pièces sont unies par des liens artificiels, tels que des fils métalliques.

Squelettes naturel et artificiel.

Idée générale du squelette.

De cette réunion résulte une sculpture osseuse, symétrique, régulière, essentiellement composée d'une colonne centrale qu'on appelle *colonne vertébrale* ou *rachis*, se terminant à sa partie supérieure par un renflement considérable qu'on appelle

Colonne vertébrale.

crane, et à sa partie inférieure, par une réunion de vertèbres soudées, qui constituent le *sacrum* et le *coccyx*. Crane.

A cette colonne sont comme appendues :

1° Au devant et au dessous du crane, un édifice osseux très compliqué : c'est la *face*, qui se divise en deux *mâchoires*, l'une *supérieure*, l'autre *inférieure*. Face.

2° De chaque côté, douze arcs flexibles, élastiques, recourbés : ce sont les *côtes*, lesquelles aboutissent en devant à une autre colonne, le *sternum*. L'ensemble de ces os constitue le *thorax*. Thorax.

3° Quatre prolongements nommés *membres* ou *extrémités*, *deux supérieurs* et *deux inférieurs* : les deux premiers nommés aussi *membres thoraciques*, parce qu'ils répondent à la poitrine, qui porte le nom de *thorax;* les deux inférieurs nommés aussi *membres pelviens*, parce qu'ils répondent au bassin *pelvis*, mais qui sont beaucoup mieux nommés *membres abdominaux*. Les membres thoraciques et les membres abdominaux n'étant évidemment que deux variétés d'un même type fondamental, sont essentiellement composés d'un même nombre de parties analogues : ce sont : Membres. Thoraciques. Abdominaux.

1° Une ceinture osseuse, qui pour le membre thoracique est constituée par l'*épaule*, et pour le membre abdominal par le *bassin*. Épaule et bassin.

2° Une deuxième partie qu'on peut en quelque sorte considérer comme le corps du membre : c'est l'*humérus* pour le membre thoracique; le *fémur* pour le membre abdominal. Humérus et fémur.

3° Un *manubrium* ou manche (pour me servir d'une expression de Galien) : c'est, d'une part, l'*avant-bras*; d'une autre part, la *jambe*. Avant-bras et jambe.

4° Enfin, des appendices digités qui constituent les extrémités proprement dites : ce sont la *main* et le *pied*. Main et pied.

Nombre des os.

Les auteurs ne sont point d'accord sur le nombre des os. Quelques uns, par exemple, décrivent le sphénoïde et l'occipital comme ne formant qu'un seul os, tandis que la plupart des anatomistes les considèrent comme formant deux os bien distincts.

Nombre des os. Il en est qui admettent dans le sternum trois pièces qu'ils décrivent isolément. Plusieurs, à l'exemple des anciens, font de l'os de la hanche trois os distincts : le pubis, l'ischion et l'ilion ; d'autres reconnaissent cinq vertèbres pelviennes ou sacrées, trois ou cinq os hyoïdiens ; enfin les os sésamoïdes, et même les os wormiens, négligés par les uns, sont rangés par les autres au nombre des os.

Différence entre les os proprement dits et les pièces d'ossification. Loin de dissiper l'incertitude qui régnait encore sur le dénombrement des pièces du squelette, les idées de quelques modernes sur le développement des os, ou *ostéogénie*, n'ont pas peu contribué à augmenter la confusion à ce sujet, attendu que plusieurs d'entre eux ne distinguent pas les os proprement dits d'avec les pièces d'ossification. Toutefois, l'incertitude cessera à cet égard, si l'on ne considère comme des os que les pièces du squelette, séparables à l'époque du développement complet.

Or, l'époque à laquelle se complète le développement du système osseux est l'espace compris entre la vingt-cinquième et la trentième année.

C'est en partant de ces principes que nous compterons 198 os dans le corps humain, savoir :

Colonne vertébrale, y compris le *sacrum* et le *coccyx*.	26
Crane.	8
Face.	14
Os hyoïde.	1
Thorax (côtes, sternum).	25
Pour chaque extrémité supérieure, épaule, bras, avant-bras et main. 32,	64
Pour chaque extrémité inférieure, bassin, cuisse, jambe et pied. 30,	60
	198

Total : 198 os, non compris les os wormiens et les os sésamoïdes, parmi lesquels je range la rotule.

Le nombre des os est de 198.

Or, parmi ces 198 os, il y en a 34 seulement d'impairs ; tous les autres sont pairs, ce qui réduit à 116 le nombre des os à étudier.

Méthode générale de Description.

Avant de procéder à l'étude de chacune des pièces du squelette en particulier, nous devons exposer la méthode générale qui nous servira de guide dans la description.

Objets à considérer dans l'étude d'un os.

Les différents chefs auxquels peuvent se rattacher tous les détails descriptifs d'un os sont relatifs, 1° au nom ou à la nomenclature ; 2° à la situation générale ; 3° à la direction ; 4° au volume et au poids ; 5° à la figure ; 6° aux régions ; 7° aux rapports ; 8° à la conformation intérieure ; 9° à la texture intime ; 10° au développement.

Nomenclature.

Nomenclature des os ; ses imperfections.

La nomenclature ostéologique offre de nombreuses imperfections. Persuadés de l'importance qu'il faut, dans l'étude des sciences, attacher au choix du langage, quelques anatomistes ont tenté à plusieurs reprises des réformes qui n'ont eu que peu de succès, en sorte que les anciennes dénominations sont presque toutes conservées. Nous n'adopterons des nomenclatures modernes que les dénominations remarquables par leur grande justesse, ou celles qui auront déjà reçu la sanction de l'usage.

Bases qui ont servi à la dénomination des os.

Toutefois, nous pouvons dire ici que les dénominations des os ont été déduites, 1° de leur situation : tel est le frontal, parce qu'il est situé au front ; 2° d'une similitude grossière, soit avec des objets qu'on suppose généralement connus, ainsi qu'on le voit pour les os appelés tibia, scaphoïde, marteau, enclume, étrier ; soit avec des formes géométriques, os carré, cuboïde ; 3° de leur grandeur : le grand os du carpe, les petits os ou osselets de l'ouïe; 4° de quelque circonstance de leur conformation extérieure : os cribleux ou ethmoïde, os unciforme ou crochu; 5° du nom de l'auteur qui les a décrits le premier avec le plus de soin : cornets de Bertin, de Morgagni, apophyses d'Ingrassia.

Situation générale des Os.

La *situation* d'un os se détermine en comparant la place qu'il occupe avec celles qu'occupent d'autres pièces du squelette.

Pour rendre cette comparaison possible, on suppose le squelette entouré de plusieurs plans auxquels on donne les noms suivants :

Plans de circonscription du squelette.

1° On appelle *plan antérieur* celui qui passe au devant du front, de la poitrine et des pieds; 2° *plan postérieur*, celui qui passe derrière l'occiput et les talons; 3° *plan supérieur*, celui qui est placé horizontalement au dessus de la tête; 4° *plan inférieur*, celui qui passe au dessous de la plante des pieds; 5° et 6° *plans latéraux*, les deux plans qui complètent sur les côtés l'espèce de boîte ou de parallélipipède dont on suppose que le squelette est circonscrit.

Plan médian.

Enfin, le squelette étant symétrique, c'est à dire exactement divisible en deux moitiés semblables, on admet un septième plan, *plan médian* ou *antéro-postérieur*, qui trace la démarcation des deux moitiés.

Ligne médiane.

La ligne qu'on suppose, à l'extérieur, tracer la division en deux parties de tous les os symétriques, porte le nom de *ligne médiane*.

Cela étant admis, rien de plus facile que de déterminer la position d'un os. Est-il plus rapproché du plan antérieur que les os avec lesquels on le compare, on dit qu'il leur est antérieur. Est-il plus rapproché du plan postérieur, on dit qu'il leur est postérieur.

Détermination de la position des os.

Soient pris pour exemple les os malaires ou os de la pommette. Relativement à toute la face, ils sont placés à la partie antérieure, supérieure, et un peu latérale; relativement aux os voisins, ils sont situés, 1° au dessous du frontal; 2° au dessus et un peu en dehors des os maxillaires; 3° devant les grandes ailes du sphénoïde et de l'apophyse zygomatique du temporal.

Mise en position des os.

La situation d'un os impair ou médian est déterminée lorsqu'on connaît le rapport de cet os avec deux plans de circonscription; celle d'un os pair n'est déterminée que par la connaissance des rapports de cet os avec trois plans de circonscription. Exemple : le *sternum*, os impair, peut être mis en position quand on sait quel est son plan antérieur et son extrémité supérieure; tandis que pour la position du *fémur*, os pair, il faut déterminer son plan antérieur, son plan interne et son extrémité supérieure.

Direction des Os.

La *direction* des os est *absolue* ou *relative*.

Direction absolue.

La *direction absolue* exprime que l'os est *rectiligne*, *curviligne*, *anguleux*, *tordu* sur lui-même; en un mot, elle étudie la direction de l'os par rapport à l'os lui-même, indépendamment de sa situation dans le squelette. Les os longs ne sont jamais parfaitement rectilignes : tantôt ils présentent une incurvation légère, comme le fémur; tantôt ils sont courbés en sens inverse, à leurs deux extrémités, en forme d'S, comme la clavicule; d'autres fois ils sont tordus sur eux-mêmes, suivant leur axe : tels sont l'humérus, le péroné, etc.

Direction relative : verticale, horizontale, oblique.

La *direction relative* se détermine par rapport aux divers plans qui circonscrivent le squelette : sous ce point de vue, la direction d'un os est ou *verticale*, ou *horizontale* ou *oblique*. Il est inutile d'expliquer ici en quoi consistent les directions verticale et horizontale. Il n'en est pas de même de la *direction oblique* qui est déterminée par la situation respective de chacune des deux extrémités de l'os. Soit, par exemple, un os oblique, dont une extrémité est à la fois plus rapprochée du

Détermination de l'obliquité d'un os.

plan supérieur, du plan médian et du plan postérieur, tandis que l'autre extrémité est plus rapprochée du plan inférieur, du plan latéral et du plan antérieur, on dira que l'os est oblique de *haut en bas*, de *dedans en dehors* et d'*arrière en avant.*

Il est facile de voir que de cette manière on indique avec la plus grande exactitude la direction d'un os relativement aux divers plans qui entourent le squelette. Il faut bien remarquer que la direction doit toujours être exprimée en partant du même point, c'est à dire de la même extrémité. Ainsi, une fois qu'on a dit que l'os est dirigé de haut en bas, on doit, en déterminant l'obliquité d'avant en arrière et l'obliquité de dedans et dehors, partir toujours de l'extrémité supérieure.

Volume, poids, densité des Os.

Volume.

Le *volume* des os pourrait se mesurer dans chacun d'eux par l'étendue des trois dimensions; mais une appréciation rigoureuse de ce volume étant en général inutile, on s'est contenté d'indiquer le volume de chaque os relativement aux autres os, d'où la division des os en *grands*, *moyens* et *petits*; distinction tout à fait vague et futile, attendu que depuis l'os le plus volumineux jusqu'au plus petit, il y a une gradation telle que les limites sont tout à fait arbitraires.

Le *poids* ou la *masse* du squelette comparé au poids du reste du corps, le poids de chaque os en particulier, le poids comparatif des os entre eux, ne présentent que peu d'intérêt; il n'en est pas de même de la *pesanteur spécifique* ou *densité des os.*

Pesanteur spécifique ou densité.

Sous le point de vue de la *densité*, c'est à dire du nombre des molécules sous un volume donné, les os sont les plus pesants de tous les organes. Cette vérité n'est nullement contredite par la légèreté de certains os, qui n'est qu'apparente, et qui dépend des espaces vides ou cellules dont ils sont creusés.

Au reste, cette densité varie dans les diverses espèces d'os, dans les os de la même espèce, et même dans les différentes parties du même os. Ainsi, dans les os longs, c'est à la partie moyenne qu'on remarque la plus grande densité; les extrémités des mêmes os longs et les os courts ont une densité beaucoup moindre. Les os larges tiennent le milieu entre le corps des os longs et les os courts : parmi les os larges, les os du crâne sont bien plus denses que les os du bassin. Différences de densité suivant l'espèce d'os.

L'âge influe singulièrement sur la pesanteur spécifique des os. On disait, il n'y a pas longtemps, que les os du vieillard étaient spécifiquement bien plus pesants que ceux de l'adulte, de même que les os de l'adulte sont spécifiquement plus pesants que ceux de l'enfant; et cela paraissait d'autant plus probable, qu'on admet généralement comme loi constante de l'organisation, que le phosphate calcaire augmente dans les os en raison directe des progrès de l'âge; et l'on sait que le poids des os dépend en partie de la présence du phosphate calcaire. Suivant l'âge.

Mais sur ce point, comme sur tant d'autres, l'expérience a démenti les prévisions du raisonnement. Ainsi, il est positif que la pesanteur spécifique, de même que la pesanteur absolue de l'os, est beaucoup moins considérable chez le vieillard que chez l'adulte; et cette différence tient à la déperdition de substance que subissent les os, comme d'ailleurs tous les autres tissus par suite des progrès de l'âge. Ainsi, chez le vieillard, les parois du cylindre des os longs ont notablement diminué d'épaisseur, tandis que la cavité médullaire est proportionnellement beaucoup plus considérable. On peut même dire avec Chaussier que la cavité médullaire du corps des os longs a un diamètre d'autant plus grand, que l'individu est plus avancé en âge. Il en est de même des cellules du tissu spongieux qui deviennent beaucoup plus amples, et dont les parois acquièrent une extrême ténuité. Densité moindre des os du vieillard.

Il se pourrait néanmoins que le poids de la fibre osseuse, ou plutôt de la molécule osseuse du vieillard, comparé au poids de la fibre ou de la molécule osseuse de l'adulte, fût plus considérable : cette présomption n'est-elle pas convertie en certitude par l'analyse chimique qui montre une prédominance de phosphate calcaire dans les os du vieillard ?

Pour lever toute espèce de doute à cet égard, il faudrait râper un os d'adulte et un os de vieillard, et peser au trébuchet un égal volume de l'une et de l'autre poussière.

Ainsi se trouveraient conciliées les propositions contradictoires de certains auteurs à cet égard. Les uns avancent, en effet, que la densité des os est en raison directe de l'âge; les autres soutiennent que les os de l'adulte sont plus pesants que ceux du vieillard.

Fragilité des os du vieillard.

La fragilité croissante des os, et par conséquent la fréquence des fractures dans la vieillesse, s'explique facilement, puisqu'à l'accumulation du phosphate calcaire qui diminue l'élasticité de l'os et augmente sa fragilité, se joint une masse moins considérable, et conséquemment une moindre résistance. C'est uniquement sous le point de vue de la quantité de phosphate calcaire qu'on peut dire que le système osseux devient prépondérant dans la vieillesse.

Figure des Os.

La *figure* des os se détermine :

Comparaison des os avec les objets connus.

1° Par la comparaison, soit avec divers objets, soit avec les formes géométriques. Sous le premier point de vue, on a comparé le coronal aux coquilles des pèlerins, le sphénoïde à une chauvesouris dont les ailes seraient étendues, etc. On conçoit que, malgré son inexactitude, ce mode de comparaison, si familier aux anciens, ne saurait être proscrit entièrement de la science.

Avec les formes géométriques.

Quant à la comparaison des os, dont les formes sont si peu régulières, avec les formes régulières des solides dont s'occupe la géométrie, elle n'est pas moins infidèle que la précédente, et cependant nous continuerons de dire, avec tous les anatomistes, que les os courts sont cuboïdes, le corps des os longs prismatique et triangulaire, la mâchoire inférieure parabolique. Nous parlerons de sphères, de cônes, d'ovoïdes, de cylindres, etc.

2° Par la *symétrie* ou la *non symétrie* des os, qui est une circonstance fondamentale dans la détermination de leur figure : ainsi, parmi les os, les uns sont divisibles en deux moitiés qui sont exactement la répétition l'une de l'autre : ce sont les *os symétriques* ou *impairs*, qu'on appelle encore *os médians*, parce qu'ils occupent tous la ligne médiane. Les autres ne sont nullement divisibles en deux parties semblables : ce sont les os *non symétriques*, qu'on appelle encore *os pairs* ou *latéraux*, parce qu'ils sont toujours pairs et toujours placés de chaque côté de la ligne médiane.

Os symétriques, impairs, médians.

Os non symétriques, pairs, latéraux.

3° La figure des os comprend encore l'indication du rapport des trois dimensions entre elles. Quand les trois dimensions, longueur, largeur et épaisseur, sont à peu près égales, on dit que l'os est *court;* quand deux dimensions, la longueur et la largeur, l'emportent sur la troisième, et sont à peu près égales, on dit que l'os est *large* ou *plat*. Enfin, la prédominance d'une dimension sur les deux autres constitue le caractère des *os longs*. Disons toutefois que cette distinction n'est pas rigoureuse, parce qu'il est des *os mixtes* qui participent à la fois du caractère des os longs et du caractère des os larges.

Os courts. **Larges.** **Longs.**

Quelques considérations générales sur les trois grandes classes d'os seront ici d'autant moins déplacées, qu'elles trouveront à chaque instant leur application à l'occasion des os en particulier.

Caractères généraux des Os longs, larges et courts.

A. *Des os longs.* Les os longs occupent les membres, au centre desquels ils forment une suite de colonnes ou de leviers superposés.

Os longs.

Les os des membres thoraciques sont généralement moins longs et moins volumineux que ceux des membres abdominaux.

Les os les plus longs occupent la partie supérieure des membres.

C'est à leur partie moyenne que les os longs offrent le diamètre le moins considérable. De cette partie, comme d'un centre, l'os va en augmentant graduellement de volume, à mesure qu'on approche des extrémités qui se renflent beaucoup, de manière à offrir un diamètre double ou triple de celui du corps de l'os. Il suit de là que tout os long présente la forme *bicône*, c'est à dire la forme d'un double cône, dont les sommets tronqués sont adossés.

Forme bicône.

On divise les os longs en *corps* et en *extrémités*.

Corps prismatique et triangulaire.

Le *corps* des os longs est presque toujours prismatique et triangulaire; en sorte que, sous ce rapport, les os semblent faire exception à cette loi générale des corps organisés, pour lesquels existent les formes arrondies, et se rapprocher du règne minéral, auquel paraissent affectées les formes anguleuses.

Extrémités.

Les *extrémités* des os longs ne sont aussi volumineuses que parce qu'elles servent, 1° aux articulations, 2° aux insertions des ligaments et des muscles; 3° à la réflexion des tendons qu'elles éloignent du parallélisme. On peut considérer dans chaque extrémité une partie articulaire qui est lisse, couverte de cartilage dans l'état frais, non percée de trous; et une partie non articulaire qui est inégale, percée de trous, parsemée d'éminences et d'enfoncements.

Os larges.

B. *Des os larges.* Ces os, destinés à former des cavités, sont plus ou moins courbés sur eux-mêmes, et offrent à considérer deux surfaces, l'une profonde, concave; l'autre convexe, superficielle, et une circonférence.

Surfaces concave et convexe.

Il est des os larges qui sont alternativement concaves et convexes sur la même face : tels sont les os des hanches.

La concavité et la convexité des os larges ne sont point en raison directe l'une de l'autre.

Dans les os larges, les inégalités, les saillies et même les grandes concavités de l'une des faces, ne sont point en rapport rigoureux avec des dispositions correspondantes sur la face opposée. Ainsi, la portion iliaque de l'os des hanches représente en dedans, au lieu d'une convexité correspondante à la fosse iliaque externe, une autre excavation ou fosse iliaque interne : de même au crâne, des empreintes et des éminences existent à la surface interne, tandis que la surface extérieure est uniformément convexe et presque lisse. La bosse pariétale, les bosses occipitales elles-mêmes, seraient deux ou trois fois plus saillantes si la concavité intérieure était fidèlement représentée au dehors par une saillie correspondante, et si cette concavité n'était pas creusée en grande partie aux dépens de l'épaisseur de l'os.

La *circonférence* des os larges étant destinée soit à des articulations, soit à des insertions, présente pour l'un et l'autre usage une grande épaisseur. Ainsi, les pariétaux, si minces à leur centre, deviennent-ils beaucoup plus épais à leur circonférence. Les os larges présentent à leur circonférence tantôt un épaississement pur et simple, lorsque cette circonférence est destinée à des insertions musculaires : exemple, l'os des hanches; tantôt des dentelures, des coupes obliques ou biseaux, simples ou alternatifs, des sinuosités, lorsque cette circonférence est destinée à des articulations : exemple, les os du crâne. Circonférence.

C. *Des os courts.* Ils se rencontrent surtout à la colonne vertébrale, au carpe et au tarse, en un mot, partout où une grande solidité se trouve jointe à des mouvements partiels très bornés. Os courts.

Ils sont toujours groupés en assez grand nombre. Leur forme est extrêmement irrégulière, généralement cuboïde; ils sont d'ailleurs taillés à facettes pour leurs nombreuses articulations. La partie de leur surface qui n'est pas articulaire est rugueuse, pour servir à des insertions ligamenteuses et tendineuses.

Régions des Os.

La surface des os présentant une foule d'objets à considérer, il est nécessaire, pour n'omettre aucun détail essentiel dans la description, de diviser cette surface en un certain nombre de parties ou de *régions*, que l'on passe successivement en revue. Régions.

Or, ces diverses parties ou régions ont été désignées sous les noms de *faces*, *bords* et *angles*.

Faces, bords, angles.

Ainsi, dans le corps prismatique et triangulaire des os longs, on considère *trois faces* et *trois bords ;* dans les os larges, on considère *deux faces* et *une circonférence*; celle-ci est elle-même subdivisée en *bords* et en *angles :* ces derniers sont formés par la rencontre des bords. On considère *six faces* dans les os courts.

Nomenclature des faces et des bords.

Ces faces et ces bords ont été désignés tantôt d'après leur situation en *faces* et *bords supérieurs*, *inférieurs*, *antérieurs*, *postérieurs*, etc.; tantôt d'après les parties qu'ils concourent à former : telles sont les *faces orbitaires*, *palatines* du maxillaire supérieur; tantôt eu égard à leurs rapports, *face cérébrale*, *face cutanée* des os du crane; *bords frontal*, *occipital*, *temporal*, de l'os pariétal.

Lèvre externe, lèvre interne et interstice.

Lorsque les bords donnent insertion à un grand nombre de muscles, on a jugé convenable de diviser leur épaisseur en trois lignes parallèles : une moyenne, qu'on appelle *interstice*, et deux latérales qu'on nomme *lèvres*, *lèvre externe* et *lèvre interne :* exemple, le bord supérieur de l'os coxal, la ligne âpre du fémur.

Éminences et cavités des Os.

Les os présentent des éminences et des cavités sur lesquelles il importe de jeter ici un coup d'œil général.

A. *Eminences des Os.*

Apophyses.

Les éminences osseuses étaient distinguées par les anciens en deux grandes classes : les *apophyses* et les *épiphyses*. Voici sur quelles bases reposait cette distinction qui se rattache au mode de développement des diverses éminences. Suivant eux, parmi ces éminences, les unes naissent du corps même de l'os, semblent n'en être que des prolongements, des végétations : ce sont les *apophyses* ; les autres, au contraire, se forment par des noyaux osseux isolés, qui apparaissent à des époques variables dans le cours du développement des os : ce sont les *épiphyses :* mais cette distinction, fondée sur une observation incomplète, a perdu toute sa valeur depuis que les belles recherches de M. Serres sur l'ostéogénie ont fait voir que la plupart des éminences osseuses se développent par des points isolés; en sorte que, telle éminence qui est épiphyse jusqu'à une certaine époque, devient apophyse quelque temps après. Si donc la plupart des éminences se forment par des points osseux particuliers, il ne peut y avoir entre elles de différences que celles relatives à l'époque plus ou moins reculée de leur union avec le corps de l'os. Epiphyses.

Une distinction bien autrement importante est celle qui divise les éminences en *articulaires* et *non articulaires*.

A. Les *éminences articulaires* ont reçu différents noms. 1° On les appelle *dentelures* lorsqu'elles forment des saillies anguleuses analogues aux dents d'une scie : exemple, les dentelures des os du crane. Cette forme d'éminences est exclusivement affectée aux articulations immobiles. Les autres éminences appartiennent aux articulations mobiles. A. Eminences articulaires. Dentelures.

Les éminences qui servent aux articulations mobiles ont reçu différents noms.

1° On les appelle *têtes* quand elles représentent une portion de sphère supportée par une partie plus étroite, à laquelle on donne le nom de *col*; exemple : tête et col du fémur. Têtes.

2° *Condyles*, lorsqu'elles représentent une tête allongée ou une portion d'ovoïde coupée parallèlement à son grand diamètre : exemple, condyles de la mâchoire inférieure. Condyles.

B. Les *éminences non articulaires* sont pour la plupart destinées à des insertions musculaires. Elles ont reçu des noms qui sont en général déduits de leur forme. On appelle : B. Eminences non articulaires.

1° *Bosses*, celles qui sont peu élevées, lisses, à peu près également étendues dans tous les sens : exemple, bosses pariétales, bosses frontales. Bosses.

2° *Eminences mamillaires*, celles qui forment de petits Eminences mamillaires.

mamelons : exemple, éminences mamillaires de la surface interne des os du crane.

Protubérances ou tubérosités. 3° *Protubérances* ou *tubérosités*, celles qui sont d'un volume notable, arrondies, mais inégales : exemple, protubérance occipitale, tubérosité bicipitale du radius.

Épines. 4° *Epines* ou *apophyses épineuses*, celles qui par leur forme aiguë, le plus souvent inégale, ont quelque analogie avec une épine : exemple, épine du tibia, apophyses épineuses des vertèbres.

Lignes. 5° *Lignes*, celles qui ont beaucoup d'étendue en longueur, très peu en largeur et en hauteur : telles sont les lignes demi-circulaires de l'occipital. Quand ces lignes sont plus saillantes et parsemées d'aspérités, on leur donne le nom de *lignes âpres :* exemple, ligne âpre du fémur.

Crêtes. 6° *Crêtes*, celles qui sont élevées et tranchantes : crête externe, crête interne de l'occipital ; crête du tibia. On a donné à une de ces crêtes le nom d'*apophyse crista-galli*, parce qu'on l'a comparée à une crête de coq.

Apophyses. 7° On a conservé le nom d'*apophyses* aux éminences qui ont un certain volume, et semblent former comme un petit os surajouté à celui dont elles naissent, et on les a distinguées par différentes épithètes presque toutes déduites de leur forme. Ainsi, on appelle *apophyses clinoïdes* des apophyses de l'os sphénoïde qu'on a comparées aux quatre angles d'un lit (κλινος, lit ; ειδος, forme).

Apophyses *ptérygoïdes*, celles qu'on a crues ressembler à des ailes (πτερυξ, aile).

Mastoïdes, celles qui ressemblent à une mamelle (μαστος, mamelle).

Apophyses *zygomatiques*, celles qu'on a trouvées ressembler à un joug (ζυγος, joug).

Styloïdes, celles qui ressemblent à un stylet.

Coronoïdes, celles qui ressemblent à une dent de couronne.

Odontoïdes, celles qui ressemblent à une dent (οδυς, οδοντος, dent) : apophyse odontoïde de la deuxième vertèbre cervicale.

Coracoïdes, celles qu'on a trouvées ressembler à un bec de corbeau (κορακος, corbeau) : apophyse coracoïde de l'omoplate.

Apophyses *malléolaires* ou *malléoles*, celles qu'on a comparées à un marteau (*malleus*, marteau).

Bases de la dénomination de certaines apophyses.

Quelques apophyses ont été désignées par des noms déduits, 1° des parties qu'elles concourent à former : apophyses *orbitaires*, *malaires*, *olécrane* (ωλεν, coude ; κράνιον, tête) ; 2° de leur direction : exemple, apophyse *montante* du maxillaire supérieur ; 3° de leurs usages : tels sont les *trochanters*, dont le nom dérive de τροχαω (je tourne), parce que ces éminences servent d'insertion aux muscles qui font tourner la cuisse sur son axe.

Vice du langage ostéologique.

Nulle part peut-être le vice du langage ostéologique n'est poussé plus loin que dans la nomenclature des éminences. Ainsi, l'épine de l'omoplate peut-elle être comparée aux apophyses épineuses des vertèbres ; la longue apophyse styloïde du temporal à la petite apophyse dite styloïde du radius ? Plusieurs éminences qui remplissent des usages analogues, ont reçu des noms différents ; ainsi, la grosse et la petite tubérosité de l'humérus, qui donnent attache aux muscles rotateurs de l'humérus, n'ont pas reçu la même dénomination que le grand et le petit trochanter du fémur, qui donnent attache aux muscles rotateurs de cet os.

Aussi, tout en conservant les noms que l'usage a respectés, aurons-nous soin d'indiquer les noms plus rationnels que des anatomistes modernes, et nommément Chaussier, ont cherché à substituer aux anciennes dénominations.

Du volume des éminences d'insertion.

Le volume des éminences d'insertion est en général proportionnel au nombre et à la force des muscles et des ligaments qui s'y implantent. Pour s'en convaincre, on n'a qu'à étudier comparativement le squelette de l'homme et celui de la femme, le squelette d'un homme de cabinet et celui d'un athlète.

Cette proportion remarquable entre le volume des saillies osseuses et la force des muscles qui s'y insèrent, a fait attribuer la formation des éminences à la traction musculaire.

Les éminences ne sont pas dues à la traction musculaire.

Cette opinion est facile à réfuter ; et, sans entrer ici dans des détails qui appartiennent à l'anatomie générale, je me contenterai d'établir par des faits que si les saillies osseuses sont en rapport direct et nécessaire avec le développement du système musculaire, elles n'entrent pas moins dans le plan primordial de l'organisation, si bien qu'elles existeraient lors même que les muscles n'auraient jamais exercé de tractions sur les os. J'ai eu occasion de disséquer deux fois l'extrémité thoracique d'individus qui, à la suite de convulsions éprouvées dans leur première enfance, avaient été frappés de paralysie complète de cette extrémité. Le membre avait à peine les proportions de celui d'un enfant de huit ou neuf ans, bien que celui de l'autre côté fût parfaitement développé. Eh bien ! dans le membre atrophié les plus légères comme les plus fortes saillies étaient parfaitement marquées. D'ailleurs, ne voit-on pas des cavités servir à l'insertion de muscles très vigoureux, témoin la cavité ptérygoïde du sphénoïde?

B. *Cavités des Os.*

Cavités des os.

Indépendamment des grandes cavités que présente le squelette, cavités à la formation desquelles concourent plusieurs os, et qui sont destinées à loger et à défendre les organes importants à la vie, il est un grand nombre de cavités plus petites qui sont pratiquées dans la substance même des os.

Comme les éminences, ces cavités se divisent en deux grandes classes : en *articulaires* et en *non articulaires*.

A. Cavités articulaires.

A. Les *cavités articulaires* ont reçu différents noms :

Cotyloïde.

1° Celui de *cavité cotyloïde* désigne la cavité articulaire de l'os coxal, parce qu'elle est profonde, circulaire, et semblable à une espèce de vase connu chez les anciens sous le nom de κοτυλη, cotyle, écuelle

Glénoïde.

2° Le nom de *cavité glénoïde* appartient à plusieurs cavités articulaires peu profondes : exemple, cavité glénoïde de l'omoplate ; cavité glénoïde du temporal.

Alvéoles.

3° La dénomination d'*alvéoles* a été consacrée aux espèces de cellules qui logent les racines des dents ; mais on ne doit point considérer comme une articulation le mode d'union des dents avec les os maxillaires, car nous verrons ailleurs que les dents ne sont point de véritables os.

B. Cavités non articulaires.

B. Les *cavités non articulaires* doivent être envisagées sous le double rapport de leur forme et de leurs usages : sous le rapport de leur forme, on les a distinguées par les dénominations suivantes :

Fosses.

1° Les *fosses* sont des cavités largement excavées, plus évasées à leur entrée qu'à leur fond : exemple, fosses pariétales.

Sinus.

2° On appelle *sinus* les cavités dont l'ouverture d'entrée est étroite : sinus sphénoïdaux, maxillaires, etc.

Cellules.

3° *Cellules*, celles qui sont peu considérables, multipliées, et qui communiquent entre elles : cellules ethmoïdales, etc.

Gouttières.

4° *Gouttières*, celles qui représentent un demi-canal : telles sont au crane les gouttières longitudinales, latérales, etc.

Coulisses.

5° Celles-ci prennent le nom de *coulisses* lorsqu'elles sont tapissées par une couche mince de cartilage, et laissent passer des tendons : exemple, coulisse bicipitale de l'humérus ; elles prennent le nom de *poulie*, ou de *trochlée*, lorsque les deux bords et le fond de la coulisse sont revêtus par une lame cartilagineuse.

Sillons.

6° Les *sillons* sont des impressions superficielles, longues, très étroites, destinées à loger des vaisseaux : ex., sillons de l'artère méningée moyenne.

Rainures.

7° Les *rainures* sont des impressions plus profondes que les sillons, anguleuses dans leur fond : telle est la rainure mastoïdienne.

Echancrure.

8° L'*échancrure* est une dépression qui occupe un bord.

Les cavités que nous venons d'examiner n'existent que sur une des faces de l'os et ne le percent point d'outre en outre. Celles qui offrent ce dernier caractère portent généralement le nom de *trous*.

Trous.

1° Quand l'ouverture est taillée irrégulièrement et comme déchirée, on lui donne le nom de *trou déchiré*.

Trou déchiré.

2° Quand l'ouverture est très petite, inégale, elle est appelée *hiatus* ; quand elle est longue, étroite et ressemble à une fracture, on l'appelle *fente, fissure :* fente sphénoïdale, fissure glénoïdale.

Hiatus. Fente.

3° Si la perforation parcourt un trajet un peu étendu dans l'épaisseur de l'os, on lui donne le nom de *conduit* ou de *canal* : conduit vidien, canal carotidien.

Conduit ou canal.

Il existe des conduits qui logent les vaisseaux destinés à la nutrition des os ; on leur donne le nom de *conduits nourriciers.*

Conduits nourriciers.

On les divise en trois genres.

Divisés en trois genres.

A. Le premier genre, qui appartient exclusivement au corps des os longs et à quelques os larges, pénètre très obliquement dans l'épaisseur de l'os : ce sont les *conduits nourriciers proprement dits*. Les anatomistes ont soin de mentionner dans la description de chaque os leur situation, leur capacité relative et leur *direction*.

1° Conduits nourriciers du corps des os longs et des os larges.

B. Le second genre est affecté aux extrémités des os longs, aux bords ou au voisinage des bords dans les os larges, et à toute la portion non articulaire de la surface des os courts.

Ces conduits avoisinent pour la plupart les surfaces articulaires. Leur nombre est toujours considérable ; Bichat en a compté cent quarante sur l'extrémité tibiale du fémur, vingt sur une vertèbre, cinquante sur le calcanéum.

2° Conduits du tissu spongieux.

C. Le troisième genre de conduits nourriciers comprend des canaux excessivement petits, qu'on pourrait appeler *conduits capillaires des os*. Ils occupent en nombre indéfini la surface de tous les os indistinctement. On les aperçoit très bien avec une forte loupe. Leur présence est encore indiquée par les gouttelettes de sang qui apparaissent à la surface d'un os frais dont on vient de détacher le périoste, par exemple à la surface interne des os du crane après la séparation de la dure-mère. Le diamètre de ces petits conduits a été évalué à un vingtième de

3° Conduits capillaires.

ligne. Ces conduits sont en quelque sorte précédés par des sillons creusés à la surface de l'os dans lesquels rampent les petits vaisseaux nourriciers avant de pénétrer dans l'épaisseur de l'os.

Trajet ultérieur de ces conduits.

Le trajet ultérieur de ces conduits est le suivant : les conduits du premier genre qui appartiennent aux os longs, se divisent bientôt en deux conduits secondaires, l'un ascendant, l'autre descendant, et vont communiquer avec la cavité centrale ou médullaire des os longs. Les conduits du premier genre qui appartiennent aux os larges, sont des espèces de canaux sinueux, qui parcourent un assez long trajet dans l'épaisseur de ces os.

Les conduits du deuxième genre traversent quelquefois l'os de part en part (Ex., ceux du corps des vertèbres), et communiquent avec les cellules du tissu spongieux. Quant aux conduits du troisième genre, leur terminaison a lieu à une profondeur plus ou moins considérable dans l'épaisseur de la substance compacte pour les os longs, et de la substance spongieuse pour les os courts.

Telles sont les formes et les dispositions générales de toutes les cavités qui s'aperçoivént à la superficie des os. Voici quels sont leurs usages :

Usages des cavités des os.

1° Réception de certains organes, comme dans une enceinte protectrice : telles sont les fosses occipitales qui reçoivent une portion du cervelet.

2° Insertions ou surfaces d'attache : telles sont celles où s'implantent des fibres musculaires, comme les fosses temporale et ptérygoïdienne, etc.

3° Transmission de certains organes qui, comme les vaisseaux et les nerfs, doivent sortir d'une cavité osseuse ou y pénétrer : tels sont les fentes, les conduits et les trous, etc.

4° Multiplication et accroissement des surfaces : tels sont les sinus et cellules qui sont spécialement affectés à l'organe de l'odorat, dont ils multiplient la surface par leurs anfractuosités.

5° Glissement des tendons, et parfois réflexion telle, que la direction primitive de la puissance est changée. A cette classe des cavités de glissement se rattachent la gouttière ou coulisse bicipitale de l'humérus, la gouttière de l'obturateur interne, etc. Ces gouttières ou coulisses sont généralement converties en canaux par la présence d'une gaîne fibreuse, qui les complète.

6° Nutrition des os. C'est à cette classe que se rapportent les conduits nourriciers des trois ordres.

Impressions des os.

Nous devons rapprocher des cavités osseuses les empreintes ou impressions que présente la surface de plusieurs os ; par exemple, l'impression ou fossette des glandes sublinguale et maxillaire, les impressions dites digitales de la surface interne des os du crâne.

Les cavités ne sont pas le produit mécanique d'une pression.

De même que le relief des éminences avait été attribué à l'influence toute mécanique des tractions musculaires, de même on a considéré comme le résultat de pressions et de pulsations, les diverses empreintes et les sillons vasculaires que présente la face interne des os du crâne. Ce qu'il y a de certain, c'est que les impressions et les éminences de la surface interne des os du crâne répondent exactement aux saillies et aux enfoncements de la surface du cerveau, de même que les sillons osseux de l'artère méningée moyenne représentent parfaitement les ramifications de cette artère.

Avant de procéder à l'étude de la conformation intérieure des os, nous rappellerons quelques préceptes qui doivent constamment servir de guide dans la description de leur conformation extérieure.

Préceptes importants relatifs à la description des os.

1° Il faut toujours diviser la surface d'un os de manière à n'embrasser à la fois qu'un petit nombre d'objets. Ainsi, pour décrire un os large, on le divisera en deux faces, en angles et en bords, qu'on étudiera successivement.

2° L'os une fois divisé en régions, on examinera chacune d'elles, en ayant soin de procéder toujours par opposition, c'est à dire de passer de la face supérieure à l'inférieure, de l'antérieure à la postérieure : c'est le seul moyen, dans une description un peu prolongée, de n'omettre aucune circonstance d'organisation, et d'éviter les répétitions fastidieuses.

3° Il faut encore, dans l'examen de tous les objets que présente chaque région, chaque face par exemple, s'imposer une marche constante et régulièrement progressive. Ainsi, quand on a d'abord exposé les objets placés en devant, on continue l'examen sans interruption de devant en arrière.

4° Enfin, dans les os symétriques il faut toujours commencer la description par les objets situés sur la ligne médiane, pour passer ensuite à ceux qui sont placés sur les côtés.

De la conformation intérieure des Os.

Le tissu des os, comme celui de la plupart des organes, se présente sous l'aspect de fibres dont les propriétés sont partout identiques, mais qui, par de simples différences dans le mode de leur arrangement, donnent naissance à deux formes ou modifications du tissu osseux. Une de ces formes porte le nom de ***substance compacte;*** l'autre forme est désignée sous le nom de ***substance spongieuse.*** A cette dernière forme se rattache une modification qui a longtemps porté le nom de ***tissu réticulaire.***

Substance spongieuse.

La ***substance spongieuse*** ou ***celluleuse*** se présente sous l'aspect de cellules et d'aréoles, de forme irrégulière, de capacité variable, communiquant toutes entre elles, et dont les parois sont tantôt fibreuses, tantôt lamelleuses.

Substance compacte.

La ***substance compacte*** se présente sous l'aspect de fibres fortement pressées les unes contre les autres, de manière à constituer un tissu serré, compacte.

Elle est fibreuse.

La substance compacte est à la fois fibreuse et aréolaire. 1° Elle est *fibreuse* : l'inspection, le ramollissement dans l'acide nitrique, l'étude du développement des os, se réunissent pour prouver que dans les os longs les fibres sont dirigées suivant la longueur de l'os ; que, dans les os larges, elles semblent partir d'un centre pour s'étendre par rayons divergents vers tous les points de la circonférence ; que, dans les os courts, elles sont irrégulièrement disposées pour former la couche superficielle ou l'écorce de l'os. 2° Elle est *aréolaire* ou *spongieuse*, ainsi que l'a très bien indiqué Malpighi. L'étude des os ramollis dans l'acide nitrique, celle des os du fœtus, prouvent en effet que le tissu compacte est un tissu aréolaire à mailles extrêmement serrées et très allongées. L'ossification accidentelle, les maladies des os, qui nous montrent si souvent le tissu compacte se convertissant en tissu spongieux, et le tissu spongieux devenant tissu compacte, complètent la démonstration.

Elle est aréolaire ou spongieuse.

Il suit de là qu'on pourrait, à la rigueur, n'admettre qu'une seule forme de tissu osseux, savoir, la forme aréolaire, laquelle se modifie, tantôt serrée, compacte et fasciculée ; tantôt spongieuse et celluleuse.

Les deux formes du tissu osseux étant connues, examinons leur distribution générale dans les différentes espèces d'os.

A. *Conformation intérieure des Os longs.*

Moelle.

Un os long scié verticalement présente dans son corps une cavité cylindrique qui, dans l'état frais, renferme une graisse molle qui a reçu le nom de *moelle*.

Canal médullaire.

C'est au centre de l'os, et dans le voisinage de ce centre, que cette cavité, qui a reçu le nom de *canal médullaire* des os longs, présente ses plus grands diamètres ; mais à mesure qu'on s'éloigne de la partie moyenne ou du centre, on trouve que ce canal se rétrécit et est entrecoupé d'espace en espace par des lamelles qui se détachent des parois et forment des espèces de cloisons incomplètes. Quelquefois cependant la cloison est complète : ainsi, j'ai vu le cylindre d'un fémur divisé en deux moitiés indépendantes l'une de l'autre, par une cloison horizontale qui occupait précisément la partie moyenne de l'os.

Sa forme indépendante de celle de l'os.

Le canal médullaire n'est pas régulièrement cylindrique, et d'un autre côté sa forme ne représente nullement celle de l'os à sa surface extérieure. Il communique au dehors de l'os au moyen des conduits nourriciers ; quelquefois ces conduits vasculaires sont creusés dans l'épaisseur même des parois osseuses pendant un long trajet, marchent parallèlement à la cavité médullaire, avec laquelle ils communiquent par une foule d'ouvertures, à la manière des veines spléniques et sus-hépatiques, et vont transmettre les vaisseaux jusqu'aux extrémités de l'os.

Usages du canal médullaire relatifs, 1° à la solidité.

On a supposé tour à tour, ou que la cavité des os n'existait que pour servir de réceptacle à la moelle, ou que la moelle n'existait que pour remplir la cavité des os.

Quels que soient les usages de la moelle, il est certain que l'existence d'une cavité au centre des os longs est une condition avantageuse pour la solidité, car on prouve en physique que de deux tiges composées d'une même substance et d'une égale quantité de cette substance, celle qui sera creuse, et dont par conséquent les diamètres seront plus grands, aura plus de résistance que celle qui sera massive : donc, par l'artifice de la cavité médullaire, il y a augmentation de solidité sans augmentation de poids.

2° A l'augmentation du volume sans augmentation de poids.

Il y a encore dans l'existence de la cavité centrale un autre avantage : c'est l'augmentation de volume sans augmentation de poids. On conçoit en effet que les os devant offrir des insertions musculaires multipliées, il importait que leur surface ne fût pas réduite à de trop petites dimensions : or, c'est ce qui serait arrivé si les parois de la tige creuse s'étaient en quelque sorte rapprochées pour la formation d'une tige massive.

Il y a dans la moelle deux choses bien distinctes : 1° la membrane médullaire qui revêt les parois du canal; 2° le tissu adipeux proprement dit, ou le suc médullaire.

Sensibilité de la membrane médullaire.

La membrane, toute vasculaire, est destinée à nourrir les couches intérieures de l'os; elle jouit d'une sensibilité et d'une vitalité exquises. Le tissu adipeux, au contraire, est complètement insensible. Introduisez un stylet au centre de la moelle d'un os long sur un animal vivant; tant que l'instrument ne touchera pas les parois, l'animal ne donnera aucun signe de sensibilité; la douleur deviendra au contraire excessive, et se manifestera par des cris aigus et une vive agitation, dès que les parois seront froissées.

Insensibilité du tissu adipeux.

Proportion inverse entre l'épaisseur des parois du cylindre et le diamètre du canal médullaire.

Du reste, la proportion entre l'épaisseur des parois du cylindre et le diamètre du canal médullaire, présente des variétés qui s'observent non seulement chez les différents individus, mais surtout dans les différents âges. Chez le vieillard, l'épaisseur des parois est proportionnellement beaucoup moindre que chez l'adulte : de là une cause de plus grande fragilité des os dans la vieillesse. On rencontre quelquefois chez l'adulte ces parois tellement minces, que l'os se brise par le plus léger effort ; il y a en quelque sorte hypertrophie de la moelle et atrophie de l'os. C'est dans des cas de cette espèce qu'on voit des fractures survenir par le simple effet de la contraction musculaire, ou même de mouvements exercés au lit.

Tissu réticulaire.

C'est dans le canal central des os longs que se remarquent les filaments osseux très déliés qui forment, par leurs entrecroisements à larges mailles, la variété de tissu spongieux qu'on appelle *tissu réticulaire*, et qui semble destinée à supporter le tissu adipeux médullaire. A mesure qu'on avance vers les extrémités, on voit le tissu compacte diminuer, les cellules se multiplier, de telle façon que les extrémités de l'os ne sont autre chose que du tissu spongieux revêtu par une lame mince de tissu compacte. Il semble que, pour former ces cellules des extrémités, le tissu compacte, qui constitue le corps de l'os, se soit divisé et subdivisé en lames et en lamelles.

Pourquoi les extrémités des os longs sont spongieuses.

L'avantage de la disposition spongieuse dans les extrémités, toujours volumineuses, des os longs, est facile à saisir ; elles n'auraient pu être compactes, sans que le poids de l'os n'eût été considérablement augmenté ; et l'excès de solidité dû à une pareille structure aurait existé en pure perte.

Du reste, les cellules du tissu spongieux sont remplies par un tissu adipeux semi-liquide, tout à fait semblable à celui du corps des os longs.

B. *Conformation intérieure des Os larges.*

Si vous râpez la surface d'un os large, si vous le sciez per-

pendiculairement ou obliquement, vous trouverez qu'il est composé de deux *lames* ou *tables* de tissu compacte, séparées par une épaisseur plus ou moins considérable de ***tissu spongieux*** : de là, isolement des deux lames, et possibilité des félures et des éclats de l'une d'elles, l'autre restant intacte.

Lames ou tables.

Tissu spongieux intermédiaire.

Du reste, l'épaisseur des lames compactes et du tissu spongieux n'est pas uniforme dans toute l'étendue d'un os large. A son centre, par exemple, à peine existe-t-il une légère couche de tissu spongieux, d'où la transparence de l'os en ce point. Vers la circonférence, au contraire, le tissu spongieux forme une couche très épaisse. (Ex., os coxaux.)

Aux os de la voûte du crâne, la substance spongieuse prend le nom de diploé (διπλοος, double), parce qu'elle est contenue dans l'intervalle des deux lames.

Diploé.

D'après ce qui vient d'être dit de la structure intérieure des os larges, on voit que les caractères distinctifs de ces os résident, pour le moins, autant dans la conformation intérieure que dans la conformation extérieure : aussi les côtes qui, sous le rapport de leurs attributs extérieurs, semblent appartenir aux os longs, ont-elles été rangées parmi les os larges, parce qu'elles offrent dans leur conformation intérieure les caractères de cette dernière espèce d'os.

C. *Conformation intérieure des Os courts.*

Supposez l'extrémité d'un os long séparé du corps de l'os, et vous aurez un os court, aussi bien sous le rapport de la conformation extérieure que sous celui de la conformation intérieure ; c'est une masse spongieuse revêtue d'une couche mince de tissu compacte.

Analogie qui existe entre un os court et les extrémités d'un os long.

C'est à leur structure spongieuse que les os courts, ainsi que les extrémités des os longs, doivent leur légèreté spécifique.

Structure spongieuse.

Je ferai observer que tout ce qui vient d'être dit relativement à la conformation intérieure des os, ne s'applique rigoureusement qu'à ceux de l'adulte, parce que les cellules du tissu spongieux sont d'autant moins développées qu'on les examine chez

Ampleur des cellules du tissu spongieux chez le vieillard.

des sujets plus jeunes. Et de même que nous avons vu les parois du cylindre des os longs diminuer en épaisseur, et la cavité médullaire augmenter en diamètre chez le vieillard, de même, par les progrès de l'âge, les parois des cellules deviennent extrêmement minces et les cellules très amples. Il m'est arrivé, dans quelques cas pathologiques, à la suite de tumeurs blanches de l'articulation tibio-tarsienne, par exemple, de rencontrer de véritables canaux médullaires dans le cuboïde et le calcanéum; j'ai remarqué, dans un cas de tumeur cancéreuse du sein, que les côtes qui avoisinaient la tumeur étaient creusées d'une sorte de canal médullaire. C'est à cette diminution de substance osseuse, à cette espèce d'atrophie des os, que j'attribue la fragilité qu'on remarque si souvent dans tout le système osseux à la suite d'un grand nombre de maladies chroniques et même du repos au lit longtemps continué.

Texture des Os.

Analyse chimique des os.

Deux éléments essentiels et bien distincts, l'un *inorganique* et l'autre *organisé*, entrent dans la texture des os.

Élément organisé.

Soumettez un os à l'action de l'acide nitrique étendu, les sels seront dissous; l'os deviendra flexible et élastique, à la manière d'un cartilage; il aura perdu une grande partie de son poids, bien qu'il conserve exactement le même volume et la même forme. Les sels terreux ont été dissous; il ne reste plus que l'élément organique, lequel, soumis à l'ébullition, présente tous les caractères de la gélatine.

Élément inorganique.

D'un autre côté, calcinez les os, toute la partie organisée sera détruite, en répandant l'odeur de corne qui brûle. Il vous restera un corps qui conserve exactement le même volume et la même forme que l'os non calciné, mais léger, poreux, d'une fragilité telle, qu'il se réduit en poudre par la plus faible pression; blanc, si la calcination a été complète; noir, quand elle a été incomplète; susceptible de se vitrifier par l'action d'une chaleur plus vive et plus longtemps continuée. L'exposition prolongée à l'action de l'air et de l'humidité, enlève également aux os la matière organisée, et ne laisse qu'un résidu calcaire.

Proportions de ces deux éléments.

Les deux éléments des os ne sont pas en même proportion dans les divers âges : certaines maladies influent sur la prédominance de l'un ou de l'autre, et opèrent à peu près les mêmes effets que les agents chimiques.

A la partie inorganique, les os doivent leur dureté et leur inaltérabilité; à la partie organisée, ils doivent leur vitalité et le peu de flexibilité et d'élasticité dont ils jouissent.

Voici, du reste, les résultats qu'a fournis l'analyse chimique à M. Berzélius :

1° Partie organisée . .	1° Matière animale réductible en gélatine par la décoction.	32,17
	2° Matière animale insoluble.	1,13
2° Partie inorganique.	Phosphate de chaux	51,4
	Carbonate de chaux	11,30
	Fluate de chaux	2,0
	Phosphate de magnésie. . . .	1,16
	Soude et hydrochlorate de soude.	1,20

Vaisseaux des os.

Les os sont pénétrés de vaisseaux : les uns pour y porter le sang artériel, les autres pour en rapporter le sang veineux.

1° Artères.

1° *Artères*. Elles sont de trois ordres, comme les conduits osseux que nous avons fait connaître en parlant des cavités des os.

Du premier ordre.

Premier ordre ou *artères du canal médullaire des os longs*. Il existe pour chaque canal médullaire, au moins une artère principale qui pénètre par le conduit nourricier et se divise presque immédiatement en deux rameaux, dont l'un se dirige de bas en haut, et l'autre de haut en bas, pour se subdiviser en une infinité de ramuscules dont l'entrelacement forme ce réseau vasculaire qu'on nomme membrane médullaire ; réseau qui s'anastomose avec les vaisseaux du deuxième ordre qui pénètrent par l'extrémité des os longs. De cette importante communication, il résulte que les vaisseaux, malgré l'extrême différence de leur mode de pénétration dans les os, peuvent se suppléer réciproquement. Bichat en rapporte un exemple remarquable observé sur un tibia dont le trou nourricier était oblitéré, et dont cependant la nutrition s'était conservée dans toute son intégrité.

C'est de l'artère médullaire que naissent les ramuscules destinées à celles des couches de tissu compacte qui forment les parois de la cavité médullaire.

Du deuxième ordre.

Les *artères du deuxième ordre*, destinées au tissu spongieux, pénètrent dans les os par les trous nourriciers du deuxième ordre. Il s'en faut bien que leur nombre soit déterminé par celui des trous, lesquels sont, pour la plupart, destinés au passage des veines. Ces artères communiquent d'ailleurs et avec l'artère médullaire dont nous avons parlé, et avec les artères périostiques.

Du troisième ordre.

Les *artères du troisième ordre* ou *artères périostiques* sont extrêmement multipliées. A cette classe appartiennent les innombrables petites artères qui, après s'être ramifiées en réseau dans le périoste, sont reçues dans de petits sillons que nous avons dit être creusés à la surface de l'os qu'ils pénètrent à travers les conduits du troisième ordre. Ces petits vaisseaux, destinés à fournir aux couches extérieures du tissu compacte, s'anastomosent avec les deux autres ordres de vaisseaux.

2° Veines des os.

2° Les *veines* des os suivent le même trajet que les artères. Il existe en outre dans l'épaisseur des os larges, des os courts, et des extrémités des os longs, des canaux veineux particuliers, décrits pour la première fois par M. Dupuytren dans les os du crâne, où ils sont très apparents. Ces canaux veineux sont criblés d'ouvertures par lesquelles ils reçoivent le sang des parties voisines ; la membrane interne des veines les tapisse : une lame extrêmement mince de tissu compacte forme leurs parois. Nous verrons plus tard qu'il y a analogie parfaite entre les canaux veineux et les sinus de la dure-mère. La seule différence, c'est que dans les sinus les parois sont fibreuses, tandis qu'elles sont

Canaux veineux des os.

osseuses dans les canaux veineux. J'ai observé que dans le fœtus et dans l'enfant nouveau-né toutes les cellules du tissu spongieux, qui plus tard devront être remplies de tissu adipeux, sont remplies par du sang veineux, en sorte qu'à un certain âge, on peut considérer les os comme un vaste réseau veineux, ou comme je l'ai dit ailleurs, comme un tissu érectile ou caverneux à parois osseuses (1).

Vaisseaux lymphatiques.

On n'a point encore démontré l'existence des *vaisseaux lymphatiques* dans les os; mais il est probable qu'il en existe, le phénomène de la nutrition, et certains phénomènes morbides, tendent à les y faire supposer.

(1) On peut expliquer la conversion des cellules vasculaires en cellules adipeuses, en disant qu'après le développement complet des os, la nutrition y devenant beaucoup moins active, les vaisseaux diminuent de calibre, peut-être même quelques uns s'oblitèrent, et les vides qu'ils laissent se remplissent de tissu adipeux, en vertu de cette loi générale par laquelle tous les vides naturels ou accidentels qui existent entre des parties dépourvues de mouvement sont remplies par le tissu adipeux. Cette explication, que je ne donne que comme une hypothèse, concilierait l'apparence érectile du tissu osseux avec la présence du tissu adipeux dans les aréoles ou vacuoles d'apparence vasculaire.

Ici se rapportent les belles recherches de M. le professeur Gerdy sur la structure des os sous le titre d'*État matériel ou anatomique des os*; d'après ce travail, ainsi qu'il résulte du savant rapport fait à l'Académie des sciences par M. Breschet, M. Gerdy admet :

1° Que l'apparence fibreuse du tissu compacte est due à des sillons vasculaires.

2° Que les sillons sont longitudinaux dans les os longs, rayonnés et divergents dans certains os plats.

3° Que le tissu compacte est composé de canalicules vasculaires adhérents les uns aux autres et divisés comme les sillons qui viennent y aboutir.

4° Que le tissu spongieux des auteurs est composé d'un tissu canaliculaire d'un tissu réticulaire et d'un tissu celluleux.

5° Que le tissu canaliculaire loge des vaisseaux dans une foule de canalicules à peu près parallèles et longitudinaux dans les os longs.

6° Que le tissu réticulaire est formé de filets autour desquels les vaisseaux s'anastomosent.

7° Enfin que le tissu celluleux, assez diversifié dans ses dispositions, suit cependant certaines lois générales.

Tissu cellulaire. Le *tissu cellulaire* entre aussi dans la composition des os et contribue à en constituer la charpente fibreuse.

Les nerfs des os peuvent être démontrés sur la plupart des pièces du squelette; mais il faut bien distinguer les nerfs qui ne font que traverser les os de ceux qui vont se perdre dans leur épaisseur (Voy. *Névrologie*).

Ostéogénie.

Développement des Os, ou Ostéogénie.

Les os présentent depuis le premier moment de leur apparition dans le fœtus jusqu'à leur développement complet, une série de changements fort remarquables qui constituent un des points les plus importants de leur histoire. La connaissance de cette série de changements ou de périodes successives de développement est l'objet de l'*ostéogénie*.

Objet de l'ostéogénie.

Le développement des os, considéré d'une manière générale, présente trois phases ou périodes désignées sous le nom d'*état muqueux*, d'*état cartilagineux*, et d'*état osseux*.

Etat muqueux. 1° *Etat muqueux*. L'état muqueux, état celluleux de quelques auteurs, n'a pas été bien défini. Les uns appellent ainsi cette période de formation où les os sont confondus avec la totalité des organes en une masse homogène d'apparence muqueuse; les autres donnent le nom d'état muqueux à cette période plus avancée, où, prenant une consistance supérieure à celle des parties qui les entourent, les os commencent à se dessiner à travers la transparence de ces parties. Envisagé sous ce dernier point de vue, l'état muqueux n'est évidemment autre chose que l'état cartilagineux à son début. La première acception est donc la seule qui puisse être conservée.

Etat cartilagineux. 2° *Etat cartilagineux*. L'état cartilagineux succède à l'état muqueux, sans qu'il soit possible de préciser l'époque de la transition. Plusieurs anatomistes soutiennent, avec Howship, que l'état cartilagineux n'est pas un intermédiaire nécessaire entre l'état muqueux et l'état osseux, qu'il ne s'observe d'une manière bien positive que pour les os dont l'ossification est tardive, qu'il constitue comme un état provisoire dans lequel les cartilages rempliraient les fonctions des os. Mais si l'on considère, 1° la rapidité du passage de l'état cartilagineux à l'état osseux pour certains os; 2° la demi-transparence du cartilage de nouvelle formation, lorsqu'il ne présente qu'une petite épaisseur, ainsi qu'on le voit au crâne dont le cartilage se distingue à peine des deux membranes auxquelles il est interposé, on concevra qu'on a pu facilement méconnaître l'état cartilagineux. D'un autre côté, l'observation m'a constamment démontré que dans l'ossification normale tout os a été primitivement un cartilage.

L'état cartilagineux paraît se développer simultanément dans les diverses pièces du squelette. L'idée des points centraux de cartilaginification correspondant aux points centraux d'ossification est une pure hypothèse. Un os apparaît cartilagineux dans tous ses points à la fois, et jamais par points isolés. Le cartilage présente la même configuration que présentera l'os devenu osseux. — Il n'existe pas de points centraux de cartilaginification.

Tous les os qui doivent être unis par la suite au moyen de cartilages, sont confondus en une seule pièce cartilagineuse : exemple, os du crâne et de la face; tous ceux, au contraire, qui doivent n'être unis entre eux que par des ligaments, sont distincts et séparables.

3° *Etat osseux*. C'est vers la fin du deuxième mois de la conception que la cartilaginification est terminée; mais déjà depuis longtemps des points osseux ont paru çà et là. Le premier point d'ossification se montre dès la quatrième semaine à la clavicule; le deuxième, à la mâchoire inférieure. — Etat osseux. — Apparition successive des points d'ossification.

Du trente-cinquième au quarantième jour apparaissent, tantôt successivement, tantôt simultanément, des points osseux au fémur, à l'humérus, au tibia, à l'os maxillaire supérieur.

Du quarantième au cinquante-cinquième jour apparaissent à de courts intervalles les points d'ossification de la portion annulaire des premières vertèbres, du corps des vertèbres moyennes, des côtes, de la portion large des os du crâne, du péroné, de l'omoplate, de l'iliaque, des os du nez, de l'os malaire, des os palatins, des os métacarpiens, des phalanges des doigts et des orteils, du métatarsien, etc., qui se développent plus ou moins rapidement pendant tout le reste de la vie intra-utérine.

Des os à la naissance.

A la naissance, le corps des os longs et les os larges sont déjà très développés. Parmi les os courts, on trouve, 1° les vertèbres qui ne sont pas moins précoces dans leur évolution que les os longs et les os larges; 2° le calcanéum, le cuboïde, et quelquefois l'astragale : mais ces derniers points d'ossification ne sont qu'à l'état naissant. Une seule extrémité d'os long commence à s'ossifier, c'est l'extrémité inférieure du fémur. Les autres os courts et les autres extrémités des os longs se pénètrent successivement, mais à des époques plus ou moins éloignées, de phosphate calcaire.

De tous les os du tarse, le dernier à s'ossifier est le scaphoïde; de tous ceux du carpe, le plus tardif est le pisiforme : la rotule s'est ossifiée à trois ans.

Ici se présente une question du plus grand intérêt : *l'apparition successive des pieces d'ossification est-elle soumise à quelque loi générale?*

Loi d'apparition successive des points osseux non fondée: 1º sur le volume des os.

L'ordre suivant lequel se succèdent les points d'ossification est tout à fait indépendant du volume des os. On remarque bien, il est vrai, que les petits os, à l'exception toutefois des osselets de l'ouïe, sont les plus tardifs dans leur apparition; mais d'un autre côté, ce ne sont pas les os les plus volumineux qui sont les plus précoces : ainsi ce n'est que longtemps après la clavicule qu'apparaissent les os du bassin.

2° Sur le voisinage du cœur et des gros vaisseaux.

Le voisinage du cœur et des gros vaisseaux n'est pour rien dans la précocité du développement. Si les côtes qui avoisinent le cœur s'ossifient rapidement, le sternum, qui l'avoisine bien davantage encore, est un des derniers qui présente des points d'ossification. L'angle antérieur et inférieur du pariétal, qui répond à la branche antérieure de l'artère méningée moyenne, est la dernière partie de l'os qui s'ossifie. L'artère fémorale occupe les limites longtemps cartilagineuses de l'os pubis et de l'os ilium.

Fondée sur la précocité d'exercice des fonctions.

La véritable loi qui préside à la succession du développement des points d'ossification est celle en vertu de laquelle la précocité de formation des os est en rapport direct avec la précocité d'exercice des fonctions. Ainsi les mâchoires devant agir immédiatement après la naissance, s'ossifient avant les autres os de la tête. De même, les côtes destinées à servir à une fonction qui doit s'exercer dès le moment de la naissance, sont complètement ossifiées pour cet usage : les vertèbres et les os du crâne ne doivent leur précocité d'apparition qu'à leur usage de protéger la moelle épinière et le cerveau ; et c'est ainsi qu'il faut interpréter cette prétendue loi qui établissait une corrélation entre la rapidité de l'ossification et le voisinage des centres nerveux.

Points d'ossification divisés, 1° en primitifs.

Si plusieurs os n'offrent que des *points d'ossification primitifs*, si tous les changements ultérieurs qu'ils doivent éprouver consistent dans l'extension pure et simple de ces points d'ossification, le plus grand nombre présente, indépendamment de ces pièces essentielles, des *points d'ossification complémentaires*, qu'on appelle *épiphyses*. Ainsi, à côté du frontal, dont les deux points d'ossification primitifs suffisent au développement complet de l'os, nous voyons les vertèbres qui présentent : 1° trois points d'ossification primitifs, un pour le corps, deux pour les lames et les apophyses ; 2° cinq points d'ossification complémentaires, savoir, deux pour le corps, un pour le sommet de chaque apophyse transverse, un pour le sommet de l'apophyse épineuse.

2° En complémentaires.

Phénomène appréciables lors du passage de l'état cartilagineux à l'état osseux.

Le *passage de l'état cartilagineux à l'état osseux* se manifeste par les phénomènes suivants : le cartilage devient plus dense ; sa couleur est d'un blanc sale d'abord, puis d'un jaune foncé ; il se creuse de vacuoles : des vaisseaux rouges s'y développent, un point osseux apparaît au centre de ces vaisseaux; il est spongieux et pénétré de sang. L'ossification s'étend peu à peu, toujours précédée d'un grand développement de vaisseaux; en sorte que si l'on examine attentivement un cartilage qui commence à s'ossifier, on trouve : 1° au centre, un point osseux; 2° un cercle rouge, 3° une couche cartilagineuse opaque qui se creuse de canaux vasculaires ; 4° enfin le cartilage traversé seulement par quelques canaux vasculaires qui se dirigent vers le point osseux. Au reste, c'est toujours profondément, dans l'épaisseur du cartilage, et jamais à la surface, qu'apparaissent les premiers points osseux. Les ossifications accidentelles seules, telles que celles des cartilages costaux, débutent quelquefois par la superficie. Nous ne chercherons pas à approfondir davantage ici le mécanisme de l'ossification.

Les cartilages contiennent des vaisseaux sanguins.

L'os est-il un organe nouveau essentiellement distinct du cartilage qui serait soustrait à mesure par l'absorption, ou bien l'os résulte-t-il d'un dépôt pur et simple de phosphate calcaire dans une trame cartilagineuse? Cette question toute spéculative ne doit pas nous occuper ici. Tout en admettant ce fait incontestable, mis hors de toute discussion par Haller et par Bichat, savoir que l'ossification est toujours précédée et accompagnée d'un grand développement vasculaire, je dois m'élever contre toute assertion qui tendrait à faire envisager l'apparition du sang dans le cartilage comme le signe constant d'une ossification prochaine; car tous les cartilages autres que les cartilages articulaires sont pourvus de vaisseaux sanguins, ainsi qu'on peut s'en assurer sur les cartilages costaux et sur ceux du larynx.

Loi qui préside à la réunion ou soudure des points osseux.

L'étude du développement des os ne consiste pas seulement dans la détermination du nombre et de l'époque d'apparition des points d'ossification; elle embrasse encore celle des changements ultérieurs qui se passent dans le système osseux. Ces changements comprennent : 1° *la réunion des points d'ossification primitifs*; 2° *l'apparition et la soudure des points d'ossification complémentaires*. Or, le développement et la réunion des points d'ossification ne sont pas toujours en rapport avec l'ordre de leur apparition; souvent même ce développement et cette réunion ont lieu en sens inverse (1). Ainsi, l'extrémité inférieure du fémur est la première épiphyse à paraître, et c'est de toutes la dernière à se réunir; tandis que, par une disposition opposée, l'extrémité supérieure du radius paraît une des dernières, et se soude avant toutes ou presque toutes les autres épiphyses.

Époque où la réunion des points d'ossification est complète.

La soudure des points d'ossification n'est complète que vers l'âge de vingt-cinq ans, époque à laquelle se réunit au corps de l'os l'épiphyse inférieure du fémur.

Marche générale de l'ossification des éminences et des cavités.

M. Serres, dans un travail fort remarquable, a donné, sous le titre de *Lois générales d'ostéogénie*, les résultats de son observation sur le développement des os impairs ou médians, des éminences et des cavités. Un examen rapide de ces lois complètera ce que nous avons à dire sur les points d'ossification.

Loi de symétrie.

1° Par la *loi de symétrie*, qui, suivant cet anatomiste, pré-

(1) M. A. Bérard a fait des recherches desquelles il résulte : 1° que des deux extrémités des os longs, c'est toujours celle vers laquelle se dirige le conduit nourricier qui se soude la première avec le corps de l'os. Ainsi, au membre supérieur, le conduit nourricier de l'humérus se dirige de haut en bas vers le coude, et ceux du radius et du cubitus de bas en haut vers le coude encore; or, dans ces trois os, l'extrémité cubitale se réunit à la diaphyse plutôt que les extrémités qui regardent l'épaule et le poignet. Au membre inférieur, la disposition des conduits est inverse : ils s'éloignent du genou, aussi la réunion des épiphyses se fait-elle d'abord en haut pour le fémur, et en bas pour le tibia et le péroné.

2° Si dans un os long il n'y a que deux points d'ossification, l'un pour une des extrémités, et l'autre pour la deuxième extrémité et le corps, l'extrémité qui s'ossifie ainsi conjointement avec le corps est celle vers laquelle se dirige le conduit nourricier. Ainsi au premier métacarpien et au premier métatarsien le conduit nourricier est dirigé vers le pouce et vers le premier orteil : et c'est l'extrémité phalangienne qui, dès le principe, est confondue avec le corps de l'os.

side au développement de tous les os situés sur la ligne médiane, tout os médian serait primitivement double, c'est à dire composé de deux moitiés séparées qui, marchant à la rencontre l'une de l'autre, finissent par se confondre. Ainsi, il y a primitivement deux demi-rachis osseux, deux demi-sternum. La portion basilaire de l'occipital, le corps du sphénoïde, la lame criblée de l'ethmoïde, le vomer, les apophyses épineuses des vertèbres, ont été primitivement doubles.

Objections. Mais cette loi comporte de nombreuses exceptions. Si, par exemple, plusieurs pièces du sternum se développent souvent par deux points latéraux, la première et la dernière se développent toujours ou presque toujours par un point médian. Le corps des vertèbres se développe le plus souvent par un seul point; la portion basilaire de l'occipital, la lame perpendiculaire de l'ethmoïde, le vomer, les apophyses épineuses des vertèbres, sont dans le même cas. Des divisions incomplètes sur la ligne médiane ne sauraient être données comme une preuve de l'existence de deux points primitifs d'ossification.

Loi de développement pour les éminences. 2° Toute éminence, dit M. Serres, se développe par un point d'ossification. Cela est vrai en général; mais combien d'éminences qui ne sont autre chose que l'extension de la pièce d'ossification qui les supporte! Où est le point d'ossification pour les apophyses articulaires des vertèbres, pour l'apophyse coronoïde du cubitus, pour les protubérances occipitales externe, interne? etc. Il y a des éminences doubles qui se développent par un seul point. Exemple, les condyles du fémur.

Objections.

Loi de développement pour les cavités. 3° Toute cavité est formée par la réunion de deux pièces au moins d'ossification, en sorte que lorsqu'un os creusé d'une cavité est composé de plusieurs pièces, c'est au niveau de cette cavité que se trouve le point de conjugaison. Exemple, l'os coxal, dont les trois pièces viennent se réunir à la cavité cotyloïde. La même loi présiderait, d'après M. Serres, à la formation des trous, des conduits osseux de toute espèce : ainsi, le canal médullaire des os longs, tous les canaux vasculaires et nerveux, le canal carotidien, vidien, etc. Tous les trous de la base du crâne seraient formés primitivement de deux moitiés ; mais les faits sont en opposition avec cette assertion présentée d'une manière aussi absolue.

Marche de l'ossification dans les trois espèces d'os.

1° *Dans les os longs.*

C'est dans le milieu de leur corps que l'ossification des os longs commence. On y voit paraître un petit cylindre étroit à son centre, élargi vers les extrémités, tubulé dans son intérieur, déjà percé du trou nourricier, dont les dimensions sont très apparentes, et qui reçoit de très gros vaisseaux.

Ce petit cylindre grossit et s'allonge peu à peu, de manière à s'avancer vers les extrémités de l'os qu'il atteint vers l'époque de la naissance.

Formation du corps.

Tandis qu'à cette époque l'état osseux a déjà fait de si grands progrès dans le milieu des os longs, leurs extrémités ne sont point encore osseuses. Ce n'est que plus tard et à des époques variables qu'on voit paraître au centre du cartilage qui les constitue, un point osseux qui s'accroît aux dépens de la portion cartilagineuse qui le sépare du noyau central, jusqu'à ce qu'enfin cette cloison qui devient de plus en plus mince soit envahie par l'ossification. Tous les os longs ont deux épiphyses essentielles, auxquelles se surajoutent plusieurs épiphyses complémentaires. Les phalanges font exception à cette règle ; elles n'ont qu'une épiphyse.

Formation des extrémités.

Epiphyses essentielles.

Complémentaires.

C'est cette réunion qui porte le nom de soudure des épiphyses. L'époque à laquelle elle se complète n'est point circonscrite dans des limites précises : c'est de vingt à vingt-cinq ans qu'elle se termine.

Soudure des épiphyses.

Pendant toute la durée de ce développement, l'accroissement en longueur se fait : 1° principalement aux dépens de la lame cartilagineuse qui sépare l'épiphyse du noyau central ; 2° par l'élongation du cylindre osseux lui-même. Le premier mode d'accroissement a été bien établi par Hunter ; le second mode est prouvé par l'expérience suivante, qui appartient à Duha-

Double mode d'accroissement en longueur des os longs.

mel. Si on place à des distances déterminées trois aiguilles sur le cylindre central d'un des os longs d'un jeune oiseau, on trouve, au bout d'un certain temps, que les aiguilles se sont écartées ; ce qui prouve que le cylindre osseux a subi un allongement.

2° *Dans les os larges.*

Développement des os larges symétriques.

1° Parmi les os larges, ceux qui sont symétriques présentent souvent deux points qui sont placés sur les côtés de la ligne médiane.

Non symétriques.

2° Les os non symétriques se développent quelquefois par un seul point d'ossification, comme les pariétaux ; d'autres fois par plusieurs points, comme les temporaux.

Développement par irradiation.

Une des circonstances les plus remarquables du développement des os larges ; c'est l'espèce d'irradiation ou de rayonnement suivant lequel se propage le phosphate calcaire qui, du centre de l'os où s'est formé primitivement le noyau osseux, se porte par rayons divergents vers toute la circonférence, en formant des stries osseuses, séparées par des intervalles que remplissent bientôt d'autres rayons.

Formation des dentelures.

Comme tous ces rayons n'ont pas une longueur égale, et qu'ils sont séparés vers la circonférence par des intervalles plus ou moins considérables, il en résulte que le pourtour d'un os large qui s'ossifie présente une bordure festonnée ou découpée, qu'on a comparée aux dentelures d'un peigne. C'est cette disposition qui devient l'origine des inégalités que présentent les sutures.

Absence du tissu spongieux dans les premiers temps.

Dans les premiers temps de leur ossification, les os larges sont proportionnellement beaucoup plus minces qu'ils ne le seront par la suite, attendu que le tissu celluleux n'est pas encore développé (1).

A l'époque de la naissance, les centres osseux primitifs n'étant point encore réunis entre eux, et, d'un autre côté, l'ossifi-

(1) Par conséquent il n'y a pas de distinction entre la table externe et la table interne des os du crâne. La nécrose des os du crâne, à la naissance, occupe donc toute l'épaisseur de l'os.

cation qui part du centre de l'os n'ayant pas atteint la limite de leur circonférence, il en résulte que les différentes parties d'un même os, et que les divers os qui par la suite doivent être contigus, sont séparés par des intervalles cartilagineux et en quelque sorte membraneux, qui au crâne constituent les *fontanelles*.

Espaces cartilagineux.

Fontanelles.

Après la naissance, l'ossification s'étend de plus en plus dans les os larges; leur épaisseur et leur dureté s'accroissent en même temps : ils semblent se diviser en deux lames ou tables, dont le tissu spongieux remplit l'intervalle.

Formation du tissu spongieux et des deux tables.

Quelques os larges sont pourvus de points d'ossification épiphysaires ou complèmentaires qui occupent toujours la circonférence de l'os; on les appelle *épiphyses marginales* (*margo*, bord). Ainsi, on voit se développer dans la partie du cartilage qui répond à la crête de l'os coxal un point osseux qui s'étend dans toute la longueur de ce bord, et forme une épiphyse marginale, qui se soude plus tard avec le reste de l'os, et qui, sous ce rapport, est exactement analogue aux épiphyses que présentent les extrémités des os longs.

Points épiphysaires.

Épiphyses marginales.

Les points épiphysaires ne sont donc point l'apanage exclusif des os longs, ainsi que l'avait dit Bichat : nous en trouverons également dans quelques os courts.

Mais ce serait une fausse analogie que celle qui assimilerait les os wormiens, formés durant le développement du crâne, aux épiphyses des os longs et des os larges; car ils présentent des caractères qu'on ne retrouve jamais dans les véritables épiphyses. Ainsi :

Les os wormiens ne sont pas des épiphyses.

1° Leur réunion ne se fait point par soudure, comme celle des épiphyses; mais constamment elle se fait par suture.

Différences.

2° Ils n'offrent rien de constant, ni dans l'époque de leur origine, ni dans leur forme, qui est irrégulière, ni dans leur grandeur, qui est en général d'autant plus considérable que leur apparition a été plus précoce, parce qu'ils ont eu le temps de s'étendre davantage avant d'arriver à la rencontre des os environnants.

Double mode d'accroissement en largeur des os larges.

De ce qui a été dit précédemment, nous devons conclure que les os larges ont un double mode d'accroissement en largeur : 1° l'addition successive de substance osseuse aux bords mêmes de l'os ; 2° la formation des épiphyses marginales.

Dans tout os large qui se forme de plusieurs pièces, et qui présente à sa superficie une surface articulaire, celle-ci devient le centre vers lequel tous les points viennent se réunir à l'époque où l'ossification s'achève.

3° *Dans les os courts.*

Ils sont les derniers à s'ossifier.

Ce sont les derniers à s'ossifier. Un très grand nombre d'os courts sont encore cartilagineux à la naissance.

Les os courts ne sont point privés de points osseux épiphysaires : les vertèbres et le calcanéum en offrent des exemples.

Du reste, l'ossification présente dans les os courts les mêmes phases et la même marche que dans les extrémités des os longs, lesquelles ressemblent aux os courts sous tant de rapports.

Des changements qui se passent dans les os après l'accroissement.

Pour avoir une idée complète du développement des os, il ne faut pas se borner à la détermination du nombre des points d'ossification, de leur succession, de leur soudure ; il faut encore étudier les changements qui se passent dans les os après l'accroissement.

Accroissement en hauteur.

L'accroissement en hauteur est terminé à l'époque où toutes les pièces osseuses sont réunies. Cette époque varie de vingt à trente ans ; mais l'accroissement en épaisseur continue encore après cette époque. Pour s'en assurer, il suffit de comparer les os d'un jeune homme et ceux d'un adulte de quarante ans.

Accroissement en épaisseur dans l'âge adulte.

Raréfaction du tissu osseux dans la vieillesse.

Dans la vieillesse, les os subissent encore des modifications importantes : le canal médullaire des os longs augmente de diamètre, et l'épaisseur des parois diminue d'une manière proportionnelle ; en outre le tissu compacte perd de sa densité et devient plus spongieux. Il se passe quelque chose d'analogue dans les os larges et les os courts. M. Ribes a constaté qu'il y a résorption du tissu spongieux dans les os courts, dans les extrémités des os longs, et surtout dans les os plats dont les deux tables se rapprochent et se confondent.

Un autre fait important à consigner ici, c'est que les proportions respectives de phosphate calcaire et de substance organisée subissent dans les os des changements continuels. Ainsi, une analyse faite par Davy a prouvé que chez un enfant de quinze ans la proportion de phosphate calcaire était moindre d'un cinquième que chez l'adulte. Le même chimiste a trouvé que dans un occipital d'adulte comparé à un occipital de vieillard, la proportion de phosphate calcaire était : : 64 : 69.

Variations dans la proportion de substance organisée et de phosphate calcaire.

De la nutrition des os.

La nutrition des os, le mouvement de composition et de décomposition qui la constitue, me paraissent démontrés par l'expérience de la garance. Si on nourrit pendant quelque temps un animal avec des aliments imprégnés de suc de garance, les os de cet animal ne tarderont pas à se colorer en rouge, ainsi qu'on s'en assure par l'amputation des membres. Si l'on suspend quelque temps l'usage de cette substance, les os reprendront leur couleur naturelle. Dans cette expérience, il n'est pas douteux que le phosphate calcaire ne soit le véhicule de la matière colorante, car les os seuls présentent la coloration rouge; tout ce qui est cartilage reste étranger à cette coloration. On peut inférer de là qu'il s'opère incessamment dans les os un double mouvement par lequel des molécules sont apportées, puis reprises, après avoir fait partie de ces organes pendant un temps plus ou moins long (1).

Expérience de la garance.

Mouvement de composition et de décomposition des os.

L'expérience de la garance établit encore, ainsi que l'a prouvé Duhamel du Monceau dans une série d'expériences très curieuses, que l'accroissement des os s'effectue par l'applica-

(1) Une objection un peu subtile serait celle-ci : La matière colorante ne pourrait-elle pas être déposée, puis reprise, sans que pour cela les molécules de phosphate calcaire soient soumises aux mêmes vicissitudes ?

Accroissement des os par l'application successive de lames nouvelles.

tion successive de lames nouvelles, formées aux dépens des couches les plus profondes du périoste. On peut démontrer cette vérité par l'expérience suivante : nourrissez un pigeon avec des aliments teints de garance; suspendez pendant quelque temps, puis reprenez l'usage de la matière colorante : si les os sont examinés, on trouve alors sous la couche la plus superficielle qui est rouge, une couche blanche, puis une couche rouge.

Double mode d'accroissement des os.

Les os présentent donc deux modes d'accroissement : 1° le mode interstitiel et par intus-susception, qui leur est commun avec tous les autres tissus; 2° le mode par juxta-position.

Ici se termine ce que je m'étais proposé de dire sur les os considérés d'une manière générale.

La colonne vertébrale étant la pièce en quelque sorte fondamentale du squelette, c'est par elle que nous commencerons la description particulière des os.

DES OS EN PARTICULIER.

DE LA COLONNE VERTÉBRALE.

La *colonne vertébrale* (1), *épine*, *rachis*, est cette longue tige osseuse, creuse, flexible, levier principal du corps, servant de soutien à presque tout l'édifice osseux, et en même temps de cylindre protecteur à la moelle. Synonymie et définition.

Elle est située à la partie postérieure et médiane du tronc; au dessous du crâne, d'où elle s'étend jusqu'au bassin : elle s'y termine par deux pièces osseuses, le sacrum et le coccyx, qu'on peut considérer comme la partie inférieure de cette colonne (2). Situation et rapports généraux.

La colonne vertébrale s'articule avec le crâne à la réunion du tiers postérieur de cette cavité, avec ses deux tiers antérieurs : en bas, elle répond à la partie postérieure du bassin, double disposition très favorable à la station bipède. Avec le crâne. Avec le bassin.

La colonne vertébrale est placée en arrière du canal alimentaire chez l'homme, tandis que chez les animaux elle est placée au dessus de ce canal. Devant elle, pèsent encore les organes de la respiration et de la circulation qu'elle protège, et qui tendent sans cesse à l'incliner en devant; de ses parties latérales naissent Avec le canal alimentaire.

(1) Du mot latin *vertere*, tourner, parce que c'est autour d'elle que tourne le corps, comme sur un axe.

(2) Le *sacrum* et le *coccyx* n'ont été séparés de la colonne vertébrale qu'en raison de la soudure des vertèbres qui les constituent : mais il en est de la soudure comme de quelques différences de formes et de développement qui établissent des variétés, mais qui ne sauraient motiver une séparation complète

Avec les autres pièces du squelette.

les côtes, ainsi que les membres thoraciques et abdominaux qui prennent sur elle un point d'appui, immobile et immédiat pour les membres abdominaux, mobile et médiat pour les membres thoraciques.

Sa division en quatre régions.

D'après les limites qui viennent d'être assignées à la colonne vertébrale, on voit qu'elle mesure toute la longueur du tronc, formant à elle seule toute la charpente du cou, la colonne postérieure du thorax, la charpente des lombes, et même la paroi postérieure du bassin : de là sa division en *région cervicale*, *région dorsale* ou *thoracique*, *région lombaire*, *région pelvienne* ou *sacro-coccygienne*.

Nombre et classification des vertèbres.

La colonne vertébrale est composée de vingt-six os superposés et comme empilés, dont les deux derniers ont reçu le nom de *sacrum* et de *coccyx*, et dont les autres, qui constituent la colonne vertébrale proprement dite, sont appelées *vertèbres* : on a aussi désigné ces derniers sous le nom de *vraies vertèbres*, par opposition aux vertèbres qui par leur soudure constituent le sacrum et le coccyx, et qui ont été appelées *fausses vertèbres*. Il y a cinq fausses vertèbres pour le sacrum, et quatre fausses vertèbres rudimentaires pour le coccyx. Nous ferons abstraction pour le moment de ces deux derniers os qui seront l'objet d'une description à part. Les sept premières vertèbres forment la région cervicale ; les douze qui suivent, la région dorsale ; les cinq dernières, la région lombaire.

Vraies vertèbres.

Fausses vertèbres.

Variations dans le nombre.

Le nombre des vertèbres est soumis à quelques variations peu communes ; il peut arriver qu'il n'y ait que six vertèbres cervicales ; et Morgagni, qui le premier a remarqué cette anomalie, la considère comme une cause prédisposante de l'apoplexie, attendu qu'elle détermine plus de brièveté dans la région cervicale, et par suite un rapprochement trop considérable du cœur et du cerveau. Il y a, dans quelques cas, treize vertèbres dorsales ; quelquefois la cinquième vertèbre lombaire ne fait qu'un avec la première vertèbre sacrée, et il n'existe alors que quatre vertèbres lombaires. Dans d'autres cas, au contraire, c'est la première pièce du sacrum qui reste distincte, et alors on peut admettre six vertèbres lombaires.

Or, 1° les vertèbres présentent des caractères généraux qui les différencient de tous les autres os. 2° Elles présentent dans chaque région des caractères particuliers qui les différencient des vertèbres des autres régions. 3° Il existe aussi dans chaque groupe ou région certaines vertèbres qui se distinguent par des caractères propres et individuels.

Caractères généraux des vertèbres.

Parties constituantes de la vertèbre.

Toute vertèbre étant essentiellement un anneau symétrique, segment du cylindre protecteur de la moelle, est percée d'un trou : *trou vertébral* ou *rachidien*. Concourant d'une autre part à former une colonne de soutien, elle présente une espèce de renflement ou de cylindre plein, dont on aurait enlevé le cinquième postérieur. Ce renflement est le *corps* de la vertèbre. Toute vertèbre donne attache à des muscles nombreux par trois éminences d'insertion très prononcées : ce sont les *apophyses épineuse et transverses*. Elle se réunit ou s'articule avec les vertèbres voisines par d'autres éminences : ce sont les *apophyses articulaires*, au nombre de quatre, deux *supérieures*, deux *inférieures*. Enfin, elle offre des *échancrures*, deux *supérieures*, deux *inférieures*, concourant à former ce qu'on appelle *trous* de *conjugaison*, trous au moyen desquels la colonne vertébrale peut donner passage à des vaisseaux et à des nerfs.

Trou vertébral. Corps. Apophyses épineuse et transverses. Apophyses articulaires. Échancrures.

A. *Corps de la vertèbre*. Il occupe la partie antérieure de l'anneau vertébral, et présente *quatre faces*. La *supérieure* et l'*inférieure* sont en rapport, la première avec la vertèbre située au dessus de celle qu'on examine, la seconde avec la vertèbre située au dessous. Chacune de ces faces est légèrement excavée de manière à intercepter un espace lenticulaire occupé par les disques intervertébraux. La double excavation superficielle que présente chaque vertèbre, est le vestige de la grande cavité bicône, si remarquable dans les vertèbres des poissons.

Faces du corps. 1° Supérieure. 2° Inférieure. Excavation des faces.

3° Face antérieure. La *face antérieure* du corps est convexe transversalement; elle présente dans toutes les vertèbres, à l'exception des vertèbres cervicales, une gouttière horizontale, plus profonde sur les parties latérales qu'à la partie moyenne, beaucoup plus profonde d'un côté que de l'autre dans le cas de déviation de la colonne vertébrale, et qui est le rudiment de l'étranglement circulaire que présentent les vertèbres des reptiles et des poissons, et les vertèbres cervicales des oiseaux. Économie de poids et de volume, tel est le double avantage résultant de cette dépression circulaire, essentiellement destinée à loger les vaisseaux intercostaux ou lombaires.

Creusée en gouttière horizontale.

4° Face postérieure. La *face postérieure* concave fait partie du canal vertébral; elle est percée de trous nombreux et considérables, orifices de canaux veineux creusés dans l'épaisseur du corps de la vertèbre. On trouve aussi sur la face antérieure de ce corps quelques trous, mais moins considérables que ceux de la face postérieure.

Ses trous vasculaires.

Trou vertébral. B. *Trou vertébral.* Le trou vertébral offre dans les diverses régions des différences dans sa forme et dans l'étendue de ses diamètres : dans presque toutes les vertèbres il se rapproche plus ou moins de la forme triangulaire. Les différences qu'il présente dans l'étendue de ses diamètres paraissent en rapport, d'une part, avec le volume de la moelle; de l'autre, avec l'étendue des mouvements dans telle ou telle région.

Triangulaire.

Apophyse épineuse et lames. C. *Apophyse épineuse.* C'est cette éminence considérable en forme d'épine, qui naît de la partie postérieure de l'arc vertébral. Bras de levier de la puissance que représentent les muscles extenseurs du tronc, elle varie pour la longueur, la forme et la direction dans les diverses régions : de sa base, comme bifurquée, naissent les deux *lames* qui constituent les parties latérales et postérieures de l'arc.

Apophyses articulaires. D. *Apophyses articulaires.* Elles naissent des parties latérales de l'arc postérieur de la vertèbre; leur direction est en général verticale, c'est à dire perpendiculaire à la direction des surfaces articulaires du corps, qui sont horizontales. Elles sont au nombre de quatre, deux *supérieures* ou *ascendantes*, deux *inférieures* ou *descendantes*; placées symétriquement de chaque côté de la ligne médiane, revêtues de cartilages pour s'unir aux apophyses articulaires des vertèbres adjacentes, elles débordent en haut et en bas le niveau du corps des vertèbres, en sorte que leurs articulations correspondent aux substances intervertébrales; d'où il résulte que la colonne vertébrale présente deux séries d'articulations successives : l'une constituée en devant par la réunion des corps entre eux; l'autre en arrière, résultant de l'union des apophyses articulaires.

Au nombre de quatre : deux supérieures, deux inférieures.

E. *Apophyses transverses*. Au nombre de deux, l'une à droite, l'autre à gauche, ces éminences naissent de chaque côté de l'anneau vertébral, se dirigent horizontalement en dehors, et présentent une longueur et un volume variables dans les diverses régions.

Apophyses transverses.

F. Au devant des apophyses articulaires et transverses, immédiatement derrière le corps de la vertèbre et sur les côtés, sont les *échancrures*, au nombre de quatre, deux supérieures, deux inférieures, ciselées sur les parties latérales de l'anneau : leur profondeur, qui n'est pas la même dans toutes les régions, est en général plus considérable dans les échancrures inférieures que dans les échancrures supérieures. Ces échancrures réduisent à une sorte de *pédicule* la portion d'anneau sur laquelle elles sont creusées; aussi ce pédicule est-il la partie la plus faible de la vertèbre, et devient-il le siège principal de la torsion dont s'accompagnent les déviations de la colonne vertébrale.

Échancrures, au nombre de quatre : deux supérieures, deux inférieures.

Pédicule.

Étroitesse de la partie pédiculée.

Ainsi, 1° sur la ligne médiane, un *corps*, un *trou*, une *apophyse épineuse*; 2° de chaque côté, une *lame*, deux *apophyses articulaires*, une *apophyse transverse*, deux *échancrures*, un *pédicule* : telles sont les parties constituantes de la vertèbre.

Résumé des parties constituantes.

Caractères propres aux vertèbres de chaque région.

C'est surtout dans les vertèbres du milieu de chaque région que les caractères de région sont bien tranchés; car dans les vertèbres placées aux limites, il existe des caractères mixtes

Caractères bien tranchés dans les vertèbres du milieu de chaque région.

qui appartiennent à la fois aux deux régions sur la limite desquelles ces vertèbres se trouvent situées.

Un seul caractère suffirait pour distinguer chaque région.

Il est à remarquer que les vertèbres de chaque région peuvent, à l'aide d'un seul caractère différentiel, être reconnues tout d'abord : ainsi, les vertèbres cervicales se reconnaîtront toujours à la présence du trou dont est percée la base de leurs apophyses transverses ; les vertèbres dorsales, à la présence des facettes dont sont creusées les parties latérales de leur corps ; et les vertèbres lombaires, à l'absence même des deux caractères précédents. On pourrait donc, à la rigueur, se contenter de ces signes distinctifs ; mais une vue aussi générale ne saurait suffire à l'exactitude des descriptions anatomiques. C'est, au reste, bien plus par son ensemble, que par une seule circonstance de sa conformation, qu'une vertèbre est cervicale, dorsale ou lombaire.

Comparons successivement, dans les diverses régions, chacune des parties de la vertèbre.

A. *Du corps des vertèbres dans les diverses régions.*

Caractères différentiels du corps des vertèbres.

1° Volume.

Premier caractère différentiel. *Volume. Il va en progression croissante depuis la région cervicale jusqu'à la région lombaire.* En supposant que le volume du corps des vertèbres lombaires soit comme un, celui du corps des dorsales sera comme deux tiers, celui des vertèbres cervicales comme un demi.

2° Proportion des diamètres.

Deuxième caractère différentiel. *Proportion* des *diamètres.* Dans toutes les vertèbres, le diamètre transverse est le plus grand, et le diamètre vertical le plus petit. Le diamètre vertical est de douze lignes pour les vertèbres lombaires, de neuf lignes pour les dorsales, de six lignes pour les cervicales.

Dans les régions cervicale et lombaire, le diamètre vertical du corps est moindre en arrière qu'en devant : c'est de cette inégalité que résulte la convexité antérieure de ces deux régions. Dans la région dorsale, au contraire, c'est en devant que le diamètre vertical a le moins d'étendue.

Dans la région lombaire, le diamètre transverse ne dépasse que d'un tiers tout au plus le diamètre vertical et le diamètre antéro-postérieur; dans la région dorsale, il n'y a prédominance bien marquée d'aucun diamètre. Dans la région cervicale, le diamètre transverse est à peu près le double du diamètre antéro-postérieur et du diamètre vertical.

3° Crochets latéraux des vertèbres cervicales.

Troisième caractère différentiel. *Crochets latéraux du corps des vertèbres cervicales.* Des deux côtés de la face supérieure du corps des vertèbres cervicales, naissent deux petits crochets latéraux qui sont reçus dans deux enfoncements creusés sur les côtés de la face inférieure de la vertèbre qui est au dessus. Cet engrènement spécial du corps des vertèbres cervicales supplée à l'engrènement moins parfait de leurs apophyses articulaires.

Disons toutefois que la présence du disque intervertébral diminue de beaucoup l'importance de cet engrènement.

4° Demi-facettes latérales du corps des vertèbres dorsales.

Quatrième caractère différentiel. *Deux demi-facettes de chaque côté du corps des vertèbres dorsales.* Ces demi-facettes réunies aux demi-facettes correspondantes des deux vertèbres voisines, constituent des excavations anguleuses où sont reçues les extrémités postérieures des côtes. Ce caractère est spécifique pour les vertèbres dorsales.

5° Différences dans l'excavation des faces supérieure et inférieure.

Cinquième caractère différentiel. *Excavation des faces supérieure et inférieure du corps, moindre à la région dorsale qu'aux régions cervicale et lombaire.* Il résulte de cette disposition qu'au cou et aux lombes chaque couple de vertèbres intercepte un espace lenticulaire plus considérable qu'à la région dorsale, puisque les excavations qui concourent à former cet espace sont plus profondes; d'où résulte un avantage marqué pour la mobilité, qui est d'autant plus grande que les substances intervertébrales sont plus considérables.

Résumé.

Ainsi, les caractères spécifiques du corps des vertèbres dans les diverses régions sont les suivants : 1° *Crochets latéraux de la face supérieure pour les vertèbres cervicales*; 2° *facettes latérales pour les vertèbres dorsales*; 3° *absence des deux caractères précédents et prépondérance de volume pour les vertèbres lombaires*. Nous sommes donc maintenant en état de résoudre ce problème : étant donné le corps d'une vertèbre, déterminer à quelle région cette vertèbre appartient.

B. *Du tròu rachidien et des échancrures dans les différentes régions de la colonne vertébrale.*

Il n'est pas jusqu'au trou rachidien et aux échancrures qui ne présentent des différences notables dans les vertèbros des trois régions, et qui ne puissent servir à les faire reconnaître à un œil exercé.

Proportions des diamètres du trou rachidien.

1° A la région cervicale, il y a prédominance considérable du diamètre transverse sur le diamètre antéro-postérieur de ce trou; 2° à la région dorsale, il y a presque égalité entre les diamètre antéro-postérieur et transverse : mais cette région présente ceci de remarquable, qu'il existe sur la face postérieure du corps des vertèbres une dépression médiane très prononcée; 3° à la région lombaire, il y a prépondérance du diamètre transverse, mais elle est beaucoup moins marquée qu'à la région cervicale. Voici la table comparative des diamètres du trou rachidien dans les diverses régions :

Diamètres transverses.		Diamètres antéro-postérieurs.	
au col. . . .	23 mil. (11 lig.)	au col. . . .	13 mil. (6 lig.)
au dos. . . .	15 mil. (7 lig.)	au dos. . . .	13 mil. (6 lig.)
aux lombes.	21 mil. (10 lig.)	aux lombes.	17 mil. (8 lig.)

L'étendue des diamètres est en rapport, 1° avec l'étendue des mouvements.

On peut remarquer ici que ces différences sont en rapport avec l'étendue des mouvements dans chaque région. A la région lombaire, qui est plus mobile que la dorsale, le trou est plus considérable; et à la région cervicale, qui jouit de mouvements d'inclinaison latérale plus étendus que la région lombaire, le diamètre transverse est plus considérable que dans cette dernière région, puisqu'il est comme 11 est à 10. Il faut noter que les diamètres du trou sont en rapport, non seulement avec la mobilité des diverses régions, mais encore avec le volume de la moelle dans chacune d'elles.

2° Avec le volume de la moelle.

Les *échancrures* offrent aussi des différences dans les diverses régions : ainsi, aux régions dorsale et lombaire, les échancrures inférieures sont beaucoup plus profondes que les supérieures ; à la région cervicale, elles sont presque égales en profondeur. Au reste, on peut remarquer que la profondeur des échancrures, et par conséquent le diamètre des trous de conjugaison, sont généralement proportionnels non seulement au volume des ganglions vertébraux, mais encore au calibre des sinus veineux qui établissent une communication entre les veines intérieures et les veines extérieures du rachis.

Échancrures.

Nous pouvons donc établir comme possible la solution de ce problème : le trou d'une vertèbre et les échancrures étant donnés, déterminer à quelle région cette vertèbre appartient.

C. *Apophyses épineuses et lames dans les diverses régions.*

Caractères des apophyses épineuses.

1° A la région cervicale.

1° A la *région cervicale*, les *apophyses épineuses* sont prismatiques et triangulaires, creusées en gouttière inférieurement, pour recevoir pendant l'extension l'apophyse épineuse de la vertèbre qui est au dessous ; elles sont bi-tuberculeuses à leur sommet, pour servir à des insertions musculaires ; leur direction est horizontale, et par là très favorable au mouvement d'extension.

2° A la région dorsale.

2° A la *région dorsale*, les apophyses sont prismatiques et triangulaires, à sommet tuberculeux. Leur direction, extrêmement oblique, se rapproche beaucoup de la verticale. Cette direction, jointe à leur grande longueur, leur permet de déborder beaucoup en bas le niveau du corps de la vertèbre à laquelle elles appartiennent. Il en résulte une sorte d'imbrication telle, que dans le plus léger mouvement d'extension les apophyses épineuses se touchent les unes les autres.

3° A la région lombaire.

3° A la *région lombaire*, les apophyses épineuses sont larges, épaisses, quadrilatères, offrant sur leurs faces latérales une ample surface à insertion ; elles présentent un bord postérieur épais, tuberculeux, triangulaire. Leur direction, qui est horizontale, ne s'oppose point à l'extension.

Caractères des lames des vertèbres.

Les deux *lames* qui forment l'arc postérieur de la vertèbre sont continues avec la base de l'apophyse épineuse. Leur longueur est en raison directe des dimensions de la partie du canal à laquelle elles correspondent, et leur épaisseur en raison du volume de l'apophyse épineuse. 1° A la *région cervicale*, les lames sont minces, très longues, inclinées de telle manière que, dans la station de la tête, c'est à dire dans l'état intermédiaire à la flexion et à l'extension, le bord inférieur de la lame qui est au dessus, dépasse en arrière le bord supérieur de la lame qui est au dessous; il y a pour ces lames une imbrication véritable non moins marquée que celle des apophyses épineuses de la région dorsale : aussi est-il sans exemple qu'un instrument piquant ait pénétré, durant l'extension, dans le canal rachidien, au niveau des cinq dernières vertèbres cervicales; ce qui se conçoit d'autant mieux, que la moindre impression éprouvée à la nuque provoque, par un mouvement instinctif, l'extension forcée de la tête, circonstance qui augmente encore l'imbrication des lames. 2° A la *région dorsale*, l'épaisseur des lames est plus considérable qu'au cou, beaucoup moindre qu'aux lombes; leur longueur est très peu considérable, comparativement à celle des lames de la région cervicale : au lieu de former un rectangle allongé, elles représentent un carré, et même les dimensions verticales tendent à l'emporter sur les dimensions transversales. 3° A la *région lombaire*, épaisseur très prononcée, brièveté transversale, hauteur verticale prépondérante, tels sont leurs caractères. En général, on peut établir que la hauteur des lames est mesurée par celle du corps de la vertèbre à laquelle elles appartiennent. C'est pour cette raison que les lames sont si étroites dans la région cervicale.

(Marginal notes: 1° A la région cervicale. — 2° A la région dorsale. — 3° A la région lombaire.)

Ainsi, pour résumer les caractères des apophyses épineuses et des lames, nous dirons :

Résumé.

1° Région cervicale. *Apophyses prismatiques et triangulaires creusées en gouttière inférieurement, bi-tuberculeuses à leur sommet, horizontales, courtes, continues à des lames longues, étroites et minces, inclinées de manière à s'imbriquer*. 2° Région dorsale. *Apophyses épineuses prismatiques et triangulaires, longues, obliques, tuberculeuses à leur sommet, avec lames courtes, verticales.* 3° Région lombaire. *Apophyses épineuses quadrilatères, fortes, horizontales, avec lames très courtes, très épaisses, verticales.* On peut donc résoudre ce problème : *Étant donné une apophyse épineuse et ses lames, déterminer à quelle région elles appartiennent.*

D. *Des apophyses articulaires dans les diverses régions de la colonne vertébrale.*

Caractères des apophyses articulaires.

1° A la région cervicale.

1° *A la région cervicale*, les *apophyses articulaires* constituent de petites colonnes : ces apophyses ont une direction telle que le plan de leur surface articulaire fait avec l'horizon un angle d'à peu près quarante-cinq degrés. Les apophyses supérieures regardent en haut et en arrière, les inférieures en bas et en avant. J'insiste sur cette direction, parce que c'est elle qui rend possibles les mouvements de flexion, d'extension et d'inclinaison latérale, qui seule aussi peut permettre les déplacements des vertèbres cervicales sans fracture des apophyses articulaires. Il faut aussi remarquer que la facette articulaire droite se trouve sur le même plan que la facette articulaire gauche.

2° A la région dorsale.

2° A la *région dorsale*, les apophyses articulaires sont de simples lames, à direction verticale, à surface plane. La surface articulaire des apophyses supérieures regarde en arrière et en dehors ; celle des apophyses articulaires inférieures regarde en dedans et en avant. La facette articulaire du côté droit n'est pas sur le même plan que celle du côté gauche.

Quelquefois engrènement des apophyses articulaires.

Je ferai remarquer que dans certains cas on trouve un engrènement des apophyses articulaires dorsales ; l'extrémité supérieure des apophyses articulaires supérieures étant reçue dans une échancrure profonde pratiquée au-devant et au-dessus de la facette de l'apophyse articulaire inférieure appartenant à la vertèbre précédente.

3° A la région lombaire.

3° A la *région lombaire*. Les apophyses articulaires sont des lames très fortes, à direction courbe, à facette concave pour les articulaires supérieures, à facette convexe pour les articulaires inférieures. Dans les articulaires supérieures, la facette regarde en dedans et en arrière; dans les articulaires inférieures, elle regarde en dehors et en avant. Les unes et les autres représentent deux segments de cylindre parfaitement circonscrits l'un à l'autre, ou plutôt les inférieures sont comme des demi-gonds qui sont reçus dans des demi-anneaux représentés par les apophyses articulaires supérieures. Je dois signaler ici des tubercules ou apophyses d'insertion qui prolongent en arrière les apophyses articulaires supérieures, tubercules qu'on peut appeler *apophysaires*, et qui sont destinés à des insertions musculaires.

Tubercules apophysaires.

Résumé.

Ainsi, *petites colonnes taillées à facettes planes, inclinées de quarante-cinq degrés, situées des deux côtes sur le même plan, voilà le caractère des apophyses articulaires cervicales; lames minces, verticales et planes, non situées sur le même plan, voilà les caractères des vertèbres dorsales; lames fortes, verticales, tuberculeuses, à surface articulaire courbe, tel est le caractère des apophyses articulaires dans la région lombaire*. A l'aide de ces caractères, on peut toujours résoudre ce problème : *Etant donné les apophyses articulaires d'une vertèbre, déterminer à quelle région elle appartient.*

E. *Des apophyses transverses dans les différentes régions de la colonne vertébrale.*

Aucune partie ne présente, dans la série des vertèbres, des différences aussi tranchées de région à région que les *apophyses transverses*.

Caractères des apophyses transverses.

1° A la région cervicale.

1° A la *région cervicale*, ces apophyses sont creusées en gouttière supérieurement, pour loger les branches antérieures des nerfs cervicaux; percées à leur base pour donner passage à l'artère vertébrale; offrant deux bords, l'un antérieur, l'autre postérieur, auxquels s'attachent les muscles inter-transversaires; une extrémité libre bifurquée à insertion musculaire. Il faut ajouter que ces apophyses transverses étant sur le même plan que le corps de la vertèbre, doublent le diamètre transverse des vertèbres cervicales en devant, et leur permettent de servir de support à un grand nombre de parties.

2° A la *région dorsale :* ce sont de très grosses apophyses horizontales, beaucoup plus fortes que celles des deux autres régions, d'un volume double et même triple de celui des apophyses épineuses, fortement déjetées en arrière; creusées à leur sommet et en devant d'une facette articulaire, qui s'articule avec la tubérosité des côtes. Quelques anatomistes ont attribué une grande importance à la direction des facettes articulaires, direction qu'ils ont fait servir de base à des explications préconçues sur le mécanisme de la respiration. Les modifications importantes que présentent les apophyses transverses des vertèbres dorsales sont évidemment en rapport avec la nature de leurs fonctions, qui ne consistent pas seulement à fournir aux muscles des points d'insertion, mais encore à soutenir les côtes avec lesquelles elles s'articulent. 2° A la région dorsale.

3° A la *région lombaire*, les apophyses transverses sont des lames minces, étroites, aplaties d'avant en arrière, situées sur un plan antérieur à celui qu'occupent les apophyses transverses dorsales, à peu près sur le même plan que les côtes, avec lesquelles elles ont, du reste, de nombreuses analogies : de là le nom d'*apophyses costiformes* qui leur est donné par quelques anatomistes (1). 3° A la région lombaire.

Ainsi, *la forme de gouttière percée d'un trou à sa base est* Résumé.

(1) Nous venons de donner des apophyses transverses une description qui est conforme à celle qu'on trouve le plus généralement dans les ouvrages d'anatomie de l'homme. Mais plusieurs anatomistes modernes n'admettent point la classification que nous venons d'adopter pour les apophyses transverses. Se fondant sur ce qu'on observe dans les squelettes d'un grand nombre d'animaux vertébrés, lesquels sont pourvus de côtes cervicales et lombaires, ils établissent que dans l'homme, la moitié antérieure des apophyses transverses cervicales

propre aux apophyses transverses cervicales; celle d'une grosse apophyse fortement déjetée en arrière, tuberculeuse et articulaire à son sommet, est propre aux apophyses transverses dorsales; celle d'une petite côte mince, à sommet mousse, propre aux apophyses transverses lombaires.

Concluons que rien n'est plus facile que la solution de ce problème : *Étant donné une apophyse transverse, déterminer à quelle région de la colonne vertébrale elle appartient.*

Une vertèbre est cervicale, dorsale ou lombaire par toutes ses parties.

Il est donc vrai qu'une vertèbre est ou cervicale, ou dorsale, ou lombaire, par toutes ses parties constituantes à la fois. Uniformes dans leur type fondamental, les vertèbres présentent dans chaque région, et pour chacune de leurs parties, des différences adaptées aux usages respectifs de chacune de ces régions.

Caractères propres à certaines vertèbres.

Nous connaissons maintenant 1° les caractères généraux des vertèbres, à l'aide desquels nous pouvons les reconnaître au milieu de tous les autres os; 2° les caractères propres aux vertèbres de chaque région, à l'aide desquels nous pouvons distinguer les unes des autres les vertèbres cervicales, les vertèbres dorsales et les vertèbres lombaires. Il nous reste maintenant à examiner quelles sont dans chaque région les vertèbres qu'on peut distinguer de toutes celles de la même région.

On pourrait à la rigueur déterminer le rang qu'occupe chaque vertèbre dans une région, en l'examinant comparativement à toutes celles de la même région; et, sous ce rapport,

représente les côtes qui se trouvent à la région dorsale; que ces côtes sont représentées à la région lombaire par les lames minces qui portent habituellement le nom d'apophyses transverses; tandis que les parties véritablement analogues des apophyses transverses dorsales sont : 1° à la région cervicale, la moitié postérieure de l'apophyse transverse; 2° à la région lombaire, les tubercules que nous avons appelés apophysaires, et que nous avons vus former derrière les apophyses articulaires une saillie qui semble en être le prolongement.

les personnes qui ont l'habitude de monter des squelettes acquièrent une habileté surprenante. Mais ce n'est que dans un bien petit nombre de vertèbres qu'on trouve des particularités assez caractéristiques pour qu'en l'absence de toutes les autres vertèbres de la même région, on puisse déterminer le rang qu'elles occupent.

Caractères différentiels des vertèbrrs de la même région.

C'est seulement dans les vertèbres placées à l'extrémité de chaque région; et qui, par le fait même de cette position, offrent des caractères mixtes, qu'on peut saisir des attributs tout à fait distinctifs et individuels.

Dans cette catégorie se trouvent les deux premières et la septième vertèbre cervicale, les première, onzième et douzième dorsales, et la cinquième lombaire : toutes ces vertèbres méritent une description spéciale.

Première vertèbre cervicale, ou atlas.

Arc antérieur.

Dans la *première vertèbre* ou *atlas*, le corps est remplacé par un arc aplati d'avant en arrière, *arc antérieur de la première vertèbre*. Sa convexité, tournée en devant, offre un tubercule, *tubercule antérieur de l'atlas*. Sa concavité, tournée en arrière, présente une facette ovalaire, très légèrement concave, destinée à s'articuler avec l'apophyse odontoïde de la deuxième vertèbre; les bords supérieur et inférieur donnent attache à des ligaments.

Tubercule antérieur.

Le *trou* de la première vertèbre est beaucoup plus considérable que celui de toutes les autres. Le diamètre antéro-postérieur, qui est de six lignes au cou et au dos, de huit lignes aux lombes, est ici de quatorze lignes; et le diamètre transverse, qui est de onze lignes au cou, de sept lignes au dos, de dix lignes aux lombes, est ici de treize lignes. Cette prépondérance remarquable de tous les diamètres n'est pas proportionnelle au volume de la moelle dans ce point; elle dépend de ce que la partie antérieure du trou est destinée à loger l'apophyse odontoïde de la deuxième vertèbre; en sorte que le diamètre antéro-postérieur de la portion d'anneau qui appartient à la moelle,

Dimensions considérables du trou de la première vertèbre.

ne dépasse pas de beaucoup le diamètre antéro-postérieur du trou rachidien dans les autres vertèbres. Le diamètre transverse seul reste plus considérable; d'où la possibilité de déplacements latéraux, ou de luxations incomplètes de la première vertèbre sur la deuxième, sans compression notable de la moelle.

Les *échancrures* sont creusées sur l'arc postérieur, à sa jonction avec les masses latérales. Elles sont postérieures aux apophyses articulaires, tandis que dans les autres vertèbres elles leur sont antérieures. Les *supérieures* sont très profondes, souvent converties en trou par une languette osseuse, et semblent se continuer jusqu'au trou qui perce la base de l'apophyse transverse, au moyen d'une gouttière horizontale qui contourne la partie postérieure de la masse articulaire. Cette gouttière est quelquefois elle-même convertie en un canal presque complet par une languette osseuse. De la réunion de l'échancrure supérieure, de la gouttière et du trou qui est à la base de l'apophyse transverse, résulte un *canal inflexe*, vertical d'abord, puis horizontal, qui conduit l'artère vertébrale dans la cavité du crâne. Par l'échancrure supérieure, qui forme presque à elle seule le premier trou de conjugaison, passent non seulement l'artère vertébrale, mais encore la veine du même nom, ainsi que le premier des nerfs cervicaux. Les échancrures *inférieures* ne présentent rien de particulier; seulement elles sont assez profondes pour former à elles seules les trous de conjugaison compris entre la première et la deuxième vertèbre.

Échancrures supérieures très profondes.

Canal inflexe de l'artère vertébrale.

Échancrures inférieures.

L'*apophyse épineuse* n'existe pas; elle est remplacée par un *tubercule postérieur*, à insertion musculaire, analogue au tubercule antérieur, ou plutôt semblable à une apophyse épineuse tronquée. Quelquefois, au lieu d'un tubercule, on ne trouve que quelques inégalités. Deux *lames* étroites, fortes et longues, constituent l'*arc postérieur* qui forme plus de la moitié de la circonférence de la vertèbre.

Point d'apophyse épineuse.

Tubercule postérieur.

Arc postérieur.

Les *colonnes articulaires* que nous avons signalées dans toute la région cervicale, sont énormes dans l'atlas, et portent le nom de *masses latérales*. Cette disposition est en rapport avec le rôle de l'atlas qui répond à tout le pourtour du trou occipital, et qui, par ses deux colonnes articulaires latérales, supporte les condyles occipitaux, et par conséquent le poids de la tête.

Masses latérales.

Des quatre facettes articulaires, les *supérieures* sont concaves, inclinées en dedans, elliptiques, obliquement dirigées d'arrière en avant, et de dehors en dedans, figurées pour se mouler exactement sur la convexité des condyles occipitaux qu'elles embrassent, et pour cela présentant un bord externe et une extrémité postérieure très relevés. En dedans et au-dessous de ces facettes articulaires, sont des inégalités qui donnent attache au ligament transverse ou annulaire. Les facettes articulaires *inférieures* sont circulaires, planes, regardant en bas et un peu en dedans.

Direction des facettes articulaires.

1° Supérieures.

2° Inférieures.

Les *apophyses transverses* sont très volumineuses, triangulaires, à un seul tubercule, qui donne insertion aux principaux muscles rotateurs de la tête, percées d'un trou à leur base, comme celles de toutes les autres vertèbres cervicales, mais non creusées en gouttière.

Apophyses transverses très volumineuses.

Ainsi, *forme annulaire*, *dimensions transversales*, *telles que l'atlas surmonte la colonne vertébrale à la manière d'un chapiteau; trou vertébral beaucoup plus grand que celui des autres vertèbres; absence de corps et d'apophyse épineuse*; *masses latérales énormes*, *supportant des apophyses transverses extrêmement fortes, non canaliculées*, *unituberculeuses*, voilà les caractères propres de l'atlas.

Résumé des caractères propres de l'atlas.

Seconde vertèbre cervicale, axis.

Le corps de la deuxième vertèbre cervicale est surmonté d'une éminence destinée à correspondre à l'arc antérieur de l'atlas : c'est l'apophyse *odontoïde* (en forme de dent), espèce de pivot cylindroïde, de six lignes de longueur, autour duquel tourne la tête : de là le nom d'*axis* donné à la vertèbre qui le supporte. Continue au corps par une base assez large, l'apophyse odon-

Apophyse odontoïde.

toïde se rétrécit aussitôt pour se renfler en forme de tête, et se terminer par un sommet rugueux qui donne attache aux ligaments odontoïdiens. La portion étranglée de l'apophyse odontoïde s'appelle *col*; c'est la partie la plus faible de cette apophyse : aussi est-ce là qu'ont toujours lieu ses fractures. Le col ou rétrécissement circulaire de la partie inférieure de l'odontoïde contribue à maintenir mécaniquement cette apophyse dans l'anneau moitié osseux, moitié ligamenteux, dans lequel elle roule. Deux facettes articulaires convexes se voient, l'une en avant, l'autre en arrière de cette apophyse, pour répondre, la première à l'arc antérieur de l'atlas, la seconde au ligament transverse ou annulaire.

Son col.

Ses facettes articulaires.

Corps de l'axis.

Le *corps* de l'axis offre en avant une crête triangulaire, à base inférieure, verticale, saillante, qui sépare deux enfoncements latéraux destinés à des insertions musculaires. La face postérieure répond au canal vertébral. La face inférieure a son plus grand diamètre d'avant en arrière; il est très obliquement coupé de haut en bas et d'arrière en avant, légèrement concave : d'où l'emboîtement réciproque des deuxième et troisième vertèbres cervicales. Ce double emboîtement ne se remarque pas dans les vertèbres suivantes.

Trou de l'axis.

Le *trou* a la forme d'un cœur de carte à jouer; son diamètre antéro-postérieur est de huit lignes, c'est à dire deux lignes de plus que celui des autres vertèbres cervicales; son diamètre transverse est le même. Cette prédominance dans la capacité du trou de la deuxième vertèbre est en rapport avec l'étendue des mouvements qui se passent entre cette vertèbre et la première.

Point d'échancrure supérieure.

Il n'existe point d'*échancrure supérieure*, l'échancrure inférieure de l'atlas constituant à elle seule le trou de conjugaison correspondant. L'*échancrure inférieure* n'offre rien de particulier.

L'apophyse épineuse est énorme.

L'*apophyse épineuse*, énorme par ses dimensions en largeur et en épaisseur, plus encore que par sa longueur, offre en quelque sorte, exagérés, tous les caractères des apophyses épineuses cervicales : forme prismatique et triangulaire, gouttière inférieure, double tubercule de terminaison donnant attache à des muscles très forts. L'apophyse épineuse est pour l'axis, mais dans des proportions beaucoup plus grandes, ce que l'apophyse transverse est pour l'atlas, parce que toutes deux sont destinées à donner insertion aux muscles puissants qui meuvent la tête sur la colonne vertébrale.

Les *lames* étant en général proportionnelles aux apophyses épineuses, on conçoit que les lames de la deuxième vertèbre doivent être extrêmement fortes : aussi, de toutes les lames vertébrales, celles de l'axis sont-elles les plus épaisses. Lames proportionnelles à l'apophyse épineuse.

Les *facettes articulaires supérieures* sont placées, ainsi que les colonnes apophysaires qui les soutiennent, sur les côtés du corps. Ces facettes offrent une surface considérable, plane, presque horizontale, légèrement inclinée en dehors : cette direction permet à l'articulation atloïdo-axoïdienne d'être le centre de tous les mouvements de rotation de la tête. Apophyses articulaires supérieures placées sur les côtés du corps. Surface horizontale.

Les *apophyses articulaires inférieures* ont la place qu'elles occupent dans toutes les autres vertèbres cervicales.

Les *apophyses transverses* de l'axis sont petites, à un seul tubercule, triangulaires, déjetées en bas, percées à leur base d'un trou ou plutôt d'un canal inflexe, creusé sur les côtés du corps; canal d'abord vertical, puis horizontal. C'est la présence de ce canal et de celui que nous avons décrit sur l'atlas, qui détermine le trajet si compliqué de l'artère vertébrale avant son entrée dans le crâne. Apophyses transverses petites. Canal inflexe.

Ainsi, *présence de l'apophyse odontoïde*, *volume énorme de l'apophyse épineuse et des lames*, *largeur et direction horizontale des surfaces articulaires supérieures qui sont placées sur les côtés du corps*, *brièveté des apophyses transverses qui sont triangulaires et uni-tuberculeuses*, voilà les caractères spécifiques de la deuxième vertèbre. Caractères propres de l'axis.

Septième vertèbre cervicale ou proéminente.

Le *corps* conserve les caractères observés dans les vertèbres cervicales; mais, par son volume plus considérable, il se rap- Corps.

proche du corps des vertèbres dorsales, et assez souvent il est creusé sur les côtés, d'une demi-facette ou d'un quart de facette pour l'articulation de la première côte.

Apophyse épineuse. L'*apophyse épineuse* a la plus grande analogie avec les apophyses épineuses dorsales; elle est en effet pyramidale, unituberculeuse à son sommet, longue et dépassant de beaucoup le sommet des apophyses épineuses cervicales: d'où le nom de *proéminente* qui a été donné à cette vertèbre.

Apophyses articulaires. Les *apophyses articulaires*, presque verticales, ne sont pas supportées par de petites colonnes.

Apophyses transverses. L'*apophyse transverse*, bien que creusée en gouttière, et percée d'un trou à sa base, comme dans les autres vertèbres cervicales, se rapproche beaucoup des apophyses transverses dorsales. Le bord ou la lèvre postérieure de la gouttière est épais, tuberculeux, et représente exactement une apophyse transverse dorsale, tandis que le bord antérieur de la gouttière est mince, à l'état de vestige, excepté dans le cas où, détaché du corps de l'os, il forme une côte surnuméraire (1). Le *trou* qui est à la base de l'apophyse transverse cervicale manque rarement; mais le plus souvent il est réduit à de très petites dimensions: il n'est pas rare de le voir double; ce trou n'est jamais traversé par l'artère vertébrale.

Trou de l'apophyse transverse.

Première vertèbre dorsale.

La première vertèbre dorsale semblerait encore appartenir aux cervicales, par son corps, qui est surmonté latéralement de deux crochets; mais par tous ses autres caractères, elle est vertèbre dorsale. Ajoutons à cela que son corps est pourvu de chaque côté d'une facette complète pour l'articulation de la première côte, et d'un tiers ou quart de facette pour l'articulation de la seconde.

(1) Cette dernière circonstance est une de celles qui sont invoquées avec le plus de succès par ceux qui établissent la distinction des apophyses transverses et des apophyses costiformes.

Onzième et douzième vertèbres dorsales.

La *onzième vertèbre dorsale* offre de chaque côté de son corps une facette articulaire complète pour la onzième côte; son corps est volumineux; son apophyse transverse est remplacée par un tubercule.

Onzième vertèbre dorsale.

La *douzième vertèbre dorsale* est lombaire, eu égard à son corps, dont le volume le cède à peine à celui du corps des vertèbres de cette région, et dont le diamètre transverse commence à l'emporter sur les autres diamètres. Son apophyse épineuse est horizontale, forte, quadrilatère. Ses apophyses transverses sont remplacées par des tubercules qui, comme ceux de la onzième dorsale, sont évidemment continués à la région lombaire par les tubercules que nous avons nommés apophysaires. Enfin, il faut joindre à tous ces caractères la présence, sur les côtés du corps, de facettes articulaires complètes.

Douzième vertèbre dorsale.

La douzième dorsale se distingue de la onzième en ce qu'elle a des apophyses articulaires inférieures à surface courbe.

Comment on distingue la douzième de la onzième vertèbre dorsale.

Cinquième vertèbre lombaire.

La face inférieure du corps de cette vertèbre est taillée très obliquement d'avant en arrière et de bas en haut. Les apophyses transverses, variables dans leurs dimensions, sont généralement beaucoup plus volumineuses que celles des autres vertèbres lombaires; enfin, les apophyses articulaires inférieures, beaucoup plus distantes l'une de l'autre que celles des autres vertèbres, ne sont plus convexes, mais bien planes, et regardent directement en devant.

Coupe très oblique du corps.

Apophyses articulaires inférieurs planes.

Telles sont les vertèbres qui présentent dans chaque région des caractères particuliers. A l'exception des deux premières vertèbres cervicales qui offrent plusieurs caractères tout à fait étrangers à ceux de la région dans laquelle elles se trouvent, on pourrait dire des vertèbres qui viennent d'être décrites en particulier, que les variétés qu'elles présentent se résument par la proposition suivante : ***Les vertèbres qui sont placées aux li-***

mites de deux régions réunissent des caractères appartenant à chacune de ces deux régions.

Vertèbres de la région sacro-coccygienne.

Toutes les vertèbres de cette région, qui sont au nombre de neuf, sont, dans l'âge adulte, réunies en deux os : les cinq premières ou les cinq supérieures forment le *sacrum;* les quatre inférieures forment le *coccyx.*

Du sacrum.

Nom. Le *sacrum* a été ainsi nommé, parce que les anciens avaient, dit-on, coutume d'offrir aux dieux dans les sacrifices cette partie de la victime. Il occupe la partie postérieure et médiane du bassin, bien en arrière du point où cette cavité s'articule avec les fémurs, circonstance avantageuse à la station. Là, il est enclavé, à la manière d'un coin, entre les os coxaux; il répond en haut à la colonne vertébrale proprement dite, en bas au coccyx.

Situation.

Direction oblique par rapport à l'axe du corps. Il est dirigé obliquement d'avant en arrière et de haut en bas : d'où il résulte que la colonne représentée par le sacrum forme avec la colonne lombaire un angle obtus, saillant en devant, rentrant en arrière; cet angle qu'on nomme *promontoire*, ou *angle sacro-vertébral*, est très important à étudier, et sous le point de vue de la station, et sous celui de l'accouchement (1). Indépendamment de cette direction oblique par rapport à l'axe du corps, le sacrum est recourbé sur lui-même d'arrière en avant, de manière à offrir une concavité antérieure.

Angle sacro-vertébral.

Volume C'est le plus volumineux de tous les os de la colonne vertébrale : de là le nom de *grande vertèbre* que lui donnait Hippo-

(1) L'angle sacro-vertébral n'existe aussi prononcé que chez l'homme, parce que l'homme seul est destiné à l'attitude bipède. Contre cet angle vient se briser en partie la quantité de mouvement qui est transmise au sacrum par la colonne vertébrale. Sous le rapport de l'accouchement, cet angle explique la rareté des positions directes du sommet de la tête.

crate. L'homme est de tous les mammifères celui qui présente le sacrum proportionnellement le plus développé; ce qui est en rapport avec l'attitude bipède et avec l'attitude assise qui lui appartiennent d'une manière spéciale (1).

Figure.

Le sacrum présente la forme d'une pyramide quadrangulaire aplatie d'avant en arrière, à sommet tronqué, à base regardant en haut : symétrique comme tous les os impairs, il présente à considérer une *face antérieure*; une *face postérieure*, deux *faces latérales*, une *base* et un *sommet*.

Régions.

Face antérieure.

1° La *face antérieure*, *face pelvienne* ou *rectale*, fait partie de l'excavation du bassin, et présente une concavité variable, suivant les individus et suivant les sexes; mais, sous ce dernier rapport, les anatomistes sont loin de s'accorder entre eux.

Concavité variable suivant le sexe.

Suivant les uns, c'est chez la femme que l'excavation antérieure du sacrum est plus considérable : il en résulte, disent-ils, cet avantage, que le bassin ayant chez la femme plus d'ampleur et de capacité, offre une voie plus facile aux mouvements de la tête du fœtus pendant l'accouchement. Suivant quelques autres, au contraire, l'homme présenterait un sacrum à courbure très prononcée, tandis que chez la femme il serait presque droit. Une trop grande courbure du sacrum, suivant ces derniers, rétrécirait chez la femme non seulement le diamètre antéro-postérieur du détroit inférieur, mais encore le même diamètre du détroit supérieur du bassin, disposition qui devrait s'opposer à l'ascension de l'utérus du petit dans le grand bassin.

Opinions diverses des auteurs à ce sujet.

Pour apprécier la valeur de ces assertions opposées, j'ai comparé un grand nombre de sacrum appartenant à des sujets de sexes différents, et je suis resté convaincu qu'à quelques exceptions près, la courbure du sacrum était beaucoup plus considérable chez la femme que chez l'homme.

Les accoucheurs ne sauraient trop étudier les variétés que présente cette courbure du sacrum. Il est un rachitisme du

(1) Les oiseaux, destinés comme l'homme à la station bipède, sont aussi remarquables par le volume considérable de leur sacrum.

sacrum auquel ne participent pas les autres os du bassin, et qui s'explique par les usages de cet os, qui sert de base de sustentation à tout le tronc.

Quatre saillies transversales.

La concavité antérieure du sacrum est interrompue par quatre saillies ou crêtes transversales qui répondent à l'union des vertèbres sacrées : ce sont les analogues des saillies intervertébrales. Quelquefois la première est tellement proéminente, qu'elle a pu être prise pendant le toucher pour l'angle sacro-vertébral.

Trous sacrés antérieurs.

De chaque côté de la ligne médiane, se voient les *trous sacrés antérieurs* au nombre de quatre, d'un diamètre considérable pour les deux premiers, beaucoup moindre pour les deux derniers ; donnant passage aux branches antérieures des nerfs sacrés, aux veines sacrées et à quelques artérioles. En dehors de ces trous, sont des gouttières qui conduisent les nerfs sacrés et donnent attache par leurs bords aux digitations du muscle pyramidal. Cette face antérieure du sacrum répond à l'intestin rectum, qui en suit la courbure.

Crête sacrée.

Face postérieure, face spinale ou cutanée. Sa convexité est rigoureusement proportionnelle à la concavité de la face antérieure. 1° Sur la *ligne médiane*, elle présente la *crête sacrée*; qui fait suite aux apophyses épineuses de la colonne vertébrale, souvent continue dans toute sa longueur, quelquefois interrompue, bifide inférieurement, et formant les bords de la gouttière qui termine le canal sacré. Il est rare de trouver la crête sacrée bifurquée dans toute sa longueur.

Gouttières sacrées.

Trous sacrés postérieurs.

2° Sur *les côtés* de la ligne médiane, se trouvent deux gouttières peu profondes, *gouttières sacrées*, continuation des gouttières vertébrales, présentant *quatre trous sacrés postérieurs*, plus petits que les antérieurs, à diamètres moins rapidement décroissants, qui donnent passage aux branches postérieures des nerfs sacrés, à des veines et à des artérioles. Ces gouttières sont bornées par deux rangées de saillies inégales. La première rangée située en dedans des trous, représente les apophyses articulaires, soudées entre elles; la seconde, située en dehors des trous, offre des éminences beaucoup plus prononcées, qui représentent les apophyses transverses, également soudées.

Faces latérales. Triangulaires, larges en haut, minces en bas, où elles constituent de véritables bords, elles sont coupées obliquement d'avant en arrière et de dehors en dedans, de telle sorte que le sacrum représente, entre les os coxaux, un coin antéro-postérieur aussi bien qu'un coin vertical. En devant, se voit une facette demi-ovalaire, en forme de croissant, qu'on a comparée à l'auricule humaine, ***facette auriculaire***, s'articulant avec l'os coxal. Derrière elle sont des aspérités très prononcées, des enfoncements irréguliers, donnant attache aux ligaments sacro-iliaques postérieurs. Le bord sinueux qui termine inférieurement chaque face latérale donne attache aux ligaments sacro-sciatiques.

Facette auriculaire.

Base. Elle présente, 1° sur la *ligne médiane*, une ***facette ovalaire***, en tout semblable à la face supérieure du corps d'une vertèbre lombaire. Cette facette répond à la face inférieure du corps de la cinquième lombaire. Derrière elle est une ouverture triangulaire entièrement semblable au trou des autres vertèbres; c'est l'orifice supérieur du canal sacré, borné en arrière par deux *lames* qui se réunissent pour former une apophyse épineuse (1), commencement de la crête sacrée.

Facette ovalaire.

Orifice supérieur du canal sacré.

2° De *chaque côté* de la ligne médiane, se voient *deux surfaces triangulaires*, lisses, regardant en avant et en haut, et faisant partie du grand bassin. Elles sont séparées de la face antérieure du sacrum par un bord mousse, que nous verrons constituer la partie postérieure du détroit supérieur. Derrière la facette ovalaire médiane de la base sont deux ***échancrures*** qui concourent à former les deux derniers trous de conjugaison; derrière les échancrures, se voient les ***apophyses articulaires***, ayant la même configuration que les apophyses articulaires supérieures de la cinquième vertèbre lombaire, et s'articulant avec les apophyses articulaires inférieures de la même vertèbre.

Echancrures.

Apophyses articulaires.

(1) Il n'est pas très rare de voir cette apophyse épineuse bifurquée.

Gouttière sacrée. Petites cornes du sacrum. *Sommet.* Tronqué, présentant une facette elliptique, transversale, articulée avec la base du coccyx. Derrière elle se voit la fin de la gouttière sacrée, bornée par deux petites apophyses, destinées à s'articuler avec deux apophyses semblables du coccyx : ce sont les *petites cornes du sacrum.*

Canal sacré. *Canal sacré.* Ce canal, creusé dans l'épaisseur du sacrum dont il mesure toute la hauteur, fait suite au canal vertébral : prismatique et triangulaire, large supérieurement, il est étroit et aplati à sa partie inférieure, où il dégénère en une gouttière convertie en canal par des ligaments. Ce canal loge les nerfs sacrés et communique à la fois avec les trous sacrés antérieurs et avec les trous sacrés postérieurs.

Coccyx.

Forme générale. Qu'on se représente quatre et rarement cinq tubercules aplatis, successivement décroissants, ordinairement soudés entre eux, rarement distincts, dont le plus considérable, aplati d'avant en arrière, répond au sommet du sacrum, tandis que le plus petit est libre, et on aura une idée de cet os, triangulaire, comme noueux, rudiment de la queue des animaux, et dont la direction est en général celle de la partie inférieure du sacrum. Je l'ai vu former, dans certains cas, un angle droit et même un angle aigu avec le sacrum.

Face postérieure. 1° La *face postérieure spinale* ou *cutanée* est inégale pour l'insertion des aponévroses des muscles *grands fessiers.*

Face antérieure. 2° La *face antérieure* présente, en petit, le même aspect que la face antérieure du sacrum, et répond comme elle au rectum.

Bords. 3° Ses *bords*, minces, sinueux et tuberculeux, donnent attache aux ligaments sacro-sciatiques.

4° La *base*, souvent soudée au sacrum, même chez les jeunes sujets, présente une facette articulaire elliptique, exactement configurée sur celle du sommet du sacrum. En arrière sont Cornes du coccyx. deux apophyses dirigées de bas en haut (*cornes du coccyx*), quelquefois continues aux petites cornes du sacrum ; en dehors sont deux *échancrures* converties en trous par des ligaments, qui livrent passage aux cinquièmes paires des nerfs sacrés.

Sommet quelquefois dévié.

5° Le *sommet*, quelquefois renflé, d'autres fois bifurqué, donne attache au releveur de l'anus. Il n'est pas rare de voir les dernières pièces du coccyx déviées d'un côté ou de l'autre de la ligne médiane.

DE LA COLONNE VERTÉBRALE EN GÉNÉRAL.

Situation générale.

Considérée comme une seule pièce, la colonne vertébrale représente une longue tige osseuse qui mesure toute la hauteur du tronc : située sur la ligne médiane, postérieure au canal alimentaire, aux organes de la respiration et de la circulation, entre la tête qui la surmonte à la manière d'un chapiteau et le bassin dont elle forme la paroi postérieure, elle doit être étudiée sous le rapport de ses *dimensions*, de sa *direction*, de sa *forme* et de ses *régions*.

Dimensions de la colonne vertébrale.

Dimensions de la colonne vertébrale.

1° La *longueur ou hauteur* de la colonne vertébrale n'est pas proportionnée à la longueur de la moelle épinière, qui ne dépasse pas le niveau de la première vertèbre des lombes. La hauteur de cette colonne varie aux différents âges : elle va en augmentant jusqu'à la vingt-cinquième année; quelquefois cependant son accroissement en hauteur s'arrête longtemps avant cet âge. Chez l'adulte, elle reste stationnaire et diminue dans la vieillesse par l'incurvation du tronc en devant, ainsi que par l'affaissement des corps des vertèbres et des substances intervertébrales. Il est généralement admis que c'est l'affaissement de ces mêmes substances qui détermine, après de longues marches ou la station prolongée, une diminution de taille qui peut aller jusqu'à un demi-pouce, mais cette assertion n'est nullement démontré.

Hauteur variable suivant les âges.

Hauteur mesurée par un fil.

La hauteur de la colonne, mesurée par un fil qui en suit les flexuosités, est en général de deux pieds quatre pouces; mesurée par un fil rectiligne, elle est de deux pieds deux pouces, ce qui fait une différence de deux pouces. Cette hauteur n'est point rigoureusement proportionnelle à la taille des différents individus, qui dépend surtout du plus ou moins de longueur des membres abdominaux.

Hauteur de chacune des régions.

Mesurée chez un adulte de moyenne taille, la colonne cervicale a cinq pouces et demie de hauteur, la colonne dorsale neuf pouces et demi, la colonne lombaire six pouces et demi, la colonne sacro-coccygienne six pouces et demi.

Hauteur dans le cas de déviation.

On conçoit que dans le cas de déviation, la hauteur mesurée par une ligne verticale présente des différences considérables, tandis que, mesurée par une ligne qui suit les inflexions, elle est à peu près constante. Sur le squelette d'une femme rachitique, un fil rectiligne étendu du tubercule de l'atlas à la base du sacrum, avait un pied six pouces six lignes, tandis qu'un fil qui suivait les inflexions avait deux pieds dix-huit lignes ; ce qui donne une différence de sept pouces. De là la possibilité d'un alongement rapide et considérable chez les individus déviés qu'on soumet à l'extension continuelle.

Dimensions antéro-postérieures.

2° *Dimensions antéro-postérieures.* Le diamètre antéro-postérieur est de trois pouces au niveau de l'angle sacro-vertébral et de la colonne lombaire, de deux pouces quatre lignes au niveau de la région dorsale, et d'un pouce six lignes au niveau de la région cervicale.

Dimensions transversales.

3° *Dimensions transversales.* Le diamètre transverse est de dix-huit lignes au niveau de la région lombaire, de treize lignes au niveau de la région dorsale, et de vingt-deux lignes à la région cervicale. Il faut remarquer que dans cette dernière région, on comprend dans la mesure les apophyses transverses; tandis que ces apophyses ne sont pas comprises dans les mesures transversales des autres régions.

Direction.

Direction.

erticalement dirigée, la colonne vertébrale présente plusieurs *courbures alternatives.* Ces courbures donnent à la colonne vertébrale un aspect peu régulier, et à cette occasion je dois rappeler ici qu'on ne trouve dans l'économie aucune forme géométrique, ni ligne droite, ni ligne courbe qui puisse être soumise au calcul. Ce que je dis ici des formes, nous le dirons ailleurs des forces vitales, de l'état sain comme de l'état morbide, et c'est là un grand caractère des corps vivants : les corps bruts peuvent être mesurés ; les lois qui les régissent sont immuables ; les corps vivants sont incommensurables : les formules qui expriment leurs lois sont encore à trouver.

Les courbures de la colonne vertébrale ne peuvent pas être soumises au calcul.

Les courbures de la colonne vertébrale, examinées dans le sens antéro-postérieur, sont au nombre de quatre : en avant, une convexité au cou, une concavité à la région dorsale, une convexité à la région lombaire, une concavité à la région sacro-coccygienne.

A ces courbures de la partie antérieure correspondent, en arrière, des courbures en sens opposé.

Solidarité des diverses régions sous le rapport de la courbure.

Les trois premières courbures sont toujours en raison directe les unes des autres; en sorte que, dans le cas de convexité plus prononcée à la région cervicale, il y a, à la région dorsale, une concavité, et, à la région lombaire, une convexité proportionnelles. Telle est, en un mot, la dépendance mutuelle de ces courbures, que la moindre modification dans l'une d'elles en entraîne de correspondantes dans les deux autres.

Ces courbures augmentent la résistance.

Ces courbures sont soumises à de nombreuses variétés individuelles; elles paraissent avoir pour effet d'augmenter la résistance de la colonne vertébrale dans le sens vertical ; car on démontre en physique que, de deux tiges semblables, toutes choses égales d'ailleurs, celle qui présente des inflexions alternes résiste plus à une pression verticale que celle qui est rectiligne, à raison des décompositions de mouvement qui ont lieu à chaque courbure (1).

(1) On a même cru pouvoir exprimer par des chiffres que la résistance de la colonne vertébrale supposée rectiligne serait à la résistance de la colonne vertébrale, telle que nous la voyons, comme 1 : 16. On a dit que les courbures étaient le résultat de l'action musculaire. Mais ces courbures sont trop fixes, leur but trop important, pour qu'on doive les rapporter à une cause autre qu'un système général d'organisation, et les faire dépendre d'un agent aussi variable que la contraction musculaire.

Angle sacro-vertébral.

A la réunion des pyramides sacro-coccygienne et cervico-dorso-lombaire, se voit l'*angle sacro-vertébral*, angle très obtus, saillant en avant, rentrant en arrière, angle dont la saillie variable intéresse à un haut degré les accoucheurs, et qui, présentant une convexité à la surface convexe de la tête et du corps du fœtus, explique la rareté des positions directes de cette tête et de ce corps. C'est à l'angle sacro-vertébral que vient en définitive aboutir le poids du tronc ; c'est là bien plus efficacement qu'aux courbures graduelles et régulières des autres régions, qu'est décomposée la quantité de mouvement qu'a reçue la colonne vertébrale.

Courbure latérale.

Indépendamment des courbures antéro-postérieures, il existe au niveau des troisième, quatrième et cinquième vertèbres dorsales, une *inclinaison* ou plutôt une *dépression latérale* dont la concavité est à gauche. Comme c'est précisément à ce niveau que la principale artère de l'économie, l'*aorte*, se recourbe pour devenir descendante, d'ascendante qu'elle était d'abord, les anciens avaient attribué cette concavité à la présence de la courbure de l'aorte. L'ingénieux Bichat soupçonna que cette déviation était due à l'habitude presque générale où l'on est de se servir de la main droite ; or, cette habitude obligeant, disait-il, à incliner la partie supérieure du tronc à gauche, pour offrir un point d'appui et une espèce de contrepoids à l'action du membre thoracique droit, la répétition fréquente de cette inclinaison finissait par en perpétuer l'existence. Dans cette hypothèse, les individus gauchers devraient offrir une déviation en sens opposé, et c'est en effet ce que l'observation paraissait avoir démontré à Béclard dans un cas particulier, et son autorité avait entraîné l'assentiment universel (1).

Opinion de Bichat et de Béclard.

En voyant d'une part cette constante uniformité de l'inclinaison latérale, considérant d'une autre part que le corps des ver-

(1) Dans ces derniers temps, on a pensé que la déviation latérale était due à l'attitude du fœtus dans le sein de la mère ; mais s'il en était ainsi, la déviation devrait exister à la naissance : or, je puis affirmer qu'elle n'existe jamais alors.

tèbres est déprimé plutôt qu'incurvé ou incliné à ce niveau, que toutes les fois qu'une artère avoisine un os, cet os présente une dépression correspondante au passage de l'artère, je me suis demandé si l'opinion des anciens ne serait pas plus fondée qu'on ne le croit communément.

La courbure latérale n'est qu'une dépression artérielle.

Pour résoudre cette question d'une manière définitive, il fallait trouver l'occasion d'étudier la colonne vertébrale chez un sujet qui présenterait une transposition de l'aorte; or, chez deux sujets qui offraient ce vice de conformation, j'ai pu constater une dépression des troisième, quatrième et cinquième vertèbres à droite (1).

L'histoire des courbures accidentelles ou déviations appartenant à l'anatomie pathologique, il me suffira d'indiquer ici que toutes ces déviations sont le résultat des causes suivantes : 1° l'usure des vertèbres par la carie ou le ramollissement; 2° le défaut d'équilibre entre la résistance de la colonne vertébrale et le poids du corps, seul ou chargé de fardeaux; 3° les tractions musculaires; 4° la fréquente répétition d'une attitude dans laquelle la colonne vertébrale est courbée (2).

Des causes générales des déviations.

(1) M. le docteur Géry vient de présenter à l'Académie de médecine un autre cas d'inversion complète des viscères, y compris l'aorte. Or, la colonne vertébrale offrait à droite la concavité ou plutôt la dépression latérale. Le fait a été parfaitement constaté par M. Bonamy, qui a fait l'ouverture du sujet. Il résulte d'informations positives que cet individu n'était pas gaucher.

(2) Les colonnes cervicale et sacro-coccygienne seules peuvent se dévier isolément, leur mécanisme est en effet indépendant du reste de la colonne vertébrale. Je ne saurais trop appeler l'attention sur les déviations ou le rachitisme du sacrum qui se concilie souvent avec une très bonne conformation du levier vertébral, tandis que, dans d'autres cas, le bassin le mieux conformé coïncide avec la colonne vertébrale la plus difforme. Ainsi, chez une femme dont la colonne vertébrale avait sa rectitude naturelle, j'ai vu les deux premières pièces du sacrum former avec le reste de ces os un angle très aigu rentrant en avant. Un excès opposé, c'est l'aplatissement du sacrum qui offre antérieurement une surface plane qu'on peut atteindre à l'aide du toucher. Cette diminution de la concavité du sacrum a des conséquences très graves pour l'accouchement.

Figure et régions.

Double pyramide.

Vue en devant, la colonne vertébrale représente deux pyramides adossées base à base. La pyramide inférieure est constituée par la colonne sacro-coccygienne (1) ; la pyramide supérieure a sa base adossée à celle de la première, et son sommet surmonté par l'atlas comme par une espèce de couronnement.

Renforcement progressif.

Renforcements partiels.

On a établi encore d'autres subdivisions sur lesquelles nous n'insisterons pas parce qu'elles sont dépourvues d'utilité (2). Ce qu'il nous importe de savoir, c'est que la colonne vertébrale va, en se renforçant progressivement, de la partie supérieure vers la partie inférieure, preuve bien évidente de la destination de l'homme à l'attitude bipède ; mais qu'il existe, suivant le besoin, des renforcements partiels dans divers points de cette colonne, renforcement dans le sens antéro-postérieur, renforcement dans le sens transversal, renforcement du corps, renforcement des apophyses épineuses ou des apophyses transverses. Tels sont, par exemple, le renforcement des deux premières vertèbres cervicales sur lesquelles repose la tête, le renforcement de

(1) La pyramide inférieure ou sacro-coccygienne est courte, à sommet très délié, formé par la pointe du coccyx, à base très large formée par la base du sacrum. Le rétrécissement brusque du sacrum s'explique aisément, car le poids du corps étant transmis au bassin par le sacrum au niveau des premières vertèbres sacrées, tout ce qui est au dessous devient inutile pour la transmission.

(2) Voici les principales : Le rétrécissement que présente la colonne dorsale au niveau de l'inclinaison, ou plutôt de la dépression latérale, a fait subdiviser la pyramide supérieure en deux pyramides adossées par leur sommet ; mais cette distinction subtile et cette autre distinction plus subtile encore, par laquelle on subdivise la plus supérieure de ces pyramides en deux pyramides secondaires adossées par leur base qui répondrait à la première dorsale ; ces distinctions, dis-je, ont été suggérées par le désir d'arriver à quelque chose de rigoureux ; or, je ne connais rien de pire que la précision et la rigueur appliquées à des objets qui n'en sont nullement susceptibles, et d'ailleurs ces subdivisions ne peuvent s'appliquer qu'à la colonne vertébrale vue en avant ; elles sont démenties par l'observation lorsqu'on étudie cette colonne dans d'autres sens.

la septième vertèbre cervicale et de la première dorsale, le renforcement transversal des régions cervicale et lombaire qui a pour but de rendre plus solides les mouvements latéraux.

Forme générale de la colonne vertébrale.

Du reste, envisagée d'une manière générale, la colonne vertébrale représente en devant un cylindre noueux; en arrière et sur les côtés, une pyramide triangulaire hérissée d'éminences et percée de trous. Que de choses irrégulières dans cette structure, si l'on se borne au premier coup d'œil! mais lorsqu'on envisage l'ensemble et que l'on rattache les formes aux usages, alors on se sent pénétré d'admiration en voyant qu'il n'est pas le plus petit tubercule, le plus léger hiatus, les plus petites circonstances de forme, qui n'aient une destination bien marquée et qui ne concourent à la perfection du tout.

Régions.

On considère à la colonne vertébrale, considérée dans son ensemble, une face antérieure, une face postérieure, deux faces latérales, une base et un sommet.

Face antérieure

Face antérieure. Convexe au cou, elle devient concave au dos, pour redevenir convexe aux lombes et fortement concave au sacrum. Elle présente une série de petites colonnes osseuses superposées que séparent sur le cadavre des rondelles blanches, flexibles, assez semblables aux rondelles de drap dont on sépare les éléments de la pile de Volta; rondelles proéminentes, ce qui donne à la colonne vertébrale un aspect noueux que quelques anatomistes transcendants ont voulu retrouver dans la moelle épinière elle-même. Ces rondelles ou disques ont un diamètre vertical qui ne dépasse jamais et qui atteint rarement la moitié de la hauteur des vertèbres qui les séparent. Chaque corps de vertèbre est creusé en avant d'une gouttière transversale, dont la profondeur est plus considérable chez les vieillards que chez les jeunes sujets, qui ne diminue nullement la force de la vertèbre et à laquelle on a donné l'usage secondaire de loger les vaisseaux correspondants; mais cette gouttière ou cet étranglement circulaire me paraît un vestige de la forme bicone que présentent les vertèbres des poissons et des reptiles, lesquels possèdent la vertèbre à son maximum de développement. Etroite à la région

Gouttière transversale du corps des vertèbres.

dorsale où elle forme cloison, la face antérieure de la colonne vertébrale s'élargit et s'aplatit aux lombes; s'élargit et s'aplatit proportionnellement beaucoup plus au cou, où elle sert de support à un grand nombre de parties; s'élargit, s'aplatit et s'excave au sacrum, où elle doit faire partie d'une cavité, et où elle présente en outre dix trous, cinq de chaque côté; véritables *trous de conjugaison* de la région sacrée, appelés *sacrés antérieurs*, que nous retrouverons dans les autres régions sur les parties latérales de la colonne vertébrale.

Connexions de la face antérieure.

Une couche ligamenteuse revêt toute la face antérieure de la colonne vertébrale; les muscles longs et droits cervicaux antérieurs, les piliers du diaphragme, et les muscles psoas répondent à quelques parties de cette face qui a des connexions importantes 1° avec le canal alimentaire, dont l'entonnoir pharyngo-œsophagien repose sur les régions cervicale et dorsale, de même que la partie inférieure, le rectum, qui a tant de rapports de structure avec l'œsophage, repose sur la région sacro-coccygienne et suit exactement sa courbure. Au dessous de l'œsophage, l'estomac et le duodénum embrassent la colonne vertébrale sur laquelle ils reposent; et le reste du canal alimentaire, alors même qu'il décrit des courbures multipliées qui l'en éloignent, y tient encore par des liens membraneux (les mésentères).

Avec les organes digestifs.

Avec les organes de la circulation.

2° Avec les organes de la circulation : sur la colonne vertébrale appuient le cœur et l'aorte, celle-ci dans toute son étendue; ce rapport entre le système artériel et la colonne vertébrale est tellement dans les vues de la nature, que lorsque l'aorte a fini et s'est divisée pour se rendre aux membres inférieurs, elle est continuée par une petite branche, la sacrée-moyenne, qui longe la région sacro-coccygienne. Et chez les animaux, lorsque la colonne vertébrale se prolongeant en queue au delà des cavités splanchniques, rendait nécessaire la présence d'un vaisseau principal pour nourrir ce prolongement caudal, la nature a organisé pour les vertèbres caudales un canal artériel ou vasculaire tout à fait semblable au canal supérieur ou médullaire; aussi certains naturalistes regardent-ils les cavités splanchniques antérieures au corps des vertèbres comme les analogues du canal vertébral, en sorte que, d'après une manière de voir fort ingénieuse, le tronc serait composé d'une colonne formée par le corps des vertèbres. De cette colonne naîtraient 1° en arrière deux lames qui iraient former un canal couvert pour loger la moelle épinière; 2° en avant, les côtes qui iraient former un autre canal couvert destiné à protéger les organes de la circulation. A la région cervicale de la colonne vertébrale, répondent encore les artères carotides et les artères vertébrales, ces dernières logées dans un canal creusé dans l'épaisseur des vertèbres de cette région : les rapports des grosses artères avec la colonne vertébrale expliquent les tentatives quelquefois heureuses de compression, qui ont été faites sur les artères qui longent cette colonne, telles que la carotide (1), l'aorte abdominale; ils expliquent encore les battements si sensibles chez les personnes amaigries tout le long de la colonne lombaire, battements qui en ont imposé quelquefois pour des anévrysmes.

Idée ingénieuse des naturalistes.

Rapports des grosses artères avec la colonne vertébrale.

Je dois encore signaler les rapports de la colonne vertébrale avec les gros troncs veineux, les veines-caves ascendante et descendante, les jugulaires, les iliaques primitives, et cet immense réseau rachidien dont les troncs occupent la région antérieure de la colonne vertébrale (troncs qu'on peut appeler système des veines azygos), vaste moyen de communication entre les veines des extrémités supérieures et les veines des extrémités inférieures. C'est encore sur la colonne vertébrale que reposent le canal thoracique et la grande veine lymphatique, centres de la circulation lymphatique et lactée.

Rapports de la colonne vertébrale avec les veines.

Avec le canal thoracique.

3° La face antérieure du rachis affecte encore des rapports

(1) Je dois noter ici le tubercule ou racine antérieure de l'apophyse transverse de la sixième vertèbre cervicale que M. Chassaignac a indiquée pour servir de guide dans la ligature de l'artère vertébrale, si jamais on pratiquait cette ligature et pour fournir des indications utiles dans la ligature de l'artère carotide primitive.

Avec les organes de la respiration. avec les organes de la respiration ; elle a des connexions médiates avec la trachée, d'où le nom de région trachélienne imposé à la région cervicale (Chaussier) et avec les poumons qu'elle sépare l'un de l'autre par sa portion dorsale, qu'elle enveloppe par les côtes qu'on peut considérer comme des apophyses transverses très développées.

Avec le grand sympathique. 4° La colonne vertébrale sert encore de support au système des nerfs grands sympathiques qui mesurent toute sa longueur, et dont les renflements ganglionnaires sont proportionnels au nombre de pièces qui la constituent.

Ainsi, la colonne vertébrale, centre de l'économie sous le rapport de la locomotion, l'est également sous le point de vue du support et de la protection qu'elle fournit aux principaux appareils, à la moelle épinière, au canal digestif, à l'appareil de la circulation artérielle, veineuse, lymphatique, aux organes de la respiration, aux grands sympathiques. On conçoit l'impossibilité de reconnaître, par la région antérieure, les lésions de la colonne vertébrale, vu l'épaisseur des parties qui la recouvrent.

Face postérieure. Sur la ligne médiane, elle présente une rangée d'éminences connues sous le nom d'*apophyses épineuses*, régulièrement situées les unes au dessous des autres, dont l'ensemble constitue une crête verticale qu'on a appelée *épine*, d'où le nom d'épine, de colonne épinière, rachis (ῥάχις épine), imposé à la colonne vertébrale. Cette crête épinière est bien loin d'être uniforme dans toute sa longueur : elle présente aux régions cervicale, thoracique, lombaire et sacro-coccygienne, des différences parfaitement adaptées aux usages respectifs de ces régions ; elle commence supérieurement par un tubercule appartenant à la première vertèbre, se renfle subitement au niveau de la seconde vertèbre ou axis, rentre, pour ainsi dire, au niveau des troisième, quatrième et cinquième vertèbres cervicales, pour augmenter progressivement à la sixième, et surtout à la septième, qui porte le nom de proéminente ; en sorte qu'à la région cervicale, l'épine décrit une courbe à concavité postérieure appartenant à un cercle beaucoup plus petit

Crête épinière.

que la convexité observée antérieurement. Jusque là, les éminences sont horizontales, bituberculeuses à leur sommet ; à partir de la septième vertèbre cervicale les apophyses deviennent obliques, prismatiques et triangulaires, unituberculeuses. Leur obliquité augmente et leur force diminue depuis la première vertèbre dorsale jusqu'à la dixième ; les apophyses deviennent horizontales, plus courtes, mais plus fortes aux dixième, onzième et douzième vertèbres dorsales : elles sont larges, quadrilatères, horizontales au niveau des cinq vertèbres lombaires ; et je dois faire remarquer que les apophyses épineuses des douzième dorsale et première lombaire, représentent exactement, pour la force, pour la prédominance, celles des septième cervicale et première dorsale. Enfin, cette crête finit comme en mourant, au niveau de la région sacro-coccygienne, où elle est quelquefois remplacée par une gouttière : cette gouttière est le résultat de la division de la crête sacrée qui se partage en deux demi-crêtes laissant dans leur intervalle une rainure qui se continue jusque sur le coccyx.

Différences de la crête épinière dans les diverses régions.

Les plus petites circonstances de conformation de la crête épinière ont un but d'utilité facile à saisir. Ainsi, 1° sous le rapport physiologique, cette crête peut être considérée comme le bras de levier des puissances destinées à l'extension. On conçoit encore que c'est à la région cervicale que le mouvement d'extension est le plus considérable ; qu'il doit être presque nul à la région dorsale, pour reparaître à la région lombaire. L'intervalle des apophyses épineuses mesure pour ainsi dire l'étendue de ce mouvement. Pourquoi les trois renforcements indiqués, savoir : celui de la deuxième vertèbre cervicale, celui des septième cervicale et première dorsale, celui de la douzième dorsale et première lombaire? Le premier est pour l'articulation et les mouvements particuliers de la tête ; le second, pour les mouvements du cou ; le troisième, pour l'insertion des muscles extenseurs des lombes ; en un mot, tout s'explique jusqu'à la forme triangulaire du bord postérieur des apophyses

Importance de l'étude de la crête épinière.

Sous le rapport physiologique.

épineuses lombaires, dont les angles inférieurs donnent insertion aux faisceaux musculaires des transversaires épineux.

Sous le rapport pathologique.

2° Sous le rapport pathologique, la pointe ou le sommet de la crête épinière étant la seule partie de la colonne vertébrale qui soit accessible sur le vivant à nos moyens d'investigation, on conçoit de quelle importance il est d'étudier les moindres différences que présente ce sommet, puisque ce n'est que par l'appréciation de ces différences que nous pouvons mesurer le degré de déviation de la colonne vertébrale. Je me hâte d'ajouter qu'il s'en faut bien que les déviations latérale et antéro-postérieure du corps des vertèbres soient exactement représentées par celles des apophyses épineuses, à cause de la torsion qu'éprouvent constamment dans ce cas les pédicules des vertèbres. Or, cette torsion se faisant d'une manière alternative, de même que les déviations des corps, il en résulte une disproportion énorme entre la déviation vue antérieurement et la déviation vue postérieurement. Il y a même plus, les courbures naturelles que nous avions étudiées sur le plan antérieur ne sont pas parfaitement représentées en arrière, vu le défaut d'uniformité de la crête. Je ne saurais trop appeler l'attention des praticiens sur certaines déviations propres aux apophyses épineuses. Combien de fois n'ai-je pas vu le sommet d'une ou de plusieurs apophyses épineuses hors de rang, et l'apophyse suivante reprenant sa direction naturelle! J'ai rencontré un cas dans lequel les sommets des apophyses épineuses décrivaient des espèces de zigzag.

Déviations normales dont sont susceptibles les apophyses épineuses.

Gouttières vertébrales.

Sur les côtés de la crête médiane se voient deux gouttières larges et presque planes au cou, larges et profondes à la partie supérieure du dos, se rétrécissant à la partie inférieure de la région dorsale, pour s'élargir aux lombes et à la base de la région sacrée, se rétrécir de nouveau et finir comme en mourant à la partie inférieure de cette dernière région. Au niveau de la région lombaire, chaque gouttière est divisée en deux gouttières plus petites par la saillie que forme la série des apophyses articulaires, lesquelles font évidemment suite aux apophyses transverses du dos dont elles sont les analogues. La largeur et la profondeur de ces gouttières sont exactement proportionnelles aux masses musculaires qu'elles sont destinées à recevoir, et c'est pour cette raison qu'elles sont plus considérables aux régions cervicale et lombaire qu'à la région dorsale. Ces masses musculaires débordent la crête épinière chez les individus robustes et pourvus d'embonpoint, tandis que c'est la crête au contraire qui déborde chez les individus amaigris; d'où les eschares qui surviennent sur les points les plus saillants et les plus comprimés à la suite d'un décubitus dorsal longtemps continué.

Causes des différences de la gouttière vertébrale dans les diverses régions.

Faces latérales. Elles présentent en avant : 1° la partie latérale du corps des vertèbres, de la gouttière transversale de ces corps, gouttière toujours plus prononcée sur les parties latérales qu'au milieu, plus prononcée aux lombes qu'au dos et au cou, chez les vieillards que chez les adultes; 2° à la région dorsale, des facettes destinées à s'articuler avec les côtes; 3° plus en arrière, des ouvertures qu'on appelle *trous de conjugaison*, en nombre égal à celui des vertèbres. Le plus considérable de tous est sans contredit celui qui est situé entre les quatrième et cinquième vertèbres lombaires. Ces trous vont ensuite en diminuant progressivement jusqu'à la partie supérieure de la région dorsale; ils augmentent un peu à la région cervicale, dont le plus considérable est situé entre la deuxième et la troisième vertèbre de cette région. La région sacro-coccygienne paraît, au premier abord, dépourvue de trous de conjugaison; mais cette exception n'est qu'apparente; et les trous de conjugaison, bien loin de manquer, sont au contraire doubles et rejetés en avant et en arrière, à cause de l'articulation latérale du sacrum en général : ce sont les trous sacrés antérieur et postérieur. Les dimensions des trous de conjugaison ne sont nullement proportionnelles au volume des ganglions et des nerfs qui les traversent, mais bien plutôt en rapport avec les veines destinées à établir des communications entre les systèmes veineux intra et extravertébral; 4° derrière

Trous de conjugaison.

Leurs différences.

Les trous sacrés sont des trous de conjugaison.

et entre les trous de conjugaison se remarque la série des apophyses transverses, espèce d'apophyses épineuses latérales dont la forme et les dimensions varient suivant les régions, et qui concourent à former les parties latérales de la gouttière étudiée sur la face postérieure; 5° entre les apophyses transverses se voient les *apophyses* dites *articulaires*.

Canal vertébral. Les trous de conjugaison que nous avons observés sur les faces latérales viennent tous s'ouvrir dans un canal qui règne dans toute la longueur de la colonne vertébrale : c'est le *canal vertébral.* Ce canal, creusé dans l'épaisseur de cette colonne, en suit toutes les courbures, mais non toutes les variations de forme et volume. On peut même dire que ses dimensions, dans tel ou tel point de sa longueur, sont en raison inverse de celles de la colonne vertébrale; ainsi, tandis que la partie la plus volumineuse de la colonne est à la région lombaire, la partie la plus ample du canal est à la région cervicale. On a dit que ce canal se renflait comme la moelle épinière; mais où est le renflement du canal correspondant au renflement moyen de la moelle? où est même le renflement correspondant au bulbe de terminaison? La véritable loi qui préside aux dimensions du canal, dans les diverses régions, c'est la mobilité (1). Plus une région de la colonne vertébrale est mobile, plus les dimensions du canal y sont considérables, disposition qui prévient la compression de la moelle correspondante. Ainsi, c'est aux régions cervicale et lombaire que le canal a le plus de capacité; c'est à la région dorsale, et surtout à la région sacrée, qu'il en a le moins. Si le diamètre transverse l'emporte à la région cervicale sur le diamètre antéro-postérieur, c'est à cause de l'étendue des mouvements latéraux. Au reste, il s'en faut bien que le canal vertébral soit rempli par la moelle épinière : quelque ingénieux qu'eût été le mécanisme de la colonne vertébrale, par cela seul qu'elle est mobile, la moelle

Loi qui préside aux dimensions du canal vertébral.

(1) Ainsi que l'a d'ailleurs démontré le docteur Earl par des observations d'anatomie comparée (*Philos. trans.*, 1822).

eût éprouvé des compressions funestes, sans l'intervalle assez considérable qui existe entre elle et les parois osseuses, intervalle rempli par des membranes et par un liquide, et aux lombes par une assez grande quantité de tissu adipeux.

Moyens de protection du canal vertébral.

Ce canal est d'ailleurs presque également protégé en avant, en arrière et sur les côtés : en avant, par le corps des vertèbres ; sur les côtés, par les apophyses transverses et articulaires ; en arrière, par les apophyses épineuses, qui éloignent de ce canal tous les corps vulnérants et par les lames vertébrales dont les intervalles sont remplis par des ligaments (les *ligaments jaunes*). Or, la nature a prévenu les désavantages de la présence de ces ligaments : 1° en donnant à ces ligaments le moins de largeur possible, en sorte que les bords voisins des lames se touchent ; 2° au cou, où l'espace intermédiaire aux lames devait être le plus considérable, en donnant à ces lames une inclinaison telle que le bord supérieur de la lame qui est au dessous s'imbrique sous le bord inférieur de la lame qui est au dessus ; 3° enfin aux lombes, où l'intervalle ne devait pas être beaucoup moindre, vu l'étendue du mouvement d'extension, en donnant aux masses latérales et aux pédicules un développement considérable aux dépens des lames, en sorte qu'il n'y a pour ainsi dire pas de lames, ces lames se trouvant envahies par les masses latérales. On peut défier de pénétrer dans le canal vertébral par la région lombaire, à moins d'enfoncer l'instrument entre les apophyses épineuses. Le même défi peut être porté pour la région cervicale pendant l'extension, à cause de l'imbrication des lames, mais non dans la flexion forcée de la tête, lorsque l'instrument est dirigé de bas en haut.

Usages du canal vertébral.

Si l'on demande pourquoi ce canal vertébral, nous répondrons qu'il doit être considéré comme une gaîne osseuse et protectrice, comme un névrilemme osseux de la moelle épinière surajouté au névrilemme fibreux, disparaissant avec cette moelle chez les animaux invertébrés. On ne saurait méconnaître comme usage accessoire celui de diminuer la pesanteur du le-

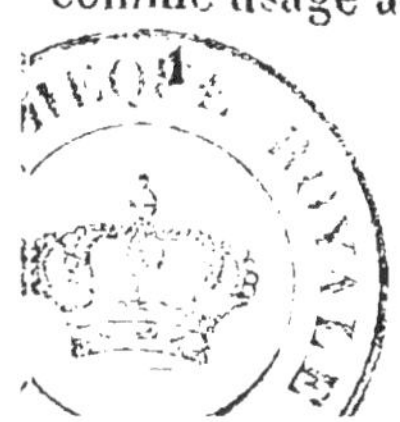

vier vertébral, et sous ce rapport le canal vertébral est l'analogue du canal médullaire des os longs. Une colonne vertébrale pleine aurait nécessité des puissances musculaires bien plus considérables.

Conformation intérieure des vertèbres.

Si l'on en excepte la couche mince de tissu compacte qui le revêt à l'extérieur, le corps des vertèbres est presque exclusivement composé de tissu spongieux à larges cellules; il n'en est pas de même des diverses apophyses dans lesquelles on trouve une assez grande quantité de tissu compacte; encore faut-il remarquer que ces apophyses sont celluleuses dans tous les endroits où elles se renflent. Les lames sont presque entièrement compactes. L'abondance du tissu spongieux explique comment le poids de la colonne vertébrale est si peu considérable relativement à son volume.

Abondance du tissu spongieux dans le corps des vertèbres.

Les vertèbres sont de tous les os du squelette, ceux qui offrent les canaux veineux les plus considérables. La disposition d'ailleurs très variable que présentent ces canaux dans l'intérieur du corps de la plupart des vertèbres, est la suivante : un canal unique, dirigé horizontalement et d'avant en arrière, commence à la face postérieure du corps de la vertèbre; après un trajet de quelques lignes, il se divise en deux, trois ou quatre canaux, qui s'écartent à angle, et vont tantôt s'ouvrir directement sur la face antérieure du corps, tantôt se perdre dans les cellules. Tous ces conduits sont tapissés par une lame de tissu compacte et criblés de trous (1).

Canaux veineux des vertèbres.

Variétés dans leur disposition.

Développement.

Le développement de la colonne vertébrale comprend, 1° le développement des vertèbres en général ; 2° le développement de celles des vertèbres qui présentant des différences dans leurs formes, en présentent aussi dans leur mode de dévelop-

(1) *Voyez* les belles planches de M. Breschet sur le système veineux.

pement; 3° le développement de la colonne vertébrale considérée dans son ensemble.

A. Développement des vertèbres en général.

Chaque vertèbre se développe primitivement par trois points d'ossification (1).

Trois points primitifs.

1° Un médian pour le corps; 2° deux latéraux pour le reste de l'anneau vertébral. A ces points qui sont primitifs, se joignent, à des époques plus ou moins reculées, cinq points d'ossification complémentaires : ce sont les points épiphysaires. Il en existe, 1° un pour le sommet de chaque apophyse transverse; 2° un pour le sommet de l'apophyse épineuse; 3° deux pour le corps, l'un à la face supérieure, l'autre à la face inférieure, où ils représentent deux lames très minces, en sorte qu'il y a une époque où la colonne vertébrale offre autant de triples disques osseux qu'il y a de corps de vertèbres. Enfin, un point complémentaire existe pour chaque tubercule apophysaire des vertèbres des lombes, ce qui fait sept points d'ossification complémentaires pour cet ordre de vertèbres.

Cinq points complémentaires.

Deux autres points complémentaires pour les vertèbres lombaires.

En général, c'est dans les lames que se voient les premiers points osseux*; ils précèdent de quelques jours l'apparition du point osseux du corps. Du reste, cette loi n'est pas générale, ainsi que l'a remarqué Béclard.

Ordre d'apparition.

C'est du quarantième au cinquantième jour de la vie intra-utérine qu'apparaissent les premiers points d'ossification. Celui du corps occupe le centre du cartilage sous la forme d'un grain osseux qui s'étend horizontalement, de manière à présenter l'aspect lenticulaire. C'est dans le lieu où se réunissent les apophyses transverses et les apophyses articulaires qu'apparaissent les points d'ossification des lames.

Epoque de l'apparition.

1° Des points primitifs.

Ce n'est qu'à quinze ou dix-huit ans que se manifestent les

2° Des points complémentaires.

(1) Quelques anatomistes admettent deux points primitifs pour le corps de la vertèbre. L'exposé des discussions qu'a fait naître cette question d'ostéogénie, sortirait des bornes que nous avons dû nous imposer.

points osseux complémentaires. Quelquefois cependant, suivant la remarque de Bichat, le point qui couronne le sommet de l'apophyse épineuse est primitif, et, dans ce cas, il est situé à l'endroit où l'apophyse épineuse se continue avec les lames.

Ordre de soudure.

Toujours les deux points osseux latéraux qui ont constitué les lames se réunissent entre eux avant de s'unir au corps. Cette réunion commence à s'effectuer un an après la naissance; ce n'est que vers quatre ans et demi que les points osseux latéraux s'unissent au corps. La réunion s'effectue sur les côtés du corps de telle manière que les points latéraux viennent former les parties latérales de ce corps. Dans la région cervicale, les points latéraux anticipent assez sur le point médian pour former au moins les deux cinquièmes du corps de la vertèbre.

La soudure des points primitifs s'effectue des deux côtés du corps.

C'est donc sur le corps des vertèbres, c'est à dire sur leur partie essentiellement *articulaire*, que se fait la jonction des trois points primitifs.

C'est de vingt à vingt-cinq ans que se réunissent les points épiphysaires des apophyses transverses et épineuses; la réunion des lames épiphysaires du corps ne se complète que de vingt-cinq à trente ans.

B. Développement de quelques vertèbres en particulier.

Parmi les vertèbres, celles qui offrent de grandes différences dans leur forme en offrent aussi dans leur mode de développement : ce sont l'atlas, l'axis, la septième vertèbre cervicale, la première lombaire, et les vertèbres qui, par leur réunion, constituent le sacrum et le coccyx.

Atlas.

Nombre des points osseux.

1° *Atlas.* Les anatomistes modernes admettent pour cette vertèbre cinq ou six points d'ossification, savoir : un ou deux pour l'arc antérieur, deux pour les masses latérales et deux pour l'arc postérieur. Je n'ai jamais observé de points d'ossification spéciaux pour les masses latérales, le même point appartenant à la masse latérale et à la moitié d'arc de chaque côté. Je n'admets donc que quatre points d'ossification; deux pour l'arc antérieur, deux pour l'arc postérieur. Voici dans quel ordre apparaissent les différents points.

1° Ceux de l'arc postérieur qui deviennent manifestes du quarantième au cinquantième jour; 2° ceux de l'arc antérieur qui ne paraissent que dans la première année qui suit la naissance. Ordre d'apparition.

Ils se réunissent dans l'ordre suivant : 1° les deux points osseux de l'arc postérieur se réunissent les premiers; 2° les deux points de l'arc antérieur s'unissent entre eux peu de temps après ; 3° l'arc antérieur se soude avec le postérieur. Ordre de réunion.

2° *Axis.* Il existe assez souvent deux points osseux pour le corps de l'axis et toujours deux points osseux latéraux pour l'apophyse odontoïde. Ainsi, cette vertèbre se développe par cinq ou six points, savoir : deux pour les lames ou arc postérieur, un ou deux pour le corps, deux pour l'apophyse odontoïde. Axis. Cinq ou six points.

Meckel admet en outre avec Nesbitt, entre l'apophyse odontoïde et le corps, un point osseux qui apparaîtrait dans le cours de la première année après la naissance.

L'ordre d'apparition des points osseux est le suivant : 1° ceux des lames du quarantième au cinquantième jour; 2° ceux du corps dans le sixième mois; 3° ceux de l'apophyse odontoïde peu de temps après. A la naissance, le corps de l'axis est proportionnellement plus développé que celui des autres vertèbres. Ordre d'apparition.

La soudure a lieu ainsi qu'il suit : 1° les deux lames s'unissent entre elles peu de temps après la naissance; 2° les deux points de l'apophyse odontoïde sont encore distincts pendant tout le cours de la première année; 3° le corps et l'apophyse odontoïde s'unissent dans le courant de la troisième année; 4° les lames et le corps pendant la quatrième ou la cinquième année. Ordre de réunion.

3° *Septième vertèbre cervicale.* Indépendamment des points osseux communs à toutes les vertèbres, la septième vertèbre cervicale en présente deux autres situées de chaque côté du corps, dans l'épaisseur du cartilage qui forme la moitié antérieure de l'apophyse transverse. L'existence de ce point, qui Septième vertèbre cervicale.

a été décrit par Hunauld, mais qui ne me paraît pas constant, 1° établit une analogie entre les apophyses transverses des vertèbres cervicales et les côtes; 2° établit une analogie temporaire entre ces mêmes apophyses transverses et les côtes cervicales de certains animaux; 3° explique une anomalie qui n'est pas très rare chez l'homme, je veux parler de l'existence d'une côte cervicale surnuméraire.

Côte cervicale surnuméraire.

Première vertèbre lombaire.

4° *Première vertèbre lombaire.* Son apophyse transverse se développe quelquefois par un point qui reste isolé du corps de l'os, et constitue une *côte surnuméraire lombaire.*

Nombre des points osseux.

5° *Développement du sacrum et du coccyx.* Les trois premières vertèbres sacrées présentent chacune cinq points primitifs, savoir : un pour le corps, deux pour les lames, deux pour la partie antérieure des masses latérales. Les deux dernières vertèbres sacrées ne présentent que trois points.

Il est de vingt-un pour le sacrum et de quatre pour le coccyx.

Les vertèbres coccygiennes se développent chacune par un seul point : il n'est pas rare de voir les deux premières se former par deux points latéraux qui s'unissent sur la ligne médiane; il existe donc vingt-un points primitifs pour le sacrum et quatre pour le coccyx.

Points osseux complémentaires.

Plus tard, deux lames épiphysaires se forment pour le corps de chacune des vertèbres sacrées, ce qui donne dix nouveaux points osseux complémentaires.

Ils sont au nombre de douze.

Plus tard encore, de chaque côté du sacrum et au niveau de la surface articulaire, se forment deux lames, ce qui porte à douze le nombre des points complémentaires et à trente-trois le nombre des points d'ossification du sacrum.

Ordre d'apparition.

L'ossification des vertèbres sacrées et coccygiennes est plus tardive que celle des autres vertèbres. Elle débute par le corps, où elle se manifeste du deuxième au troisième mois, dans les trois premières vertèbres sacrées; c'est du cinquième au sixième mois que s'ossifient les corps de la quatrième et de la cinquième vertèbres sacrées. Les lames paraissent dans l'intervalle compris entre le sixième et le neuvième mois. Ce n'est le plus souvent que dans la première année après la naissance que s'ossifie la première vertèbre coccygienne; la deuxième s'ossifie de cinq à dix ans; la troisième de dix à quinze; la quatrième de quinze à vingt.

Ordre de réunion.

La réunion des points osseux se fait en plusieurs temps: 1° il y a d'abord réunion des points osseux qui constituent chaque vertèbre sacrée; 2° plus tard s'effectue la soudure des vertèbres sacrées entre elles.

1° Réunion des points osseux de chaque vertèbre.

1° *La réunion des points osseux de chaque vertèbre* a lieu ainsi qu'il suit: les points osseux des lames des vertèbres sacrées s'unissent d'abord entre eux dans chaque vertèbre; les points osseux latéraux antérieurs des trois premières vertèbres sacrées s'unissent à ceux des lames; ce n'est que longtemps après cette réunion que s'effectue celle des masses latérales avec le corps.

La soudure des masses latérales avec le corps est beaucoup plus précoce dans la quatrième et la cinquième vertèbre sacrée, que dans les trois autres, qui sont cependant celles par lesquelles l'ossification a débuté.

Après la soudure des masses latérales, le sacrum est donc composé de cinq pièces qui restent isolées jusqu'à la quinzième année.

2° Réunion des vertèbres sacrées entre elles.

2° *La réunion des vertèbres sacrées entre elles* commence à s'effectuer de quinze à dix-huit ans, époque à laquelle se développent les lames épiphysaires du corps des vertèbres sacrées; à vingt-cinq ans, paraissent les lames épiphysaires de la surface iliaque du sacrum. La réunion débute par les vertèbres inférieures et se continue de bas en haut. La première vertèbre sacrée ne se réunit complètement que de la vingt-cinquième à la trentième année.

Elle procède de la circonférence vers le centre.

La réunion du corps de chaque vertèbre avec les lames épiphysaires s'effectue de la circonférence vers le centre, en sorte que dans la coupe verticale d'un sacrum complètement ossifié à l'extérieur, on trouve presque toujours une lame cartilagineuse intermédiaire. J'ai constaté l'existence de cette disposition entre la première et la deuxième vertèbre sacrée, chez des sujets d'un âge très avancé.

Réunion des vertèbres coccygiennes.

La réunion des pièces du coccyx a lieu plus tôt que celle des pièces du sacrum. Elle commence par les deux premières pièces; la troisième et la quatrième pièce se soudent ensuite; en dernier lieu se fait la réunion de la deuxième et de la troisième. Vers quarante, cinquante et quelquefois soixante ans, le coccyx se soude au sacrum. Cette soudure est plus tardive chez la femme que chez l'homme; quelquefois même elle n'a jamais lieu.

C. Développement du rachis en général.

Longueur considérable du rachis chez le fœtus.

Jusqu'à la fin du premier mois de la conception, le rachis mesure pour ainsi dire toute la longueur du corps, les membres n'existant encore que sous la forme de petits tubercules. Cette disproportion s'efface progressivement par l'allongement des membres, de telle sorte, que la colonne vertébrale ne forme plus à la naissance que les trois cinquièmes de la hauteur du sujet, et chez l'adulte que les deux cinquièmes.

Précocité de développement des parties qui concourent à la formation du canal.

Toutes les parties qui concourent à la formation du canal protecteur de la moelle, précèdent de beaucoup dans leur développement celles qui appartiennent spécialement à la locomotion, ainsi qu'on le voit dans les lames comparées aux corps et aux apophyses. L'ossification envahit les lames progressivement de haut en bas, depuis la région cervicale jusqu'à la région sacro-coccygienne.

L'ossification du corps procède d'une manière bien différente; de la région dorsale comme d'un centre, elle s'étend vers les deux extrémités de la colonne.

Aspect du rachis chez le fœtus.

L'ossification débutant dans le corps des vertèbres par la partie moyenne, si on soumet la colonne vertébrale d'un fœtus à la dessiccation, les portions restantes des cartilages s'affaissent, et la série des tubercules osseux qui représentent les corps des vertèbres, offre l'aspect d'une série de graines de maïs.

Ce que la colonne vertébrale offre encore de remarquable dans les premiers temps de sa formation, c'est, 1° l'absence complète des courbures, 2° une différence de forme telle, qu'au lieu de représenter une pyramide à base inférieure, comme chez l'adulte, elle offre une pyramide en sens inverse, c'est à dire à base tournée en haut.

Absence des courbures.

A mesure qu'on s'éloigne de l'enfance, la colonne vertébrale revêt peu à peu les caractères qu'elle présente chez l'adulte.

Dans le vieillard, elle devient le siège d'une courbure antérieure plus ou moins prononcée. Il n'est pas rare de rencontrer des vertèbres dorsales ou lombaires soudées en plus ou moins grand nombre et plus ou moins complètement par une couche osseuse qui forme une espèce de gaîne; c'est ce mode d'ankylose que j'ai cru devoir appeler ankylose par invagination.

Courbure antérieure chez le vieillard.

Soudures partielles.

DE LA TÊTE.

—

Tête divisée en crâne et en face.

La tête est la partie la plus compliquée du squelette; elle a été plus minutieusement étudiée que le reste de l'ostéologie, en raison de son importance et peut-être aussi en raison de la difficulté même de son étude.

La tête est composée de deux parties bien distinctes : l'une destinée à servir d'enveloppe protectrice au cerveau : c'est le *crâne;* l'autre destinée à recéler et à protéger presque tous les organes des sens en même temps qu'elle sert à la mastication : c'est la *face.*

DU CRANE.

Elle est composée de huit os.

Le crâne (de κρανος, casque) est une boîte osseuse, composée de huit os, c'est à dire de huit pièces distinctes et séparables après le développement complet du squelette.

Quatre os impairs.

Deux os pairs.

Ce sont, sur la ligne médiane et d'arrière en avant, l'*occipital*, le *sphénoïde*, l'*ethmoïde*, et le *frontal;* ces quatre os sont impairs; les quatre autres sont pairs, et situés sur les parties latérales : ce sont les *pariétaux* et les *temporaux*. A ces os il faut joindre les petits os surnuméraires qu'on appelle *os wormiens.*

Occipital.

Situation.

L'os *occipital* occupe la partie postérieure, inférieure et moyenne du crâne, dont il forme pour ainsi dire la base (1).

Il répond en bas à la colonne vertébrale, en avant au sphé-

(1) C'est l'*os proræ* de Fabricius d'Aquapendente, qui donnait, suivant la même métaphore, le nom d'*os puppis* au frontal, et d'*os carinæ* au sphénoïde.

noïde, et se trouve comme enclavé entre le pariétal et le temporal d'un côté, et les mêmes os du côté opposé.

Figure. C'est un os large, impair, symétrique, représentant assez bien un segment irrégulier de sphéroïde, découpé sur sa circonférence.

Régions. On lui distingue une *face antérieure*, une *face postérieure*, et une *circonférence* qui offre elle-même *quatre bords* et *quatre angles*.

Trou occipital. A. *Face postérieure externe* ou *cutanée*. Cette face est convexe, et présente l'*orifice inférieur du trou occipital*, le plus grand des trous du squelette après le trou sous-pubien de l'os coxal : il est plus considérable que les trous des vertèbres, et donne passage à la moelle, à ses enveloppes, aux nerfs spinaux et aux artères vertébrales.

Sur la même face on voit :

Apophyse basilaire. 1° *Au devant* du trou, la face inférieure de l'apophyse basilaire, dirigée horizontalement, rugueuse, formant la voûte osseuse du pharynx, pourvue sur la ligne médiane d'une crête plus ou moins saillante, suivant les sujets.

Écaille occipitale. Crête occipitale externe. Protubérance occipitale externe. 2° *En arrière du trou* est l'*écaille occipitale* qui présente : sur la *ligne médiane*, la *crête occipitale externe* qui part de la partie postérieure du trou occipital, et que borne en haut *la protubérance occipitale externe*, qui manque chez certains sujets, qui chez d'autres est remplacée par une dépression. Sur *les côtés* de la crête occipitale externe se voient des inégalités bornées en haut par une ligne à concavité inférieure. Cette ligne, qui est appelée *ligne demi-circulaire supérieure*, part de la protubérance occipitale, et se dirige horizontalement en dehors. Les inégalités comprises entre la ligne demi-circulaire supérieure et le trou occipital, sont divisées en deux séries par une autre ligne à concavité supérieure : c'est la *ligne demi-circulaire inférieure* de l'occipital. Ces lignes et ces inégalités sont destinées à l'insertion d'un grand nombre de muscles.

Ligne demi-circulaire supérieure. Ligne demi-circulaire inférieure.

3° De *chaque côté* du trou occipital se voient, en avant,

deux éminences articulaires, convexes, elliptiques, dirigées d'arrière en avant et de dehors en dedans, regardant en bas et un peu en dehors : ce sont les *condyles* de l'*occipital* qui s'articulent avec l'atlas. Derrière eux sont deux fossettes nommées *condyliennes postérieures*, souvent percées d'un trou : *trou condylien postérieur*, qui donne passage à une veine. En avant et en dehors des condyles sont les *fossettes* et les *trous condyliens antérieurs*, véritables canaux inflexes, à travers lesquels passent les nerfs grands hypoglosses. En dehors des condyles se voit une surface inégale : c'est la *surface jugulaire*, qui donne attache au muscle droit latéral de la tête.

Condyles de l'occipital. Fossettes condyliennes postérieures. Trous condyliens postérieurs. Fossettes et trous condyliens antérieurs. Surface jugulaire.

B. *Face antérieure*, *interne* ou *encéphalique*. Elle est tapissée par la dure-mère, disposition commune à la face *encéphalique* de tous les os du crâne, et que nous indiquons ici une fois pour toutes. On remarque sur cette face :

Orifice interne du trou occipital.

1° *L'orifice interne du trou occipital* plus évasé que l'externe.

Gouttière basilaire.

2° *En avant* de ce trou, la *gouttière basilaire* légèrement oblique de haut en bas et d'avant en arrière. Les parties latérales de cette gouttière sont elles-mêmes creusées de gouttières très petites, concourant à former les *gouttières pétreuses inférieures*.

Gouttières pétreuses inférieures.

Saillie du canal condylien antérieur.

3° De *chaque côté* du trou occipital et en devant est une saillie qui répond au condyle, et surtout au canal condylien antérieur qui la traverse.

Portion de gouttière latérale.

4° Un peu plus en dehors et en arrière se remarque une très petite portion de gouttière concourant à former la fin de la *gouttière latérale*.

Fosses occipitales. Saillie cruciale. Fin de la gouttière sagittale.

5° En *arrière* du trou occipital se voient quatre fosses, dites *occipitales*, deux *supérieures* ou *cérébrales*, deux *inférieures* ou *cérébelleuses*, séparées les unes des autres par une saillie cruciale. La branche verticale de cette saillie est creusée dans sa moitié supérieure par une gouttière qui est la terminaison de la gouttière sagittale ; dans sa moitié inférieure, elle est formée par la *crête occipitale interne*. La branche horizontale est creusée par une gouttière qui fait partie des *gouttières latérales :* la *protubérance occipitale interne* se trouve au confluent des quatre branches. Les gouttières latérales droite et gauche ont rarement la même largeur et la même profondeur : presque toujours la supériorité est pour la droite, qui se continue souvent toute seule avec la gouttière sagittale.

Crête occipitale interne.

Gouttières latérales.

Protubérance occipitale interne.

C. La *circonférence* de l'occipital présente quatre bords et quatre angles.

1° *Bords supérieurs* ou *pariétaux*, remarquables par la longueur de leurs dentelures, et s'articulant avec les bords postérieurs des pariétaux pour former la *suture lambdoïde*.

2° *Bords inférieurs* ou *temporaux*. Ils sont divisés en deux portions égales par l'*éminence jugulaire* qui s'articule avec le temporal. Cette éminence, ordinairement très peu considérable, constitue chez quelques sujets une véritable *apophyse jugulaire*, apophyse que j'ai vue s'articuler avec l'apophyse transverse de l'atlas. Toute la portion de ce bord située au-dessus de l'éminence jugulaire est légèrement dentelée, et s'unit à la portion mastoïdienne du temporal ; toute la portion située au-dessous de cette éminence est épaisse, sinueuse, sans dentelure, et articulée par juxtaposition avec la portion pierreuse du temporal. Au devant de l'éminence jugulaire est une échancrure profonde, *échancrure jugulaire*, souvent divisée en deux parties par une crête, et qui concourt à former le trou déchiré postérieur.

Éminence jugulaire.

L'*angle supérieur* aigu est reçu dans l'angle rentrant, formé par les bords postérieurs des pariétaux. Il est quelquefois remplacé par un os wormien : c'est à cet angle que répond la *fontanelle postérieure*.

Angle supérieur.

L'*angle inférieur*, très épais, tronqué, constitue l'*apophyse basilaire*, qui présente une face articulaire, rugueuse, laquelle s'articule avec le corps du sphénoïde à l'aide d'un cartilage qui s'ossifie de très bonne heure : aussi plusieurs anatomistes dé-

Angle inférieur.

crivent-ils le sphénoïde et l'occipital comme ne formant qu'un seul os (1).

Angles latéraux.

Les *angles latéraux*, extrêmement obtus, très peu saillants, sont reçus de chaque côté dans l'angle rentrant, formé par la réunion du pariétal avec le temporal. C'est à ces angles que répondent les *fontanelles latérales* et *postérieures*.

Résumé des connexions.

Résumé des connexions. L'occipital s'articule avec six os, les pariétaux, les temporaux, le sphénoïde et l'atlas.

Conformation intérieure.

Conformation intérieure. Cet os est presque exclusivement formé de tissu compacte, au niveau des fosses occipitales supérieures et inférieures, où il est d'une minceur excessive, surtout pour les inférieures. Dans le reste de son étendue, le tissu spongieux se trouve compris entre deux lames ou tables de tissu compacte : la table externe est beaucoup plus épaisse et moins fragile que la table interne, qu'on appelle aussi lame vitrée, à raison de sa fragilité. Aux condyles et à l'apophyse basilaire, le tissu spongieux est fort abondant.

Quatre points d'ossification.

Développement. L'occipital se développe par quatre points d'ossification : un pour l'écaille, c'est à dire pour toute la portion de l'occipital qui est en arrière du trou; un pour chaque partie latérale ou portion condylienne de l'occipital; un pour la portion antérieure ou portion basilaire. Ces quatre portions, ou pièces d'ossification, sont considérées par certains anatomistes comme autant d'os distincts, sous les noms d'occipital postérieur et supérieur, d'occipitaux latéraux, d'occipital antérieur ou d'os basilaire. Du reste, voici dans quel ordre se succèdent les points d'ossification : le premier qui apparaît est celui de l'écaille, ou pièce postérieure, sous la forme d'un petit écusson oblong, transversalement situé au niveau des protubérances occipitales.

Ordre d'apparition.

L'écaille existe constamment vers le milieu du deuxième mois

(1) L'anatomie comparée semble justifier cette manière de voir, puisqu'elle nous montre l'apophyse basilaire et le sphénoïde confondus dans quelques animaux inférieurs.

de la vie intra-utérine : les deux points qui apparaissent ensuite sont les deux portions latérales ou condyliennes; la portion basilaire paraît en dernier lieu; je n'ai jamais vu naître cette portion basilaire par deux points latéraux. Sur un fœtus de deux mois et demi, elle apparaissait sous la forme d'un trait linéaire, occupant juste la ligne médiane, et dirigée d'avant en arrière. On voit d'ailleurs que les quatre points d'ossification se réunissent au trou occipital.

Discordance des anatomistes au sujet du nombre des points d'ossification.

Il s'en faut bien que les anatomistes s'accordent sur le nombre des points d'ossification de l'occipital. Meckel en admet huit pour l'écaille, deux pour les condyles, un pour la portion basilaire. Béclard en admet quatre seulement pour l'écaille postérieure. Cette dernière manière de voir est appuyée par l'existence de quatre divisions qui existent au pourtour de l'écaille, savoir : une supérieure anguleuse, qui donne quelquefois à la fontanelle postérieure la forme lozangique de la fontanelle antérieure; une inférieure qui n'est autre chose qu'une petite échancrure pratiquée sur la partie postérieure et médiane du trou occipital; deux latérales qui répondent aux fontanelles latérales et postérieures. L'opinion de Meckel est peut-être fondée sur certains cas anormaux, dans lesquels l'écaille occipitale se trouve divisée en un nombre considérable de pièces semblables à autant d'os wormiens articulés par engrenage.

Os frontal ou coronal.

L'os *frontal* ou *coronal* est situé à la partie antérieure du crâne et au dessus de la face.

Figure.

Il a été comparé à une coquille : c'est un os impair, symétrique, représentant un segment considérable de sphère creuse.

Direction. Dans ses trois quarts supérieurs, cet os est courbe, vertical, plus ou moins incliné de haut en bas et d'arrière en avant; il est plan et horizontal dans son quart inférieur.

Régions. On considère à cet os une face antérieure une face postérieure, une face inférieure et trois bords.

Face antérieure. A. *Face antérieure, cutanée ou frontale :* convexe et lisse, elle présente :

Suture médiane du frontal. 1° Sur la *ligne médiane*, chez les jeunes sujets, une suture qui n'existe que très rarement chez l'adulte, où elle ne laisse presque jamais de trace, excepté à sa partie inférieure. Bosse frontale moyenne. Au bas de la ligne médiane est une bosse qui porte le nom de *bosse frontale moyenne*.

Bosses frontales. 2° *Sur les côtés* et de haut en bas, se voient d'abord deux surfaces lisses; puis deux saillies nommées *bosses frontales*, d'autant plus prononcées qu'on les examine chez des sujets plus jeunes. Au-dessous des bosses frontales et de chaque côté de la bosse frontale moyenne, est une saillie arquée, plus pro- Arcades surcilières. noncée en dedans qu'en dehors, et qui détermine le relief des sourcils : ce sont les *arcades surcilières*. Tout à fait sur le côté de la face antérieure du frontal, on remarque une surface triangulaire, déprimée, regardant directement en dehors, sé- Portion de la crête et de la fosse temporales. parée de la bosse frontale par une espèce de *crête* dirigée de bas en haut et d'avant en arrière : cette surface triangulaire, qui est recouverte par le muscle temporal, forme la partie antérieure de la fosse temporale.

La face antérieure du frontal est séparée de la peau par les muscles frontal, orbiculaire, sourcilier et temporal, ainsi que par la partie antérieure de l'aponévrose épicranienne.

Face inférieure. B. La *face inférieure* ou *orbito-ethmoïdale* présente à sa *partie moyenne* une large échancrure rectangulaire, mesurant d'avant en arrière toute l'étendue de la face inférieure de l'os. Échancrure ethmoïdale. Cette échancrure, qui porte le nom d'*échancrure ethmoïdale*, parce qu'elle reçoit l'ethmoïde, offre :

1° En devant et sur la ligne médiane, un prolongement Epine nasale. nommé *épine nasale*. Cette épine est rugueuse en avant pour soutenir les os propres du nez avec lesquels elle s'articule, creusée en arrière de deux petites gouttières séparées par une crête verticale. La crête s'articule avec la lame perpendiculaire de l'ethmoïde ; les deux petites gouttières font partie de la voûte des fosses nasales ; 2° plus en arrière et de chaque côté, l'orifice très évasé des sinus frontaux ; 3° les deux bords de l'échancrure ethmoïdale, creusés de demi-cellules correspondant à celles de l'ethmoïde ; 4° on trouve aussi sur ces bords deux et quelquefois trois petites demi-gouttières, concourant à la formation des *conduits orbitaires internes*, distingués en *antérieur* et en *postérieur*.

Orifice des sinus frontaux.

Conduits orbitaires internes.

La face orbito-ethmoïdale offre de chaque côté la *voûte orbitaire*, triangulaire, plus concave en dehors, où elle loge la glande lacrymale, *fossette lacrymale*, qu'en dedans, où se voit une petite dépression destinée à l'insertion de la poulie cartilagineuse, dans laquelle se réfléchit le tendon du muscle grand-oblique de l'œil.

Voûte orbitaire.

Fossette lacrymale.

Dépression de la poulie cartilagineuse.

C. Face postérieure ou *cérébrale*, concave, parsemée d'éminences mamillaires et d'impressions digitales, traversée d'arrière en avant et de bas en haut par des sillons artériels.

Face postérieure.

Sur la ligne médiane, se voit la *gouttière longitudinale* terminée en bas par une crête saillante, *crête frontale*, qui manque quelquefois, et au bas de laquelle est le *trou borgne* ou *épineux* : ce trou est quelquefois remplacé par une échancrure que complète l'ethmoïde ; derrière le trou borgne est l'échancrure ethmoïdale déjà décrite.

Gouttière longitudinale.

Crête frontale.

Trou borgne.

De chaque côté de la ligne médiane sont les *fosses frontales*, plus profondes que ne semble l'indiquer la saillie des bosses correspondantes : inférieurement sont les *bosses orbitaires*, regardant directement en haut, séparées des fosses frontales par un *angle rentrant* (1) : ces bosses sont couvertes d'éminences acuminées qui sont reçues dans les anfractuosités correspondantes du cerveau.

Fosses frontales.

Bosses orbitaires.

D. Bord supérieur ou *pariétal*. Il est demi-circulaire, hérissé de dents, coupé en biseau alternativement, en haut, aux dépens de sa face externe ; inférieurement et sur les côtés,

Bord supérieur ou pariétal.

(1) Cet angle rentrant mesure assez exactement l'angle facial.

aux dépens de sa face interne : il offre à sa partie moyenne un angle très mousse qui est reçu dans l'angle rentrant formé par les pariétaux. Cet angle manque chez les jeunes sujets ; à sa place est l'angle antérieur de la fontanelle antérieure.

Bord inférieur ou sphénoïdal.

E. Le ***bord inférieur*** ou ***sphénoïdal***, très court, très mince, excepté à ses extrémités, rectiligne, interrompu par l'échancrure ethmoïdale, taillé en biseau pour supporter les petites ailes du sphénoïde, et se terminant en dehors à sa jonction avec le bord supérieur par deux surfaces triangulaires très épaisses, légèrement dentelées, qui s'articulent avec les grandes ailes du sphénoïde.

Bord antérieur ou orbito-nasal.

Echancrure nasale.

Arcade orbitaire.

Trou sus-orbitaire.

F. Le ***bord antérieur*** ou ***orbito-nasal*** présente à sa partie moyenne l'***échancrure nasale***, articulée au milieu avec les os propres du nez, et sur les côtés avec les apophyses montantes des os maxillaires supérieurs. Au bas de cette échancrure est la face antérieure de l'épine nasale. De chaque côté se voit ***l'arcade orbitaire***, plus mince en dehors qu'en dedans, interrompue à la réunion de son tiers interne avec ses deux tiers externes par un trou, et plus souvent par une échancrure convertie en trou par un ligament : c'est le ***trou surcilier*** ou ***sus-orbitaire***, qui donne passage aux vaisseaux et nerfs frontaux. On voit ordinairement dans le fond de l'échancrure un ou plusieurs trous vasculaires qui vont se perdre dans le diploé, et sont les aboutissants de canaux veineux qui décrivent dans l'épaisseur du frontal un trajet fort étendu. L'arcade orbitaire se termine de chaque côté par une apophyse : celle qui est en dedans,

Apophyses orbitaires interne et externe.

apophyse orbitaire interne, plus large, plus mince, s'articule avec l'os unguis ; l'autre, ***apophyse orbitaire externe***, plus épaisse, s'articule avec l'os malaire.

Résumé des connexions.

Résumé des connexions. Le frontal s'articule avec douze os, savoir : les deux pariétaux, le sphénoïde, l'ethmoïde, les deux os propres du nez, les deux os malaires, les deux unguis, les maxillaires supérieurs.

Conformation intérieure.

Conformation intérieure. Le frontal est très épais dans sa portion verticale et dans son apophyse orbitaire externe, il est très mince dans sa portion horizontale : aussi possède-t-on de nombreux exemples de la facilité avec laquelle des instruments vulnérants ont pénétré dans le crâne par la face orbito-ethmoïdale. Le frontal est creusé de deux cavités profondes, dont les orifices ont été décrits à l'occasion de l'échancrure ethmoïdale. Ce sont les *sinus frontaux* qui donnent à la partie inférieure et moyenne de cet os une très grande épaisseur. Séparés l'un de l'autre par une cloison souvent déjetée d'un côté ou de l'autre, presque toujours perforée pour établir une libre communication entre eux, ces sinus ont une capacité très variable. Il n'est pas rare de les voir se prolonger dans toute l'étendue des voûtes orbitaires jusqu'au voisinage du bord sphénoïdal. L'étude de ces sinus, qui sont affectés à l'organe de l'odorat, est d'une grande importance pour l'appréciation de l'angle facial, non moins que pour l'appréciation des doctrines phrénologiques. Sinus frontaux.

Développement. Le frontal se développe par deux points d'ossification latéraux qui apparaissent vers le milieu du second mois, et qui débutent par les arcades orbitaires. A cette époque, les bords voisins des deux pièces du frontal ne sont séparés que par un intervalle linéaire, excepté supérieurement, où se voit un espace anguleux qui forme l'angle antérieur de la fontanelle antérieure. Deux points d'ossification. Epoque de leur apparition.

Les deux pièces du frontal s'unissent par suture dans le courant de la première année. La suture s'efface peu à peu dans les années qui suivent. C'est à la partie inférieure qu'elle disparaît en dernier lieu. Il n'est pas rare de voir la suture des deux moitiés du frontal persister toute la vie. Indépendamment des changements généraux que présente le frontal pendant son développement, il existe des changements particuliers qui ont trait aux sinus frontaux. Ces sinus commencent à paraître dans le cours de la première année, augmentent peu à peu, et leur accroissement continue non seulement dans l'âge adulte, mais encore jusque dans la vieillesse. Epoque de leur soudure.

Sphénoïde.

Position. Ainsi nommé du grec σφην (coin), parce qu'il est enclav comme un coin entre les os du crâne, le *sphénoïde* est situ à la partie antérieure et moyenne de la base de cette boîte os seuse.

Le sphénoïde est considéré comme un os isolé par presqu tous les anatomistes. Sœmmering et Meckel le réunissent dans la description, à l'occipital, sous le titre d'*os basilaire* o *sphéno-occipital.*

Figure. *Figure.* Os impair, symétrique, constitué par un *corps* o partie centrale, de laquelle naissent de chaque côté deux pro longements horizontaux; *grandes* et *petites ailes du sphénoïde*

Division. et en bas deux colonnes verticales ; *apophyses ptérygoïdes.* L sphénoïde a été comparé à une chauvesouris dont les ailes se raient étendues. Nous le diviserons en corps, et en parties la térales.

Corps ou *partie centrale.*

Sa forme cuboïde permet de lui considérer six faces.

Dépression olfactive. A. Une *face supérieure* ou *cérébrale :* on y trouve d'avar en arrière, 1° une surface lisse, plane, légèrement déprimée d chaque côté de la ligne médiane, *dépression olfactive* qui ré pond aux nerfs olfactifs ; 2° une gouttière transversale qui ré

Gouttière optique. pond au chiasma des nerfs optiques, *gouttière optique,* qui s

Fosses pituitaire. continue de chaque côté avec le *trou* ou *canal optique ;* 3° un fossette quadrilatère profondément excavée en arrière, dan laquelle est logé le corps pituitaire : c'est la *selle turcique* *fosse sus-sphénoïdale* ou *fosse pituitaire*; 4° sur les côtés de cett

Gouttières carotidiennes ou caverneuses. fosse sont deux gouttières nommées *gouttières caverneuses* o *carotidiennes*, parce qu'elles répondent à l'artère carotide e au sinus caverneux. Cette gouttière donne attache vers sa par tie antérieure à un tendon auquel s'insèrent trois des mus

Insertion du ligament de Zinn. cles de l'œil, tendon improprement appelé ligament de Zinn C'est encore près de l'extrémité antérieure de la gouttière ca rotidienne, entre elle et la fossette pituitaire, qu'existe che quelques sujets l'*apophyse clinoïde moyenne* (1), qui n'est le plus souvent qu'un simple tubercule, mais qui est quelquefois assez développée pour se réunir, soit aux apophyses clinoïdes antérieures, ce qui est le cas le moins rare, soit aux apophyses clinoïdes postérieures. Apophyse clinoïde moyenne.

5° En arrière de la fosse pituitaire existe une *lame quadrilatère*, obliquement dirigée de haut en bas et d'avant en arrière, dont la face antérieure, concave et inclinée en bas, fait partie de cette fosse, dont la face postérieure plane, et inclinée en haut, se continue avec la gouttière basilaire; les bords latéraux échancrés répondent aux nerfs de la quatrième et de la sixième paires (2); le bord supérieur établit une limite tranchée entre la gouttière basilaire et la fosse pituitaire. De chaque extrémité de ce bord naît une apophyse angulaire, nommée *clinoïde postérieure* (de κλινος, lit), parce qu'on a comparé les apophyses clinoïdes antérieures et postérieures aux quatre angles d'un lit. Lame quadrilatère. Apophyses clinoïdes postérieures.

6° Des parties latérales et antérieures du corps du sphénoïde naissent deux apophyses triangulaires, aplaties de haut en bas, extrêmement minces et fragiles, dirigées transversalement: ce sont les *petites ailes* ou *ailes orbitaires* du sphénoïde, nommées aussi *apophyses d'Ingrassia*, du nom de l'anatomiste qui les a le mieux décrites. Ces apophyses offrent: 1° une face supérieure plane, correspondant aux lobes antérieurs du cerveau; 2° une face inférieure qui fait partie de la voûte orbitaire; 3° un bord antérieur, taillé en biseau, aux dépens de la face inférieure, et reposant sur le bord postérieur du frontal et de l'ethmoïde; 4° un bord postérieur mince et tranchant en dehors, plus épais en dedans, qui sépare les fosses latérales antérieures des fosses latérales moyennes de la base du crâne; Petites ailes ou ailes orbitaires.

(1) Dans les cas où les apophyses clinoïdes moyennes sont réunies aux clinoïdes postérieures, elles le sont toujours alors aux apophyses clinoïdes antérieures.

(2) Il y a quelquefois deux échancrures, l'une supérieure par la quatrième, l'autre inférieure par la sixième paire.

5° un sommet pointu, d'où le nom d'*apophyses ensiformes* ou *xyphoïdes;* 6° une base présentant l'orifice cranien du *trou* ou

Trou optique. *canal optique*, lequel est dirigé de dedans en dehors et d'arrière en avant et donne passage au nerf optique et à l'artère ophthalmique. La base de la petite aile présente à sa réunion avec le bord postérieur un angle saillant qui constitue l'*apophyse cli-*

Apophyses clinoïdes antérieures. *noïde antérieure*, au dessous de laquelle est l'échancrure profonde, et quelquefois le trou qui donne passage à l'artère carotide. Cette échancrure, ou ce trou carotidien, n'est séparée du trou optique que par une languette osseuse.

Sphénoïde antérieur. Toute la portion du sphénoïde qui est placée au devant de la selle turcique, y compris les petites ailes, constitue le *sphénoïde antérieur* des anatomistes modernes : elle appartient aux fosses antérieures de la base du crâne ; tout le reste de l'os

Sphénoïde postérieur. forme le *sphénoïde postérieur* ; il appartient aux fosses moyennes de la base du crâne, et est situé sur un plan inférieur au sphénoïde antérieur. La séparation de ces deux pièces, qui chez l'homme n'est que temporaire et n'a lieu que pendant les premiers mois de la vie du fœtus, est permanente chez les mammifères.

β. La *face inférieure ou gutturale* du corps du sphénoïde

Bec du sphénoïde. présente : 1° sur la ligne médiane, une crête appelée *bec du sphénoïde, rostrum*, plus saillante en avant qu'en arrière, reçue dans la gouttière du vomer, et continue avec la crête antérieure du corps de l'os ; 2° sur les côtés, une *rainure profonde* cachée par une lamelle, sous laquelle s'engagent les bords de la gouttière du vomer. C'est dans le fond de cette rainure qu'on aper-

Canal temporaire. çoit l'orifice d'un *canal temporaire* qui n'existe que sur des sphénoïdes de jeunes sujets, canal qui traverse obliquement les côtés du corps de cet os pour aller s'ouvrir en dedans de la fente sphénoïdale. Ce canal est la trace de la réunion encore incomplète du sphénoïde antérieur et du sphénoïde postérieur : il cesse d'être apparent dès que les sinus du sphénoïde sont développés. Plus en dehors et sur la même face, on trouve une petite gouttière antéro-postérieure, portion du conduit *ptérygo-palatin*, par lequel passe l'artère ptérygo-palatine.

Gouttière ptérygo-palatine.

Plus en dehors encore, on voit naître de la face inférieure du corps du sphénoïde les *apophyses ptérygoïdes* (πτερυξ, aile). Ce sont deux éminences considérables, dirigées perpendiculairement en bas, et qui présentent, 1° *en devant*, une surface large et lisse en haut, où elle fait partie de la *fosse ptérygo-maxillaire*; étroite et bifide en bas, où elle présente des inégalités pour s'articuler avec l'os palatin. 2° En *arrière*, une fosse profonde donnant insertion au muscle ptérygoïdien interne : c'est la *fosse ptérygoïde*, dont les côtés sont formés par deux lames : l'une externe, plus large, appelée *aile externe ;* l'autre interne, plus étroite, appelée *aile interne* de l'apophyse ptérygoïde (1).

Apophyses ptérygoïdes.

Fosse ptérygoïde.

Aile externe, aile interne de l'apophyse ptérygoïde.

3° *En dedans* de l'apophyse ptérygoïde, se voit une surface plane qui concourt à former la paroi externe et l'ouverture postérieure des fosses nasales.

4° *En dehors*, une surface large, faisant partie de la *fosse zygomatique*, et donnant insertion au muscle ptérygoïdien externe.

5° *En haut*, l'apophyse ptérygoïde présente une base qui se confond avec le reste de l'os, percée d'avant en arrière par deux trous très importants, l'un interne, c'est l'orifice antérieur du ***canal vidien*** ou ***ptérygoïdien***, dont l'orifice postérieur se voit sur les côtés du corps du sphénoïde; l'autre externe, un peu plus considérable, c'est l'orifice antérieur du trou ou *canal* ***grand rond***, dont l'orifice postérieur se voit sur la grande aile du sphénoïde à côté du corps. Une languette sépare ce dernier trou de la fente sphénoïdale.

Conduit vidien.

Orifice antérieur du grand rond.

6° *En bas*, un sommet profondément bifurqué, pour recevoir la tubérosité de l'os palatin. La branche interne de la bifurcation est très déliée et se recourbe en crochet, sur lequel se réfléchit le tendon du péristaphylin externe.

Crochet l'aile interne.

C. La *face antérieure* ou *ethmoïdale* du corps du sphé-

(1) Au-dessus de l'aile interne est un enfoncement elliptique, appelé *fossette scaphoïde*, qui donne attache au muscle péristaphylin externe.

noïde présente ***sur la ligne médiane*** et de haut en bas 1° une petite saillie anguleuse, horizontale, articulée avec le bord postérieur de la lame criblée de l'ethmoïde, avec lequel elle est souvent soudée, 2° une crête verticale, ***crête sphénoïdale***, formée par la saillie de la cloison qui sépare les sinus sphénoïdaux, cloison qui se réunit à angle aigu avec le bec du sphénoïde pour former une épine extrêmement saillante chez quelques sujets : cette crête s'articule avec la lame perpendiculaire de l'ethmoïde.

Crête sphénoïdale.

Sinus sphénoïdaux.

Sur les côtés sont les ouvertures des sinus sphénoïdaux, au nombre de deux, séparés l'un de l'autre par une cloison déjetée tantôt à droite, tantôt à gauche, subdivisés chacun en plusieurs cellules par des cloisons incomplètes. Ces sinus, qui manquent chez les enfants, acquièrent un très grand développement chez l'adulte ; ils occupent tout le corps du sphénoïde, qu'ils convertissent en une vaste cellule à parois très minces. Leur cavité se prolonge jusque dans l'épaisseur de la base des petites ailes du sphénoïde, et jusque dans l'épaisseur de l'os palatin, dont une cellule s'ouvre alors dans le sinus sphénoïdal. En dehors de l'orifice inégal des sinus sphénoïdaux, est une surface couverte d'aspérités, articulée en haut avec les masses latérales de l'ethmoïde ; en bas, avec l'os palatin. L'orifice du sinus est en grande partie fermé par une lame de figure très variable, recourbée sur elle-même, et qui porte le nom de ***cornet sphénoïdal*** ou ***cornet de Bertin***. Cette lame, qui reste distincte de l'os pendant un certain temps, semble naître de l'extrémité supérieure des os palatins, pour venir former la paroi antérieure et une partie de la paroi inférieure du sinus : il n'est pas rare de la voir soudée à l'os palatin ou à l'ethmoïde, dont elle se sépare, avec brisement, dans la désarticulation de la tête (1).

Cornet sphénoïdal.

D. La *face postérieure* ou *occipitale* est quadrilatère, rugueuse, inégale, articulée avec une surface correspondante que présente l'apophyse basilaire de l'occipital, au moyen d'un car-

(1) Chez un sujet il n'existait qu'un seul sinus sphénoïdal s'ouvrant dans la fosse nasale droite.

tilage dont l'ossification est très précoce. Verticalement dirigée, elle forme un angle très obtus, ouvert en avant, avec la lame quadrilatère qui surmonte en arrière la fosse pituitaire. On trouve sur les côtés et en bas de cette même face l'orifice postérieur du conduit vidien ou ptérygoïdien.

E. Les faces latérales du corps du sphénoïde sont confondues avec la base des *grandes ailes* qui nous restent à décrire.

Des grandes ailes du sphénoïde ou *ailes temporales.*

Ce sont deux larges ailes triangulaires auxquelles on considère trois faces, une *supérieure*, une *antérieure*, une *inférieure;* deux bords, un *externe* et un *interne;* deux extrémités, une *antérieure* et une *postérieure.* Grandes ailes ou ailes temporales.

A. *Face supérieure* ou *cérébrale.* Cette face, qui fait partie de la fosse moyenne et latérale de la base du crâne, est concave, quadrilatère, parsemée d'impressions cérébrales et de sillons artériels. Elle présente vers sa partie interne et d'avant en arrière, 1° le *trou maxillaire supérieur* ou *grand-rond*, petit canal obliquement dirigé de dedans en dehors et d'arrière en avant, donnant passage au nerf maxillaire supérieur; 2° le trou *ovale* ou *maxillaire inférieur*, véritable trou, perçant l'os directement de haut en bas, et donnant passage au nerf maxillaire inférieur; 3° le trou *petit-rond* ou *spléno-épineux*, destiné à l'artère méningée moyenne. Trou grand-rond. Trou ovale. Trou petit-rond.

B. *Face externe* ou *temporo-zygomatique.* Divisée par une crête transversale en deux portions, l'une supérieure ou temporale, qui fait partie de la fosse du même nom, et donne attache au muscle temporal; l'autre inférieure, qui forme la paroi supérieure de la fosse zygomatique, et donne attache au muscle ptérygoïdien externe. C'est sur cette dernière partie qu'on voit l'orifice inférieur des trous ovale et petit-rond.

C. *Face antérieure* ou *orbitaire.* C'est une facette quadrilatère et lisse qui forme la plus grande partie de la paroi externe de l'orbite. Son bord supérieur s'articule avec le frontal; l'inférieur fait partie de la *fente sphéno-maxillaire*. L'interne fait partie de la *fente sphénoïdale*, et présente constamment vers son extrémité interne un petit tubercule dont j'ignore l'usage. L'externe s'unit à l'os malaire.

D. *Bord interne*. Convexe, il commence en dehors par une surface triangulaire très inégale qui s'articule avec une surface également triangulaire de l'os frontal; plus en dedans il fait partie de la *fente sphénoïdale*, fente complétée par les petites ailes du sphénoïde, large en dedans, étroite en dehors, qui donne passage à la troisième, à la quatrième paire de nerfs, à la branche ophthalmique de la cinquième, à la sixième paire, et de plus à la veine ophthalmique et à un prolongement de la dure-mère. L'extrémité externe de cette fente présente une échancrure quelquefois convertie en trou pour le passage d'un rameau récurrent de l'artère ophthalmique, destiné à la dure-mère. En dedans de la fente sphénoïdale, le bord interne se confond avec les parties latérales du corps du sphénoïde. En arrière du corps, le bord interne reparaît pour se porter presque directement de dedans en dehors, et s'articuler avec le rocher. Là il est creusé en gouttière pour loger la partie cartilagineuse de la trompe d'Eustachi.

Fente sphénoïdale.

Echancrure de la fente sphénoïdale

Gouttière de la trompe d'Eustachi.

E. *Bord externe*. Concave, largement taillé en biseau, supérieurement aux dépens de la table externe, et inférieurement aux dépens de la table interne, pour s'articuler avec le temporal.

F. *Extrémité antérieure*. Très mince, taillée en biseau aux dépens de la table interne, pour s'articuler avec l'angle antérieur et inférieur du pariétal.

Epine du sphénoïde.

G. *Extrémité postérieure*. Elle présente une apophyse verticale; c'est l'*épine* du sphénoïde : reçue dans l'angle rentrant que forme la portion écailleuse du temporal avec le rocher, cette épine donne attache à une lame fibreuse improprement appelée ligament latéral interne de la mâchoire inférieure : elle donne également attache au cordon fibreux appellé muscle interne ou antérieur du marteau.

Résumé des connexions. Le sphénoïde s'articule avec tous

les os du crâne et avec plusieurs de ceux de la face, savoir, avec les os palatins, le vomer et les os de la pommette.

Conformation intérieure. Le trait le plus saillant de cette conformation intérieure du sphénoïde est l'existence des sinus sphénoïdaux qui convertissent le corps de cet os en deux ou plusieurs cellules. Le tissu compacte domine dans les petites et les grandes ailes du sphénoïde et dans les apophyses ptérygoïdes ; on ne trouve de tissu spongieux que dans les portions épaissies de ces ailes et de ces apophyses.

Développement. Chez le fœtus, le sphénoïde est divisé en deux parties bien distinctes : 1° un sphénoïde antérieur que constituent les petites ailes et la portion du corps qui les soutient; 2° un sphénoïde postérieur qui constitue les grandes ailes et la portion du corps répondant à la selle turcique.

Sphénoïde antérieur.

Sphénoïde postérieur.

1° Le sphénoïde antérieur se développe par quatre points d'ossification : deux pour le corps, deux pour les petites ailes (1).

Nombre des points.

2° Le sphénoïde postérieur se développe aussi par quatre points : deux pour le corps, et deux pour les grandes ailes.

Outre ces huit points, on en trouve deux autres de chaque côté, savoir : un pour l'aile interne de l'apophyse ptérygoïde, et un pour le cornet sphénoïdal ; ce qui porte à douze le nombre des points d'ossification du sphénoïde.

Voici dans quel ordre apparaissent ces divers points : 1° ceux des grandes ailes qui ne sont bien distincts que du quarantième au quarante-cinquième jour de la vie intra-uté-

Ordre d'apparition.

(1) D'après Albinus, le sphénoïde antérieur est exclusivement formé par la réunion sur la ligne médiane des points osseux des petites ailes. D'après Béclard, tantôt les choses se passent comme l'indique Albinus : tantôt il y aurait un point osseux médian ; d'autres fois il se formerait pour chacune des petites ailes deux points, dont l'un interne formerait la base de la petite aile, et la demi-circonférence interne du trou optique ; dont l'autre externe formerait le reste de la petite aile. Ce sont ces deux points que je considère comme formant le corps du sphénoïde antérieur. Quant aux points très nombreux admis par quelques anatomistes, ce ne sont ordinairement que des grains osseux épars, qu'on a pris pour des pièces constantes d'ossification.

rine ; 2° peu de jours après, les points des petites ailes qui sont situés en dehors du trou optique ; 3° vers la fin du second mois, les germes osseux du corps du sphénoïde postérieur ; 4° à la fin du troisième mois, les germes osseux du corps du sphénoïde antérieur ; 5° à peu près à la même époque, les germes osseux des ailes externes des apophyses ptérygoïdes ; 6° au septième mois de la vie fœtale, d'après Béclard ; à la deuxième année après la naissance, suivant Bertin, paraissent les points d'ossification des cornets sphénoïdaux.

Ordre de jonction. Les deux points du corps du sphénoïde postérieur se soudent du troisième au quatrième mois de la vie intra-utérine ; ce n'est que dans les cinq ou six premiers mois après la naissance que se fait la réunion du corps du sphénoïde aux grandes ailes.

Les deux points osseux du corps du sphénoïde antérieur se soudent avec les petites ailes avant de se souder entre eux : cette soudure a lieu du troisième au quatrième mois de la vie fœtale. La réunion sur la ligne médiane des deux points latéraux du corps du sphénoïde antérieur, s'effectue du huitième au neuvième mois de la vie fœtale ; les ailes internes des apophyses ptérygoïdes commencent à se souder pendant le sixième mois (1).

Le corps du sphénoïde antérieur se soude avec le corps du sphénoïde postérieur du huitième au neuvième mois de la vie fœtale.

Les cornets sphénoïdaux ne se réunissent au corps de l'os que de quinze à dix-huit ans.

Les changements que subit ultérieurement le sphénoïde tiennent au développement des sinus. De dix-huit à vingt-cinq ans, le corps du sphénoïde s'unit à l'occipital.

Ethmoïde.

Nom. Ainsi nommé (de ἠθμὸς, crible) parce qu'il présente une mul-

(1) Chez les animaux, les deux sphénoïdes restent isolés toute la vie. L'aile interne de l'apophyse ptérygoïde forme aussi un os distinct.

titude de trous; l'*ethmoïde* est placé à la partie moyenne et antérieure de la base du crâne; il appartient plutôt à la face et aux fosses nasales qu'au crâne. Il est reçu dans l'échancrure médiane de la face orbitaire du frontal, et se trouve comme encaissé entre cet os, qui lui correspond en avant et sur les côtés, et le sphénoïde qui est en arrière. Position.

Cet os est symétrique, cuboïde, composé de trois parties : une *partie moyenne* ou *lame criblée* et deux *masses latérales*. Figure.

A. Lame criblée. C'est une lame située sur la ligne médiane, horizontale, quadrilatère, percée de trous, à laquelle on considère deux faces et deux bords. Lame criblée.

1° Sa *face supérieure* présente, 1° *sur la ligne médiane* une apophyse verticale, triangulaire, qui coupe perpendiculairement la lame criblée : c'est l'apophyse *crista galli*, dont le sommet renflé donne attache à la faux du cerveau, dont le bord antérieur se termine en devant par deux petites éminences qui s'articulent avec le frontal, et complètent souvent le trou borgne; dont le bord postérieur oblique et très mince se continue jusqu'au bord postérieur de la lame criblée par un épaississement notable. Cette apophyse présente de nombreuses variétés dans son volume et dans sa direction; elle est souvent déviée de l'un ou de l'autre côté (1). 2° *De chaque côté* est une gouttière plus profonde et plus étroite en avant qu'en arrière : c'est la *gouttière ethmoïdale*, percée, dans toute son étendue, de trous nombreux qui ont été décrits avec beaucoup d'exactitude par Scarpa, et qui forment deux séries : 1° les uns *internes*, plus grands, situés le long de l'apophyse crista galli; 2° les autres *externes*, plus petits. Tous transmettent des filets du nerf olfactif : ils ont la forme d'entonnoirs, et sont les orifices de conduits qui se subdivisent en traversant la lame criblée, et se terminent en gouttières, soit sur les cornets, soit sur la lame perpendicu- Apophyse crista galli. Gouttière ethmoïdale. Trous olfactifs.

(1) Morgagni parle d'un asthmatique chez lequel l'apophyse crista galli était si obliquement située, que la gouttière ethmoïdale, étroite d'un côté, était considérable du côté opposé; il y avait beaucoup plus de trous d'un côté que de l'autre.

laire de l'ethmoïde. Parmi ces ouvertures, il en est une qui, sous la forme d'une *fente* dirigée d'avant en arrière, longe l'apophyse crista galli, et donne passage au ***filet ethmoïdal*** du ***rameau nasal du nerf ophthalmique.***

Fente du filet ethmoïdal.

2° La *face inférieure* de la lame criblée fait partie de la voûte des fosses nasales; elle présente sur la ligne médiane une lame verticale, antéro-postérieure, qui la divise en deux parties égales : c'est la *lame perpendiculaire de l'ethmoïde*, lame verticale épaisse surtout en avant et en bas, qui fait suite à l'apophyse crista galli, qnadrilatère, souvent déjetée d'un côté ou de l'autre, constituant en partie la cloison des fosses nasales, qui s'articule par son bord antérieur avec l'épine nasale du frontal et avec les os propres du nez; par son bord postérieur avec la crête du sphénoïde; par son bord inférieur avec le vomer et le cartilage de la cloison, et qui se confond par son bord supérieur avec la lame criblée qu'elle coupe perpendiculairement, et avec l'apophyse crista galli, qui paraît en être une dépendance.

Lame perpendiculaire de l'ethmoïde.

3° Le ***bord antérieur*** de la lame criblée s'articule avec le frontal.

4° Le ***bord postérieur*** est ordinairement échancré pour recevoir l'épine qui surmonte la crête médiane du sphénoïde.

Masses latérales.

B. *Masses latérales*. Cuboïdes, à cellules extrêmement vastes et irrégulières, dont l'ensemble porte le nom de *labyrinthe*. On leur considère six faces : 1° une *face supérieure* qui présente des cellules incomplètes que recouvrent comme une espèce de couvercle ou de toit (*tectum*) les demi-cellules correspondantes de l'échancure ethmoïdale du frontal. On y trouve aussi deux ou trois gouttières qui, réunies à des gouttières analogues du frontal, forment les *conduits orbitaires internes*.

Cellules ethmoïdales.

2° Une *face inférieure* qui offre des lames minces, irrégulièrement contournées, lesquelles concourent à rétrécir l'ouverture du sinus maxillaire; il en est une entre autres ordinairement fort remarquable, qui constitue *l'apophyse unciforme* ou la *grande apophyse* de l'ethmoïde. C'est une lame recourbée qui

Apophyse unciforme.

naît de la face inférieure des cloisons transversales qui ferment les cellules ethmoïdales antérieures : elle est placée entre l'extrémité antérieure du cornet moyen et la *lame papyracée* ou *os planum*, parties qui vont être décrites. Cette apophyse s'articule quelquefois avec le cornet inférieur des fosses nasales.

3° La *face antérieure* présente des demi-cellules que recouvrent l'os unguis et l'apophyse montante de l'os maxillaire.

4° A la *face postérieure* se voit la partie postérieure des cornets et méats supérieur et moyen, et une *surface convexe*, inégale, répondant aux cellules ethmoïdales postérieures. Cette surface s'articule avec le sphénoïde en haut et avec l'os palatin en bas.

Lame papyracée ou os planum.

5° La *face externe* des masses latérales présente une lame quadrilatère, lisse, verticale, très mince, à laquelle les anciens donnaient le nom de *lame papyracée* ou *os planum*. Cette lame, qui représente un carré allongé, est un peu contournée sur elle-même, et forme la plus grande partie de la paroi interne de l'orbite. Son bord supérieur s'articule avec le frontal, et concourt à former l'orifice des conduits orbitaires internes; son bord inférieur s'articule avec les os maxillaire et palatin ; son bord antérieur avec l'os unguis; son bord postérieur avec le sphénoïde et l'os palatin.

Face interne.

6° La *face interne* des masses latérales qui constitue la plus grande partie de la paroi externe des fosses nasales, présente : 1° en avant, une *surface quadrilatère,* rugueuse, sillonnée de conduits et de gouttières qui logent les divisions du nerf olfactif. En arrière sont deux lames minces, recourbées sur elles-mêmes en forme de cornets : ce sont les *cornets ethmoïdaux*. L'un supérieur, plus petit : c'est le *cornet supérieur, cornet de Morgagni*, que Bertin dit avoir vu double ; l'autre inférieur, plus considérable : c'est le *cornet moyen*. Ce cornet s'articule par son extrémité postérieure avec l'os palatin, et se continue par son bord supérieur avec une cloison transversale, qui gagne le bord inférieur de la lame papyracée, et qui ferme, mais incomplètement, les cellules moyennes ou frontales. Les cornets supérieur et moyen sont séparés l'un de l'autre par une gout-

Cornet supérieur.

Cornet moyen.

Méat supérieur. tière horizontale nommée *méat supérieur* des fosses nasales, à la partie supérieure duquel apparaît une *ouverture* de communication avec les cellules ethmoïdales postérieures.

Au-dessous du cornet moyen se voit une gouttière antéro-postérieure qui fait partie du méat moyen des fosses nasales, et qui conduit à une cellule large en bas, étroite en haut, qu'on

Infundibulum. a pour cette raison désignée sous le nom d'*infundibulum* ou entonnoir. Cet entonnoir communique d'une part, par une petite ouverture, avec les cellules ethmoïdales antérieures, et d'autre part, fait communiquer directement les sinus frontaux avec le méat moyen.

Conformation intérieure. L'ethmoïde se compose de lames extrêmement minces et fragiles, papyracées, arrangées en cellules hexaèdres, pentaèdres, tétraèdres, plus ou moins irrégulières. On reconnaît que ces cellules sont disposées en deux séries bien distinctes, et qui n'ont aucune communication l'une avec l'autre. 1° *Cellules antérieures* qui s'ouvrent dans le méat moyen par l'infundibulum : ce sont les plus nombreuses et les plus vastes; 2° *cellules postérieures* qui s'ouvrent dans le méat supérieur.

Il existe un peu de substance spongieuse dans l'apophyse crista galli, laquelle est quelquefois creusée par un petit sinus qui communique avec les sinus frontaux; il existe aussi de la substance spongieuse à la partie supérieure et à la partie inférieure de la lame perpendiculaire de l'ethmoïde; on en trouve encore dans les cornets, et par une exception remarquable, elle en occupe la superficie. La légèreté spécifique de l'ethmoïde, qui est telle que par une exception toute spéciale, il surnage lorsqu'on le plonge dans l'eau, sa fragilité si grande, qu'il se brise par la moindre pression, s'expliquent aisément par sa structure spongieuse.

Résumé des connexions. L'ethmoïde a des rapports avec treize os qui sont : le frontal, le sphénoïde, les unguis, les os maxillaires supérieurs, les cornets inférieurs, les os propres du nez, les os palatins, le vomer.

Développement. L'ossification de l'ethmoïde ne commence qu'au cinquième mois de la vie fœtale. C'est par les masses latérales, et plus particulièrement par l'os planum que débute l'ossification ; peu de temps après paraissent les cornets, et ce n'est qu'après la naissance que s'ossifie la partie moyenne. L'apophyse crista galli et la partie voisine de la lame perpendiculaire deviennent osseuses de six mois à un an, ainsi que la lame criblée. A la fin de la première année, la lame criblée est unie aux masses latérales. Dans le fœtus à terme, les masses latérales sont si peu développées, que la paroi interne et la paroi externe de ces deux masses sont presque contiguës. A l'âge de quatre à cinq ans, les cellules sont complètement formées.

Pariétaux.

Ainsi nommés parce qu'ils forment la plus grande partie des parois du crâne (*parietes*, parois), les *pariétaux* sont au nombre de deux, distingués en droit et gauche, quelquefois soudés entre eux dans l'âge adulte. Ils occupent le sommet et les parties latérales du crâne. Quadrilatères, épais dans leur moitié supérieure, ces os vont en diminuant d'épaisseur jusqu'à la partie inférieure, aussi arrive-t-il souvent que celle-ci se fracture seule à la suite de chocs qui ont porté directement sur la partie supérieure. Les pariétaux présentent deux faces, quatre bords et quatre angles. Nom. Situation.

1° *Face externe* ou *cutanée*. Convexe et lisse, bombée à sa partie moyenne, qui constitue la *bosse pariétale*, plus saillante chez l'enfant que chez l'adulte, et correspondant au point le plus large de la voûte du crâne. Au-dessous d'elle est une ligne courbe, demi-circulaire, à concavité inférieure, ligne à peine indiquée chez la plupart des sujets, qui limite en haut une surface appartenant à la fosse temporale et donne attache à l'aponévrose temporale. Toute la partie de cette face qui est au-dessous de la ligne courbe temporale donne attache au muscle temporal. Le reste de cette face est recouvert par l'aponévrose épicranienne qui la sépare de la peau. Bosse pariétale.

2° *Face interne* ou *encéphalique.* Concave, parsemée d'éminences mamillaires et d'impressions digitales, cette face est parcourue par des gouttières rameuses, analogues aux nervures d'une feuille de figuier, qui viennent aboutir, l'une à l'angle antérieur inférieur, les autres, au nombre de deux au moins, au bord inférieur de l'os; elles répondent aux ramifications de l'artère ményngée. A sa partie moyenne, cette face présente une concavité: c'est la *fosse pariétale* qui correspond à la bosse du même nom.

Gouttières rameuses.

Fosse pariétale.

Bord sagittal.

3° Le *bord supérieur* ou *sagittal* ou *pariétal*, très épais, dentelé, est le plus long des quatre bords; il s'articule avec celui du côté opposé pour former la suture sagittale; il est creusé du côté de la face interne, dans toute sa longueur, par une demi-gouttière qui, réunie à une demi-gouttière du pariétal opposé, forme la *gouttière longitudinale.* Il est rare de voir cette gouttière creusée également sur les deux pariétaux, presque toujours elle est déviée. Un trou appelé *pariétal*, très variable dans ses dimensions, dans sa position, et même dans son existence, avoisine le bord supérieur, et s'ouvre dans la partie postérieure de la gouttière. Il contient une veine quelquefois très volumineuse. Enfin, pour ne rien omettre, on rencontre presque toujours sur les côtés de la gouttière, des dépressions fort irrégulières, plus considérables chez les vieillards que chez les jeunes sujets, et qui répondent à de petites masses granuleuses connues sous le nom de *glandes de Pacchioni.*

Gouttière longitudinale.

Trou pariétal.

Bord temporal.

4° Le *bord inférieur* ou *temporal* est le plus court; il est concave, mince, largement taillé en biseau aux dépens de la table externe, en manière d'écaille (*margo squamosus*), à sillons radiés; il s'articule avec la portion écailleuse du temporal.

Bord frontal.

5° Le *bord antérieur* ou *frontal*, moins épais et moins profondément dentelé que le bord occipital, est taillé en biseau; supérieurement aux dépens de la table externe, inférieurement aux dépens de la table interne, pour s'articuler avec le frontal qui offre des dispositions réciproquement inverses.

6° Le *bord postérieur* ou *occipital* est très profondément dentelé, pour s'articuler avec le bord supérieur de l'occipital, et former la suture lambdoïde. Bord occipital.

7° Des *quatre angles*, les deux *supérieurs* sont droits : des deux angles *inférieurs*, l'*antérieur* ou *sphénoïdal* est aigu, très allongé, très aminci par les biseaux en sens opposé du bord antérieur et du bord inférieur de l'os. C'est en dedans de cet angle qu'est logé le sillon principal, quelquefois converti en canal complet qui loge l'artère et les veines ményngées moyennes : aussi recommande-t-on d'éviter cet angle dans l'opération du trépan. L'angle *postérieur* ou *mastoïdien* est comme tronqué, reçu dans l'angle rentrant que forme la portion écailleuse avec la portion mastoïdienne du temporal. En dedans, il est creusé d'une gouttière qui fait partie du sinus latéral. Angles supérieurs. Angles inférieurs. Angle sphénoïdal. Angle mastoïdien.

Résumé des connexions. Le pariétal s'articule avec cinq os : le pariétal du côté opposé, le frontal, l'occipital, le temporal et le sphénoïde. En haut, il n'est séparé de la peau que par l'aponévrose épicranienne, et par conséquent présente une grande surface à l'action des corps extérieurs : d'où la fréquence de ses fractures. Cet os loge l'artère et les veines ményngées moyennes, circonstance qui explique pourquoi les fractures du pariétal sont bien plus que toutes les autres accompagnées d'épanchements sanguins entre l'os et la dure-mère.

La *conformation intérieure du pariétal* est tout à fait analogue à celle du frontal. On trouve, comme dans ce dernier os, des canaux veineux parcourant un long trajet dans l'épaisseur de la substance diploïque. Sur un grand nombre de pariétaux on peut voir sans préparation les principaux canaux veineux, en plaçant le pariétal entre l'œil et la lumière. Canaux veineux du diploé.

Développement. Cet os se développe par un seul point d'ossification qui se montre au centre de l'os dans le lieu où existe la bosse pariétale. Les premiers linéaments se voient dès le quarante-cinquième jour de la vie intra-utérine. Les angles sont les dernières parties de l'os qui se développent. C'est au niveau de ces angles et par suite de leur absence chez le fœtus et chez l'enfant nouveau né qu'existent les fontanelles du crâne.

Temporal.

Nom. Position. Le *temporal*, ainsi nommé parce qu'il répond à la région de la tempe, est un os pair qui occupe la partie latérale et inférieure du crâne. Il est situé au dessous du pariétal, au dessus du maxillaire inférieur, au devant de l'occipital et derrière le sphénoïde. Il recèle dans son épaisseur un appareil compliqué, appartenant à l'organe de l'ouïe.

Il se compose de trois parties. Sa figure est très irrégulière : nous n'en donnerons une idée que par la description des trois parties dont il se compose : ces trois parties sont connues sous les noms de portion *écailleuse*, portion *mastoïdienne* et portion *pierreuse*.

A. *Portion écailleuse.*

Portion écailleuse. En forme de squame ou d'écaille demi-circulaire, représentant très bien l'une des valves de certaines coquilles, occupant la partie antérieure et supérieure de l'os, elle est sans contredit la partie la moins épaisse des parois du crâne : de là l'opinion vulgaire et très fondée du danger des chutes sur la tempe, danger qui du reste est beaucoup diminué par la présence de l'arcade zygomatique et du muscle temporal.

1° La *face externe*, convexe, assez lisse, est parcourue par quelques sillons vasculaires, et fait partie de la fosse temporale. Apophyse zygomatique. Elle présente à sa partie inférieure l'*apophyse zygomatique*, ainsi nommée du grec ζευγνύω, je joins, parce qu'elle unit les parties latérales du crâne à la face. Cette apophyse, qu'on appelle encore *anse de la tête*, *ansa capitis*, est une des plus longues apophyses du squelette. Large à son origine et dirigée en dehors, elle se rétrécit immédiatement, puis se contourne sur elle-même, pour se porter d'arrière en avant et un peu de dedans en dehors; elle est aplatie de dehors en dedans, et présente une *face externe* convexe, facile à sentir à travers la peau, au dessous de laquelle elle est immédiatement placée; une *face interne* concave et lisse, un *bord supérieur* tranchant qui donne attache à l'aponévrose temporale, un *bord inférieur* concave, très épais, qui donne attache au muscle masséter, un *sommet* taillé par une coupe oblique aux dépens du bord inférieur, sommet très alongé, dentelé, s'appuyant sur une coupe oblique correspondante qui appartient à l'os malaire. Cette apophyse présente une *base* creusée en gouttière supérieurement, pour offrir une poulie de réflexion au muscle temporal. Cette base est divisée en arrière en deux portions ou *racines* : l'une *inférieure* ou *transversale*, plus considérable, recouverte d'un cartilage, bornant en devant la cavité glénoïde en même temps qu'elle augmente la surface articulaire. L'autre *supérieure*, *longitudinale* ou *antéro-postérieure*, est bifurquée, et présente, 1° une branche supérieure qui va gagner la ligne demi-circulaire temporale; 2° une branche inférieure qui passe entre le conduit auditif et la cavité glénoïde. A l'endroit où les deux racines, la transverse et la longitudinale, se réunissent, il existe un *tubercule* très prononcé qui donne insertion au ligament latéral externe de l'articulation du temporal avec l'os maxillaire. Entre les deux racines se voit la *cavité glénoïde*, divisée en deux portions : l'une *antérieure*, qui seule est articulaire; l'autre *postérieure*, étrangère à l'articulation. Ces deux portions de la même cavité sont séparées par une fente nommée *scissure glénoïdale* ou *fêlure de Glazer*, à travers laquelle passent, 1° l'apophyse grêle de Raw; 2° le faisceau fibreux appelés muscle interne ou antérieur du marteau; 3° les vaisseaux auditifs internes(1).

Racines de l'apophyse zygomatique.

1° Transverse.

2° Longitudinale, subdivisée en deux branches.

Tubercule du ligament latéral externe de l'articulation temporo-maxillaire.

Cavité glénoïde.

Fêlure de Glazer.

2° La *face interne* de la portion écailleuse offre une concavité proportionnellement plus considérable que la convexité de la face externe; on y remarque les inégalités communes à tous les os du crâne et des sillons vasculaires rameux, dont le principal est dirigé horizontalement d'avant en arrière.

3° La *circonférence*, confondue en bas avec le reste de l'os, forme dans sa portion libre les trois quarts environ d'un cercle.

(1) Le nerf qui porte le nom de corde du tympan passe par un autre conduit particulier distinct de la scissure glénoïdale.

Elle présente une très large coupe oblique aux dépens de la table interne, mais seulement dans les deux tiers postérieurs, lesquels s'unissent au pariétal. Dans son tiers antérieur, elle est plus épaisse, taillée en biseau aux dépens de la table externe, et s'articule avec le sphénoïde.

B. *Portion mastoïdienne.*

Très peu prononcée chez les jeunes sujets, très développée au contraire chez l'adulte, la portion mastoïdienne occupe la partie postérieure et inférieure du temporal.

Apophyse mastoïde. 1° Sa *face externe*, convexe, rugueuse, se termine en bas et en avant par une apophyse en forme de mamelon, *apophyse mastoïde*. En dedans de cette apophyse se voit une rainure

Rainure digastrique. profonde, qui porte le nom de *rainure digastrique*, parce qu'elle donne attache à un muscle de ce nom.

Trou mastoïdien. En arrière de l'apophyse mastoïde est le *trou* ou *canal mastoïdien*, qui donne passage à l'artère mastoïdienne et à une veine, mais qui présente des variétés nombreuses dans ses diamètres et dans sa situation. Au dessus de l'apophyse existe une *surface raboteuse*, destinée à l'insertion des muscles splénius ou mastoïdien postérieur et sterno-mastoïdien.

2° La *face interne* de la portion mastoïdienne est concave, et fait partie des fosses latérales et postérieures de la base du

Portion de la gouttière latérale. crâne. On y remarque une gouttière très profonde et très large en forme de demi-cylindre : c'est la partie la plus large de la gouttière latérale. Presque toujours il y a une grande inégalité entre la portion de gouttière du temporal droit et celle du temporal gauche : c'est dans le fond de cette gouttière que s'ouvre

Ouverture interne du trou mastoïdien. ordinairement le trou ou canal mastoïdien par un ou plusieurs pertuis.

3° La *circonférence* extrêmement épaisse, dentelée, forme en avant, avec la circonférence de la portion squameuse, un

Angle rentrant ou pariétal de la portion mastoïdienne. *angle rentrant*, dans lequel est reçu l'angle postérieur inférieur du pariétal ; puis elle se recourbe en demi-cercle pour s'unir à l'occipital par un bord épais et inégal.

C. *Portion pierreuse.*

La *portion pierreuse* du temporal, *rocher* ou *pyramide*, *apophyse pétrée*, est placée entre les portions squameuse et mastoïdienne, sous la forme d'une apophyse pyramidale dirigée d'arrière en avant, et de dehors en dedans, qui proémine dans la cavité du crâne. Le nom de *rocher* qui lui a été donné indique assez l'excessive dureté du tissu osseux qui la compose, dureté qui, d'une part, est importante pour la nature de ses fonctions, car le rocher sert de réceptacle à l'appareil vibratile de l'audition, et qui, d'autre part, rend compte de sa fragilité prouvée par la fréquence de ses fractures. Le rocher représente une pyramide tronquée à trois pans ou faces, séparés par trois arètes ou bords.

Portion pierreuse.

Forme pyramidale.

1° La *face inférieure* qui se voit à la base du crâne, et qui est très inégale, présente de dehors en dedans :

1° Une apophyse très longue et très grêle, ayant ordinairement douze à quinze lignes, et quelquefois jusqu'à près de deux pouces de longueur. Cette apophyse, qu'on nomme *styloïde*, est, chez l'homme, continue au reste de l'os dans le plus grand nombre des cas; mais quelquefois elle s'articule avec lui d'une manière mobile, représentant ainsi la disposition qui existe chez les animaux, où elle forme toujours un os à part, connu sous le nom d'*os styloïdien*. 2° En arrière de cette apophyse, entre elle et la mastoïde, est une espèce de petite fosse, au fond de laquelle se voit le *trou stylo-mastoïdien* : ce trou, au voisinage duquel se voient un ou plusieurs *trous accessoires*, est l'orifice inférieur d'un canal nommé improprement *aqueduc de Fallopia*, qui donne passage au nerf facial. 3° En dedans de l'apophyse styloïde et du trou stylo-mastoïdien, se trouve une facette triangulaire qu'on peut appeler *facette jugulaire*, qui s'articule avec une facette semblable qu'on trouve sur l'occipital. 4° Un peu en dedans et en arrière de l'apophyse styloïde, se voit une fossette profonde faisant partie du *trou déchiré postérieur*, et concourant à former la *fosse jugulaire*

Apophyse styloïde.

Fossette et trou stylo-mastoïdien.

Facette jugulaire.

Fossette jugulaire du temporal.

qui contient un renflement veineux qu'on nomme le *golfe de la veine jugulaire*. 5° L'orifice inférieur du *canal carotidien*, à travers lequel passe l'artère carotide, et qui est dirigé d'abord verticalement de bas en haut, puis horizontalement en avant et en dedans, pour redevenir vertical à sa terminaison dans la cavité du crâne. 6° Une *surface rugueuse*, donnant insertion au muscle péristaphylin interne. 7° Enfin, au devant de l'apophyse styloïde est une lame osseuse, en forme de *crête verticale*, continuation de la lame qui constitue tout à la fois et la partie inférieure du conduit auditif, et la partie postérieure de la cavité glénoïde qu'elle complète. Cette crête verticale, en partie décrite par les auteurs sous le nom d'*apophyse vaginale styloïdienne*, parce qu'elle se prolonge sur la partie antérieure de l'apophyse styloïde sans y adhérer, s'étend, d'une part, en dedans jusqu'au devant du canal carotidien qu'elle concourt à former; d'autre part, en dehors jusqu'à l'apophyse mastoïde.

Orifice inférieur du canal carotidien.

Surface rugueuse à insertion musculaire.

Crête verticale.

Apophyse vaginale.

Des deux autres faces du rocher, qui toutes deux répondent dans l'intérieur du crâne, l'une est supérieure, l'autre postérieure; toutes deux présentent des bosselures.

Sillon du filet cranien du nerf vidien.

1° La *face supérieure*, qui regarde en devant, présente un sillon dirigé d'avant en arrière et de bas en haut, qui va se terminer vers le milieu de cette face à une petite ouverture inégale, nommée *hiatus de Fallopia*, qui communique avec l'*aqueduc de Fallopia*. Le sillon et l'hiatus contiennent le filet supérieur ou cranien du nerf vidien, et une artériole.

Hiatus de Fallopia.

Conduit auditif interne.

2° La *face postérieure* présente un canal obliquement dirigé de dedans en dehors et d'arrière en avant : c'est le conduit *auditif interne*, moins long que l'externe, que termine une lame divisée par une crête transversale en deux parties : une supérieure, sur laquelle existe une ouverture isolée qui commence *l'aqueduc de Fallopia* et reçoit le nerf facial; une inférieure, criblée de plusieurs ouvertures, *lame criblée du nerf auditif*, à travers laquelle pénètrent les filets de ce nerf. Sur la même face est l'ouverture d'un conduit nommé *aqueduc* du *vestibule*.

Orifice supérieur de l'aqueduc de Fallopia.

Lame criblée du nerf auditif.

Ouverture de l'aqueduc du vestibule.

Trois bords séparent les faces du rocher.

Gouttière pétreuse supérieure. Bosselure du canal demi-circulaire supérieur. Cul-de-sac sans nom. Dépression du nerf trijumeau.

1° L'un *supérieur* présente, 1° un *sillon* destiné à former la gouttière *pétreuse supérieure*; 2° une *saillie* d'autant plus prononcée qu'on l'examine dans le temporal d'un plus jeune sujet, et qui répond au relief que forme le canal demi-circulaire supérieur; 3° en dedans de cette saillie est un *cul-de-sac*, dont la profondeur est en raison inverse de l'âge, et qui s'efface peu à peu chez l'adulte; 4° une *dépression* située près du sommet, et qui répond au nerf trijumeau.

Canal du muscle interne du marteau. Portion osseuse de la trompe d'Eustachi. Bec de cuiller.

2° Le *bord antérieur* ou *sphénoïdal* se confond dans sa moitié externe avec la portion écailleuse, dont il est séparé par une suture qui persiste quelquefois dans un âge avancé, et dont la trace ne s'efface jamais complètement. Ce bord est libre dans sa moitié interne; il forme, en se réunissant avec la portion squameuse, un angle rentrant, au sommet duquel se voient les ouvertures de deux canaux adossés comme les canons d'un fusil double, et séparés par une petite lamelle osseuse. Le *canal supérieur*, beaucoup plus petit, contient le muscle antérieur ou interne du marteau; le canal inférieur constitue la portion osseuse de la *trompe d'Eustachi*. Tous deux communiquent avec la caisse du tympan; la lamelle qui les sépare porte le nom de *bec de cuiller*.

Echancrure pour le trou déchiré postérieur. Orifice inférieur de l'aqueduc du limaçon.

3° Le bord *inférieur*, ou *postérieur*, ou *occipital*, rugueux, sans dentelures, s'articule par juxta-position avec l'occipital. Il présente une échancrure profonde qui fait partie du trou déchiré postérieur. Cette échancrure, qui se continue avec la fossette jugulaire déjà décrite, offre souvent une languette osseuse qui divise le trou en deux portions, l'une antérieure, l'autre postérieure. Immédiatement au devant de l'échancrure, se trouve un petit trou triangulaire : c'est *l'orifice inférieur* de *l'aqueduc du limaçon*.

Conduit auditif externe.

La *base*, confondue avec le reste de l'os, présente l'orifice évasé du *conduit auditif externe*, situé derrière la cavité glénoïde, garni inférieurement d'aspérités pour l'insertion du cartilage de la conque, plus étroit au milieu qu'à ses extrémités, présentant une courbure dont la concavité regarde en bas et en avant, formé principalement par une *lame recourbée* qui constitue la moitié postérieure de la cavité glénoïde.

Orifice supérieur du canal carotidien.

Le *sommet* est très inégal, comme tronqué ; il présente l'orifice supérieur du *canal carotidien*, et fait partie du trou déchiré antérieur.

Résumé des connexions. Le temporal s'articule avec cinq os, savoir : trois os du crâne, le pariétal, l'occipital, le sphénoïde ; et deux os de la face, l'os malaire et le maxillaire inférieur. On pourrait, à la rigueur, y ajouter l'os hyoïde qui est uni à l'apophyse styloïde par un ligament.

Conformation intérieure du temporal. Compacte dans sa portion écailleuse, excepté à la circonférence, où l'on trouve des traces de diploé ; plus compacte encore et analogue par sa dureté aux dents ou à certaines exostoses éburnées dans la portion pierreuse, le temporal est creusé de cellules très considérables dans la portion mastoïdienne, qui est extrêmement sujette aux caries. Nous renvoyons à l'article de l'*Oreille* l'histoire des cavités auditives creusées dans l'intérieur du rocher, et la description des conduits nerveux et vasculaires dont le temporal est parcouru, à la description des nerfs et des vaisseaux qui les traversent. (Voyez pour l'aqueduc de Fallopia la description du nerf facial.)

Cinq points d'ossification.

Développement. Le temporal se développe par cinq points d'ossification : un pour la portion écailleuse, un pour la portion pierreuse, un pour la portion mastoïdienne, un pour le conduit auditif, un pour l'apophyse styloïde.

Epoque d'apparition.

Le point osseux qui paraît le premier est celui de la portion écailleuse ; il se montre vers la fin du deuxième mois de la vie intra-utérine. La portion pierreuse s'ossifie presque immédiatement après par un point qui s'étend de la base vers le sommet de la pyramide. Le troisième point est celui du cercle du tympan, espèce d'anneau creusé dans toute sa circonférence interne d'une cannelure pour l'encadrement de la membrane du tympan. Ce cercle, d'abord dirigé presque horizontalement, devient de plus en plus oblique par le progrès de l'âge ; il est ouvert à sa partie supérieure, et ses deux extrémités qui sont appliquées sur la portion écailleuse, se croisent au lieu de s'unir. Dans un grand nombre d'animaux, le cercle du tympan constitue un os distinct toute la vie, et connu sous le nom d'*os tympanal*. Le quatrième point d'ossification est celui de la portion mastoïdienne ; il n'apparaît que dans le cinquième mois. Le cinquième point, celui de l'apophyse styloïde, est le plus tardif : comme le précédent, il reste distinct toute la vie chez un grand nombre d'animaux : c'est l'os styloïdien. Il n'est pas rare de voir chez l'homme l'absence de soudure de cette apophyse.

Cercle du tympan.

Os styloïdie.

Le développement de ces cinq pièces se fait d'une manière inégale ; celle qui marche le plus promptement est la portion pierreuse. La portion mastoïdienne, la portion écailleuse et la portion pierreuse se soudent entre elles dans la première année. L'apophyse styloïde se soude à l'âge de trois ou quatre ans ; à la naissance, la cavité glénoïde présente une surface presque plane, ce qui dépend de l'absence du conduit auditif et du peu de développement de l'apophyse zygomatique dans sa racine transverse. Les changements ultérieurs qu'éprouve le temporal dépendent, 1° du développement du conduit auditif ; 2° du développement de la cavité glénoïde ; 3° du développement de l'apophyse mastoïde qui se creuse de cellules d'autant plus considérables que l'individu est plus avancé en âge ; 4° dès la première année qui suit la naissance, les saillies de la surface du rocher, si considérables chez le fœtus, se sont effacées, les creux se sont remplis.

Ordre de jonction.

Il est digne de remarque que les temporaux des individus les plus avancés en âge présentent des traces de la soudure de la base du rocher avec les portions écailleuse et mastoïdienne.

DU CRANE EN GÉNÉRAL.

Les différents os qui viennent d'être étudiés se réunissent pour former le crâne, boîte osseuse qui renferme le cerveau, le cervelet, la protubérance annulaire et le bulbe rachidien. Il

Position.

est situé en arrière et au dessus de la face, occupe la partie la plus élevée du squelette, et fait suite à la colonne vertébrale.

Forme.

La *forme* du crâne est celle d'un ovoïde aplati en bas et sur les côtés, dont la grosse extrémité est tournée en arrière. Le crâne n'est jamais parfaitement symétrique; mais un défaut de

Symétrie jamais complète.

symétrie très prononcé m'a paru souvent coïncider avec un état pathologique de l'encéphale. L'examen attentif du crâne d'un grand nombre d'idiots et de maniaques m'a présenté une différence remarquable entre les deux moitiés latérales de cette cavité.

Dimensions.

Les *dimensions* du crâne ont été déterminées avec beaucoup d'exactitude par Bichat. Le diamètre antéro-postérieur mesuré du trou borgne à la protubérance occipitale interne, est de cinq pouces environ; le diamètre transversal, mesuré de la base d'un des rochers à celle de l'autre, est de quatre pouces et demi; le diamètre vertical, étendu de la partie antérieure du trou occipital au milieu de la suture sagittale, est un peu moindre que le diamètre transverse. En avant et en arrière du lieu où ont été mesurées la largeur et la hauteur du crâne, c'est à dire en avant et en arrière de la base des rochers, les diamètres diminuent progressivement. Il suit de là que la partie du crâne qui a le plus de capacité est celle qui répond à la réunion des deux tiers antérieurs avec le tiers postérieur du crâne, c'est à dire à l'endroit où se trouve le concours, ou, qu'on me passe l'expression, le *confluent* du cerveau, du cervelet et de la moelle.

Mais le crâne présente de nombreuses différences, soit dans l'étendue de ses dimensions, soit dans sa forme.

Variétés du crâne dans sa forme et dans ses dimensions.

Les *variétés* que présente la forme du crâne chez les différents individus, paraissent généralement dépendre de l'excès de tel ou tel diamètre; et il faut remarquer à ce sujet que l'augmentation d'un des diamètres coïncidant presque toujours avec une diminution proportionnelle dans les autres diamètres, il en résulte que la différence absolue de volume est peu considérable.

Variétés d'âge, de sexe, de race.

Le crâne présente aussi dans sa forme et dans son volume des variétés chez les différents peuples, ainsi que l'ont établi les recherches de Blumenbach et de Sœmmering. Chez plusieurs nations, la configuration du crâne dépend de l'usage où l'on est d'exercer sur la tête des enfants nouveau nés une compression permanente ou fréquemment réitérée. Enfin, le crâne offre des variétés relatives à l'âge, au sexe, aux races; il est proportionnellement plus considérable chez le fœtus que chez l'adulte, chez l'homme que chez la femme, chez la race blanche ou caucasique que chez les autres races humaines, et notamment que chez la race nègre. Quelles que soient, au reste, les variétés que présente le crâne, il est à remarquer qu'elles portent exclusivement sur la voûte. Le crâne étant exactement moulé sur le cerveau, on a attaché un grand intérêt à l'appréciation exacte des dimensions du crâne qui traduisent à l'extérieur les dimensions du cerveau : de là les diverses mesures imaginées pour cet objet. La plus ancienne est celle qui a été proposée par Camper sous le nom d'*angle facial*. Cet angle est destiné à mesurer le rapport qui existe entre le volume du crâne et celui de la face. Tirez une ligne qui, des dents incisives moyennes de la mâchoire supérieure, vienne passer au devant de la ligne médiane du front, coupez cette ligne par une autre qui, de ces mêmes dents incisives, aboutisse au conduit auditif, et vous aurez l'angle facial qui est, chez l'Européen, de 80 à 85°, de 75° dans la race mongole, et de 70° dans la race nègre. Cette circonstance anatomique n'avait point échappé au génie observateur des anciens. On voit, en effet, que dans les statues de leurs héros et de leurs dieux, ils ont poussé jusqu'à l'exagération la grandeur de l'angle facial, qui est de 90°, et même davantage, dans la statue du Jupiter-Tonnant.

Les différences portent sur la voûte.

Mensuration de la capacité du crâne.

Angle facial de Camper.

L'angle facial ne fournissant aucune donnée sur la capacité des régions postérieures du crâne, Daubenton a eu spécialement en vue cet objet dans la mesure qui porte le nom d'*angle occipital de Daubenton*; mais cette mesure, comme celle qui précède, comme, au reste, toutes les mesures linéaires appliquées à la détermination de la capacité du crâne, sont nécessairement inexactes. D'une part, en effet, l'épaisseur variable des parois de la cavité et le développement plus ou moins considérable des sinus; d'une autre part, la saillie considérable des alvéoles ou leur affaissement, après la chute des dents, introduisent dans le problème à résoudre des données dont il n'est pas tenu compte; encore faut-il remarquer que l'angle facial et l'angle occipital n'expriment les dimensions que dans un sens. Or, la capacité d'une cavité, comme le volume d'un solide, ne peut être déterminée que par la connaissance de ses trois dimensions. Ce n'est donc que par des mesures de surface et des mesures prises à l'intérieur du crâne, que la capacité de cette boîte osseuse peut être exactement appréciée. Tel est le but que s'était proposé Cuvier, en comprenant l'*aire du crâne et l'aire de la face*, sciés verticalement d'avant en arrière.

Angle occipital de Daubenton.

Imperfection de ce mode de mensuration.

Insuffisance des mesures linéaires.

Mesures de surface.

Aires de la face et du crâne.

La coupe du crâne représente un ovale dont la grosse extrémité est tournée en arrière; celle de la face est triangulaire. Chez l'Européen, l'aire du crâne égale quatre fois celle de la face, la mâchoire inférieure exceptée; chez le nègre, l'aire de la face augmente d'un cinquième. Le résultat le plus général auquel conduise l'examen comparatif du crâne et de la face dans l'homme et dans les mammifères, c'est que le crâne et la face sont dans un rapport inverse de développement. L'une de ces parties semble, pour ainsi dire, n'augmenter qu'aux dépens de l'autre.

Les dimensions du crâne sont en raison proportionnellement inverse de celles de la face.

Division du crâne et description de ses diverses régions.

Le crâne, considéré comme une seule pièce, se divise en *surface extérieure* et *surface intérieure* ou *encéphalique.* Beaucoup d'objets déjà décrits dans l'histoire de chaque os seront seulement indiqués; ceux qui résultent de l'union des os en une pièce commune seront examinés plus en détail.

Surface extérieure du crâne.

La surface extérieure du crâne présente à considérer une région supérieure ou voûte, une région inférieure, deux régions latérales.

A. *Région supérieure* ou *voûte.* Elle est bornée par une ligne circulaire qui, partant de la bosse frontale moyenne, aboutirait à la protubérance occipitale externe, en suivant le contour de la fosse temporale. Cette région, qui est principalement recouverte par les muscles occipito-frontaux présente :

Sur la ligne médiane. 1° La trace d'union des moitiés primitives du frontal; 2° la suture *bi-pariétale* ou *sagittale* (*sagitta*, flèche), qui, en devant, coupe perpendiculairement la suture fronto-pariétale, et, en arrière, se termine à l'angle supérieur de la suture *occipito-pariétale* ou *lambdoïde* (λ des Grecs). Suture bipariétale.

Sur les côtés, on trouve trois bosses plus ou moins saillantes, suivant les individus, d'autant plus saillantes que les individus sur lesquels on les examine sont moins avancés en âge. Ces trois bosses sont, 1° la bosse frontale, 2° la bosse pariétale, 3° la bosse occipitale supérieure. Entre la bosse frontale et la bosse pariétale, on trouve la suture *fronto-pariétale*; entre la bosse pariétale et l'occipitale, se remarque la suture *lambdoïde*. Indépendamment de ces trois grandes proéminences, il existe une foule d'autres petites bosselures qui ont acquis beaucoup d'importance dans le système de Gall, sous le nom de *protubérances*. Bosses frontale, pariétale, occipitale supérieure. Suture fronto-pariétale lambdoïde. Protubérances de Gall.

B. *Région inférieure* ou *base du crâne*, aplatie et très inégale, bornée en arrière par la protubérance occipitale externe et la ligne demi-circulaire supérieure de l'occipital, en avant par la bosse nasale : elle est circonscrite latéralement par une ligne étendue de l'apophyse mastoïde et de l'apophyse orbitaire externe d'un côté, aux mêmes parties du côté opposé. Je me Limites.

contenterai de décrire ici la moitié postérieure de la base du crâne; l'autre moitié sera comprise dans la description de la face, avec laquelle elle concourt à former les fosses orbitaires, nasales et zygomatiques. Les apophyses ptérygoïdes en bas, et plus haut le bord postérieur du sphénoïde, établissent la limite de ces deux moitiés.

Protubérance occipitale externe. Crête occipitale externe. Trou occipital. Condyles. Surface basilaire. Suture sphéno-occipitale.

La moitié postérieure de la base du crâne présente d'arrière en avant : 1° *sur la ligne médiane*, la protubérance occipitale externe, la crête occipitale externe, le trou occipital et les condyles, la surface basilaire, et enfin la suture transversale qui résulte de l'articulation du corps sphénoïde avec l'angle inférieur tronqué de l'occipital : c'est la *suture spheno-occipitale.*

Bosses occipitales inférieures.

2° *Sur les côtés*, bosses occipitales inférieures, offrant chez les divers sujets des différences de volume auxquelles Gall, dans son système cranologique, a attaché une grande importance.

Lignes demi-circulaires de l'occipital.

Ces bosses sont limitées en haut par la ligne demi-circulaire supérieure de l'occipital; sur leur partie moyenne se dessine la ligne courbe occipitale inférieure, séparée de la précédente par des empreintes musculaires. Entre la ligne courbe occipitale inférieure et le trou occipital se voient encore des inégalités destinées aussi à des insertions de muscles. Plus en devant, on trouve la fosse condylienne postérieure, et le trou condylien postérieur, dont l'existence n'est pas constante. En dehors des condyles de l'occipital est la surface jugulaire, l'éminence de même nom et la *suture pétro-occipitale,* obliquement dirigée d'arrière en avant et de dehors en dedans, sans engrenure et même sans juxta-position complète des os, et terminée en arrière par une ouverture considérable, à bords inégaux, nommée *trou déchiré postérieur*, lequel est divisé par une languette osseuse en deux parties, l'une *antérieure*, plus petite, à travers laquelle passent des nerfs; l'autre *postérieure,* plus grande, appelée *fosse jugulaire*, et recevant un renflement veineux considérable, nommé *golfe de la veine jugulaire.* La suture pétro-occipitale se termine en devant à une autre ouverture inégale, de forme triangulaire, fermée par un cartilage,

Fosse et trou condylien postérieur. Surface jugulaire. Eminence jugulaire. Suture pétro-occipitale. Trou déchiré postérieur. Fosse jugulaire.

véritable fontanelle qui se trouve à la limite de trois os, l'occipital, le temporal et le sphénoïde : c'est le *trou déchiré antérieur*. Au devant de la suture pétro-occipitale, se voit la face inférieure du rocher avec ses nombreuses aspérités ; puis d'arrière en avant, l'apophyse mastoïde, la rainure digastrique, le trou stylo-mastoïdien, l'apophyse styloïde et son *chaton* ou *gaîne*, l'orifice inférieur du canal carotidien ; plus en avant est la *suture pétro-sphénoïdale*, à l'extrémité externe de laquelle s'ouvre, par un orifice dirigé obliquement en avant et en bas, la portion osseuse de la *trompe d'Eustachi*. **Trou déchiré antérieur.**

Ainsi, toutes les sutures de la moitié postérieure de la base du crâne ont pour aboutissant le trou déchiré antérieur. De l'angle interne part la suture sphéno-occipitale qui s'étend transversalement d'un des trous déchirés antérieurs à l'autre. De l'angle externe, part la stuture pétro-sphénoïdale qui se continue avec la scissure de Glaser ; de l'angle postérieur, part la suture pétro-occipitale qui s'unit à angle obtus avec la suture occipitò-mastoïdienne. Toutes ces sutures, sans exception, se font par juxta-position, et non par engrenure, comme les sutures de la voûte. **Toutes les sutures de la moitié postérieure de la base aboutissent au trou déchiré antérieur.**

C. *Régions latérales du crâne*, bornées en arrière par la suture lambdoïde, en avant par l'apophyse orbitaire externe, en haut par la ligne courbe temporale. Cette région, plus ou moins bombée suivant les sujets, est néanmoins la partie la plus aplatie de la voûte. Elle présente d'arrière en avant, 1° la *région mastoïdienne*, le trou mastoïdien, le conduit auditif externe, la cavité glénoïde, et la racine transverse de l'apophyse zygomatique ; 2° la *région* ou *fosse temporale*, concave en avant, convexe en arrière ; bornée en bas et en dehors par *l'arcade zygomatique*, ou *anse de la tête*, très écartée du crâne, et dont l'écartement est en général très considérable chez les carnivores ; bornée en bas et en dedans par une crête qui sépare la fosse temporale de la fosse zygomatique. Cette fosse temporale est sillonnée de sutures nombreuses dont voici la disposition : 1° On voit descendre verticalement la suture **Région mastoïdienne.** **Région ou fosse temporale.**

Sutures de la fosse temporale. Sutures sphéno-frontale. Sphéno-pariétale.

fronto-pariétale ; 2° de l'extrémité inférieure de cette suture, on en voit partir deux autres, une en devant : c'est la suture *sphéno-frontale* ; l'autre en arrière : c'est la *sphéno-pariétale*. Chacune d'elles ne tarde pas à se subdiviser en deux branches. De la sphéno-pariétale naissent : 1° la *sphéno-temporale*, qui suit une direction descendante et va se terminer à la scissure de Glaser ; 2° la *temporo-pariétale*, qui marche horizontalement, et va se continuer avec la suture lambdoïde. Les sutures sphéno-temporale et temporo-pariétale font toutes deux partie de ce qu'on a nommé *suture écailleuse*. De la suture *sphéno-frontale*, que nous avons négligée un moment, naissent : 1° la suture *fronto-jugale*(1) qui marche horizontalement ; 2° la suture *sphéno-jugale* qui est descendante. Les dénominations données à ces sutures indiquent pour chacune les os dont elle est formée. Le système d'exposition que nous venons d'adopter nous a paru le plus propre à faciliter le souvenir de ces nombreuses sutures, en les subordonnant les unes aux autres. Le tableau suivant résume très exactement ce qui vient d'être dit.

Les sutures sphéno-temporale et temporo-pariétale constituent la suture écailleuse.

Suture fronto-jugale.

Sphéno-jugale.

1° Suture fronto-pariétale.	1° Sphéno-pariétale.	1° Sphéno-temporale ; 2° Temporo-pariétale.
	2° Sphéno-frontale.	1° Fronto-jugale ; 2° Sphéno-jugale.

Disposition générale des biseaux dans ces sutures.

Toutes ces sutures ont ceci de très remarquable, que tous ou presque tous les os qui concourent à leur formation sont taillés en biseau en manière d'écaille, et de plus, que l'écaille de tout os placé au-dessus est recouverte par l'écaille de l'os placé au-dessous ; en sorte que chaque écaille inférieure empêche la supérieure correspondante de se porter en dehors, et lui résiste

(1) L'os malaire porte le nom d'os jugal, d'où les noms de fronto-jugale et sphéno-jugale.

à la manière des arcs-boutants. (Voyez *Mécanisme du crâne. Arthrologie.*)

Surface intérieure du crâne.

Pour bien voir la surface intérieure du crâne, il faut le soumettre à deux coupes : l'une horizontale, dirigée de la protubérance occipitale à la bosse frontale moyenne ; l'autre verticale, dirigée d'avant en arrière sur la ligne médiane.

Crête frontale.

Gouttière longitudinale.

Voûte du crâne. Ligne médiane. D'avant en arrière, on y trouve la crête frontale, la *gouttière longitudinale* peu profonde, prolongée en avant jusqu'à la crête frontale, et en arrière jusqu'à la protubérance occipitale interne, présentant dans le sens de sa longueur, 1° une ligne, trace de l'union des deux pièces qui forment le frontal pendant les premières années de la vie ; 2° la face interne de la suture sagittale. La gouttière longitudinale loge dans toute sa longueur le sinus longitudinal supérieur : elle présente l'orifice interne des trous pariétaux.

Fosses frontales.

Suture fronto-pariétale.

Fosse pariétale

Suture lambdoïde.

Fosse occipitale supérieure.

Sur les côtés : 1° fosses frontales au niveau des bosses du même nom ; 2° face interne de la suture fronto-pariétale ; 3° face interne du pariétal et fosse pariétale ; 4° suture lambdoïde, 5° fosses occipitales supérieures.

Remarquons, 1° à l'égard des *fosses*, qu'elles sont toutes plus profondes que ne semblerait l'indiquer la saillie des bosses correspondantes, parce que les fosses sont creusées en parties aux dépens de l'épaisseur des os ; 2° à l'égard des *sutures*, qu'elles sont beaucoup moins profondément dentelées à la surface interne qu'elles ne le sont à la surface externe.

Gouttières vasculaires.

Du reste, toute la face interne de la voûte est parcourue de gouttières rameuses creusées principalement sur les pariétaux : les unes sont veineuses, les autres artérielles. Les gouttières veineuses, qui n'existent pas d'une manière manifeste chez tous les sujets, mais qui quelquefois sont énormes, se distinguent des gouttières artérielles par les trous dont elles sont criblées. Cette remarque est de M. le professeur Breschet.

Base du crâne. Elle présente trois séries de fosses ou trois régions, disposées comme par étages sur un plan incliné d'avant en arrière et de haut en bas. On les divise en régions antérieure, moyenne et postérieure.

A. *Région antérieure* ou *ethmoïdo-frontale.* Constituée par le frontal, l'ethmoïde et les petites ailes du sphénoïde, elle présente, 1° *à sa partie moyenne et en avant*, la *fosse ethmoïdale*, divisée par l'apophyse crista-galli en deux gouttières profondes, antéro-postérieures, *gouttières ethmoïdales.* Cette apophyse est séparée de la crête frontale par une échancrure au fond de laquelle est le trou borgne. Dans les gouttières ethmoïdales se voient les trous de la lame criblée, la fente ethmoïdale destinée au filet ethmoïdal du rameau nasal, la trace interne de la *suture ethmoïdo-frontale*, dirigée d'avant en arrière, l'orifice des trous orbitaires internes, la trace de la suture *ethmoïdo-sphénoïdale* dirigée transversalement.

Fosse et gouttières ethmoïdales.

Surface olfactive.

Derrière la fosse ethmoïdale est la surface olfactive, légèrement déprimée de chaque côté de la ligne médiane pour le passage des nerfs olfactifs : cette surface appartient aux petites ailes du sphénoïde.

Bosses orbitaires.

2° *Sur les côtés*, les bosses orbitaires, si remarquables par la saillie de leurs mamelons, parcourues par de très petites gouttières pour des rameaux de l'artère méningée. On y voit encore la *suture fronto-sphénoïdale* qui indique l'union des petites ailes du sphénoïde avec la portion orbitaire du frontal. Les bosses orbitaires soutiennent les lobes antérieurs du cerveau.

B. *Region moyenne* ou *sphéno-temporale.* Elle présente

Partie médiane.

dans sa partie médiane formée par le corps du sphénoïde, la gouttière optique, la fosse *pituitaire* profondément excavée en arrière, la lame carrée, les gouttières caverneuses, les apophyses clinoïdes antérieures et postérieures.

2° *Sur les côtés*, fosses très profondes répondant aux cornes sphénoïdales du cerveau, nommées *fosses latérales moyennes* de la base du crâne; larges en dehors, étroites en dedans, elles sont bornées en devant par le bord postérieur des petites ailes du sphénoïde, en arrière par le bord supérieur du rocher. Ces fosses qu'on pourrait appeler ***spheno-temporales*** sont formées par la face supérieure du rocher, la face interne de la portion écailleuse du temporal et la face supérieure des grandes ailes du sphénoïde. Elles présentent d'avant en arrière la fente sphénoïdale, le trou grand rond ou maxillaire supérieur, le trou ovale, le trou sphéno-épineux ou petit rond, l'orifice interne du trou déchiré antérieur et l'hiatus de Fallopia. On y voit la réunion du sphénoïde d'une part avec la portion écailleuse, de l'autre avec la portion pierreuse (***sutures spheno-temporale, pétro-sphénoïdale***). Cette fosse, mamelonnée comme d'ailleurs toute la surface du crâne qui répond au cerveau, est traversée d'arrière en avant et de dedans en dehors par une gouttière qui, née du trou sphéno-épineux, longe le bord externe du sphénoïde, ou plutôt est creusée sur la suture sphéno-écailleuse, et se subdivise bientôt en deux branches : l'une antérieure, plus considérable, qui poursuit son trajet jusqu'à l'angle antérieur inférieur du pariétal, où elle se continue avec la gouttière rameuse antérieure de cet os; l'autre postérieure, qui se dirige horizontalement en arrière, et gagne l'angle antérieur inférieur du pariétal. Dans certains cas, la portion de gouttière étendue du trou petit rond au sommet de la petite aile du sphénoïde, a un diamètre presque égal à celui des gouttières latérales; presque toujours alors cette portion de gouttière est criblée de trous : elle contient l'artère méningée moyenne et une grosse veine.

Fosses sphéno-temporales.

Gouttière rameuse de l'artère méningée moyenne.

C. ***Région postérieure de la base du crâne ou région temporo-occipitale***. Elle présente, 1° à la partie moyenne la ***gouttière basilaire***, formée par l'occipital et par la lame carrée, la ***suture spheno-occipitale***, le trou occipital, les trous condyliens antérieurs, la crête occipitale interne, la protubérance du même nom.

Gouttière basilaire.

2° *Sur les côtés*, les *fosses occipitales inférieures*, les plus profondes de toutes les fosses du crâne, formées par la face postérieure du rocher, par la presque totalité de la face encéphalique de l'occipital, et un peu par l'angle inférieur et postérieur du pariétal. On y trouve le *trou déchiré postérieur*, la trace de la suture qui unit le temporal à l'occipital, et le long de la suture pétro-occipitale, une petite gouttière nommée *gouttière pétreuse inférieure*.

Fosses occipitales inférieures.

Gouttière latérale.

La fosse occipitale inférieure est bornée en haut par une gouttière large et profonde, destinée à loger le sinus latéral, et qu'on appelle *gouttière latérale*. Cette gouttière commence à la protubérance occipitale interne, se porte horizontalement en dehors jusqu'à la base du rocher : là elle s'élargit encore, contourne la base du rocher, en se prolongeant dans la fosse occipitale de haut en bas et de dehors en dedans : arrivée à la suture occipito-mastoïdienne, elle se relève pour se terminer dans le trou déchiré postérieur. Par la gouttière latérale, la fosse occipitale inférieure est divisée en deux parties : l'une antérieure, formée par le plan postérieur du rocher; l'autre postérieure, formée par l'occipital. Dans cette gouttière viennent aboutir le *trou mastoïdien*, le *trou condylien postérieur* quand il existe, ainsi que les *gouttières pétreuses supérieure et inférieure*.

Rien de plus variable que les dimensions des gouttières latérales; le plus souvent la gauche est moins large et moins profonde que la droite, surtout dans la portion horizontale.

La surface interne du crâne est moulée sur la surface du cerveau.

Parmi les éminences et les cavités dont est parsemée la surface interne du crâne, les plus prononcées sont celles de la base; cette disposition s'observe surtout aux bosses orbitaires et aux fosses moyennes et latérales. Depuis les travaux de Gall et de Spurzheim, on est revenu à l'opinion des anciens qui regardaient ces éminences et ces enfoncements comme répondant, les premières aux anfractuosités, les seconds aux circonvolutions du cerveau : le crâne est en effet moulé sur le cerveau, et pour s'en convaincre, on n'a qu'à répéter une expérience que j'ai faite plusieurs fois pour cet objet. Enlevez le cerveau de la cavité du crâne, remplissez cette cavité de plâtre gâché que vous retirerez lorsqu'il aura été desséché ; vous trouverez sur le moule en plâtre l'image fidèle des circonvolutions et des anfractuosités du cerveau. Aussi, dans l'hydrocéphale chronique, où les inégalités du cerveau s'effacent par l'accumulation du liquide, la surface interne du crâne présente-t-elle à peine des vestiges d'éminences et de dépressions. Le tissu osseux, malgré sa dureté, se moule aisément sur les organes, et cède avec facilité à la compression qu'exercent sur lui les parties molles. Il est rare d'ouvrir le crâne d'un sujet un peu avancé en âge, sans rencontrer dans quelques points une usure plus ou moins considérable des parois du crâne, soit par des amas des petits corps blancs appelés glandes de Pacchioni, soit par des veines dilatées.

Un point anatomique digne d'attention est l'absence à la surface externe du crâne de dispositions correspondantes à celles de la surface intérieure : voyez la voûte orbitaire comparée à la face cranienne de la portion orbitaire du frontal. C'est aux dépens du diploé que sont en partie creusées les impressions digitales. Les deux lames compactes qui constituent les os du crâne sont en quelque sorte indépendantes l'une de l'autre. L'une interne appartient, si l'on peut parler ainsi, à l'encéphale ; l'autre externe appartient au système locomoteur. Le diploé est la limite de ces deux lames. Ce fait anatomique contrarie la doctrine de Gall sur les protubérances ; il prouve en effet que les circonvolutions cérébrales ne se traduisent point fidèlement à l'extérieur par des saillies ou protubérances correspondantes.

Indépendance des deux lames des os du crâne.

Pour compléter l'histoire anatomique du crâne, il nous reste à faire connaître : 1° le crâne considéré comme région de la colonne vertébrale (1); 2° son développement général ; 3° les

(1) L'analogie que les naturalistes ont si ingénieusement établie entre le crâne et la colonne vertébrale, est tellement passée dans le domaine de l'enseignement que j'ai cru devoir présenter ici les considérations principales sur lesquelles elle s'appuie.

connexions de ses diverses pièces. (Voyez pour ce dernier article l'*Arthrologie.*)

Du crâne considéré comme région de la colonne vertébrale.

Le crâne peut être considéré comme région céphalique du rachis.

Nous connaissons maintenant chacune des pièces qui constituent le crâne, et le crâne dans son ensemble. Nous pouvons actuellement jeter un coup d'œil philosophique sur cette boîte osseuse que nous avons déjà présentée plusieurs fois comme une dépendance du canal rachidien, comme le renflement céphalique de ce canal, de même que plus tard nous considérerons le cerveau et la moelle comme un tout continu, et le cerveau comme une moelle épinière prodigieusement renforcée.

Sous ce point de vue, le crâne peut être considéré comme la région supérieure ou céphalique du rachis, et, à l'aide d'une induction légitime, il nous sera presque aussi facile d'apprécier les analogies et les différences des vertèbres céphaliques et des vertèbres proprement dites, que les analogies et les différences des vertèbres des autres régions entre elles.

Coupe qui rend manifeste l'analogie du crâne et du rachis.

Prenez une colonne céphalo-rachidienne, soumettez-la à une coupe verticale antéro-postérieure qui la divise en deux moitiés latérales; alors vous verrez la cavité rachidienne se continuer avec la cavité cranienne; le corps des vertèbres se continuer avec le crâne par l'apophyse basilaire, le corps du sphénoïde, l'apophyse *crista galli* et la lame perpendiculaire de l'ethmoïde; vous verrez les lames vertébrales remplacées par la voûte osseuse formée en arrière par l'occipital, en avant par le frontal, au milieu par les pariétaux et par la portion écailleuse des temporaux; les apophyses épineuses représentées par la crête et la protubérance occipitales externes, atrophiées en quelque sorte chez l'homme, mais très développées chez les animaux, et se prolongeant sur les pariétaux; les apophyses transverses continuées par les apophyses mastoïdes, zygomatiques et orbitaires externes. Nous retrouverons aussi les trous de conjugaison, mais modifiés ainsi qu'on va le voir. On concevra sans peine que la colonne vertébrale étant composée de deux parties, l'une qui sert de colonne de soutènement, l'autre qui sert de cavité protectrice, la première devait être rudimentaire dans la région céphalique qui n'avait rien à supporter, tandis que la seconde devait être à son *maximum* de développement, parce qu'elle était destinée à protéger un organe qui est également chez l'homme à son *maximum* de développement, le cerveau, de même que, par opposition, nous avons vu les corps des premières vertèbres sacrées s'agrandir aux dépens de leur cavité. L'immobilité des différentes pièces qui constituent le crâne, ne nous empêchera pas d'accepter un semblable rapprochement, car nous avons déjà vu une soudure plus complète encore pour la région sacro-coccygienne.

La cavité protectrice est à son maximum de développement.

Cela posé, nous admettrons *trois vertèbres céphaliques;* une postérieure ou occipitale, une moyenne ou sphéno-temporo-pariétale, une antérieure ou sphéno-ethmoïdo-frontale.

On peut admettre trois vertèbres céphaliques.

1° La *vertèbre postérieure* ou *occipitale* a pour *corps* l'apophyse basilaire, pour *lames* la portion large de cet os que nous pouvons considérer comme formée par la réunion des deux lames vertébrales étalées; le *trou* ou *foramen* rachidien est le trou occipital formé en avant par le corps, et en arrière par les lames; l'*apophyse épineuse* est représentée par la protubérance occipitale externe et la crête du même nom qui donnent attache aux muscles extenseurs de la tête, analogues des spinaux postérieurs; l'*apophyse transverse* est représentée par l'apophyse mastoïde qui donne attache aux muscles latéraux. La portion pierreuse du temporal pourrait être rattachée au corps de la vertèbre occipitale, s'il n'était pas plus rationnel de la considérer comme un os surnuméraire, un os de remplissage destiné à servir de réceptacle à un sens spécial.

De la vertèbre postérieure ou occipitale.

2° La *vertèbre moyenne* ou *sphéno-temporo-pariétale* a pour *corps* le corps du sphénoïde ou sphénoïde postérieur; peu importe qu'il soit creusé ou non d'une cavité qui le renfle en ampoule et en augmente le volume. L'*arc* ou les *lames* sont formées par les grandes ailes du sphénoïde, la portion écailleuse du temporal et les pariétaux; cet arc, étroit à sa

Vertèbre moyenne ou spheno-temporo-pariétale.

jonction avec le corps, s'élargit prodigieusement pour former la plus grande partie de la voûte du crâne; le trou ou anneau est l'espace qui sépare le corps du sphénoïde de la voûte cranienne.

Vertèbre antérieure ou sphéno-ethmoïdo-frontale.

3° La *vertèbre antérieure* ou *sphéno-ethmoïdo-frontale* est en avant ce que la vertèbre occipitale est en arrière, et ferme dans le premier sens la cavité cranienne. Le *corps*, bien plus rudimentaire que dans les vertèbres précédentes, parce qu'il n'entre pour rien dans le mécanisme du crâne, est constitué par l'apophyse *crista galli* et la *lame perpendiculaire de l'ethmoïde* qui lui fait suite (1), et par la portion du corps du sphénoïde qui soutient les petites ailes du sphénoïde (sphénoïde antérieur des animaux et du fœtus humain). L'*arc* ou les *lames* sont représentées par la totalité du frontal qui peut être considéré comme formé de deux lames réunies sur la ligne médiane par un de leurs bords; le trou est remplacé par la concavité du frontal. Point d'*apophyse épineuse*: pour *apophyses transverses*, nous trouvons les apophyses orbitaires externes qui soutiennent comme les apophyses zygomatiques une partie de la face.

Des trous de conjugaison crâniens.

Reste maintenant à démontrer les trous de conjugaison. Il semble, au premier abord, presque impossible de rattacher les trous si multipliés dont est percée la base du crâne, à la loi si simple qui préside aux trous de conjugaison de la colonne vertébrale, lesquels résultent tous sans exception de la *conjugaison* des échancrures correspondantes de deux vertèbres voisines. Cependant rien de plus facile; rappelons d'abord que la région sacrée nous a présenté deux fois plus de trous de conjugaison que les autres régions, en raison de la soudure des vertèbres qui la constituent. Du crâne devait sortir un grand nombre de nerfs destinés à se distribuer au loin; ne soyons

(1) Il est bon de rappeler que l'apophyse crista galli et la lame perpendiculaire de l'ethmoïde ne constituent qu'une seule lame continue, perpendiculairement coupée par la lame criblée: l'apophyse crista galli n'est autre chose que la portion de la lame perpendiculaire qui est située au dessus de la lame criblée.

donc pas étonnés si les trous de conjugaison seront multiples, et en quelque sorte divisés. L'anatomie comparée lèvera d'ailleurs tous nos scrupules, en nous montrant dans certaines régions de la colonne vertébrale proprement dite, les trous de conjugaison multipliés eux-mêmes. Cela posé, à quelles parties donnent passage les trous de conjugaison du rachis? A des nerfs et à des veines. Ces nerfs vont donner le sentiment et le mouvement à toutes les parties du corps, mais le sentiment du tact seulement. Lorsque des vaisseaux artériels ont dû être protégés par la colonne vertébrale, ils occupent un canal bien distinct du canal vertébral : le canal creusé aux dépens de la base des apophyses transverses, le canal rachidien antérieur des animaux dont l'aorte se prolonge au delà du tronc en sont des exemples. Ainsi, nous devons faire au crâne le départ des trous ou canaux qui donnent passage à des nerfs spéciaux et de ceux qui conduisent des artères dans le crâne. Or, ces trous sont : 1° les trous de la lame criblée de l'ethmoïde par lesquels s'exprime le nerf de l'olfaction ; 2° les trous optiques destinés à l'organe de la vision ; 3° le conduit auditif interne destiné au nerf de l'audition ; 4° le canal carotidien et le trou déchiré antérieur destinés à conduire l'artère carotide dans la cavité du crâne ; 5° le trou sphéno-épineux pour l'artère et la veine méningées moyennes.

Les trous de conjugaison du crâne sont multiples et comme divisés.

Analyse des trous crâniens.

On doit faire le départ des trous qui donnent passage à des nerfs spéciaux et à des artères.

Cette élimination une fois faite, rien de plus facile que le parallèle des trous de la base du crâne avec les trous de conjugaison du rachis ; d'abord, ces trous sont concentrés à la base du crâne à côté du corps des vertèbres céphaliques, de la même manière que les trous de conjugaison du rachis sont ciselés sur le pédicule qui unit le corps à l'arc des vertèbres. Les trous de conjugaison rachidiens sont formés par la réunion de deux vertèbres ; or, il n'y a que trois vertèbres pour la région céphalique, donc il doit n'y avoir que deux trous de conjugaison de chaque côté.

Situation des trous de conjugaison.

A. Le trou de conjugaison postérieur du crâne est formé par la vertèbre occipitale et par la vertèbre moyenne ; il est repré-

Le trou déchiré postérieur et le trou condylien antérieur constituent le trou de conjugaison postérieur.

senté par le *trou déchiré postérieur* auquel je rapporte le *trou condylien antérieur*. Qu'importe que des lamelles osseuses les séparent? Nous verrons en effet, à l'occasion de l'articulation occipito-atloïdienne, qu'un canal fibreux unique formé par des faisceaux que j'ai appelés de renforcement, contient à la fois le nerf grand hypoglosse qui passe par le trou condylien antérieur et les nerfs pneumo-gastrique, glosso-pharyngien, accessoire de Willis, et la veine jugulaire interne qui passent par le trou déchiré postérieur? A ce canal fibreux font suite les trous osseux déchiré postérieur et condylien antérieur. Or, de même que les trous de conjugaison rachidiens donnent passage à des veines et sont proportionnels au diamètre des veines qui les traversent, de même le trou de conjugaison postérieur du crâne donne passage à la veine jugulaire interne, et le trou déchiré postérieur est proportionnel au développement de cette grosse veine.

La fente sphénoïdale, les trous maxillaire supérieur et inferieur, et même le canal du nerf facial constituent le trou de conjugaison antérieur.

B. Le trou de conjugaison antérieur du crâne se trouve sur les limites de la vertèbre moyenne et de la vertèbre antérieure; il est essentiellement représenté par la fente sphénoïdale, autour de laquelle se groupent les trous maxillaire supérieur et maxillaire inférieur. Par cette fente et ces trous passent la sixième, la quatrième, la troisième et la cinquième paire dont la distribution si compliquée a nécessité les trous maxillaires supérieur et inférieur: par la fente sphénoïdale passent encore non seulement la veine ophthalmique, mais encore un plexus veineux très analogue aux veines des trous de conjugaison, et que nous décrirons plus tard. A ce trou de conjugaison doit se rallier malgré l'intervalle qui l'en sépare, le canal par lequel passe le nerf facial.

Telle est la manière dont je crois qu'il convient d'envisager le crâne considéré dans ses rapports avec la colonne vertébrale.

Poussée plus loin, l'analogie me paraît bien plus nuisible que profitable à la science; et, chargé par la nature de cet ouvrage de transmettre intact le dépôt de l'anatomie classique, je ne cesserai de prémunir contre les écarts de cette anatomie transcendante, qui fait consister un grand mérite, non dans des découvertes positives qu'elle abandonne aux esprits vulgaires, mais dans des rapprochements bizarres, qui trouve neuf vertèbres dans le crâne, voire même une extrémité tout entière dans l'os hyoïde, la mâchoire inférieure, etc. (1).

Développement général du crâne.

Précocité de développement du crâne.

Le développement du crâne est remarquable par sa grande précocité; aussitôt que l'embryon est assez avancé pour offrir une distinction de parties, la tête, sous forme d'une vésicule ovoïde, l'emporte de beaucoup sur tout le reste du corps. Relativement à l'ordre suivant lequel s'ossifient les diverses pièces du crâne, on peut remarquer que les os de la voûte s'ossifient avant ceux de la base, de la même manière que dans les vertèbres l'ossification des lames précède l'ossification des corps. Dans les deux cas, l'évolution est plus prompte dans la partie qui remplit plus spécialement un office de protection.

Os du crâne à la naissance.

Les os de la voûte paraissent avant ceux de la base.

Le progrès de l'ossification est plus rapide à la base qu'à la voûte du crâne.

A la naissance, l'ossification est beaucoup moins avancée à la voûte qu'à la base, en sorte que dans le fœtus à terme les os de la base forment un tout solide et sont immobiles, tandis que les os de la voûte sont séparés par des espaces membraneux qui leur permettent des mouvements assez étendus, si bien qu'à cette époque la voûte du crâne est en quelque sorte malléable.

Absence des sutures.

A la naissance, on ne rencontre rien d'analogue à ce mode d'union qu'on nomme suture. Chaque os présente néanmoins à sa circonférence des dentelures que l'on a comparées à celles d'un peigne. L'existence de ces dentelures avant l'époque à laquelle les os sont arrivés au contact, prouve qu'elles ne sont point un effet mécanique de la rencontre des os entre eux; la seule influence mécanique qu'elles éprouvent dans leur forma-

(1) On pourrait à la rigueur considérer les apophyses jugulaires qui quelquefois s'articulent avec l'apophyse transverse de l'atlas comme représentant les apophyses articulaires inférieures de la vertèbre occipitale.

tion, est la déviation des dentelures qui se rencontrent. La suture frontale est celle qui se forme la première.

Fontanelles. Une autre particularité de cette époque du développement est l'existence de ces intervalles membraneux qu'on nomme *fontanelles*. Voici le mécanisme de leur formation : l'ossification marchant du centre vers la circonférence, les points les plus éloignés du centre sont les derniers atteints par l'ossification. Or, comme, dans les os larges, les parties les plus éloignées du centre sont les angles, il en résulte que là où se trouvent plusieurs angles, là existe un espace non ossifié ; c'est cet espace qui porte le nom de fontanelle. Toutes les fontanelles ont été indiquées dans la description des os du crâne ; leur étude particulière se rattache à l'histoire de l'accouchement, à raison des signes importants qu'elles fournissent pour déterminer la position de l'enfant. A quatre ans, la trace des fontanelles a en général complètement disparu.

Des os wormiens.

Os wormiens. Les os wormiens devant être considérés comme des points supplémentaires d'une ossification quelquefois trop lente, nous croyons devoir en placer la description dans cette histoire générale du développement du crâne.

Nom. Les os wormiens, ainsi nommés parce qu'on en attribue la première description à Wormius, médecin de Copenhague, portent aussi le nom d'*os épactaux*, *os complémentaires* du crâne, *ossa triquetra*, *ossa raphogeminantia*. Ils n'ont rien de constant ni dans leur siège, ni dans leur nombre, ni dans leur forme, ni dans leur volume. On peut dire cependant que c'est dans la suture lambdoïde, c'est à dire dans la plus inégale de toutes les sutures et au confluent de plusieurs sutures, qu'on les rencontre le plus communément ; ils en augmentent encore les aspérités, circonstance qu'il ne faut pas perdre de vue dans le diagnostic des fractures du crâne.

Os triangulaire de Blasius ou os épactal. Le plus remarquable des os wormiens est celui qui remplace quelquefois l'angle supérieur de l'occipital, et que Blasius a appelé *os triangulaire* : c'est l'*os épactal* proprement dit. On voit quelquefois trois et même quatre os wormiens remplacer toute la portion de l'occipital qui est au dessus de la protubérance occipitale externe. Il n'est pas rare de voir dans la suture sagittale un os wormien, qu'on peut comparer à l'*os inter-pariétal* des animaux.

Os wormien inter-pariétal.

Bertin a décrit un os quadrangulaire occupant la fontanelle antérieure, dont il représentait la figure, et que j'ai eu occasion de rencontrer. L'angle antérieur et inférieur du pariétal est quelquefois remplacé par un os wormien ; enfin, j'en ai vu un dans la suture écailleuse.

Les os wormiens sont tantôt formés aux dépens de la table externe seulement, tantôt aux dépens de la table interne, et plus souvent aux dépens de toute l'épaisseur du crâne ; leur circonférence est dentelée comme celle des os du crâne.

Souvent formés aux dépens de la table externe.

Les os wormiens déterminent, lorsqu'ils sont considérables, des *sutures accidentelles*. C'est ainsi qu'on a vu le pariétal divisé en deux parties par une suture dirigée du bord supérieur au bord inférieur de cet os.

Leur mode de développement est semblable à celui des os larges, c'est à dire qu'il a lieu par rayonnement du centre à la circonférence. Ce n'est, suivant Béclard, que cinq ou six mois après la naissance que se développent les os wormiens ; à leur rencontre avec les os environnants, se forment des sutures qui sont de toutes celles du crâne les premières à s'effacer.

Développement.

D'après tout ce qui vient d'être dit sur cette classe d'os irréguliers, en quelque sorte *accidentels*, puisqu'il n'y a rien de constant ni dans leur nombre, ni dans leur existence, il est évident qu'on ne saurait les envisager que comme des *points supplémentaires d'ossification*, et non comme jouant un rôle important dans le mécanisme de la solidité du crâne, ainsi que tendrait à le faire supposer le nom de *clefs de voûte* qui leur a été donné par quelques anatomistes.

Ce sont des os accidentels.

Ce ne sont pas des clés de voûte.

Progrès du développement chez l'adulte et le vieillard.

La lame cartilagineuse qui séparait les os dans le principe, s'ossifie peu à peu. Les sutures sont tellement serrées, qu'il est

Diminution du cartilage qui réunit les os entre eux.

presque impossible d'isoler les os sans rompre leurs dentelures. En même temps que les os croissent en largeur, leur épaisseur augmente; le diploé, qui n'existait pas dans les premiers temps, se développe entre les deux lames. Chez l'adulte, plusieurs os commencent déjà à se souder : on en a un exemple dans l'union précoce du sphénoïde et de l'occipital.

Augmentation d'épaisseur.

Chez le vieillard, la trace des sutures s'éfface en grande partie, en sorte qu'il semblerait, dans certains cas, que le crâne ne forme qu'une seule pièce : la continuité de certains os est quelquefois telle que les canaux veineux de l'un communiquent et s'abouchent directement avec les canaux veineux de l'autre. Il n'est pas rare de voir les os du vieillard présenter, dans une étendue plus ou moins grande, l'aspect d'une lame de corne mince et transparente. Dans ce cas, qui appartient à l'atrophie des os du crâne, ces os semblent réduits à la lame interne ou vitrée; une dépression considérable qui occupe la face externe témoigne de l'absorption du diploé et de la table externe.

Soudure.

Continuité des canaux veineux.

Cette diminution d'épaisseur, jointe à la fragilité croissante du tissu osseux, explique la facilité avec laquelle se fracturent les os du crâne chez les vieillards : la continuité de ces os explique en outre comment le crâne peut se fracturer dans une étendue considérable. Au reste, rien de plus variable que l'épaisseur et la densité des os du crâne chez les vieillards : en regard des os du crâne qui ont en quelque sorte la fragilité du verre, se voient des os mous, spongieux, qui se laissent difficilement briser par le marteau sous l'action duquel ils se dépriment avant de se rompre. J'ai également rencontré plusieurs fois chez les vieillards les dents des sutures pariétale et lambdoïde émoussées; les bords articulaires de ces os, juxtaposés et non engrenés; pour tout moyen d'union une couche fibreuse qui permettait la séparation facile de ces os. La suture lambdoïde est de toutes les sutures du crâne celle qui m'a le plus souvent présenté cette disposition; or, dans tous les cas de ce genre que j'ai observés, les bords supérieurs de l'occipital débordaient de beaucoup les bords correspondants des pariétaux qui semblaient appartenir à une sphère d'un diamètre moindre que l'occipital.

Variétés dans la densité du crâne chez les vieillards.

DE LA FACE.

La face est cette sculpture osseuse, très compliquée, située à la partie antérieure et inférieure de la tête, creusée de fosses profondes destinées à servir, 1° de réceptacle aux organes de la vue, de l'odorat et du goût; 2° d'appareil de mastication. Définition.

La face se divise en deux parties, ***mâchoire supérieure*** et ***mâchoire inférieure***. Un seul os constitue la mâchoire inférieure; la mâchoire supérieure est essentiellement composée par un os pair, le sus maxillaire ou maxillaire supérieur. Les autres os peuvent être considérés comme des accessoires, comme des os de remplissage : ce sont les os palatins, les os malaires ou jugaux, les os propres du nez, les os unguis ou lacrymaux, les cornets inférieurs et le vomer, en tout treize os pour la mâchoire supérieure dont un seul impair, le vomer. Division de la face en mâchoire supérieure et en mâchoire inférieure.

La face est donc constituée par quatorze os, deux impairs et médians, l'os maxillaire inférieur et le vomer; six pairs et latéraux : les os palatins, les os malaires ou jugaux, les os propres du nez, les os unguis ou lacrymaux et les cornets inférieurs.

Os maxillaires supérieurs ou sus-maxillaires.

Au nombre de deux, articulés en partie sur la ligne médiane, ils forment la presque totalité de la mâchoire supérieure. Leur figure est très irrégulière; ils sont rangés dans la classe des os courts.

On leur considère trois faces, une externe, une interne, une supérieure; et trois bords, un antérieur, un postérieur et un inférieur. Régions.

A *Face externe* ou *faciale*. Elle présente d'avant en arrière, 1° une petite fossette dans laquelle s'insère le muscle myrtiforme, et qui est bornée en dehors par la saillie que fait l'alvéole de la dent canine; 2° une fossette plus profonde nommée *fosse canine*, ou *sous-orbitaire*, surmontée par *l'orifice du canal sous-orbitaire*; 3° plus en arrière, une crête verticale qui sépare la fosse canine de la *tubérosité maxillaire* : celle-ci, plus saillante avant qu'après la sortie de la dent de sa- Face externe. Fossette du myrtiforme. Fosse canine ou sous-orbitaire. Tubérosité maxillaire.

Conduits dentaires postérieurs. gesse, est creusée de petits conduits, ***conduits dentaires postérieurs*** et ***supérieurs***, pour le passage des vaisseaux et nerfs du même nom.

Apophyse montante. Cette face est surmontée par une longue apophyse verticale : c'est l'***apophyse montante*** ou ***nasale*** (*fronto-nasale*, Chaussier). Apophyse pyramidale, aplatie, offrant, 1° ***une face externe*** lisse, où se voient les orifices de quelques canaux vasculaires qui vont communiquer avec l'intérieur des fosses nasales, 2° ***une face interne*** qui offre de haut en bas : une surface inégale, qui concourt à fermer les cellules antérieures de l'ethmoïde ; une crête horizontale qui s'articule avec le cornet moyen ; une surface concave qui fait partie du méat moyen des fosses nasales ; une autre crête horizontale qui s'articule avec le cornet inférieur. Cette face est comme l'externe, percée de trous et parsemée de sillons artériels. 3° Un ***bord antérieur*** mince, coupé en biseau aux dépens de sa table interne, et s'appuyant sur l'os du nez. 4° Un ***bord postérieur*** épais et creusé par une gouttière : c'est la ***gouttière lacrymo-nasale***, qui fait partie de la ***gouttière lacrymale*** en haut, du ***canal nasal*** en bas, et qui offre deux bords ou lèvres, l'une interne, très mince, articulée avec l'unguis et le cornet inférieur ; l'autre externe, mousse, donnant attache au tendon direct et à quelques fibres de l'orbiculaire des paupières. La ***direction*** de la gouttière lacrymo-nasale est légèrement courbe ; sa convexité est en dedans et en devant, sa concavité en dehors et en arrière. 5° Le sommet de l'apophyse nasale est tronqué, dentelé, et s'articule avec l'échancrure du frontal.

Gouttière lacrymo-nasale.

Sa Direction.

B. ***Face supérieure*** ou ***orbitaire***. La moins étendue, formant la presque totalité du plancher de l'orbite, triangulaire, horizontale, un peu inclinée de dedans en dehors et de haut en bas, présentant en arrière une ***gouttière*** qui se continue avec le ***canal sous orbitaire***. Celui-ci, d'abord simple demi-canal, puis canal complet, se dirige d'arrière en avant et de dehors en dedans, et s'infléchit en bas pour venir s'ouvrir à la partie supérieure de la fosse canine. Avant sa terminaison, il donne un

Gouttière et canal sous-orbitaires.

petit conduit, *conduit dentaire antérieur et supérieur*, qui marche dans la paroi antérieure du sinus maxillaire, et transmet les vaisseaux et nerfs qui se distribuent aux dents incisives et canines. Quelquefois cette branche du canal s'ouvre dans le sinus maxillaire ; je l'ai vue sur plusieurs sujets se recourber en arrière, et conduire jusqu'à la tubérosité maxillaire une branche d'anastomose entre le nerf sous-orbitaire et les nerfs palatins. **Conduit dentaire antérieur et supérieur.**

La face orbitaire a pour limite, 1° *un bord externe* qui fait partie de la fente sphéno-maxillaire ; 2° *un bord interne* qui s'articule avec l'os unguis, l'os planum de l'ethmoïde et l'os palatin ; 3° un *bord antérieur* qui fait partie du pourtour de l'orbite. A l'extrémité externe de ce bord, on trouve une éminence très inégale, présentant comme une perte de substance : c'est *l'apophyse malaire*, qui répond au sommet du sinus maxillaire, et s'articule avec l'os de la pommette. A l'extrémité interne de ce bord, se remarque l'apophyse montante déjà décrite. **Apophyse malaire.**

C. *Face interne* ou *naso-palatine*. Cette face est divisée en deux parties inégales par une lame horizontale, quadrilatère, qui coupe à angle droit la face sur laquelle elle s'élève : c'est l'*apophyse palatine*, dont la *face supérieure*, lisse et creusée en gouttière, plus large postérieurement qu'antérieurement, fait partie du plancher des fosses nasales, dont la *face inférieure*, rugueuse et comme chagrinée, fait partie de la voûte palatine, dont le *bord interne*, très épais en avant, s'articule avec le bord correspondant de l'os sus-maxillaire opposé. Ce bord est surmonté en haut par une *crête*, qui concourt à former la rainure dans laquelle est reçu le vomer, et présente, à la réunion de son tiers antérieur avec les deux tiers postérieurs, une gouttière oblique de bas en haut et d'avant en arrière, qui par sa réunion avec la gouttière opposée, constitue le *canal palatin antérieur* ou *incisif*, simple en bas et double en haut. Le *bord antérieur*, très étroit, fait partie de l'orifice antérieur des fosses nasales ; le *bord postérieur*, taillé en biseau aux dépens de la table supérieure, supporte la portion horizontale de l'os palatin. **Apophyse palatine.** **Crête de l'apophyse palatine.** **Canal palatin antérieur.**

La partie de la face interne de l'os sus-maxillaire, qui est au-dessous de l'apophyse palatine a peu d'étendue; elle fait partie de la voûte palatine. Un *sillon* plus ou moins profond, bordé de crêtes saillantes, longe le bord externe de l'apophyse palatine, et protège les vaisseaux et les nerfs palatins postérieurs. La membrane palatine revêt cette région. La partie de la face interne de l'os sus maxillaire qui est au dessus de l'apophyse palatine appartient aux fosses nasales; elle est tapissée par la membrane pituitaire. On y voit d'avant en arrière, 1° la face interne de l'apophyse montante; 2° au dessous de la crête inférieure de cette apophyse, une surface lisse qui fait partie du méat inférieur des fosses nasales; 3° l'orifice inférieur de la gouttière lacrymo-nasale convertie parfois en canal complet par une languette osseuse; 4° l'orifice du sinus maxillaire, large sur un os maxillaire isolé, et qui, sur un os maxillaire articulé, est rétréci par des prolongements appartenant à l'os palatin, à l'ethmoïde, au cornet inférieur et à l'os unguis, lesquels tous s'articulent avec le pourtour de cette ouverture: celle-ci est encore bien plus étroite lorsque ces os sont revêtus de la pituitaire. A sa partie inférieure, cet orifice présente une fissure dans laquelle est reçue une lame appartenant à l'os palatin (c'est ce mode d'articulation qui a reçu le nom de schindylèse). Au dessus de cet orifice, se voient de petites cellules qui s'articulent avec l'ethmoïde: derrière l'orifice est une surface inégale, articulée avec l'os palatin, et enfin une gouttière qui fait partie du conduit palatin postérieur.

Sillons des vaisseaux et nerfs palatins postérieurs.

Orifice du sinus maxillaire.

Sinus maxillaire.

L'orifice qui vient d'être décrit conduit dans l'intérieur d'une cavité, qu'on nomme *sinus maxillaire* ou *antre d'Hygmore*, bien qu'elle ait été décrite très exactement par Vésale. Creusée dans l'épaisseur de l'os maxillaire, cette cavité a la forme d'une pyramide triangulaire, dont la base répond en dedans, le sommet à l'apophyse malaire, la paroi supérieure au plancher de l'orbite, la paroi antérieure à la fosse canine, la paroi postérieure à la tubérosité maxillaire: ces deux dernières parois sont traversées par des saillies linéaires ou crêtes qui répondent aux conduits dentaires antérieurs et postérieurs. Plusieurs de ces crêtes très saillantes divisent la portion du sinus à laquelle elles correspondent en plusieurs cellules ou arrière-cavités. Une saillie se fait aussi remarquer à la paroi supérieure ; elle indique le trajet du canal sous orbitaire. L'extrême ténuité de cette paroi supérieure ou orbitaire est une circonstance anatomique qui est très importante à noter ; elle explique l'influence des tumeurs développées dans le sinus sur l'état des organes contenus dans la cavité orbitaire ; la cloison qui sépare en bas le fond des alvéoles de la cavité du sinus est aussi tellement mince, qu'on peut pénétrer très facilement dans le sinus par les alvéoles. Cette remarque s'applique surtout à l'alvéole de la dent canine. Ténuité de la paroi supérieure.

Le *bord antérieur* de l'os sus-maxillaire présente de bas en haut une portion verticale surmontée par une petite éminence appelée *épine nasale;* puis il s'échancre profondément pour former la moitié de l'orifice antérieur des fosses nasales, et se continuer ensuite avec le bord antérieur de l'apophyse montante. Bord antérieur. Epine nasale.

Le *bord postérieur* vertical est très épais ; il s'articule en bas avec l'apophyse ptérygoïde par l'intermède de l'os palatin ; en haut, il fait partie de la fente ptérygo-maxillaire. Bord postérieur.

Le *bord inférieur* ou *alvéolaire* est la partie la plus épaisse, la plus résistante, et, en quelque sorte, la base de l'os. Il est creusé de cavités conoïdes séparées par de minces cloisons : ce sont les *alvéoles*, dont les dimensions sont proportionnelles aux racines qu'elles doivent loger, et qui se subdivisent comme ces racines en deux, trois, quatre cavités secondaires : le fond de ces alvéoles avoisine le sinus maxillaire, dans lequel elles s'ouvrent quelquefois. Ces alvéoles empiètent beaucoup plus sur la partie antérieure que sur la partie postérieure de l'os, d'où les saillies et dépressions verticales que présente le bord alvéolaire dans le premier sens. Les saillies répondent aux alvéoles, et les dépressions répondent aux cloisons inter-alvéolaires. Bord alvéolaire. Alvéoles.

On remarque sur le bord alvéolaire des jeunes sujets, principalement au niveau des incisives, des trous fort remarquables, auxquels on a attaché beaucoup d'importance sous le rapport de la direction que suivent les dents de la deuxième dentition.

Conformation intérieure.

Conformation intérieure. Cet os est très léger, eu égard à son volume ; ce qui tient à la vaste cavité dont son corps est creusé. Beaucoup plus compacte que la plupart des os courts, il ne présente de substance spongieuse qu'au bord alvéolaire, à la tubérosité maxillaire et à l'éminence malaire.

Résumé des connexions. Le sus-maxillaire s'articule avec deux os du crâne, le frontal et l'ethmoïde, et avec tous les os de la face. Les deux sus-maxillaires réunis logent les seize dents de la mâchoire supérieure.

Nombre des points d'ossification.

Développement. Les anatomistes ne sont nullement d'accord sur le nombre et la disposition des points osseux qui concourent à la formation de l'os maxillaire supérieur.

Probabilité de l'existence de 3 pièces.

Ce que l'observation m'a démontré, c'est que sur l'os maxillaire du fœtus, et même sur celui de l'adulte, on trouve deux scissures très remarquables, qui semblent indiquer la séparation primitive de l'os en trois pièces.

Scissure incisive.

1° Une première scissure, qu'on peut appeler *scissure incisive*, se voit du côté de la voûte palatine; elle tombe sur la cloison qui sépare l'alvéole de la canine de l'alvéole de l'incisive latérale, se continue en arrière jusqu'au canal palatin antérieur, et en haut se prolonge sur la face interne de l'apophyse montante. Cette scissure n'est apparente que sur la face interne du maxillaire supérieur; sur la face externe de cet os, elle n'existe pas ou s'efface de si bonne heure, qu'on ne la rencontre presque jamais. La portion de l'os maxillaire, circonscrite par la scissure, soutient les deux dents incisives, et représente l'os incisif ou intermaxillaire des animaux. Dans le bec de lièvre, c'est au niveau de cette scissure qu'a lieu la solution de continuité. Il paraîtrait donc probable que cette partie antérieure de l'os maxillaire se développe par un point spécial. Bertin le dit; Meckel, Béclard et M. Breschet l'admettent. Cependant je puis affirmer que, à quelque époque de la vie fœtale que j'aie étudié l'os maxillaire, je n'ai pu voir cette disposition.

Vestige de l'os incisif ou intermaxillaire des animaux.

Scissure orbitaire.

2° Une deuxième scissure non moins constante se voit au niveau du conduit sus-orbitaire, et se prolonge, sous la forme d'une petite suture, jusqu'à l'orifice antérieur de ce conduit : on peut l'appeler *scissure orbitaire*.

Cette scissure m'a toujours paru incomplète comme la scissure incisive, et comme cette dernière elle n'établit pas la séparation d'une pièce distincte.

L'os sus-maxillaire, un des plus précoces dans son développement, paraît du trentième au trente-cinquième jour de la vie intra-utérine. C'est au niveau de l'arcade alvéolaire que débute l'ossification. Epoque d'apparition.

A la naissance, l'os maxillaire a très peu de hauteur et beaucoup d'étendue d'avant en arrière. Il est, à cette époque, spécialement formé par la rangée alvéolaire qui est presque contiguë au plancher de l'orbite. Le sinus maxillaire est déjà très apparent. Etat de l'os maxillaire à la naissance.

A la puberté et dans l'âge adulte, les dimensions verticales s'accroissent par l'ampliation du sinus maxillaire. Chez l'adulte.

Chez le vieillard, la portion alvéolaire s'affaisse et diminue de hauteur. Chez le vieillard.

Os palatins.

Ces petits os ont été longtemps confondus, au moins en partie, avec les os sus-maxillaires, dont ils semblent destinés à continuer en arrière l'apophyse palatine et la portion nasale : aussi est-il très difficile de les désarticuler sans brisement. Pour avoir une bonne idée de leurs nombreuses connexions, il importe de les étudier en place, articulés avec les os sus-maxillaires. D'après le conseil de Bertin, il convient d'avoir plusieurs préparations, d'étudier l'os palatin, tantôt libre, tantôt uni avec son semblable, tantôt uni au sphénoïde ou à l'os maxillaire supérieur. Qu'on se représente deux lames minces, fragiles, quadrilatères, l'une horizontale, l'autre verticale, unies à angle droit, et on aura une idée exacte de ce petit os généralement regardé comme le plus difficile des os de la face, à cause des trois éminences à facettes qui naissent de ses bords. Nous étudierons successivement la lame horizontale et la lame verticale. Situation. Figure.

A. La *lame horizontale*, seule connue des anciens, et désignée par eux sous le nom d'*os quadratum*, présente : 1° *une face supérieure* lisse, qui complète en arrière le plancher des fosses nasales, dont elle forme la partie la plus large.

Crête du péristaphylin externe. 2° Une *face inférieure* qui complète également la voûte palatine : elle est rugueuse, un peu concave en devant, et présente en arrière et en dehors une *crête* transversale pour l'attache du péristaphylin externe. Au devant de cette crête est l'orifice inférieur du *canal palatin postérieur*.

Orifice du canal palatin postérieur.

3° Le *bord antérieur* présente une coupe oblique, au moyen de laquelle il appuie sur le bord postérieur de l'apophyse palatine du sus-maxillaire.

4° Le *bord postérieur*, concave, très mince, donne attache au voile du palais.

5° Le *bord interne* est surmonté d'une *crête* qui forme un des côtés de la rainure destinée au vomer, et se termine en arrière par une *demi-épine* qui, réunie à celle du bord opposé, constitue l'*épine nasale postérieure* qui donne attache au muscle releveur de la luette.

Epine nasale postérieure.

6° Le *bord externe* s'unit à la portion verticale.

B. La *portion* ou *lame verticale*, un peu inclinée en dedans, quadrilatère, plus longue, plus large et plus mince que la précédente, présente :

1° Une *face interne* qui concourt à former la paroi externe des fosses nasales, et qui présente de haut en bas : 1° une crête horizontale articulée avec le cornet moyen ; 2° une gouttière appartenant au méat moyen ; 3° une autre crête qui s'articule avec le cornet inférieur ; 4° une autre gouttière faisant partie du méat inférieur.

2° Une *face externe* très inégale, qui concourt en haut à former le fond de la fosse zygomatique, qui est rugueuse en devant pour s'articuler avec l'os sus-maxillaire sur lequel elle est appliquée. Cette face est traversée par une gouttière verticale qui forme presque à elle seule le *canal palatin postérieur*.

Canal palatin postérieur.

3° Un *bord antérieur* ou *maxillaire*, très mince, et qui offre en bas une *languette* osseuse mince et fragile reçue dans la fissure de l'orifice du sinus maxillaire qu'il rétrécit.

Languette du bord antérieur.

4° Un ***bord postérieur*** ou ***ptérygoïdien***, qui appuie sur le côté interne de l'apophyse ptérygoïde, et qui présente en bas, à l'angle qu'il forme par sa réunion avec le bord postérieur de la portion horizontale, une apophyse très considérable, eu égard au volume de l'os : c'est l'*apophyse palatine*, ***tubérosité de l'os du palais***, mieux nommée *apophyse ptérygoïdienne* ou *pyramidale*, déjetée en dehors, confondue par sa base avec le reste de l'os, comme enclavée dans la bifurcation de l'apophyse ptérygoïde, creusée supérieurement par trois gouttières, l'une médiane, qui fait partie de la fosse ptérygoïdienne; deux latérales, rugueuses, qui reçoivent le sommet des deux ailes de l'apophyse ptérygoïde. En bas, l'apophyse pyramidale complète la voûte palatine, et présente les orifices des ***conduits accessoires du canal palatin postérieur***. En dehors, elle présente une surface inégale, articulée en haut avec la tubérosité du sus-maxillaire; libre dans le reste de son étendue, et concourant à former la fosse zygomatique. La partie moyenne de cette apophyse est creusée verticalement pour le canal palatin postérieur.

Apophyse ptérygoïdienne ou pyramidale.

Conduits accessoires du canal palatin postérieur.

5° Le ***bord inférieur*** de la partie verticale se confond avec le bord externe de la lame horizontale.

6° Le *bord* ***supérieur*** ou *sphénoïdal* correspond dans presque toute son étendue au sphénoïde ; il présente une échancrure profonde qui forme les trois quarts et quelquefois la totalité d'un trou que complète le sphénoïde : c'est le ***trou sphéno-palatin*** qui répond au ganglion sphéno-palatin, et laisse passer des vaisseaux et nerfs qui portent le même nom. Ce bord est surmonté de deux ***apophyses***, l'une ***antérieure*** ou ***orbitaire***, l'autre ***postérieure*** ou ***sphénoïdale :*** celle-ci moins élevée que l'antérieure, présente trois facettes : une interne qui fait partie des fosses nasales, une externe qu'on voit dans la fosse zygomatique, une supérieure qui s'articule avec le sphénoïde, et présente une gouttière qui concourt à la formation du ***conduit ptérygo-palatin***.

Trou sphéno-palatin.

Apophyse sphénoïdale.

Ses trois facettes.

Conduit ptérygo-palatin.

L'***apophyse orbitaire***, plus considérable, inclinée en dehors,

Apophyse orbitaire.

Son col.

soutenue par une partie étranglée ou *col*, présente cinq facettes, dont *trois sont articulaires*. Celles-ci sont : 1° l'*interne*, qui est concave et s'unit à l'ethmoïde, dont elle couvre et complète les cellules ; 2° l'*antérieure*, qui s'unit à l'os malaire; 3° la *postérieure*, qui s'unit au sphénoïde par des inégalités, lesquelles bordent une cellule creusée dans l'épaisseur de l'apophyse, et qui communique avec le sinus sphénoïdal. Les *facettes non articulaires* sont : 4° la *supérieure* lisse qui forme la partie la plus reculée du plancher de l'orbite; 5° l'*externe* qui fait partie de la fosse zygomatique, et qui est séparée de la précédente par un petit bord qui fait partie de la fente sphéno-maxillaire.

Ses cinq facettes, dont, 1° trois articulaires, l'interne, l'antérieure et la postérieure.

2° Deux non-articulaires, la supérieure et l'externe.

Conformation intérieure. Epais et celluleux dans l'apophyse palatine, cet os est compacte dans tout le reste de son étendue.

Résumé des connexions. Cet os s'articule avec le palatin du côté opposé, avec l'os sus-maxillaire, le sphénoïde, l'ethmoïde, le cornet inférieur et le vomer. Il fait partie des fosses nasales, de la voûte palatine, du plancher de l'orbite, de la fosse ptérygoïde, de la fosse zygomatique et de la fosse ptérygo-maxillaire.

Un seul point d'ossification.

Développement. Le palatin se développe par un seul point d'ossification qui apparaît du quarantième au cinquantième jour de la conception, au point de réunion des portions verticale et horizontale, et de l'apophyse pyramidale. Chez le fœtus et chez l'enfant nouveau né cet os est en quelque sorte écrasé, de telle façon que sa portion verticale est moins longue que l'horizontale, et qu'il offre une prédominance marquée dans ses dimensions antéro-postérieures. Cette disposition est en harmonie avec la brièveté du diamètre vertical de l'os sus-maxillaire.

Os malaires.

Situation.

Les *os malaires* (*mala*, joue), nommés aussi *os de la pommette*, à cause de leur proéminence, os *jugaux* ou *zygomatiques*, parce qu'ils joignent la face au crâne, sont placés sur les parties supérieures et latérales de la face ; on peut les regarder comme le prolongement de l'apophyse malaire ou jugale de l'os maxillaire supérieur. Aussi doit-on pour mieux saisir leurs rapports, les étudier articulés avec ce dernier os. Ils présentent la *forme* d'un quadrilatère très irrégulier. On leur considère trois faces : une antérieure, une postérieure, une supérieure, quatre bords et quatre angles.

Forme.

1° *Face antérieure* ou *cutanée*, dirigée en dehors, convexe, lisse, présentant l'orifice de plusieurs trous nommés *trous malaires*, et qui sont destinés à des nerfs et à des vaisseaux. Cette face donne attache inférieurement au muscle grand zygomatique. Cette face, qui forme la partie la plus saillante de la joue, et qui n'est séparée de la peau que par le muscle orbiculaire des paupières, est très exposée à l'action des corps vulnérants.

Trous malaires.

2° *Face supérieure* ou *orbitaire*, très étroite, mais beaucoup plus étroite en dedans qu'en dehors, faisant partie de la paroi externe et du plancher de l'orbite, percée d'un trou, *orifice orbitaire du conduit malaire*; cette face appartient à une apophyse qui naît de l'os à angle droit, c'est *l'apophyse orbitaire*, dont la face inférieure convexe fait partie des fosses temporale et zygomatique, dont le bord antérieur semi-lunaire et lisse constitue le bord antérieur et supérieur de l'os malaire, dont le bord postérieur dentelé, anguleux, s'articule en haut par un biseau avec le sphénoïde, en bas par un biseau plus considérable avec l'os maxillaire supérieur; la partie moyenne de ce bord constitue l'extrémité antérieure de la fente sphéno-maxillaire.

Orifice orbitaire des trous malaires.

Apophyse orbitaire.

3° La *face postérieure* ou *temporale*, concave, présente en arrière une surface lisse, qui concourt à former la fosse temporale, et sur laquelle on voit s'ouvrir un ou plusieurs trous malaires; en avant, une surface raboteuse qui s'articule avec l'apophyse malaire du sus-maxillaire.

4° Des *quatre bords* deux sont *supérieurs* : l'un *antérieur* ou *orbitaire* est semi-lunaire, arrondi, mousse, et forme le tiers externe de la base de l'orbite : l'autre *postérieur*, mince, sinueux, taillé en manière d'S, borne en avant la fosse temporale : c'est le *bord temporal*. Des *deux bords inférieurs*, l'un *antérieur*, articulaire, très inégal, s'appuie sur l'os sus-ma-

Bord orbitaire.

Bord temporal.

Bord maxillaire. xillaire : c'est le *bord maxillaire ;* l'autre *postérieur*, horizontal, épais, tuberculeux, donne attache au muscle masséter : c'est le *bord masséterin.*

Bord massétérin.

Angle frontal. 5° Des *quatre angles*, l'un *supérieur* ou *frontal* très alongé, vertical, forme la partie la plus épaisse de l'os, et s'articule avec l'apophyse orbitaire externe du frontal; le deuxième, *postérieur* ou *zygomatique*, plus large et plus mince que le précédent, est taillé en biseau aux dépens de son bord supérieur et dentelé, pour s'articuler avec l'apophyse zygomatique du temporal qu'il supporte. Le troisième, *angle orbitaire* ou *interne*, qui regarde en dedans et en avant, est très aigu, s'articule avec l'os maxillaire au niveau du canal sous-orbitaire; le quatrième, *angle malaire* ou *inférieur*, qui regarde en bas, est droit et même obtus, s'articule avec la partie externe de l'apophyse malaire ou jugale du même os.

Angle zygomatique. Angle orbitaire ou interne. Angle malaire.

Conformation intérieure. Cet os est presque entièrement compacte; il est habituellement traversé par un conduit qu'on peut appeler *conduit zygomatique* ou *malaire*, ordinairement simple, quelquefois double ou même multiple, et qui s'ouvre au moins par trois orifices : un supérieur ou orbitaire, qui se voit sur la face de ce nom; un *orifice malaire superficiel* qu'on trouve sur la face cutanée du malaire; un *orifice malaire profond* qui se trouve sur la face postérieure de l'os à l'angle de réunion de l'apophyse orbitaire avec le corps de l'os.

Conduit zygomatique ou malaire.

Résumé des connexions. Cet os s'articule avec l'os maxillaire supérieur, le frontal, le sphénoïde et le temporal. Il forme la charpente de la joue, fait partie de l'orbite, de la fosse temporale, de l'arcade et de la fosse zygomatiques.

Développement. L'os malaire se développe par un seul point d'ossification qui apparaît vers le cinquantième jour de la vie fœtale. Les changements ultérieurs qu'il subit ne présentent rien de particulier.

Os nasaux (os propres du nez).

Situation. Os pairs, insymétriques, très petits chez l'homme, juxtaposés, quelquefois soudés entre eux supérieurement, situés à la partie supérieure et moyenne de la face, et constituant, ainsi que leur nom l'indique, la charpente osseuse du nez, dont ils forment la racine. *Dirigés* obliquement de haut en bas et d'arrière en avant, ils n'offrent pas chez tous les sujets le même degré d'inclinaison; ce qui influe sur le degré de saillie de la partie moyenne du nez. Direction.

Ils ont la forme d'un carré long : épais et étroits en haut, ils sont larges et minces inférieurement; on les divise en face antérieure, en face postérieure et en quatre bords. Figure.

1° La *face antérieure* ou *cutanée* n'est recouverte que par le muscle pyramidal et par la peau, d'où la facilité des fractures de l'os du nez; concave en haut, elle est plane et même un peu convexe dans sa partie inférieure : on y voit constamment l'orifice d'un conduit osseux vasculaire, variable pour le siège, quelquefois unique, souvent accompagné de plusieurs autres trous moins considérables. Trou vasculaire.

2° La *face postérieure* ou *pituitaire*, concave, forme la partie antérieure de la voûte des fosses nasales, et présente des sillons vasculaires et nerveux. Cette face est tapissée par la membrane pituitaire. Sillons vasculaires et nerveux.

1° Des quatre bords, le *supérieur*, court, épais, dentelé, s'articule avec l'échancrure nasale du frontal. 2° *L'inférieur*, très mince, plus alongé, légèrement échancré à sa partie moyenne pour le passage d'un filet nerveux, fait partie de l'orifice antérieur des fosses nasales, et s'unit au cartilage latéral du nez. 3° Le *bord interne* est épais supérieurement et taillé en biseau, de telle manière, que, rapproché du bord de l'os opposé, il concourt avec lui à la formation d'une rainure dans laquelle sont reçues l'épine nasale du frontal et la lame perpendiculaire de l'ethmoïde. 4° Le *bord externe*, un peu plus long que l'interne, taillé en biseau aux dépens de la table superficielle, légèrement dentelé, s'articule avec l'apophyse montante du sus-maxillaire, qui s'appuie sur lui. Bords.

Résumé des connexions. Les deux os propres du nez s'articulent entre eux; ils s'articulent encore avec le frontal, l'ethmoïde et l'os sus-maxillaire, ainsi qu'avec les cartilages latéraux du nez; ils sont traversés de conduits vasculaires qui établissent une communication entre la peau du nez et la muqueuse des cavités nasales.

Conformation intérieure. Épais et celluleux en haut, mince et tout compacte en bas, l'os nasal est parcouru par des sillons nerveux et vasculaires.

Développement. Il a lieu par un seul point osseux qui apparaît avant la fin du deuxième mois.

Os unguis ou lacrymaux.

Situation. Ce sont les plus petits os de la face : ils sont minces, papyracés, ayant la transparense, la ténuité, et même la forme d'un ongle, ce qui leur a valu l'un des deux noms qu'ils portent. Ils sont placés à la partie interne et antérieure de l'orbite; leur forme est irrégulièrement quadrilatère et déterminée par celle du vide qu'ils doivent remplir; ils sont pairs, c'est à dire non symétriques. On leur considère deux faces et quatre bords.

Figure.

Crête verticale de l'unguis. 1° Leur *face externe* ou *orbitaire* est divisée en deux portions inégales par une *crête verticale* qui se termine en bas par une sorte de crochet. La portion antérieure à la crête est étroite, creusée d'une gouttière poreuse, percée à jour, qui, réunie à la demi-gouttière de l'apophyse montante du sus-maxillaire, forme la *gouttière lacrymale*, d'où le nom d'os lacrymal (1). La portion de l'unguis qui est postérieure à la crête verticale, complète la paroi interne de l'orbite.

Gouttière lacrymale.

Rainure verticale. 2° La *face interne* ou *ethmoïdale* présente une rainure verticale qui répond à la crête externe: la portion qui est au devant de la rainure fait partie du méat moyen; en arrière est une sur-

(1) L'existence des os lacrymaux est subordonnée à celle des larmes; on ne rencontre pas ces os chez les animaux qui, vivant dans l'eau, sont dépourvus des glandes, et par conséquent des voies lacrymales. Ces os sont d'ailleurs des plus variables sous le rapport de leurs dimensions, quelquefois ils concourent à peine à former la gouttière lacrymale, d'autres fois ils la forment presque entièrement.

face rugueuse qui répond à l'ethmoïde, dont elle couvre les cellules antérieures.

3° *Bords*. Des quatre bords, le *supérieur*, inégal, s'articule avec l'apophyse orbitaire interne du coronal; l'*inférieur* s'articule, 1° en avant avec le cornet inférieur par une petite languette anguleuse qui concourt à la formation du canal nasal; 2° avec le bord interne de la face orbitaire de l'os maxillaire supérieur. Le *bord antérieur* s'unit par juxtaposition à l'apophyse montante de l'os maxillaire; le *bord postérieur*, légèrement dentelé, s'articule avec l'os planum de l'ethmoïde.

Bords. Supérieur. Inférieur.

Antérieur.

Postérieur.

Résumé des connexions. L'unguis s'articule avec le frontal, l'ethmoïde, le sus-maxillaire et le cornet inférieur. Il concourt à la formation du sac lacrymal, du canal nasal et de la paroi interne de l'orbite.

Résumé des connexions.

Conformation intérieure. Formé par une lame très mince de tissu compacte, il est le plus fragile de tous les os; sa ténuité et sa fragilité sont d'autant plus importantes à noter, qu'on agit parfois sur cet os dans l'opération de la fistule lacrymale. De là des précautions pour éviter de le traverser dans l'opération de la fistule lacrymale par la méthode ordinaire; de là, par une sorte de compensation, la possibilité d'ouvrir aux larmes, en le traversant, une voie artificielle dans les fosses nasales.

Il est le plus ténu et le plus fragile de tous les os du squelette.

Développement. L'os unguis s'ossifie au commencement du troisième mois; il se développe par un seul point d'ossification.

Cornets inférieurs ou sous-ethmoïdaux.

Les cornets inférieurs, ainsi nommés à cause de leur forme recourbée (*os turbinatum*), qui leur donne quelque ressemblance avec certaines coquilles de mer (*concha nasi inferior*, Sœmm.), sont situés à la partie inférieure de la paroi externe des fosses nasales, au dessous de l'ethmoïde, d'où le nom de *cornets sous-ethmoïdaux*, et complètent la série des cornets de l'ethmoïde dont ils pourraient être considérés comme une dépendance. Ce sont des os pairs, non symétriques, ayant leur

Situation

Forme.

plus grand diamètre dirigé d'avant en arrière. On leur considère deux faces, deux bords et deux extrémités.

1° Leur *face interne* est convexe, et regarde la cloison du nez qu'elle touche quelquefois, lorsque celle-ci est déviée; 2° leur *face externe* est concave, et fait partie du méat moyen. Toutes deux sont rugueuses, comme spongieuses, ce qui a fait dire que ces os faisaient exception à la loi générale par laquelle tous les os présentent la substance spongieuse à l'intérieur; mais la spongiosité de ces surfaces paraît dépendre de la multiplicité des canaux ou demi-canaux prodigieusement ramifiés destinés à protéger les vaisseaux de la pituitaire.

Spongiosité de leur surface.

Elle paraît dépendre de la multiplicité des canaux vasculaires.

3° Le *bord supérieur* ou *articulaire*, très inégal, offre d'avant en arrière : 1° un bord mince qui s'articule avec l'apophyse montante de l'os sus-maxillaire; 2° une petite éminence triangulaire portant le nom d'*apophyse nasale* ou *lacrymale*, qui s'articule par son sommet avec l'unguis, et par ses deux bords avec les deux lèvres de l'apophyse montante de l'os maxillaire supérieur, pour compléter le canal nasal; 3° une lame recourbée, nommée *apophyse auriculaire* par Bertin, qui la comparaît à l'oreille du chien; lame qui se dirige en bas, et s'applique en partie sur l'orifice du sinus maxillaire qu'elle concourt à rétrécir; 4° derrière cette apophyse on trouve un bord mince qui s'articule avec une petite crête de l'os palatin; 5° enfin, entre l'apophyse auriculaire et l'apophyse lacrymale, se voient de petites saillies qui s'unissent à l'ethmoïde.

Apophyse nasale ou lacrymale.

Apophyse auriculaire.

4° Le *bord inférieur* ou *libre*, convexe, plus épais à sa partie moyenne qu'à ses extrémités, est séparé du plancher des fosses nasales par un intervalle plus ou moins considérable; disposition importante à connaître pour l'introduction des instruments dans les fosses nasales.

Bord libre du cornet.

5° L'*extrémité antérieure* est un peu moins aiguë que la *postérieure;* ce qui sert à distinguer le cornet droit du gauche.

Résumé des connexions. Les cornets inférieurs s'articulent avec les os maxillaires supérieurs, les os palatins, l'ethmoïde et les unguis; ils ont des rapports importants avec l'orifice inférieur du canal nasal, qu'ils garantissent de l'atteinte des corps extérieurs. On peut les considérer comme appartenant essentiellement à la pituitaire dans l'épaisseur de laquelle ils sont développés.

Conformation intérieure.

Conformation intérieure. Leur aspect spongieux à l'extérieur (*spongiosa inferiora*) dépend de la multitude des canaux vasculaires (1) dont leur surface est sillonnée; mais ils sont presque exclusivement composés de tissu compacte.

Développement.

Développement. Leur ossification ne commence que cinq mois après la naissance, par un seul noyau situé à leur partie moyenne.

Vomer.

Situation.

Ainsi nommé à cause de sa forme, qui a été comparée à celle d'un soc de charrue, le *vomer* est symétrique, situé sur la ligne médiane et forme la partie postérieure de la cloison des fosses nasales; il est mince, aplati, quadrilatère, et présente à considérer deux faces et quatre bords.

Faces latérales.

1° Les *faces latérales* sont planes, souvent déjetées d'un côté ou de l'autre de la ligne médiane, et alors convexes et concaves en sens opposé; quelquefois ce déjettement a lieu en sens inverse de l'inclinaison que présente la lame perpendiculaire de l'ethmoïde, laquelle forme alors avec le vomer un angle obtus : un tubercule très saillant, apophysaire, se voit quelquefois au niveau de cet angle; dans quelques cas il n'y a qu'un tubercule sans déviation. Toujours lisses et tapissées par la pituitaire, les deux faces du vomer présentent de petits sillons vasculaires et nerveux.

Bord sphénoïdal.

Des quatre bords, le *supérieur* ou *sphénoïdal* est le plus court et le plus épais; il est creusé en gouttière profonde, pour recevoir la crête inférieure du sphénoïde; les deux lèvres de la gouttière, fortement déjetées en dehors, et qui ont reçu de

(1) Bertin comparait les cornets inférieurs à un pont solide sous lequel passent les larmes.

quelques anatomistes le nom d'*ailes du vomer*, sont reçues dans les rainures de la même face inférieure, et complètent un petit conduit qui donne passage à des vaisseaux et à des filets nerveux.

Bord maxillaire. Le *bord inférieur* ou *maxillaire*, le plus long de tous, est reçu dans la rainure qui résulte en arrière de la réunion des os palatins entre eux, et en devant, de la réunion des os maxillaires : il se termine quelquefois par une apophyse plus ou moins saillante derrière l'épine nasale antérieure.

Bord ethmoïdal. Le *bord antérieur* ou *ethmoïdal* présente la continuation de la gouttière du bord supérieur, pour s'articuler avec le bord inférieur de la lame perpendiculaire de l'ethmoïde et recevoir en bas le prolongement caudal de ce cartilage (1).

Bord guttural. Le *bord postérieur* ou *guttural* est libre; il est mince et tranchant, incliné de haut en bas et d'arrière en avant, et forme un angle obtus avec le bord inférieur; il sépare les ouvertures postérieures des fosses nasales.

Résumé des connexions. *Résumé des connexions.* Le vomer s'articule avec le sphénoïde, l'ethmoïde, les os maxillaires supérieurs, les os palatins, en tout six os; il s'articule en outre avec le cartilage de la cloison.

Conformation intérieure. *Conformation intérieure.* Le vomer est composé de deux lames compactes très minces, distinctes dans la moitié ou les deux tiers supérieurs et antérieurs de cet os.

Développement. *Développement.* Le vomer se développe par un seul point d'ossification. C'est par la partie inférieure que débute l'ossification, qui apparaît avant la fin du deuxième mois. Il se présente alors sous la forme d'une gouttière profonde, plus large en arrière qu'en avant, embrassant le cartilage, comme il embrassera plus tard la crête sphénoïdale. A la naissance, le vomer n'est encore qu'une gouttière; plus tard, cette disposition n'est manifeste que pour la moitié ou les deux tiers su-

(1) J'ai décrit sous le nom de *prolongement caudal du cartilage de la cloison*, une languette cartilagineuse qui est reçue entre les deux lames du vomer.

périeurs de cet os. Il n'est pas sans intérêt de noter la manière insolite dont procède l'ossification, qui se fait ici de la surface à la profondeur du cartilage.

Os maxillaire inférieur.

Tandis qu'un nombre considérable d'os entrent dans la composition de la mâchoire supérieure, un seul os constitue la mâchoire inférieure : c'es l'*os maxillaire inférieur*, sur lequel on ne saurait trop appeler l'attention, vu l'importance et la multiplicité des conséquences pratiques qui découlent de la connaissance de sa forme et de ses connexions.

Cet os occupe la partie inférieure de la face. Il a la forme d'une courbe parabolique, dont les deux extrémités, qu'on appelle *branches*, forment un angle droit avec la partie moyenne qu'on appelle *corps*. **Situation.** **Figure.**

A. *Du corps* ou *de la partie moyenne*. Le *corps* représente une parabole ou un fer à cheval, convexe en avant, concave en arrière. On lui considère une *face antérieure*, une *face postérieure*, un *bord supérieur*, un *bord inférieur*.

1° La *face antérieure* présente à sa partie moyenne une ligne verticale, appelée *symphyse du menton* : c'est la trace de l'union des deux pièces dont cet os est composé chez les jeunes sujets, pièces qui restent distinctes toute la vie chez un grand nombre d'animaux (1). **Symphyse du menton.**

La manière dont sont réunies les deux moitiés du corps de l'os maxillaire, lesquelles forment un arc, au lieu de former un angle, comme chez les animaux, constitue l'un des caractères distinctifs de l'espèce humaine, et la *direction verticale* de la symphyse, comparée à la direction très oblique en arrière et en bas, et presque horizontale, qu'elle présente chez les ani- **Symphyse arquée et non anguleuse.** **Sa direction verticale.**

(1) Bien plus, elles constituent chez les serpents une articulation mobile; et cette mobilité, se trouvant en harmonie avec celle des deux moitiés de la mâchoire supérieure, permet à ces reptiles d'avaler une proie beaucoup plus volumineuse que leur tête et même que leur corps.

maux, est encore un caractère non moins distinctif de l'homme, qui seul est pourvu de ce qu'on appelle le *menton*(1).

En avant, la symphyse se termine par une éminence triangulaire appelée *mentonnière*. En arrière, elle présente en bas quatre petits tubercules, deux supérieurs et deux inférieurs, connus sous le nom collectif d'*apophyses géni* (γενειον, menton), et qui donnent attache aux muscles génio-hyoïdiens et génio-glosses.

Eminence mentonnière.

Apophyse géni.

De *chaque côté de la symphyse*, la *face antérieure* ou *cutanée* du corps de la mâchoire inférieure présente, 1° une *petite fossette* à insertion musculaire, nommée fossette mentonnière; 2° une ligne qui, née de l'éminence mentonnière, se porte obliquement en haut, et va se continuer avec le bord antérieur de la branche de la mâchoire : c'est la *ligne oblique* ou *maxillaire externe*, également destinée à des insertions musculaires; 3° au dessus de cette ligne, se voit le *trou mentonnier*, orifice du *canal dentaire inférieur*, par lequel passent les vaisseaux et nerfs mentonniers; 4° la face antérieure de l'*arcade alvéolaire*, remarquable par une série de reliefs qui répondent aux alvéoles, séparés par des cannelures verticales, qui répondent aux cloisons inter-alvéolaires; 5° au dessous de la ligne oblique externe, est une surface lisse, séparée de la peau par le muscle peaucier.

Fossette mentonnière.

Ligne oblique ou maxillaire externe.

2° La *face postérieure* ou *linguale* est moulée en quelque sorte sur la langue; elle présente, 1° la *ligne myloïdienne* (de μυλος, dent molaire), nommée aussi *oblique* ou *maxillaire interne*; née de l'apophyse géni, cette ligne, qui est destinée à des insertions musculaires, se porte en haut et en arrière, et devient plus saillante au niveau de la dernière dent molaire;

Ligne myloïdienne.

(1) Il est curieux de voir la symphyse, verticale et même un peu oblique de haut en bas et d'arrière en avant dans la race caucasique, devenir oblique d'avant en arrière et se rapprocher dans la race nègre de la disposition qu'elle offre chez les animaux, et surtout chez le singe. Du reste, l'inclinaison variable de la symphyse détermine la différence qui existe entre les divers individus sous le rapport de la saillie du menton.

2° au dessous de cette ligne est une *dépression* large, mais superficielle, qui loge la glande sous maxillaire; 3° au dessus de la ligne oblique, et près de la symphyse, se voit une *fossette* qui loge la glande sublinguale, et une surface lisse, recouverte par la membrane buccale et gingivale. Dépression de la glande sous-maxillaire. Fossette sublinguale.

Les deux lignes, oblique externe et oblique interne, divisent le corps de l'os maxillaire inférieur en deux parties : l'une *supérieure* ou *alvéolaire*, l'autre *inférieure* ou *basilaire*. La première constitue presque à elle seule le corps de l'os maxillaire chez le fœtus et l'enfant ; dans l'adulte, elle ne forme plus que les deux tiers de la hauteur de l'os, l'autre tiers étant formé par la portion basilaire; enfin, chez le vieillard, la portion alvéolaire disparaît presque entièrement, et il ne reste que la portion basilaire. Portion alvéolaire. Portion basilaire. Leur proportion aux divers âges.

3° Le *bord supérieur* ou *alvéolaire* décrit une courbe plus petite que le bord alvéolaire correspondant de l'os maxillaire supérieur : aussi, dans une conformation régulière, les dents incisives inférieures sont-elles débordées par les supérieures. Moins épais en avant qu'en arrière où il se déjette en dedans, ce bord est creusé d'une série d'alvéoles semblables à celles de l'os maxillaire supérieur, et, comme celles-ci, exactement moulées sur les racines des dents dont elles représentent exactement la forme. Bord alvéolaire.

4° Le *bord inférieur* ou *base de la mâchoire* est la partie la plus épaisse et par conséquent la plus résistante de l'os; il appartient à une courbe plus considérable que celle du bord supérieur, de manière qu'il en résulte, dans le mouvement d'élévation de cet os, une sorte de projection de la mâchoire de bas en haut et d'arrière en avant, projection qui est très variable dans les différents sujets. Base de la mâchoire.

B. *Branches de la mâchoire inférieure*, entièrement destinées à l'insertion des muscles élévateurs de cette mâchoire, elles ont un développement proportionnel à la force de ces muscles : elles sont quadrilatères, et présentent : 1° *une face externe* ou *massétérine*, recouverte par le muscle masséter, qui y Branches de la mâchoire inférieure.

prend ses insertions, surtout en bas, où se voient des empreintes et des crêtes, et où cette face est plus ou moins déjetée en dehors : au devant de ces crêtes est une dépression légère qui répond à l'artère faciale ; 2° une *face interne* ou *ptérygoïdienne*, également rugueuse, pour l'insertion du muscle ptérygoïdien interne, et qui présente l'orifice supérieur évasé du canal dentaire inférieur; cet orifice est armé d'une sorte d'épine, à laquelle s'attache une lame fibreuse appelée improprement ligament latéral interne de l'articulation temporo-maxillaire : de cet orifice part une petite gouttière qui suit la même direction, et porte le nom de *sillon mylo-hyoïdien*, parce qu'il loge le nerf du même nom ; 3° un *bord postérieur* ou *parotidien*, arrondi, embrassé par la parotide, et donnant attache en bas au ligament stylo-maxillaire ; 4° un *bord antérieur*, creusé d'une gouttière, qui fait suite au bord alvéolaire : les lèvres antérieure et postérieure de cette gouttière sont formées par la terminaison des lignes obliques externe et interne ; 5° un *bord supérieur* très mince, formant une grande échancrure appelée *sigmoïde*, à raison de sa forme et donnant passage à des nerfs et à des vaisseaux ; 6° un *bord inférieur*, qui fait suite au bord inférieur du corps de l'os.

Orifice évasé du canal dentaire inférieur.

Sillon myso-hyoïdien.

Échancrure sigmoïde.

Angle de la mâchoire.

L'angle que forment les branches avec le corps de l'os maxillaire inférieur porte le nom d'*angle de la mâchoire*. Droit chez l'adulte, il est très obtus chez l'enfant, de même que chez les carnassiers et quelques rongeurs, disposition favorable à l'action de la puissance.

Les branches de la mâchoire inférieure sont terminées en haut par deux apophyses : l'une antérieure, c'est l'*apophyse coronoïde* ; l'autre postérieure, c'est le *condyle*.

1° L'*apophyse coronoïde* (1), en forme de dent de couronne,

(1) Pour avoir une idée convenable de cette apophyse, il convient de l'étudier chez les carnassiers qui la présentent à son maximum de développement ; là il n'existe pour ainsi dire pas de branches de la mâchoire inférieure. L'apophyse coronoïde naît directement du corps de l'os.

est triangulaire, déjetée en avant, à base large, à sommet pointu; elle donne insertion au muscle temporal. La grandeur de cette apophyse chez les différentes espèces animales est dans une proportion rigoureuse et constante, d'une part, avec la profondeur et l'étendue de la fosse temporale; de l'autre, avec la force et la courbure horizontale de l'arcade zygomatique. Apophyse coronoïde.

2° Le *condyle* s'articule avec la cavité glénoïde du temporal; c'est une éminence oblongue, dont le grand diamètre est dirigé de dehors en dedans et un peu d'avant en arrière; il est soutenu par une portion rétrécie qu'on appelle *col du condyle*. Ce col est déjeté en dedans, de telle sorte que le condyle qu'il supporte ne déborde pas le plan externe de la branche maxillaire; le col est en outre assez profondément excavé en dedans pour l'insertion du ptérygoïdien externe. Le col du condyle est la partie la plus faible de l'os maxillaire inférieur. Condyle. Son col.

Résumé des connexions. L'os maxillaire inférieur s'articule avec le temporal, et loge les dents de la rangée inférieure.

Conformation intérieure. Compacte à sa surface extérieure, diploïque dans son épaisseur, l'os maxillaire inférieur est creusé dans une grande partie de son étendue, par un canal appelé *canal dentaire* ou *maxillaire inférieur*, destiné à conduire les rameaux nerveux et vasculaires qui se distribuent aux dents de cette mâchoire. Ce canal commence à la partie moyenne de la face interne de la branche maxillaire, précédé par une gouttière que complète une lame fibreuse qui ne paraît avoir d'autre usage que celui de protéger ces vaisseaux et ces nerfs, et de les séparer du muscle ptérygoïdien interne. De là ce canal se porte en avant et en dedans au dessous de la ligne myloïdienne, dont il suit la courbure; il se rétrécit graduellement; et au niveau de la deuxième petite molaire il se divise en deux canaux, l'un plus considérable et très court, qui s'ouvre sur la surface externe du corps de la mâchoire inférieure : c'est le *trou mentonnier*, déjà décrit; l'autre très petit, qui continue le trajet primitif, et qui se perd au niveau de l'incisive moyenne inférieure. Dans son trajet, le canal dentaire inférieur communique Canal dentaire. Sa division. Sa communication avec les alvéoles. avec chaque alvéole par un et quelquefois par deux trous destinés à transmettre aux dents leurs vaisseaux et leurs nerfs. La situation du canal dentaire subit bien des variations aux diverses époques de la vie. Chez l'enfant nouveau né, avant l'éruption des dents, il occupe la partie la plus inférieure de la mâchoire inférieure ; après la seconde dentition, il répond à peu près au niveau de la ligne myloïdienne ; et après la chute des dents, il longe le bord alvéolaire. Sur l'os maxillaire du vieillard, l'orifice antérieur du canal dentaire, ou le trou mentonnier, avoisine le bord supérieur de l'os. Les dimensions du canal dentaire n'offrent pas des différences moins remarquables : très considérable chez le fœtus et chez l'enfant avant l'éruptiou des dents des deux dentitions, il diminue dans l'âge adulte, et se rétrécit considérablement chez le vieillard.

Variations qu'il subit 1° dans sa situation.

2° Dans ses dimensions.

Nombre des points d'ossification.

Développement. L'os maxillaire inférieur se développe par deux points d'ossification, un pour chaque moitié latérale. Autenrieth admet en outre trois points d'ossification complémentaires : un pour le condyle, un pour l'apophyse coronoïde, un pour l'angle ; mais je ne les ai jamais observés. Il n'en est pas de même d'un point d'ossification décrit et figuré par Spix, et qui formerait le côté interne du bord alvéolaire, ou plutôt du canal dentaire. Sur un fœtus de cinquante à soixante jours environ, j'ai vu une espèce d'aiguille osseuse qui longeait la face interne du corps et de la branche de l'os : cette aiguille était complètement libre sur l'une des moitiés de l'os maxillaire ; elle adhérait sur l'autre moitié dans le tiers interne de sa longueur. L'épine qui couronne le canal dentaire n'est autre chose que l'extrémité interne de cette aiguille osseuse : il suivrait de là que l'os maxillaire inférieur se développe par quatre points d'ossification.

Aiguille de Spix.

Epoque d'apparition.

L'os maxillaire inférieur est le plus précoce de tous les os de la tête, et même le plus précoce de tous les os du corps après la clavicule : déjà du trentième au trente-cinquième jour, le bord inférieur du corps de l'os a paru ; il s'étend en arrière pour former la branche, et en avant pour former la portion qui soutient les deux incisives : c'est peut-être à la même époque que paraît le point osseux du canal dentaire. De cinquante à soixante jours, chaque moitié de l'os est déjà creusée d'une gouttière commune à la fois au canal dentaire et aux alvéoles; plus tard, la gouttière devient très considérable, et se divise en alvéoles à l'aide de cloisons incomplètes d'abord, puis complètes : ces alvéoles et leurs cloisons occupent toute la hauteur du corps de l'os.

Gouttière commune au canal dentaire et aux alvéoles.

Le point d'ossification de Spix se soude de cinquante à soixante jours. (Spix dit qu'il demeure distinct jusqu'au quatrième mois.) Les deux moitiés de l'os maxillaire se soudent dans la première année qui suit la naissance. Les traces de la soudure existent encore quelque temps, mais ne tardent pas à s'effacer, tandis que chez les animaux la suture persiste toute la vie.

Époque de la soudure.

Les changements qu'éprouve l'os maxillaire après la naissance sont relatifs, 1° à l'angle que forme la branche avec le corps de l'os, angle qui, de très obtus qu'il était à la naissance, devient droit après le développement complet; 2° aux changements qui s'opèrent dans le corps de l'os par suite de l'éruption des dents de la première et de la deuxième dentition, de la chute des dents chez le vieillard, et de l'usure des bords alvéolaires.

Changements ultérieurs qu'éprouve l'os maxillaire inférieur.

DE LA FACE EN GÉNÉRAL.

Les quatorze os que nous venons de décrire, réunis entre eux et réunis au crâne, forment une sculpture osseuse, symétrique, extrêmement compliquée, destinée à loger les organes de la vue, de l'odorat et du goût, et à être l'instrument de la mastication; cette sculpture osseuse constitue *la face* qui est située au dessous du crâne, dont elle peut être considérée comme une appendice, au dessus du col, au devant de la colonne vertébrale, dont elle est séparée par le pharynx, et bornée de chaque côté par les arcades zygomatiques.

Idée générale de la face.

Dimensions de la face.

Limites de la face. Elles circonscrivent un espace triangulaire.

Pour se faire une juste idée des dimensions de la face, il faut les étudier sur une coupe de la tête faite verticalement d'avant en arrière. On trouve alors que la face est comprise dans un espace triangulaire, dont la limite supérieure est représentée par la ligne inégale qui sépare le crâne de la face, dont la limite antérieure répond à la face proprement dite, et dont la limite inférieure passe sous la symphyse du menton. Si on fait passer cette limite inférieure au dessus de la mâchoire inférieure, sous la voûte palatine, on voit que, prolongée en arrière, elle rencontre le plan du trou occipital : le crâne ayant beaucoup moins de hauteur en devant qu'en arrière, on conçoit que la même ligne horizontale qui touche le crâne en arrière en est séparée en devant par toute la hauteur de la portion sus-maxillaire de la face.

Diamètre vertical de la face.

Le *diamètre vertical* qui de la bosse frontale s'étend jusqu'au menton, est, de tous les diamètres de la face, le plus considérable. Ce diamètre vertical va en diminuant de la partie antérieure à la partie postérieure de la face.

Diamètre transversal.

Les *dimensions transversales*, considérables au niveau des pommettes, vont en diminuant au dessus et au dessous de ce point.

Diamètre antéro-postérieur.

Le *diamètre antéro-postérieur*, très étendu à la partie supérieure, où il mesure tout l'intervalle qui sépare l'épine nasale de l'apophyse basilaire, se rétrécit brusquement vers la partie inférieure, et au niveau du menton il est réduit à la seule épaisseur de la symphyse.

Les dimensions générales de la face sont en raison inverse de celles du crâne dans la série des animaux.

Relativement aux dimensions de la face considérées dans leur ensemble, nous nous bornons à rappeler ici ce qui a été dit de la proportion rigoureusement inverse de l'aire du crâne et de l'aire de la face dans la série des animaux (1).

(1) Voyez crâne en général ; angle facial, de Camper ; angle occipital, Daubenton ; mesure de Cuvier.

La face représentant une pyramide triangulaire, on peut lui considérer trois faces ou régions : une *antérieure*, une *supérieure*, une *inférieure*.

Régions de la face.

Région antérieure ou *faciale*.

Elle constitue la face proprement dite : c'est de la conformation de cette région, de la proportion des diamètres verticaux et transverses, de l'aplatissement antéro-postérieur, transversal ou vertical de cette charpente, de la dépression ou de la saillie des bords alvéolaires, des os propres du nez et des os malaires, que dépendent surtout les caractères nationaux et un grand nombre des caractères individuels de la face humaine. D'autres différences viennent des parties molles et ne sont pas moins importantes.

Région antérieure. Ses variétés nationales et individuelles.

Cette région est bornée en haut par le front, en bas par la base de l'os maxillaire inférieur, latéralement par une ligne qui passerait par l'apophyse orbitaire externe, l'os malaire, et la crête qui sépare la fosse canine de la tubérosité maxillaire. Cette région présente, 1° *sur la ligne médiane*, la bosse nasale, une suture transversale formée par l'articulation des os propres du nez avec l'os frontal, *suture fronto-nasale ;* au-dessous de cette suture est le *nez*, éminence pyramidale, étroite en haut ou à sa racine, large en bas ou à sa base, formé de deux os articulés par juxta-position ; d'une part, entre eux sur la ligne médiane ; d'une autre part avec l'apophyse montante de l'os maxillaire supérieur. Au dessous de cette éminence est l'*orifice antérieur des fosses nasales*, orifice en forme de cœur de carte à jouer, présentant en bas l'épine nasale antérieure, au dessous de laquelle se voit : une suture verticale, *suture maxillaire*, l'intervalle qui sépare les incisives moyennes, l'ouverture de la bouche et la symphyse du menton.

Ses limites.

Bosse nasale, suture fronto-nasale.

Nez.

Orifice antérieur des fosses nasales.

Epine nasale antérieure.

Sur les côtés, on voit l'ouverture ou *base de l'orbite*, obliquement dirigée en dehors, offrant la forme d'un quadrilatère irrégulier, et présentant, 1° en haut, *le trou orbitaire supérieur ;* en bas, le *trou sous-orbitaire* ; en dehors, la *suture*

Base de l'orbite.

Suture fronto-jugale.

Suture fronto-maxillaire.

fronto-jugale; en dedans, la *suture fronto-maxillaire*. Au dessous de l'ouverture de l'orbite est la fosse canine, puis les rangées alvéolaires et dentaires des deux mâchoires, la ligne oblique externe, le trou mentonnier, et la base du maxillaire inférieur.

Région supérieure ou *cranienne*.

Elle fait corps avec la face inférieure du crâne (1), de telle sorte que le crâne et la mâchoire supérieure ne forment qu'une seule pièce, et ne peuvent se mouvoir séparément. Cette région présente, 1° *sur la ligne médiane*, et d'arrière en avant, *l'articulation du vomer avec le sphénoïde*, articulation dans laquelle il y a réciprocité de réception, la crête sphénoïdale étant reçue entre les lames du vomer, et les lames de cet os étant reçues dans des fissures correspondantes du sphénoïde ; on voit encore l'articulation du vomer avec le bord postérieur de la lame perpendiculaire de l'ethmoïde, l'articulation de cette lame perpendiculaire avec l'épine nasale du frontal ; celle de l'épine avec les os propres du nez.

Région médiane.

Régions latérales.

2° Sur les côtés se voient, de dedans en dehors, 1° la voûte des fosses nasales formée en arrière par la face inférieure du corps du sphénoïde, au milieu par la lame criblée, en avant par la face postérieure des os propres du nez ; 2° plus en dehors, la base des apophyses ptérygoïdes, l'articulation de l'os palatin avec le sphénoïde, le canal ptérygo-palatin, le trou sphéno-palatin ; 3° l'articulation des masses latérales de l'ethmoïde, en arrière, avec le sphénoïde, en avant avec le frontal ; 4° l'articulation de l'apophyse orbitaire interne du frontal avec l'unguis ; 5° l'articulation de l'échancrure nasale du frontal avec l'apophyse montante du maxillaire supérieur et les os propres du nez ; 6° plus en dehors encore, la voûte orbitaire, bornée en

(1) Cette région est entièrement artificielle et son étude ne peut avoir d'autre intérêt que celui de faire connaître d'une manière plus exacte l'ensemble des rapports du crâne avec la face

dehors par l'articulation du frontal avec l'os malaire et le sphénoïde, et par la fente sphénoïdale ; 7° la face antérieure des grandes ailes, qui forme la plus grande partie de la paroi externe de l'orbite ; 8° en dehors de l'orbite, l'arcade zygomatique.

Région postérieure ou *gutturale*.

Elle répond au pharynx et à la cavité buccale, et présente de haut en bas, 1° une portion verticale, 2° une portion horizontale, 3° une portion verticale.

1°. Portion verticale.

Bord postérieur de la cloison.

Épine nasale postérieure.

Ouvertures nasales postérieures.

Fosse ptérygoïdienne.

Fosse zygomatique.

A. La *portion verticale* offre sur la ligne médiane le bord postérieur de la cloison des fosses nasales, formé par le vomer ; l'extrémité postérieure de l'articulation du vomer avec le sphénoïde ; l'épine nasale postérieure. De chaque côté, l'*orifice postérieur des fosses nasales*, quadrilatère, plus étendu de haut en bas que transversalement, formé en dedans par le vomer, en dehors par l'apophyse ptérygoïde, en haut par le sphénoïde réuni à l'os du palais, en bas par l'os du palais. — Plus en dehors est la *fosse ptérygoïde*, formée par le sphénoïde et un peu par l'os palatin. Plus en dehors encore, on voit une fosse profonde, ou plutôt un grand vide circonscrit en dedans par l'aile externe de l'apophyse ptérygoïde et la tubérosité de l'os maxillaire, en dehors par la branche de l'os maxillaire inférieur : c'est la *fosse zygomatique*.

2°. Portion horizontale.

Voûte palatine.

Contiguïté de cinq os en un seul point.

Conduit palatin antérieur.

B. La *portion horizontale* est la *voûte palatine*. Elle est parabolique, extrêmement rugueuse, revêtue par la membrane palatine. Elle est formée par les apophyses palatines des os maxillaires et par la portion horizontale des os du palais, et présente en conséquence une *suture cruciale*, au point central de laquelle vient encore se joindre le vomer : d'où la subtilité anatomique qui consistait à demander quelle était la partie du squelette où, avec la pointe d'une épingle, on pouvait toucher cinq os à la fois. Cette voûte palatine est percée de plusieurs trous ; on y voit l'orifice inférieur du *conduit palatin antérieur*, canal simple inférieurement, bifurqué en haut, pour se rendre dans chaque narine ; les *conduits*

Conduits palatins postérieurs. *palatins postérieurs*, grand et petits, qui s'ouvrent à la partie postérieure et externe de la voûte palatine; une *gouttière* qui sillonne le bord externe de la voûte, et loge les vaisseaux et les nerfs palatins postérieurs au sortir de leurs conduits.

Gouttière palatine.

3°. Portion verticale, C. La *troisième portion* est verticale; elle présente, 1° sur la ligne médiane, la suture de deux os maxillaires supérieurs, l'intervalle des dents incisives moyennes de chaque mâchoire, la symphyse du menton, et l'apophyse géni; 2° de chaque côté, la face postérieure du bord alvéolaire supérieur, et des rangées dentaires supérieure et inférieure qui se croisent à la manière de ciseaux à leur partie moyenne, et se rencontrent corps pour corps à leur partie postérieure; la face postérieure de l'os maxillaire inférieur; la ligne oblique interne; les fossettes sublinguales et sous-maxillaires, et enfin la base de la mâchoire inférieure.

Régions zygomatiques ou latérales.

Bornées en haut et en dehors par l'arcade zygomatique, en haut et en dedans par la crête transversale qui sépare la fosse temporale de la fosse zygomatique, elles présentent un premier plan formé par la branche de la mâchoire inférieure. Ce premier plan enlevé, on arrive à une fosse : c'est la *fosse zygomatique*, dont la paroi supérieure est formée par la face inférieure des grandes ailes du sphénoïde, la paroi antérieure par la tubérosité maxillaire, la paroi interne par l'aile externe de l'apophyse ptérygoïde, et la paroi externe par la branche du maxillaire inférieur. Les parois postérieure et inférieure manquent.

Fosse zygomatique.

Au fond de cette fosse, entre l'os maxillaire et la face antérieure de l'apophyse ptérygoïde, se voit une large fente verticale, appelée par Bichat *fente ptérygo-maxillaire;* cette fente conduit dans une espèce de fosse appelée *arrière-fond de la fosse zygomatique* par les anciens anatomistes, *fosse ptérygo-maxillaire* par Bichat, à la formation de laquelle concourent trois os, l'os maxillaire en avant, l'apophyse ptérygoïde en arrière, l'os pa-

Fente ptérygo-maxillaire.

Fosse ptérygo-maxillaire.

latin en dedans. Cette fosse est importante à étudier en raison des cinq trous ou conduits qui y aboutissent, savoir : trois en arrière, le trou ***grand-rond***, le ***vidien*** ou ***ptérygoïdien***, le ***ptérygo-palatin;*** un quatrième en dedans, c'est le ***sphéno-palatin***; un cinquième en bas, c'est l'orifice supérieur du ***canal palatin postérieur.***

Trous grand-rond, vidien, Ptérygo-palatin, Sphéno-palatin, Palatin postérieur.

Enfin la fosse ptérygo-maxillaire présente, à lar éunion de sa paroi supérieure avec sa paroi antérieure, la fente ***sphéno-maxillaire*** ou ***orbitaire inférieure***, qui, d'une part, fait un angle aigu avec la fente sphénoïdale, et d'une autre part, un angle droit avec la fente ptérygo-maxillaire : cette fente, traversée seulement par quelques nerfs et par quelques vaisseaux, est formée en dedans par l'os maxillaire et l'os palatin; en dehors par le sphénoïde, et à son extrémité antérieure, qui est très large, par l'os malaire.

Fente ptérygo-maxillaire

Cavités de la face.

L'étude des os que nous venons d'examiner nous a fait connaître l'existence d'un grand nombre de cavités qui, indépendamment de l'usage spécial auquel elles sont affectées, ont pour effet commun d'augmenter considérablement le volume de la face, et d'en multiplier les surfaces intérieures, sans que son poids soit proportionnellement augmenté.

Toutes les cavités de la face peuvent se rattacher à trois principales ; ce sont, 1° les cavités orbitaires ; 2° les fosses nasales, dont tous les sinus sont des dépendances ; 3° la cavité buccale.

Orbites ou cavités orbitaires.

Les ***cavités orbitaires***, au nombre de deux, présentent la forme d'une pyramide quadrangulaire, dont l'axe, prolongée en arrière, couperait à angle, au niveau de la selle turcique, l'axe de l'orbite du côté opposé. Il faut toutefois remarquer que la paroi interne de l'orbite est presque entièrement étrangère à cette obliquité, et se dirige, sans déviation, d'avant en arrière. On peut considérer à l'orbite une paroi supérieure , une infé-

Orbites.

Obliquité de l'orbite.

La paroi interne y est étrangère.

rieure, une externe et une interne, quatre angles qui correspondent à l'intersection des faces, une base et un sommet.

Voûte orbitaire.

La *paroi supérieure* ou *voûte orbitaire*, formée par le frontal en devant, par l'aile orbitaire ou petite aile du sphénoïde en arrière, est concave, et présente, d'avant en arrière, 1° en dehors, la fossette lacrymale ; 2° en dedans, la petite dépression aux bords de laquelle s'attache la poulie du grand oblique ; 3° la suture d'union des petites ailes du sphénoïde avec la portion orbitaire du frontal ; 4° le trou optique.

Paroi inférieure.

La *paroi inférieure* forme un plan incliné en dehors et en bas, et présente d'avant en arrière, 1° le canal sous-orbitaire ; 2° une suture indiquant la réunion de l'os malaire avec le maxillaire supérieur ; 3° la face orbitaire du maxillaire supérieur ; 4° une suture indiquant la réunion du maxillaire supérieur avec l'os palatin ; 5° la facette orbitaire de l'os palatin.

Paroi externe.

La *paroi externe*, formée par le sphénoïde et l'os malaire, présente une suture à peu près verticale, *suture sphéno-jugale*.

Paroi interne

La *paroi interne*, formée par l'unguis, l'ethmoïde et le sphénoïde, présente deux sutures verticales : en devant, celle qui unit l'unguis à l'ethmoïde ; en arrière, celle qui unit l'ethmoïde au sphénoïde. Au devant de ces sutures, on trouve la *gouttière lacrymale*, formée par la réunion de l'unguis et de l'apophyse montante du sus-maxillaire ; à la partie inférieure de cette gouttière se trouve l'orifice large et très oblique du canal nasal qui va s'ouvrir dans le méat moyen, et établit une communication directe entre la cavité orbitaire et la cavité nasale.

Gouttière lacrymale.

Orifice du canal nasal.

Plans.

Des quatre angles plans de l'orbite, deux sont supérieurs, deux inférieurs.

Angle supérieur externe.

Des deux angles plans supérieurs l'un est interne, l'autre est externe. L'*angle supérieur externe* présente, 1° en arrière, la fente sphénoïdale ; 2° le côté interne de la suture sphéno-frontale et de la suture fronto-jugale.

Angle supérieur interne.

L'*angle supérieur interne* présente la suture d'union du

frontal, 1° avec l'ethmoïde en arrière; 2° avec l'unguis en devant : c'est au niveau de cette suture que se voient les orifices des deux *conduits orbitaires internes*.

Angles inférieurs. Des deux *angles inférieurs*, l'*externe* présente la fente sphéno-maxillaire, une portion de l'os malaire, et l'ouverture du canal de l'os malaire; l'*interne* présente une suture horizontale non interrompue, et qui unit, 1° en devant, l'os maxillaire à l'unguis; 2° plus en arrière, l'os maxillaire à l'ethmoïde; 3° enfin l'os palatin à l'ethmoïde.

Coupe oblique de la base de l'orbite. La *base de l'orbite* est coupée obliquement de dedans en dehors et d'avant en arrière, et présente un diamètre vertical qui est le plus souvent tout à fait perpendiculaire à l'horizon, mais qui parfois est rendu légèrement oblique par la saillie des sinus frontaux. Sommet. Le *sommet* de l'orbite offre la réunion des trois fentes, sphénoïdale, sphéno-maxillaire, et ptérygo-maxillaire.

Des fosses nasales.

Situation. Au nombre de deux, séparées l'une de l'autre par une cloison verticale dirigée d'avant en arrière, les *fosses nasales* sont de grandes cavités osseuses creusées en quelque sorte dans l'épaisseur, de la partie moyenne de la face, ou plutôt ménagées dans l'interstice des os de cette partie moyenne et prolongées dans l'épaisseur de plusieurs des os de la face et du crâne par des arrière-cavités appelées *sinus*.

Les fosses nasales sont situées au dessous de la partie antérieure et médiane de la base du crâne, au dessus de la cavité buccale, entre les fosses orbitaire, canine et zygomatique d'un côté, et les mêmes fosses du côté opposé.

Forme générale. Pour avoir une idée exacte, soit des dimensions, soit de la forme des fosses nasales, il faut les étudier sur des coupes horizontales et sur des coupes verticales : ces dernières doivent être faites, 1° d'avant en arrière; 2° transversalement.

Dimensions. Considérées dans leurs dimensions, les fosses nasales présentent, 1° un diamètre vertical plus considérable au milieu qu'en avant et en arrière; 2° un diamètre transverse beaucoup

Diamètres. moins long que les deux autres, et qui va en se rétrécissant(1) de la partie inférieure à la partie supérieure, à raison de l'obliquité que présente la paroi externe; 3° un diamètre antéro-postérieur qui mesure tout l'intervalle compris entre l'orifice antérieur et l'orifice postérieur des fosses nasales.

Direction. Les fosses nasales présentent une direction horizontale; elles sont néanmoins légèrement inclinées en arrière et en bas; ce qui dépend et de l'inclinaison de leur paroi inférieure et de l'obliquité du corps du sphénoïde, qui fait partie de la paroi supérieure.

Régions. Les fosses nasales sont des cavités irrégulières, anfractueuses, auxquelles on peut considérer quatre parois : une supérieure, une inférieure, une interne, une externe; et deux orifices, un antérieur, un postérieur.

Paroi supérieure ou voûte. *A.* La *paroi supérieure*, ou *voûte des fosses nasales* présente une concavité qui regarde en bas; elle est formée 1° en avant, par les os propres du nez et un peu par l'épine nasale du frontal; 2° au milieu, par la lame criblée de l'ethmoïde; 3° en arrière, par le corps du sphénoïde. Cette paroi offre deux sutures transversales, qui sont, en procédant d'avant en arrière, 1° la suture qui indique l'union des os du nez au frontal; 2° celle qui indique l'union de l'ethmoïde au sphénoïde. C'est sur cette paroi supérieure qu'on voit en arrière l'orifice du *sinus sphénoïdal*.

Paroi inférieure ou plancher. *B.* La *paroi inférieure*, ou *plancher*, beaucoup plus large mais moins longue que la paroi supérieure, présente une concavité transversale; elle est dirigée d'avant en arrière et un peu de haut en bas; ce qui concourt à déterminer l'obliquité des fosses nasales. Du reste, cette paroi inférieure est formée, en devant, par l'os maxillaire supérieur; en arrière, par l'os palatin : une suture transversale indique l'union de ces deux os. Prè

Sa direction oblique.

(1) Ce rétrécissement progressif des fosses nasales de bas en haut, et l'obliquité de leur paroi externe, doivent être pris en considération dans l'introduction des instruments dans les fosses nasales.

de son extrémité antérieure et sur les côtés de la ligne médiane, le plancher des fosses nasales offre l'orifice supérieur de chacune des branches du conduit palatin antérieur.

Paroi interne.

C. La *paroi interne*, formée par la cloison, est ordinairement plane, quelquefois concave ou convexe, suivant que la cloison est déjetée d'un côté ou de l'autre (1).

On y voit la suture qui indique l'union du vomer avec la lame perpendiculaire de l'ethmoïde; cette cloison est profondément échancrée en avant sur le squelette, et l'échancrure, qui est formée en haut par la lame perpendiculaire de l'ethmoïde, en bas par le vomer, est remplie, dans l'état frais, par un cartilage appelé cartilage de la cloison.

Paroi externe.

D. La *paroi externe*, remarquable par ses anfractuosités, est formée par l'ethmoïde, l'unguis, le palatin, le maxillaire supérieur et le cornet inférieur des fosses nasales.

Ses trois cornets.

Ses trois méats.

Elle présente de haut en bas, 1° le *cornet supérieur*, ou *cornet de Morgagni*, au devant duquel est une surface inégale, quadrilatère; 2° le *méat supérieur*, à la partie postérieure duquel on trouve le trou sphéno-palatin et l'ouverture des cellules ethmoïdales postérieures; 3° au dessous du méat supérieur, le *cornet moyen*; 4° le *méat moyen* au dessous du cornet moyen; ce méat présente en arrière l'ouverture du sinus maxillaire déjà décrit (*voyez* Os maxillaire supérieur), et en devant, l'infundibulum qui conduit dans les cellules ethmoïdales antérieures (2); 5° le *cornet inférieur*; 6° le *méat inférieur*, dans lequel on trouve l'*orifice inférieur du canal nasal*.

(1) Quelquefois la déviation de la cloison est assez considérable pour que la paroi interne touche la paroi externe, de telle sorte qu'il en résulte une grande difficulté pour le passage de l'air. Cette disposition a fait croire, dans certains cas, à l'existence d'un polype. (*Voyez* la description du vomer.)

(2) Il est bon de rappeler ici que le sinus maxillaire s'ouvre quelquefois dans l'infundibulum, tantôt à la partie postérieure, tantôt à la partie moyenne de cet infundibulum; dans ce dernier cas, le sinus maxillaire paraît s'ouvrir directement dans le sinus frontal.

L'ouverture antérieure et l'ouverture postérieure des fosses nasales ont été décrites avec la région antérieure et la région inférieure de la face.

DÉVELOPPEMENT GÉNÉRAL DE LA FACE.

Le développement de la face ne consiste pas uniquement dans l'accroissement de ses dimensions : la prédominance partielle de certaines régions, ou leur infériorité relative, entraîne dans les divers âges, des différences de configuration qui sont tout à fait caractéristiques.

État de la région antérieure de la face aux différents âges.

Prédominance de la partie supérieure de la face.

A. *Chez le fœtus.* La partie supérieure de la face offre une prédominance remarquable, due, 1° au développement précoce du frontal, 2° à la grande capacité des orbites.

Exiguïté de la partie moyenne.

La portion moyenne ou sus-maxillaire est, au contraire, très rétrécie par l'absence du sinus maxillaire ; les dimensions verticales de l'os sus-maxillaire et du palatin sont même tellement peu considérables, que le bord de l'orbite et le bord alvéolaire sont presque continus ; il n'y a pas de fosse canine. Nous devons dire ici que le relief du bord alvéolaire, qui renferme encore tous les germes des dents, entre pour beaucoup dans l'absence de cette fosse canine.

Absence de fosse canine.

Relief des bords alvéolaires.

Enfin, l'os maxillaire inférieur est rétréci dans le sens vertical comme le sus-maxillaire, et présente comme lui un relief très prononcé en devant, dû à la présence des germes dentaires dans les alvéoles. Cette circonstance de l'inclusion des germes dentaires, faisant proéminer le bord alvéolaire, détermine dans la symphyse une légère obliquité d'avant en arrière et de haut en bas.

Aux diverses causes du rétrécissement vertical de la face chez le fœtus, il faut ajouter le peu de hauteur de l'ethmoïde.

Dimensions transversales.

Les dimensions transversales de la face sont très étendues au niveau des orbites : à la partie inférieure de la face, elles sont au contraire beaucoup plus étroites proportionnellement que chez l'adulte.

Caractères de la face chez le fœtus.

Ce qui fait le caractère de la face chez le fœtus, c'est donc, 1° l'exiguïté des dimensions verticales ; 2° la prédominance de largeur de la partie supérieure sur la partie inférieure.

Chez l'adulte.

B. Dans l'*âge adulte*, le développement du sinus maxillaire, l'aplatissement et l'allongement vertical des arcades alvéolaires, donnent à la face l'expression qui la caractérise à cet âge.

Chez le vieillard.

C. Chez le *vieillard*, la chute des dents et l'affaissement du rebord alvéolaire rendent en partie à la face l'expression qu'elle avait dans le fœtus, et de plus l'allongement et la proéminence du menton qui, par la diminution du diamètre vertical, se rapproche du nez, lui imprime un caractère particulier, qui dépend surtout de ce que la symphyse, de verticale qu'elle était chez l'adulte, devient oblique d'arrière en avant et de haut en bas. Cette obliquité est précisément inverse de celle qu'on observe chez le fœtus (1). Chez le vieillard, l'angle de la mâchoire redevient un peu obtus, et le corps de la mâchoire inférieure est réduit à sa portion basilaire ; la portion alvéolaire est complètement usée. Le canal dentaire occupe par conséquent le bord supérieur de l'os.

(1) Quelques détails sur le développement de l'os maxillaire inférieur ne seront pas ici déplacés. Dans les premiers temps de la vie fœtale, il n'existe pas de canal dentaire ; il n'y a qu'un trou qui conduit dans une large et profonde gouttière commune aux alvéoles et au canal dentaire. Souvent le canal dentaire reste à l'état de gouttière, au moins dans la portion de son trajet qui répond aux dents molaires. — Sur les mâchoires des fœtus à terme, on trouve des vestiges de l'aiguille de Spix dans une scissure qu'on remarque au pourtour de l'orifice du canal dentaire. — Sur les mâchoires du fœtus, il y a plusieurs trous et canaux accessoires du canal dentaire inférieur. C'est sans doute ce qui explique pourquoi M. Serres a figuré dans ses planches deux canaux dentaires inférieurs. Enfin, je ferai remarquer que l'orifice du canal dentaire inférieur répond pendant les mouvements de la mâchoire inférieure, à un point immobile à l'axe même de ces mouvements. Cette disposition prévient le tiraillement des nerfs et des vaisseaux.

Etat des régions latérales aux différents âges.

Ce sont celles qui subissent le moins de changement; car si le développement du sinus maxillaire tend à augmenter chez l'adulte le relief de la tubérosité maxillaire, d'un autre côté, l'inclusion des germes dentaires dans l'os sus-maxillaire pendant la vie fœtale, compense assez exactement le défaut de saillie produite par l'absence du sinus.

Etat de la région postérieure de la face aux différents âges

Obliquité des branches de la mâchoire chez le fœtus.

Dans sa *partie gutturale*, cette région présente dans le fœtus et l'enfant les dispositions suivantes : Le bord postérieur des branches de la mâchoire est très oblique, et s'éloigne considérablement de la direction à peu près verticale qu'il présente chez l'adulte; les apophyses ptérygoïdes et les ouvertures nasales postérieuses sont dirigées très obliquement de haut en bas et d'arrière en avant, au lieu d'être verticales, ce qui dépend de l'absence du sinus maxillaire, qui, en se développant, les repousse en arrière.

De l'obliquité du bord postérieur de la branche maxillaire, il résulte que le condyle qui surmonte ce bord regarde, par sa surface d'articulation, en arrière, au lieu de regarder en haut.

Influence du sinus maxillaire sur les changements que subit la configuration de la face.

Dans la portion horizontale ou palatine, la région inférieure de la face a proportionnellement moins d'étendue d'avant en arrière que chez l'adulte, ce qui est une conséquence de l'obliquité que présente l'apophyse ptérygoïde, et du peu de développement du sinus maxillaire. On voit donc aux divers âges quelle grande influence les différents états de ce sinus exercent sur toute la configuration de la face.

Développement des cavités.

On comprend facilement qu'au milieu de tous les changements que présente la conformation de la face, les cavités dont elle est creusée doivent en éprouver de très importants. Le plus remarquable est la lenteur du développement des fosses nasales comparées aux fosses orbitaires. On peut même dire qu'il y a entre les unes et les autres un rapport inverse de développe-

Rapport inverse du développement entre les orbites et les fosses nasales.

ment. La cavité orbitaire, destinée à recevoir le globe de l'œil déjà très développé à l'époque de la naissance, a beaucoup de capacité. Elle doit cette disposition uniquement au développement rapide du frontal et du sphénoïde; car le malaire et le maxillaire n'y concourent que faiblement, et l'ethmoïde a si peu de hauteur encore, que le diamètre vertical de l'orbite, qui dépend de celui de l'ethmoïde, est moins considérable que le diamètre horizontal de cette cavité. Les fosses nasales, réduites à de très petites dimensions dans le fœtus, acquièrent par l'accroissement en hauteur de l'ethmoïde, du palatin, du maxillaire supérieur, du vomer, de même que par l'accroissement des cornets, une étendue de surface qu'augmente beaucoup l'ampliation du sinus maxillaire, des sinus sphénoïdaux, des cellules ethmoïdales et des sinus frontaux. Nous devons remarquer, à l'égard de cette dernière cavité, que son développement est dû surtout à l'écartement des deux lames du frontal, dont l'antérieure se déjette presque toujours en devant, la postérieure restant immobile. On connaît cependant des exemples qui prouvent que c'est la lame postérieure qui, par sa dépression en arrière, fait presque exclusivement les frais de la formation du sinus.

THORAX OU POITRINE.

Idée générale du thorax.

Nous connaissons actuellement, dans son ensemble et dans ses détails, la *colonne vertébrale* que nous avons considérée, avec les naturalistes modernes, comme la pièce fondamentale de la charpente du corps humain, en sorte qu'on pourrait à la rigueur regarder les autres parties constituantes du squelette comme des appendices. Nous connaissons en outre le *crâne*, qu'on peut considérer comme une dépendance de cette colonne et la *face* dont les deux mâchoires sont comme les appendices du crâne. Nous allons maintenant étudier les *côtes* qu'on pourrait considérer comme les apophyses transverses exagérées des vertèbres dorsales, lesquelles apophyses deviendraient cartilagineuses en avant pour se fixer à une colonne médiane antérieure qu'on appelle *sternum*. La colonne dorsale, le sternum, les côtes et leurs cartilages interceptent entre elles une grande cavité splanchnique que l'on appelle *thorax*, *poitrine*, mais improprement, car elle est commune à la fois aux organes de la poitrine et aux organes de l'abdomen, et serait mieux nommée cavité *thoraco-abdominale*. Ainsi, deux colonnes médianes, l'une postérieure formée par la chaîne des douze vertèbres dorsales, l'autre antérieure formée par le sternum dont Meckel et M. de Blainville ont comparé les différentes pièces à une petite colonne vertébrale; vingt-quatre côtes osseuses et cartilagineuses, douze de chaque côté, en tout trente-sept os; voilà la charpente thoraco-abdominale dont nous connaissons déjà la colonne postérieure, en sorte qu'il nous reste seulement à étudier treize os, le sternum et douze côtes : encore ces douze côtes ayant des caractères communs et quelques unes seulement des caractères spéciaux, il

Le thorax serait mieux nommé cavité thoraco-abdominale.

en résulte que, rigoureusement parlant, l'étude du thorax osseux se réduit en définitive à celle de deux os, le sternum et la côte.

Sternum.

Le *sternum* (1), du mot grec στερνον, poitrine, os de la poitrine par excellence, est une espèce de colonne osseuse aplatie, symétrique, qui occupe la partie antérieure et médiane du thorax, et forme en quelque sorte le sommet de la voûte qu'il représente. Il est *situé* entre les côtes, au milieu desquelles il est comme suspendu, et qui le soutiennent à la manière d'arcs-boutants. Supérieurement, les clavicules et par elles les membres thoraciques prennent sur lui un point d'appui dans leurs mouvements. Le sternum n'est pas immobile dans la place qu'il occupe : il s'élève et s'abaisse, ainsi que nous le verrons dans le mécanisme du thorax. Situation.

Sa *direction* n'est pas verticale, mais bien oblique de haut en bas, et d'arrière en avant, de telle sorte qu'un plan qui le prolongerait en haut viendrait aboutir à la troisième vertèbre cervicale. Cette direction, jointe à la concavité dorsale des vertèbres, donne au thorax une grande capacité. La plus belle conformation me paraît celle dans laquelle le sternum fait avec l'axe du corps un angle de 20 à 25 degrés. Au reste cette inclinaison varie beaucoup suivant les sujets, suivant les âges, et même suivant les sexes : tantôt vertical, tantôt recourbé sur lui-même d'avant en Direction.

(1) Cet os a singulièrement fixé l'attention des anatomistes transcendants modernes, qui le regardent comme une colonne vertébrale, antérieure au canal intestinal chez l'homme, inférieure chez les animaux, et dans laquelle plusieurs ont cru trouver une région cervicale, une région dorsale et une région lombaire. Cette comparaison appliquée à l'homme n'est tolérable que chez le fœtus ; chez ce dernier en effet le sternum se développe par un grand nombre de pièces, dont la réunion constitue les cavités articulaires, destinées à recevoir les extrémités antérieures des côtes, de la même manière que les cavités articulaires des vertèbres reçoivent les extrémités postérieures de ces mêmes côtes. Il ne répugne nullement de comparer le sternum de l'adulte à la région sacro-coccygienne de la colonne vertébrale.

arrière, plus ou moins rapproché de la colonne dorsale, il présente dans son ensemble, ou dans quelques unes de ses pièces, de nombreuses variétés qui déterminent en grande partie les différentes formes de la poitrine.

Forme générale.

Forme générale et dimensions. Sous le rapport de sa forme générale, les anciens ont comparé le sternum à l'épée des gladiateurs, dont la partie supérieure plus large formerait la poignée (*manubrium*), la partie moyenne le corps (*mucro*), l'extrémité inférieure ou appendice xiphoïde, la pointe (*processus ensiformis*).

Dimensions en largeur.

Large à sa partie supérieure d'un pouce et demi à deux pouces, il se rétrécit bientôt pour s'élargir de nouveau et s'arrondir en se terminant en bas par une extrémité très étroite.

En hauteur.

Sa hauteur, qui est de cinq pouces et demi à six pouces et demi, c'est à dire les deux tiers environ de celle de la colonne dorsale, présente beaucoup de variétés; elle est un peu moins considérable chez la femme que chez l'homme.

En épaisseur.

Son épaisseur ne peut être déterminée qu'à l'aide d'une coupe verticale antéro-postérieure qui divise le sternum en deux parties égales; on voit alors qu'épais de 5 à 6 lignes à son extrémité supérieure, il se réduit à 2 ou 3 lignes au niveau de l'union de la poignée avec le corps, augmente progressivement d'épaisseur jusqu'à la partie inférieure du corps, où il recouvre l'épaisseur de 5 à 6 lignes, pour n'offrir à l'appendice xiphoïde qu'une ligne seulement d'épaisseur. Les anciens et même quelques anatomistes modernes décrivent séparément trois pièces dans le sternum, trois os sternaux. On est même allé jusqu'à admettre autant d'os sternaux qu'il y a de pièces d'ossification, ce qui est contraire à toutes les lois de l'ostéogénie.

On considère au sternum deux faces, deux bords et deux extrémités.

1° La *face antérieure* ou *cutanée*, légèrement convexe, forme un plan oblique d'arrière en avant et de haut en bas : elle présente trois ou quatre lignes saillantes transversales, traces de la soudure des pièces primitives de l'os, et séparant des surfaces d'inégale largeur. Celle de ces lignes qui indique l'union des deux premières pièces du sternum est la plus remarquable et la plus constante, toujours plus ou moins saillante, quelquefois anguleuse et comme tuberculeuse, elle a pu être prise pour le cal d'une fracture ou pour une exostose. A la partie inférieure de cette face, on trouve chez quelques sujets un *trou* qui perce l'os de part en part; quelquefois ce trou est remplacé par une ouverture considérable, à laquelle on a attaché beaucoup d'importance, comme étant une preuve de la séparation primitive de l'os sur la ligne médiane. La présence de cette ouverture explique comment du pus placé derrière le sternum a pu, dans certains cas, se faire jour au dehors sans usure préalable de l'os. La face antérieure du sternum est recouverte par la peau, dont la sépare une couche très épaisse de fibres aponévrotiques entrecroisées en sautoir.

Ligne qui indique l'union de la première pièce avec la seconde.

Trou sternal.

2° La *face postérieure*, *médiastine* ou *cardiaque*, légèrement concave de haut en bas, présente, chez les jeunes sujets, des lignes correspondantes à celles de la face antérieure; mais beaucoup moins prononcées, et toutes, à l'exception de celle qui sépare la première de la deuxième pièces, s'effacent complètement lorsque l'ossification est terminée. Cette face, qui est lisse, est en rapport avec plusieurs organes contenus dans la poitrine, et notamment avec le cœur, devant lequel le sternum forme une espèce de bouclier(1). A la partie inférieure de cette face, se voient plusieurs trous nourriciers.

Le sternum constitue le bouclier du cœur.

3° Les *bords*, épais, sinueux, offrent sept cavités articulaires séparées les unes des autres par des échancrures semi-lunaires, plus étendus en longueur en haut qu'en bas, où les facettes sont très rapprochées les unes des autres. La plus élevée de ces sept cavités est peu profonde, triangulaire, et se soude dans un âge peu avancé avec le cartilage de la première côte; les suivantes sont plus profondes, anguleuses, placées aux extrémités de chacune des lignes indiquées plus haut: toutes sont destinées à s'articuler avec les cartilages des sept premières côtes. Quand on

(1) Cette utilité du sternum est manifeste chez certains animaux qui, bien que n'ayant pas de côtes, présentent cependant un sternum. Ex. la grenouille.

les examine sur un os desséché, elles paraissent d'autant plus anguleuses et d'autant plus profondes que le sternum que l'on étudie appartient à un sujet plus jeune.

4° L'*extrémité supérieure* ou *claviculaire*, plus large et plus épaisse que tout le reste de l'os, offre, 1° une échancrure médiane, concave transversalement, qui porte le nom de *fourchette du sternum*; 2° de chaque côté une facette articulaire oblongue, concave de dehors en dedans, convexe d'avant en arrière, articulée avec la clavicule, entourée d'inégalités pour des insertions de muscles et de ligaments. Il arrive assez souvent que les deux facettes claviculaires ne sont pas à la même hauteur; fait déjà remarqué par Morgagni, et que j'attribue, de même que la différence dans leurs dimensions, à l'usure inégale des deux surfaces articulaires.

Fourchette sternale.

Facettes claviculaires.

Inégalité en hauteur et en dimension de ces facettes.

5° L'*extrémité inférieure* ou *abdominale* est formée par *l'appendice xiphoïde* (ξίφος, épée), aussi nommée *cartilage xiphoïde*, parce qu'elle reste souvent cartilagineuse jusque dans l'âge adulte et même en partie jusque dans la vieillesse. Sa longueur, sa forme et sa direction présentent une foule de variétés: souvent bifide, quelquefois percée d'un trou et même de deux trous, déjetée tantôt en avant, tantôt sur le côté, fortement déprimée dans certains cas, cette appendice donne insertion par son sommet à un prolongement aponévrotique qu'on nomme *ligne blanche;* en arrière, elle répond médiatement à l'estomac, qui repose sur elle dans l'attitude quadrupède (1). Je ferai remarquer que l'appendice xiphoïde, beaucoup moins épaisse

Appendice xiphoïde.

(1) En avant, cette appendice est sous-cutanée, et la peau qui la recouvre est tellement sensible que la moindre contusion brise les forces de l'homme le plus robuste et amène la syncope, d'où l'importance qu'on a accordée aux différentes configurations de cette appendice, d'où peut-être les noms de creux de l'estomac, scrobicule du cœur, *præcordia*, qu'on a donnés à la région correspondante. On a beaucoup parlé du déplacement de l'appendice xyphoïde, et des accidents auxquels il donne lieu; mais ce déplacement n'a jamais été observé, et les accidents qu'on lui a attribués dépendaient très certainement de la lésion des parties situées derrière elle.

que le reste de l'os, fait suite à la lame postérieure du sternum, et nullement à sa lame antérieure ; d'où la dépression qu'on observe en avant au niveau de cette appendice.

Résumé des connexions. Le sternum s'articule avec seize os, savoir, avec quatorze côtes par l'entremise de leurs cartilages, et avec les deux clavicules.

Conformation intérieure. Le sternum par sa structure appartient aux os larges bien que par sa forme il se rapproche des os longs ; il est en effet formé de deux lames compactes très minces, entre lesquelles se trouve une substance spongieuse, à cellules très amples et à parois très déliées : c'est un des os les plus spongieux du corps humain, et c'est sans doute à cette circonstance de sa texture qu'est due la fréquence de ses maladies.

Abondance du tissu spongieux.

Développement. L'ossification du sternum est des plus tardives : jusqu'au sixième mois de la vie fœtale, on ne voit aucun point osseux dans le cartilage, déjà fort large, dont se compose alors cet os.

Lenteur de son ossification.

Le sternum est aussi de tous les os du squelette celui dans lequel les phénomènes de l'ossification offrent le moins de régularité. Nous allons, pour simplifier, étudier successivement le développement des trois parties du sternum que nous avons indiquées sous le nom de poignée, de corps et d'appendice xiphoïde.

Irrégularité de son ossification.

1° *Ossification de la poignée.* Tantôt la poignée présente un seul germe, arrondi, oblong transversalement ; tantôt elle présente deux germes, et dans ce cas il peut arriver, ou que les germes soient placés l'un au dessus de l'autre, ou qu'ils soient placés l'un à côté de l'autre. Dans le premier cas, le plus élevé des deux germes est le plus gros ; dans le second cas, il peut arriver ou que les deux germes soient égaux et symétriques, ce qui a lieu très rarement, ou qu'ils soient inégaux, ce qu'on observe presque toujours.

Nombre de points.

Variétés.

Enfin, la poignée peut présenter plus de deux germes osseux. Albinus a trouvé sur un sujet trois points, et sur un autre quatre points osseux.

Il est à remarquer que, dans le cas de pluralité des points osseux de la poignée, les plus gros sont en général les plus élevés : les exceptions à cette règle sont très rares. Du reste, ces points osseux apparaissent du cinquième au sixième mois de la vie fœtale.

Variétés dans les points osseux du corps.

2° *Du corps*. Les points osseux qui entrent dans la composition du corps ont ordinairement une forme arrondie quand ils sont impairs ou médians ; quand ils sont pairs ou latéraux, ils sont plus allongés, plus petits, et semblent n'être chacun que la moitié d'un noyau unique (1).

Il existe une pièce du sternum pour chaque espace intercostal.

Ces différents points osseux sont toujours placés de manière à tomber entre deux articulations costo-sternales ; en sorte que, dans chaque intervalle compris entre les côtes, il se développe une pièce du sternum. Il n'y a d'exception que pour la dernière pièce, qui est commune à l'articulation de la sixième et à celle de la septième côte.

Toutes les fois qu'il y a plusieurs points osseux dans un espace intercostal, ils sont constamment, suivant la remarque d'Albinus, placés l'un à côté de l'autre, et non l'un au dessus de l'autre.

Il existe donc primitivement quatre pièces pour le corps du sternum ; et chacune de ces pièces est composée, tantôt d'un seul point médian, tantôt de deux points latéraux.

Ordre d'apparition des points du corps.

L'ordre dans lequel procède l'ossification du corps du sternum est le suivant : les deux pièces supérieures paraissent les premières, savoir : du cinquième au sixième mois de la vie fœtale ; la troisième apparaît au sixième mois ; la quatrième apparaît le plus souvent après la naissance, quelquefois vers la fin de la gestation.

L'ossification du corps du sternum présente bien plus fré-

(1) Dans un cas, toutes les pièces du corps du sternum se développaient par deux points latéraux, à l'exception de la première pièce qui se développait par un point médian.

quemment que celle de la poignée l'exemple de deux noyaux symétriques placés de chaque côté de la ligne médiane.

Réunion des points d'ossification du corps. Il faut distinguer, dans la réunion des différentes parties dont se compose le corps du sternum, la *conjugaison latérale*, c'est à dire l'union des points osseux situés sur les côtés de la ligne médiane, et la *conjugaison verticale*, ou l'union des pièces sternales proprement dites. Or, on remarque que toujours la conjugaison latérale, ou l'union des germes osseux qui forment une paire dans un même intervalle, précède toute conjugaison verticale.

Conjugaison latérale.

Conjugaison verticale.

La conjugaison verticale, ou la réunion des pièces du corps du sternum entre elles, débute par les deux pièces inférieures. Après cette réunion, le corps est réduit à trois pièces. La deuxième pièce s'unit ensuite à la pièce inférieure : c'est tantôt à la réunion de ces deux pièces, tantôt à la réunion des deux points latéraux de la quatrième et de la troisième pièce du corps, que se voit le trou sternal quand il existe ; quelquefois le trou sternal se voit entre les deux points d'ossification latéraux de la quatrième pièce. Ce n'est que de vingt à vingt-cinq ans que la première pièce du corps se réunit aux deux autres.

Ordre que suit la conjugaison verticale.

Situation du trou sternal.

On doit remarquer que la réunion des pièces osseuses du corps s'effectue dans un ordre précisément inverse de celui dans lequel elles apparaissent. En effet, l'apparition des points procède de haut en bas, et la réunion procède de bas en haut ; ce qui confirme cette assertion avancée précédemment, savoir, que l'ordre d'apparition des points d'ossification n'est pas toujours corrélatif de l'ordre de soudure ou de conjugaison.

3° *Ossification de l'appendice.* Elle se fait ordinairement par un seul noyau ; quelquefois il en existe deux, et, dans ce cas, ils sont rarement symétriques. C'est par la partie supérieure du cartilage que l'ossification débute ; il est bien rare qu'elle en envahisse la totalité. L'époque d'apparition du point osseux est excessivement variable : quelquefois elle a lieu vers trois à quatre ans ; d'autres fois seulement à la douzième, et même à la dix-huitième année.

Cette ossification est rarement complète.

Trois pièces chez l'adulte.

Dans l'âge adulte, le sternum est composé des trois pièces dont je viens d'indiquer le développement, pièces que les anciens décrivaient séparément, comme autant d'os distincts. De quarante à cinquante ans, et quelquefois plus tard, l'appendice s'unit au corps ; rarement le corps s'unit à la poignée : quand cette soudure a lieu, elle n'est le plus souvent qu'apparente, car lorsqu'on scie l'os verticalement, on retrouve l'articulation sous une couche osseuse fort mince (1).

Points épiphysaires sus-sternaux.

D'après ce qui a été dit des nombreuses variétés de l'ossification du sternum, il est impossible d'assigner à cet os un nombre limité de points osseux. A ceux qui ont été indiqués j'en ajouterai deux autres, décrits par Béclard, sous le nom de *points sus-sternaux*, et que j'ai vus sur trois sternums d'adulte, sous l'aspect de noyaux pisiformes placés de chaque côté de la fourchette du sternum.

Des côtes.

Etymologie.

Situation.

Les côtes (*costæ*, de *custodes*, comme si, d'après l'explication de Monro, elles étaient les gardiennes des organes importants contenus dans la poitrine) sont des arcs osseux étendus de la colonne vertébrale au sternum. Osseux dans les quatre cinquièmes postérieurs, ces arcs sont cartilagineux dans leur cinquième antérieur. La portion osseuse est la *côte* pro-

(1) J'ai eu, à la Salpêtrière, plusieurs fois occasion de constater le fait de la persistance de l'articulation de la première avec la seconde pièce du sternum, même dans l'âge le plus avancé. Ce fait n'avait point échappé à Béclard ; témoin le passage suivant : « La réunion du premier os sternal avec le second n'a lieu » que vers soixante ans, quelquefois plus tard, et même jamais. » Dans un Mémoire sur la luxation des deux premières pièces du sternum, M. Maisonneuve (*Arch. gén. de Méd.*, juillet 1842) a décrit avec beaucoup de détails cette articulation, que Meckel avait déjà comparée aux symphyses des corps des vertèbres. En examinant la coupe verticale de plusieurs sacrums appartenant à des femmes très avancées en âge, j'ai trouvé une disposition analogue, savoir, un disque intervertébral masqué par une lame osseuse superficielle, qui seule établissait la continuité.

prement dite; la portion cartilagineuse s'appelle *cartilage costal*.

Les côtes sont au nombre de vingt-quatre, douze de chaque côté; on en trouve quelquefois vingt-six, treize de chaque côté, et alors les *côtes surnuméraires* sont formées tantôt aux dépens des apophyses transverses de la septième vertèbre cervicale, tantôt aux dépens des apophyses transverses de la première lombaire, preuve bien manifeste de l'analogie qui existe entre les côtes et les apophyses transverses cervicales et lombaires. Quelquefois, mais plus rarement, il n'existe que vingt-deux côtes, anomalie indiquée par Galien. Dans ces cas, on trouve tantôt deux côtes continues dans une partie ou dans la totalité de leur longueur, tantôt une première côte rudimentaire qui est bien formée en arrière, mais qui, en devant, tantôt se perd dans l'épaisseur des muscles scalènes, tantôt s'articule ou se soude avec la deuxième côte, ou bien enfin va se fixer au sternum (1).

Nombre.

Côtes surnuméraires.

On divise les côtes en deux classes : 1° en celles qui s'étendent des vertèbres au sternum : ce sont les *côtes vraies*, *côtes sternales* ou *vertébro-sternales*; 2° en celles qui ne se réunissent pas au sternum : ce sont les *fausses côtes*, *asternales* ou *vertébrales*. On nomme *côtes flottantes* les deux dernières fausses côtes, parce que leur extrémité antérieure est mobile dans l'épaisseur des parois du ventre. Les côtes se désignent par les noms numériques de *première*, *seconde*, etc.; en comptant de haut en bas. Il faut noter cependant que, dans plusieurs traités de chirurgie, les côtes sont comptées de bas en haut, ce qui est plus facile sur le vivant (2).

Vraies côtes.

Fausses côtes

Côtes flottantes.

Les côtes présentent des *caractères généraux* qui les dis-

(1) Sur un sujet préparé pour une de mes leçons, les deuxième, troisième et quatrième apophyses transverses lombaires constituaient de petites côtes surnuméraires, tandis que les premières apophyses transverses lombaires présentaient la disposition accoutumée.

(2) Cette manière de compter les côtes trouve son application dans le cas d'infiltration des parois thoraciques et abdominales, elle permet d'arriver avec plus de précision sur tel ou tel espace intercostal.

tinguent de tous les autres os, et des *caractères propres* qui les différencient les unes des autres.

Caractères généraux des côtes.

Forme.

Les *côtes* représentent des arcs osseux, aplatis, de trois à six lignes de largeur, d'une ligne d'épaisseur, d'une longueur variable suivant le rang qu'occupe la côte, dont la courbure ne saurait être assujettie à aucune mesure géométrique. Leur *direction*, voisine de l'horizontale, est d'autant plus oblique de haut en bas et d'arrière en avant, qu'elles occupent un rang plus inférieur : il en résulte que les côtes forment, avec la colonne vertébrale, un angle variable, mais toujours obtus en haut et aigu en bas.

Direction.

Tête des côtes.

Les côtes commencent, en arrière, par une extrémité plus volumineuse que le reste de l'os, creusée de deux demi-facettes, l'une supérieure, l'autre inférieure, que sépare une crête saillante et qui s'articulent avec les deux demi-facettes correspondantes du corps des vertèbres dorsales ; c'est la *tête* ou l'*extrémité postérieure* de la côte. A la tête succède une portion plus étroite, aplatie d'avant en arrière, très rugueuse dans ce dernier sens, où elle répond à l'apophyse transverse de la vertèbre qui est au dessous : c'est *le col de la côte*, partie la plus faible de cet os, et qui se fracturerait avec la plus grande facilité, n'étaient l'apophyse transverse qui la soutient, et les liens puissants qui la fixent à cette apophyse.

Col.

En dehors du col est une tubérosité, articulaire en bas et en avant, non articulaire en haut et en arrière : c'est la *tubérosité* de la côte qui répond au sommet de l'apophyse transverse vertébrale. Dans tout ce trajet, la côte se porte de dedans en dehors, et un peu de haut en bas, pour atteindre le sommet de l'apophyse transverse de la vertèbre correspondante. En dehors de la tubérosité, elle suit encore la même direction, en commençant toutefois à présenter une légère courbure à concavité antérieure.

Après un trajet variable suivant le rang qu'occupe la côte, et qui ne dépasse pas quinze lignes, la côte se porte brusquement d'arrière en avant, en décrivant une courbe qui appartient à un diamètre beaucoup plus petit que le reste de l'os. Le lieu de cette courbure est marqué, sur la surface convexe, par une ligne saillante, oblique d'arrière en avant et de haut en bas; c'est l'*angle* de la côte qui donne insertion aux tendons du sacro-lombaire. L'intervalle qui sépare la tubérosité de l'angle, est la partie la plus épaisse et la plus résistante de l'os. Immédiatement en dehors de l'angle, la côte se porte en s'élargissant et en s'amincissant d'arrière en avant, de telle manière que (suivant l'expression de Haller), l'arc qu'elle décrit représente, en quelque sorte, la tangente de la courbure postérieure. Elle finit ensuite brusquement à une certaine distance du sternum, et est continuée par un cartilage. Son *extrémité antérieure* ovalaire est creusée pour recevoir ce dernier. Indépendamment des particularités qui viennent d'être indiquées, on remarque près de l'extrémité antérieure de la côte une ligne oblique analogue à celle qui forme l'angle des côtes, mais beaucoup moins prononcée : cette ligne pourrait être considérée comme constituant *l'angle antérieur* des côtes. De même que l'angle postérieur, elle est destinée à des insertions musculaires.

Courbure postérieure.

Angle des côtes.

Courbure antérieure.

Extrémité antérieure.

Angle antérieur.

Il suit de là que la côte présente : 1° une *extrémité postérieure* ou tête qui est supportée par *un col*; 2° une extrémité antérieure destinée à l'articulation de la côte avec le cartilage; 3° un *corps* divisé : en *face externe* ou cutanée, convexe, offrant çà et là des lignes plus ou moins saillantes, à insertion musculaire, dont la plus postérieure constitue l'*angle postérieur*, et la plus antérieure l'*angle antérieur* des côtes; en *face interne*, *pleurale* ou *pulmonaire* concave, lisse, que tapisse la plèvre, et qui répond aux poumons; en *bord supérieur*, curviligne, épais, divisé en lèvre externe et lèvre interne pour l'insertion des muscles intercostaux; en *bord inférieur*, appartenant à une courbe plus considérable que le bord supérieur, mince, comme tranchant, parce qu'il est creusé d'une gouttière ou sillon, qui empiète sur la face interne de l'os. C'est la *gouttière des côtes*, destinée à loger et à protéger les vaisseaux et

Résumé des parties constituantes de la côte.

Son corps.

Divisé en deux faces.

Deux bords.

Gouttière des côtes.

nerfs intercostaux. Indépendamment de la courbure, suivant les faces, la côte présente une courbure suivant ses bords, ou

Courbure de torsion.

une *courbure de torsion*, comme si, pendant que les os étaien encore flexibles, l'extrémité antérieure avait été portée de dehors en dedans et de haut en bas, et l'extrémité postérieure

Double courbure des côtes.

dans un sens opposé. Les côtes présentent donc une *doubl courbure*, dont l'angle postérieur est le centre; mais je doi faire observer, contradictoirement à l'opinion des auteurs, qu l'angle des côtes ne résulte nullement de la courbure suivan les bords, ou de la torsion de ces os, car cet angle existe su celles des côtes qui ne sont pas tordues.

Il résulte de la courbure suivant les bords qui est tout auss peu régulière que celle suivant les faces, que la côte, placée su un plan horizontal, ne porte jamais sur ce plan par toute la longueur de ses bords.

Résumé des connexions. Les côtes s'articulent en arrièr avec les vertèbres dorsales, en avant avec les cartilages costaux

Conformation intérieure. A l'extérieur, les côtes représen-

Les côtes appartiennent aux os larges.

tent un os long; leur conformation intérieure est celle des o larges : entre deux lames épaisses de substance compacte es contenue la substance spongieuse. Nous pouvons donc considérer les côtes comme des segments d'un os large, concave e convexe en sens opposé; la disposition en segments est néces sitée par les usages de la cavité thoracique. La substance com pacte l'emporte de beaucoup en quantité sur la substance spon gieuse, et l'une et l'autre sont tellement réparties que ces o

La flexibilité et l'élasticité des côtes résultent de leur structure.

jouissent toujours d'une certaine flexibilité jointe à l'élasticité Chez les jeunes sujets, la substance compacte domine sur l substance spongieuse; le contraire a lieu chez les vieillards dans certains cas de maladie, la substance compacte est con vertie en substance spongieuse, à l'exception de la lame la plu superficielle, d'où l'extrême fragilité de ces os qui se brisen quelquefois par la moindre pression.

Développement des côtes. Les côtes doivent être rangée au nombre des os qui sont les premiers à se développer

C'est en effet du quarantième au cinquantième jour de la conception que commence l'ossification du corps. Les côtes se développent par trois points osseux : un primitif, deux épiphysaires.

Époque d'apparition.

Le point primitif constitue seul le corps. Des deux points épiphysaires, l'un est destiné à former la tête de la côte ; l'autre à former la tubérosité. Les deux points épiphysaires apparaissent de seize à vingt ans.

Les points épiphysaires se soudent avec le reste de l'os vers l'âge de vingt-cinq ans.

Ces points épiphysaires n'existent pas dans les deux côtes inférieures, qui n'ont par conséquent qu'un seul point d'ossification.

Caractères différentiels des côtes.

Les caractères différentiels des côtes se rapportent, 1° à la longueur qui va en augmentant depuis la première jusqu'à la septième, et en diminuant depuis celle-ci jusqu'à la douzième ; 2° à la courbure qui appartient à des cercles d'un diamètre très variable, attendu que les côtes supérieures correspondent au sommet, les autres à la base du cône que représente la poitrine ; 3° enfin, à des particularités de conformation qui exigent une description spéciale pour la première, la deuxième, la troisième côte, ainsi que pour la onzième et la douzième.

Caractère différentiels.

Première côte. La première côte devait former en quelque sorte le couvercle incomplet de la boîte osseuse représentée par le thorax. Il suit de là qu'elle est la moins longue et proportionnellement la plus large de toutes les côtes. Elle est courbée suivant ses bords et non point suivant ses faces, et la courbe qu'elle décrit, fait partie d'une circonférence beaucoup plus petite que celle dont les autres côtes sont des segments. Son extrémité postérieure représente une petite tête à facette unique et convexe, supportée par un col allongé, grèle et cylindrique. La tubérosité est très saillante : elle occupe le bord externe,

Brièveté.

Largeur.

Courbure suivant les bords.

et donne à la côte un aspect anguleux. L'extrémité antérieure est plus large que celle de toutes les côtes.

Des deux faces, l'une est dirigée en haut et un peu en dehors, l'autre en bas et un peu en dedans. La face supérieure présente deux *dépressions* séparées par un *tubercule*. La dépression antérieure répond à la veine sous-clavière ; la postérieure répond à l'artère du même nom. Le tubercule qui les sépare donne attache à un muscle appelé scalène antérieur. Ce tubercule, auquel on attache beaucoup trop d'importance dans la ligature de l'artère sous-clavière, puisqu'il manque souvent, avoisine le bord interne et souvent naît uniquement de ce bord.

Dépressions vasculaires et tubercule de la face supérieure.

Bords.

Des deux bords, l'un est *interne*, concave (1) ; l'autre est *externe*, convexe et dépourvu de gouttière. La première côte ne présente ni courbure de torsion, ni angle ; aussi touche-t-elle dans toute sa longueur le plan horizontal sur lequel on la pose. La face supérieure de la première côte présente encore près de son extrémité antérieure un enfoncement qui paraît le résultat de la pression exercée sur elle par la clavicule que j'ai vue, dans un très grand nombre de cas, articulée immédiatement avec cet os, et constituer une articulation costo-claviculaire. Les deux premières côtes sont les soutiens principaux du sternum auquel les cartilages de ces deux os sont unis par continuité de tissu.

Dépression claviculaire.

Deuxième côte. Même forme que la précédente dont elle ne diffère que par sa longueur qui est au moins double. Elle appartient à un cercle concentrique beaucoup plus grand, et est à la fois courbée suivant ses faces et suivant ses bords. Point de courbure de torsion ; par conséquent elle repose tout entière sur un plan horizontal : point d'angle proprement dit ; *face externe* dirigée en haut, présentant, vers le milieu de sa longueur, une éminence raboteuse destinée à l'insertion du muscle grand dentelé. *Face interne* regardant en bas, offrant en ar-

Caractères différentiels de la deuxième côte.

(1) Nous verrons ailleurs que le bord interne de la première côte répond à la portion du poumon qui dépasse en haut cette première côte et y imprime une rainure plus ou moins profonde.

rière, près de la tubérosité, une très petite gouttière, vestige de la gouttière intercostale. *Extrémité postérieure* pourvue d'une double facette dont la supérieure est très petite.

Caractères différentiels de la troisième côte.

Troisième côte. Elle diffère de la seconde par sa plus grande longueur, par la présence d'un angle, et par une courbure de torsion assez prononcée pour que ses deux extrémités ne puissent reposer en même temps sur un plan horizontal ; et néanmoins il est bien plus facile de confondre la troisième côte avec la deuxième que celle-ci avec la première.

De la onzième et de la douzième côte.

Les *onzième* et *douzième côtes* diffèrent de toutes les autres par les caractères suivants : 1° elles représentent des arcs appartenant à une circonférence beaucoup plus grande que les arcs représentés par les autres côtes ; 2° leur tête n'est pourvue que d'une seule facette articulaire qui est aplatie ; 3° elles n'ont point de col proprement dit ; 4° point de tubérosité ; 5° point de gouttière ; 6° extrémité antérieure très mince et très aiguë ; du reste elles sont pourvues d'un angle, preuve évidente que l'angle des côtes ne résulte pas de la torsion de ces os, car il n'y a pas vestige de torsion dans ces côtes.

Du reste, ces deux dernières côtes ne diffèrent entre elles que par leur inégalité de longueur : la douzième est la moins longue, et chez quelques sujets la différence de longueur est comme 1 à 2.

Des cartilages costaux.

Influence des cartilages sur l'élasticité des côtes.

Les côtes doivent en partie à leur structure leur flexibilité et leur élasticité ; mais elles doivent surtout ces deux propriétés aux *cartilages costaux* qui les prolongent en avant. Il y a douze cartilages costaux, qu'on distingue par les noms numériques de premier, deuxième, troisième, etc. Ils sont séparés les uns des autres par des intervalles qui sont très considérables pour les premiers, et qui deviennent de moins en moins considérables pour les suivants : il n'est pas très rare de rencontrer treize cartilages d'un côté, d'autres fois il n'en existe que onze. On trouve quelquefois deux cartilages qui se réunissent en un seul, pour s'articuler avec les parties latérales du sternum : lorsqu'il y a treize cartilages, c'est presque toujours entre la troisième et la quatrième côte qu'existe le cartilage surnuméraire, qui est grêle, en quelque sorte rudimentaire, n'est point la continuation d'une côte, et se termine d'une manière brusque ou insensible dans l'épaisseur des muscles.

Cartilages surnuméraires.

Cartilages sternaux. Les sept premiers cartilages s'articulent immédiatement avec le sternum; d'où le nom de côtes sternales donné à celles des côtes auxquelles appartiennent ces cartilages.

Cartilages asternaux. Des cinq autres cartilages, les deux derniers n'ont aucune connexion avec les cartilages qui les précèdent; et c'est cette indépendance des deux derniers cartilages qui a valu le nom de côtes flottantes aux côtes auxquels ils appartiennent.

Caractères généraux des cartilages costaux.

Forme. Les cartilages costaux sont tous aplatis comme les côtes, et offrent assez exactement une largeur et une épaisseur égales à celles de la côte à laquelle ils font suite. Extrémités. Leur extrémité externe est reçue dans une cavité creusée aux dépens de l'extrémité antérieure de la côte; leur extrémité interne ou sternale, beaucoup plus étroite que l'externe, est anguleuse, et s'articule avec les facettes anguleuses correspondantes du sternum. Face. Leur face antérieure ou cutanée est légèrement convexe, et recouverte par les muscles de la région antérieure du tronc, à plusieurs desquels elle donne attache. Leur face postérieure ou médiastine est légèrement concave. Bords. Leurs bords supérieur et inférieur répondent aux espaces intercostaux, et donnent attache aux muscles du même nom.

Bien distincts des cartilages articulaires, ils ont une singulière tendance à s'ossifier, et cette ossification se fait en partie à leur surface, et en partie du centre à la circonférence.

Caractères différentiels des cartilages costaux.

Les cartilages costaux vont en augmentant de longueur depuis le premier jusqu'au septième et quelquefois jusqu'au huitième, qui s'articule dans ce cas avec le sternum; ils vont au contraire en diminuant depuis le septième jusqu'au douzième. Cette différence de longueur résulte de ce que les premières côtes se terminent en avant, suivant une ligne oblique de haut en bas et de dedans en dehors ; en outre, le sternum n'ayant en hauteur que la moitié environ de la paroi latérale du thorax, les quatre ou cinq premiers cartilages s'articuleraient seuls avec lui si les cartilages qui suivent le troisième ne s'infléchissaient de bas en haut pour pouvoir trouver place sur les côtés du sternum, ou pour venir s'appliquer contre le bord inférieur des cartilages qui précèdent : aussi n'y a-t-il que les trois premiers cartilages qui suivent la même direction que la côte osseuse.

Longueur comparative des cartilages costaux.

Inflexions des cartilages qui suivent le troisième.

Le *premier cartilage* est distinct de tous les autres par sa brièveté, par son épaisseur et sa largeur, surtout à son extrémité interne, et par sa tendance à l'ossification ; il est presque toujours osseux chez l'adulte : ordinairement continu avec le sternum, d'autres fois il ne lui est que contigu, et dans ce dernier cas, son articulation avec cet os présente beaucoup de différences sous le rapport de la mobilité.

Du premier cartilage costal.

Les *deuxième* et *troisième cartilages costaux* ne peuvent point être distingués l'un de l'autre ; mais ils peuvent l'être de tous les autres ; ils ont un pouce de long, sont perpendiculaires au sternum, ne s'infléchissent nullement, et sont aussi larges à leur extrémité sternale qu'à leur extrémité costale.

Deuxième et troisième cartilages costaux.

Déjà le *quatrième cartilage* commence à s'infléchir de bas en haut, après avoir suivi pendant quelques lignes la direction de la côte.

Quatrième cartilage.

L'inflexion et la longueur des cartilages de la *cinquième*, de la *sixième* et de la *septième côte*, vont toujours en augmentant ; le septième a trois pouces au moins de longueur, tandis que le cinquième n'avait que de treize à quatorze lignes ; leur extrémité interne se rétrécit de plus en plus pour répondre aux cavités articulaires, de plus en plus étroites, des bords du sternum, avec lesquels il forme un angle obtus en haut, aigu en bas ; les bords des cartilages des cinquième, sixième et sep-

Cinquième, sixième et septième cartilages.

tième côtes s'articulent entre eux et présentent pour cet objet des facettes articulaires supportées par des éminences.

Huitième, neuvième et dixième cartilages.

Les cartilages des *huitième*, *neuvième* et *dixième côtes*, diminuent graduellement de longueur; en dehors, ils ont la largeur de la côte, et vont s'effilant de dehors en dedans, pour se terminer par une extrémité pointue qui s'applique contre le bord inférieur de la côte qui est au dessus.

Onzième et douzième cartilages.

Les cartilages de la *onzième* et de la *douzième côte* sont extrêmement courts, surtout celui de la douzième qui n'a que quelques lignes : leur extrémité interne libre se perd pour ainsi dire dans l'épaisseur des parois de l'abdomen, en sorte qu'ils sont tout à fait indépendants des autres cartilages.

DU THORAX EN GÉNÉRAL.

Le sternum, les côtes et toute la région dorsale de la colonne vertébrale constituent la charpente d'une grande cavité splanchnique, le *thorax*, destinée à contenir et à protéger les principaux organes de la respiration et de la circulation.

Situation.

Situation générale.

Le thorax occupe la partie supérieure du tronc. Il est situé au dessous de la tête dont il est séparé par le cou, au dessus de l'abdomen dont le sépare le diaphragme, entre les extrémités supérieures, nommées pour cela membres ou extrémités thoraciques : il suit de là que la tête et les extrémités supérieures sont sous une influence plus immédiate des organes contenus dans le thorax et du cœur en particulier, que les extrémités inférieures; d'où l'acuité plus grande des maladies qui affectent les premières, d'où l'influence de la brièveté du cou sur la production de l'apoplexie.

Limites du thorax.

Les limites de la cavité thoracique sont bien tranchées supérieurement; mais inférieurement il n'existe à l'extérieur aucune ligne de démarcation entre le thorax et l'abdomen, ou plutôt la cage thoracique est commune à la fois aux viscères thoraciques et aux viscères abdominaux; de là une foule d'erreurs dans le langage médical et dans le diagnostic des maladies; nous verrons plus tard que les deux cavités sont séparées l'une de l'autre par une cloison mobile et musculeuse qui porte le nom de diaphragme.

Dimensions, forme générale et direction.

Capacité du thorax en rapport avec le volume des poumons.

La capacité du thorax est en général proportionnelle au volume des poumons pour lesquels cette cavité splanchnique est plus particulièrement destinée; aussi les animaux dépourvus de poumons sont-ils également dépourvus du thorax, qui n'existe par conséquent que chez l'homme, les mammifères, les oiseaux et les reptiles; jamais vous ne trouverez des poumons grêles dans une vaste cavité thoracique et réciproquement: et comme des poumons spacieux supposent une grande activité dans la respiration et dans la circulation; comme, d'une autre part, une grande activité dans la respiration et dans la circulation suppose des forces musculaires considérables, il en résulte qu'un thorax très développé est le cachet non équivoque d'une constitution vigoureuse.

Dilatabilité du thorax.

Bien différente de la cavité abdominale qui est susceptible d'une extensibilité en quelque sorte illimitée, le thorax ne devait présenter que des alternatives très bornées de dilatation et de resserrement. Aussi trouverons-nous réunies la double condition de solidité et de mobilité dans un mécanisme admirable, en vertu duquel le thorax remplit à la fois les fonctions de boîte protectrice et celles de soufflet respirateur. Sous le rapport de la capacité comme sous celles de la protection et de la dilatabilité, on peut dire que le thorax tient le milieu entre le crâne complètement inextensible et l'abdomen éminemment dilatable.

Figure.

On se ferait une idée aussi fausse des *dimensions* que de la *figure* du thorax, si on avait égard à sa forme extérieure, lorsqu'il est encore revêtu des parties molles, entouré par l'espèce de ceinture que forme l'épaule autour de sa partie supérieure; on dirait alors d'un cône tronqué dont la base est en haut et le sommet en bas : dépouillé de tout son entourage, le thorax représente au contraire un cône dont la base est en bas et le sommet en haut.

Hauteur du thorax.

La *hauteur* du thorax ne peut pas être exactement mesurée, le diaphragme qui constitue sa paroi inférieure étant une cloison musculeuse éminemment contractile, et d'ailleurs diversement soulevé suivant le volume des viscères abdominaux, l'état de grossesse, d'hydropisie, etc. Aussi rien de plus difficile, dans quelques cas, que de déterminer si un instrument vulnérant a pénétré dans la poitrine ou dans l'abdomen. C'est donc à tort qu'on regarde le thorax osseux comme essentiellement affecté aux organes thoraciques; il appartient presque autant aux viscères abdominaux, ou plutôt il convient de diviser la charpente osseuse qui le constitue en deux parties: l'une supérieure sus-diaphragmatique qui appartient à la poitrine proprement dite, aux poumons et au cœur; l'autre inférieure sous-diaphragmatique qui appartient aux viscères abdominaux, et qui loge le foie, la rate, les reins, l'estomac, le duodénum et une partie du colon : or, il est à remarquer que les portions sus- et sous-diaphragmatiques du thorax varient sans cesse dans leurs proportions respectives, et trop souvent la partie inférieure ou abdominale empiète sur la supérieure ou thoracique. Ces variations de hauteur portent principalement sur les parties latérales; car, au milieu, la hauteur du thorax est à peu près constamment la même. Au demeurant, la hauteur de la paroi antérieure de la charpente thoraco-abdominale est de 4 pouces 1/2, celle de la paroi postérieure est de 9 pouces 1/2; cette hauteur est à peu près constante: celle des parois latérales est de 12 pouces 1/2, c'est à dire que la paroi antérieure est à la paroi latérale :: 1 : 2 et à la paroi postérieure :: 2/3 : 1. Mais rien de plus variable que la hauteur des parois latérales du thorax, d'où la différence qui existe entre les divers individus sous le rapport de l'espace qui sépare la dernière côte de la crête iliaque, espace connu sous le nom d'*ilio-costal*. Or la portion de cage thoracique qui appartient à la poitrine est limitée par un plan curvi-

Parties sus ou sous diaphragmatiques du thorax.

Diamètres verticaux des parois thoraciques.

ligne, qui, partant de l'extrémité inférieure du sternum, irait se terminer en arrière aux dernières côtes.

Mesure des diamètres transverse et antéro-postérieur.

Le *diamètre antéro-postérieur* et le *diamètre transverse* du thorax peuvent être mesurés bien plus facilement; tous deux vont croissant d'une manière extrêmement rapide de la partie supérieure à la partie inférieure du thorax. Le diamètre antéro-postérieur, mesuré de la colonne vertébrale au sternum, est de 2 pouces 2 lignes au sommet du thorax, de 4 pouces 4 lignes ou de 52 lignes à la base, ce qui fait le rapport de 1 à 2 ½. Mesuré de la gouttière costale au sternum, ce même diamètre antéro-postérieur a un pouce de plus. Cette brièveté du diamètre antéro-postérieur entre le sternum et la colonne vertébrale est en rapport avec le volume du cœur qui correspond à cette partie du thorax, et qui a des dimensions beaucoup moindres que les poumons, lesquels répondent aux parties latérales. Enfin, le diamètre transverse au sommet est de 3 pouces 9 lignes; à la base, il est de 9 pouces 9 lignes : rapport 1 à 3.

Aplatissement antéro-postérieur du thorax.

Au reste, la *forme* du thorax présente un grand nombre de différences, suivant les individus, les sexes et les âges. Aplati d'avant en arrière chez les animaux claviculés, et par conséquent chez l'homme, le thorax est au contraire aplati d'un côté à l'autre chez les animaux non claviculés : cette dernière disposition se rencontre quelquefois chez l'homme; alors le sternum est bombé en avant, les omoplates sont saillantes, la poitrine longue et étroite; c'est l'habitude du thorax des phthisiques : la saillie des omoplates vient de ce que la longueur des clavicules ne diminuant pas en proportion du diamètre transverse de la cavité thoracique, il reste un espace entre les omoplates et les côtes. Du reste, pour une bonne conformation de la poitrine humaine, il ne faut pas que l'aplatissement antéro-postérieur soit trop considérable.

Aplatissement latéral.

Déformation par pression.

Les variétés individuelles dans la conformation du thorax reconnaissent souvent pour cause des compressions ou fréquemment réitérées ou permanentes sur cette boîte osseuse : j'ai vu des enfants dont le thorax était parfaitement conformé à la naissance, et qui ont été rendus par leur nourrice avec un sternum bombé en avant, supporté par des cartilages déprimés. A cette époque de la vie, les moindres pressions extérieures peuvent déterminer des difformités durables. Voyez encore l'influence des corsets fortement serrés sur la conformation du thorax.

Influence des constrictions circulaires sur le thorax.

Longtemps, la mode, docile aux conseils de la raison et de l'hygiène, avait proscrit ce genre de vêtement, et nos dames se contentaient de corsets simples, qui se moulaient sur leur taille sans l'altérer ; mais aujourd'hui que la mode des tailles étranglées en guêpe est revenue, il n'est pas hors de propos ici de dire un mot des effets d'une constriction circulaire forte et permanente, exercée sur la partie inférieure du thorax. Les dernières côtes sont refoulées en dedans et en avant ; la pression porte principalement sur les sixième, septième, huitième, neuvième et dixième côtes. Le foie (1), la rate, l'estomac, sont refoulés en haut avec le diaphragme ; les poumons, comprimés dans le même sens, tendent à dépasser en haut la première côte ; l'estomac devient plus oblique ; le diaphragme plissé sur lui-même ; l'arc du colon est souvent refoulé en bas ; l'utérus chargé du produit de la conception devient oblique. Chez une vieille femme dont le thorax en baril attestait l'habitude d'un corset très serré, le cartilage de la septième côte droite touchait celui de la même côte gauche et l'appendice xiphoïde déprimée était refoulée derrière les cartilages réunis des septième et huitième côtes.

Influence des lésions des organes contenus dans la poitrine.

Quant aux déformations du thorax qui résultent des déviations de la colonne vertébrale, elles rentrent dans le domaine de l'anatomie pathologique et ne doivent pas nous occuper ici. Il en est de même des déformations qui tiennent aux lésions des organes contenus dans la poitrine, tels que les maladies du cœur, les épanchements dans les plèvres, etc. Il est bon de dire ici que, si les organes contenus dans la cavité thoracique subissent

(1) Le foie est souvent étranglé au niveau du rebord cartilagineux des côtes, et divisé en deux parties ; l'une inférieure qui descend plus ou moins dans l'abdomen, et l'autre supérieure qui est comme étreinte dans l'hypochondre.

des déformations de la part des parois de cette cavité, les parois thoraciques subissent à leur tour l'influence des lésions des organes contenus dans leur cavité.

Le thorax ne formant pas un solide régulier, n'a pas une direction d'ensemble, un *axe* auquel on puisse rapporter toutes ses parties; ainsi, lorsqu'on dit que l'axe du thorax est oblique de haut en bas, et d'arrière en avant, on n'a égard qu'à sa paroi antérieure ou sternale; les parois latérales et postérieures sont totalement étrangères à cette obliquité qui, en agrandissant l'espace qui sépare le sternum de la colonne vertébrale, a permis de loger les viscères contenus dans l'épaisseur du médiastin. **Axe du thorax.**

Nous considérerons au thorax, comme à toutes les parois de cavité, une surface extérieure et une surface intérieure; sa forme en cône nous permet d'y ajouter une circonférence inférieure ou base, et une circonférence supérieure ou sommet.

A. Surface extérieure du thorax.

Elle présente une région antérieure, une région postérieure et deux régions latérales.

La *région antérieure* ou *sternale*, beaucoup plus large en bas qu'en haut, forme un plan incliné de haut en bas et d'arrière en avant, plus ou moins proéminent, suivant la conformation générale du thorax. **Région antérieure.**

Cette région présente : 1° au milieu, la face cutanée du sternum; 2° sur les côtés, la série des articulations des cartilages des côtes avec le sternum; 3° les cartilages costaux, d'autant plus longs qu'ils appartiennent à des côtes plus inférieures; 4° entre les cartilages, des intervalles nommés *espaces intercostaux*; 5° en dehors des cartilages se voit une ligne oblique de haut en bas et de dedans en dehors, *ligne chondro-costale*, qui indique la série des articulations des cartilages costaux avec les côtes; 6° plus en dehors encore se voit une ligne oblique, formée par la série des angles antérieurs des côtes; elle présente la même obliquité que la ligne chondro-costale, et forme les limites de la région antérieure. **Espaces intercostaux.** **Ligne chondro-costale.** **Ligne des angles costaux antérieurs.**

Région postérieure.

La *région postérieure* ou *vertébrale* présente sur la ligne médiane la série des apophyses épineuses dorsales; sur les côtés, 1° les gouttières vertébrales; 2° la série des apophyses transverses dorsales; 3° leur articulation avec la tubérosité des côtes; 4° la partie postérieure des espaces intercostaux; 5° une série de surfaces d'autant plus larges qu'elles sont plus inférieures, et qui sont comprises entre l'angle et la tubérosité des côtes; 6° enfin, une ligne oblique de haut en bas et de dedans en dehors, formée par la série des angles costaux postérieurs.

Ligne des angles costaux postérieurs.

Régions latérales.

Les *régions latérales* ou *costales* représentent une espèce de gril curviligne, beaucoup plus convexe en arrière qu'en avant, offrant la série des côtes et des espaces intercostaux, de même que les régions antérieure et postérieure. Les régions latérales vont en s'élargissant de haut en bas; elles constituent une sorte de plan incliné, à surface courbe, et qui est obliquement dirigé de haut en bas et de dedans en dehors. Les deux premiers espaces intercostaux sont à la fois les plus larges et les plus courts; le troisième et le quatrième sont beaucoup plus larges en avant qu'en arrière; les suivants ont une largeur à peu près uniforme dans toute leur étendue : toutefois, la largeur des espaces diminue en bas, où, suivant la remarque de Bertin, peu s'en faut que quelques côtes inférieures ne se touchent par leurs bords. Il y a une exception pour les deux derniers espaces intercostaux, qui ont neuf lignes de largeur, tandis que les espaces intercostaux moyens n'ont que quatre lignes environ.

Largeur inégale des espaces intercostaux.

Du reste, il est à remarquer que les espaces intercostaux ont beaucoup plus de largeur en devant qu'en arrière : il suffit, pour s'en convaincre, de comparer l'intervalle qui sépare l'extrémité antérieure de la première côte de l'extrémité antérieure de la douzième avec celui qui sépare en arrière les extrémités postérieures de ces deux côtes.

La longueur des espaces intercostaux augmente depuis le premier jusqu'au sixième; elle diminue ensuite jusqu'aux deux derniers espaces, où elle est très peu considérable.

B. Surface intérieure du thorax.

Elle est divisée, comme la surface externe, en quatre régions.

La *région antérieure* est la représentation exacte de la région antérieure de la surface externe, avec cette seule différence qu'elle est concave au lieu d'être convexe. Région antérieure.

La *région postérieure* présente, 1° sur la ligne médiane, la colonne dorsale, qui, à la manière d'une cloison incomplète, fait relief dans l'intérieur de la cavité thoracique, et la divise en deux parties égales; 2° sur les côtés, deux gouttières profondes, qui, rétrécies en haut, vont en s'élargissant de haut en bas. Ces gouttières qui répondent à la convexité postérieure des poumons, ne s'observent que chez l'homme; elles permettent à une partie du poids du corps d'être reportée en arrière, disposition très avantageuse à l'équilibre de la station, et qui atteste la destination de l'homme à l'attitude bipède. Région postérieure.

Les *régions latérales* forment un plan incliné intérieur semblable au plan incliné extérieur, avec cette différence qu'il présente une concavité au lieu d'une convexité. Régions latérales.

C. Circonférences.

1° *Circonférence supérieure* ou *sommet*. Elle est étroite proportionnellement à la circonférence inférieure, obliquement coupée de haut en bas et d'arrière en avant; elle a plus d'étendue transversalement que d'avant en arrière, et représente la forme d'un cœur de carte à jouer. Le pourtour de cette ouverture est formé en avant par l'extrémité supérieure du sternum; en arrière, par la première vertèbre dorsale; sur les côtés, par les deux premières côtes et leurs cartilages. Cette ouverture, que rétrécissent et que protègent les clavicules, donne passage aux organes suivants: la trachée artère, l'œsophage, le canal thoracique, les artères et veines considérables qui appartiennent soit à la tête et au col, soit aux membres thoraciques, le sommet des poumons, et plusieurs des muscles du col. Sa coupe oblique. Organes auxquels elle donne passage.

Son évasement. 2° La *circonférence inférieure* ou *base*, très évasée, quadruple au moins de la précédente, est comme celle-ci plus étendue transversalement que d'avant en arrière. Elle présente :

Ses échancrures. 1° en avant, une vaste échancrure, dont le pourtour est formé par les cartilages des septième, huitième, neuvième et dixième côtes, puis interrompu entre la dixième et la onzième, ainsi qu'entre la onzième et la douzième. Au sommet de cette échancrure, se voit l'appendice xiphoïde; 2° en arrière, on trouve de chaque côté de la colonne vertébrale, une échancrure beaucoup moins considérable que l'antérieure; cette échancrure latérale est due à la grande obliquité de la douzième côte, qui forme avec la colonne vertébrale un angle aigu. Toute la circonférence inférieure du thorax répond à des insertions musculaires très multipliées.

Mobilité de la circonférence inférieure. La grande mobilité dont jouit l'ouverture thoracique inférieure qu'on voit se prêter à des alternatives de dilatation et de resserrement, contraste avec l'immobilité presque absolue de l'ouverture thoracique supérieure. L'ouverture inférieure présente des variétés de dimensions qui s'observent surtout pendant l'inspiration, ainsi que sous l'influence de causes de dilatations accidentelles, comme la grossesse ou des accumulations de liquides dans la cavité abdominale. Cette variabilité de dimensions est en rapport avec la compressibilité et la dilatabilité des viscères abdominaux. A l'ouverture thoracique supérieure, cette variabilité eût entraîné de graves inconvénients par la compression de la trachée-artère et des vaisseaux.

Invariabilité de la circonférence supérieure

Développement général du thorax.

Le thorax présente aux différents âges de la vie de très grandes différences qui sont en rapport avec celles qu'offrent les organes contenus dans sa cavité. Cette relation doit être notée avec soin pour bien saisir le sens des changements qui s'opèrent, soit dans la forme, soit dans les dimensions du thorax.

Un des caractères les plus remarquables du thorax chez le

fœtus, c'est la prédominance des dimensions antéro-postérieurs sur les dimensions transverses : on trouve en effet qu'à cet âge le sternum est très écarté de l'épine, et fait une saillie considérable en devant. Or, la prédominance des dimensions antéro-postérieures coïncide avec le développement considérable du cœur, et d'un autre organe nommé thymus, qui tous deux sont situés à la partie moyenne du thorax; et, d'un autre côté, l'infériorité relative des dimensions tranversales coïncide avec un volume très peu considérable des poumons, lesquels occupent les parties latérales.

Prédominance des dimensions antéro-postérieures chez le fœtus.

Le deuxième caractère du thorax chez le fœtus est l'absence, ou du moins le peu de profondeur des gouttières, que nous avons dit être propres à l'homme, et destinées à loger le bord postérieur des poumons. L'absence des gouttières pulmonaires entraîne, comme conséquence nécessaire, l'absence à la surface extérieure du thorax, de ces reliefs qu'on observe en arrière chez l'adulte, et qui répondent aux gouttières de la surface intérieure. Les deux caractères qui viennent d'être indiqués, savoir, la prédominance des diamètres antéro-postérieurs et l'absence des gouttières, tiennent à la même cause, c'est à dire au faible degré de courbure des côtes chez le fœtus.

Absence des gouttières pulmonaires.

Lorsque, plus tard, les courbures s'accroissent, on voit peu à peu se former les gouttières postérieures, diminuer les diamètres antéro-postérieurs, et augmenter les diamètres transverses; de telle sorte qu'il y a dans la capacité absolue du thorax moins de différence qu'il ne le semble au premier abord; car les différences indiquées portent spécialement sur la prédominance comparative de tel ou tel diamètre. Nous devons remarquer aussi que chez le fœtus le diamètre vertical, principalement sur les côtés, est beaucoup plus court en raison du soulèvement du diaphragme par les viscères abdominaux et de l'état d'affaissement des poumons.

Accroissement des courbures des côtes.

Brièveté du diamètre vertical.

Les deux circonférences du thorax présentent des différences remarquables. Chez le fœtus, l'ouverture supérieure offre plus d'étendue d'avant en arrière que transversalement, ce qui est

Etat des circonférences chez le fœtus.

précisément l'inverse de ce qu'on observe chez l'adulte. Quant à l'ouverture inférieure, elle présente un évasement remarquable dans tous les sens ; ce qui est en rapport avec le volume considérable de plusieurs des viscères abdominaux à cet âge, et notamment du foie.

Ampliation du thorax à la naissance.

A la naissance, il se fait une ampliation subite dans l'étendue de la poitrine, parce que l'accès de l'air augmente du double ou du triple les poumons qui jusqu'à cette époque étaient resserrés sur eux-mêmes. A l'époque de la puberté, le thorax participe au grand développement que prend l'appareil respiratoire. C'est aussi l'époque où se prononcent le plus souvent les déformations de cette cavité. Dans l'âge adulte, le thorax augmente encore, mais d'une manière peu sensible.

A la puberté.

Du thorax chez le vieillard.

Chez le vieillard, les différentes pièces du sternum sont soudées, sauf la première qui reste toujours distincte de la seconde ; les cartilages s'ossifient ; le thorax tend en quelque sorte à ne former qu'une seule pièce qui ne permet plus à ses diverses parties de se mouvoir les unes sur les autres.

—

DES MEMBRES OU EXTRÉMITÉS.

Idée générale du tronc et de la tête.

Nous avons étudié successivement, 1° la *colonne vertébrale* que nous avons considérée comme la pièce fondamentale de la charpente animale; 2° la *cavité thoraco-abdominale* essentiellement constituée par le sternum ou colonne antérieure du squelette, les côtes et leurs cartilages qu'on peut considérer comme de longues apophyses transverses; 3° le *crâne* que nous avons considéré comme un grand renflement de la colonne vertébrale; 4° la *face* dont les deux mâchoires, véritables appendices du crâne, sont comparées aux côtes par quelques anatomistes transcendants.

La colonne vertébrale toute seule a pu servir à beaucoup d'animaux d'organe de locomotion, et les mâchoires d'organe de préhension; mais ces animaux sont destinés à vivre dans l'eau ou à ramper sur la terre: la colonne vertébrale de l'homme et des animaux qui vivent dans l'air, n'est pas construite de manière à servir à une locomotion complète, d'où la nécessité de longues appendices exclusivement destinées à la locomotion, qui ne sont continues au tronc que par une de leurs extrémités, et qui en sont complètement isolées dans tout le reste de leur longueur; ces appendices se nomme les *membres;* on leur donne aussi le nom d'*extrémités*, parce qu'elles sont les parties les plus éloignées de la partie centrale du corps. Les membres sont au nombre de quatre: *deux supérieurs* ou *thoraciques,* ainsi nommés parce qu'ils prennent leur point d'appui sur le thorax, et deux *inférieurs* ou *abdominaux* qui prennent leur point d'appui sur l'abdomen; ceux-ci destinés à soutenir le corps à la manière de deux piliers, et à le transporter d'un lieu dans un autre; les thoraciques destinés à saisir les corps, à les attirer ou à les repousser.

Des membres ou extrémités.

Au nombre de quatre, deux supérieurs, deux inférieurs.

Les membres supérieurs et inférieurs remplissant des fonctions communes, sont construits sur le même type fondamental et présentent de grandes analogies; mais affectés en même temps à des fonctions spéciales, ils présentent des différences correspondantes. Voici les dispositions générales et communes qui caractérisent les os des membres :

Caractères généraux des os des membres. Tous sont formés par des séries de colonnes superposées; tous sont fixés au tronc par une ceinture ou zône particulière, les inférieurs, par la ceinture ou zône pelvienne, ou le *bassin*, les supérieurs, par la ceinture ou zône scapulaire, ou *l'épaule*.

1° Les os des membres se présentent généralement sous l'aspect de leviers cylindriques, superposés de manière à former une colonne dont les pièces sont mobiles les unes sur les autres.

2° Les os des membres vont en diminuant de volume et de longueur, depuis l'extrémité la plus rapprochée du centre jusqu'à l'extrémité libre.

3° Le nombre des os dans les membres augmente d'autant plus qu'on se rapproche davantage de leur extrémité libre.

4° Par une conséquence nécessaire de l'augmentation du nombre des os et de leur diminution progressive de volume, les articulations deviennent d'autant plus nombreuses et d'autant plus petites, qu'on s'approche davantage de l'extrémité libre des membres.

DES MEMBRES THORACIQUES.

Les membres thoraciques se divisent en quatre parties qui sont, en procédant de l'extrémité centrale du membre vers son extrémité périphérique, 1° l'*épaule*, 2° le *bras*, l'*avant-bras*, 4° la *main*.

DE L'ÉPAULE.

Forme générale. L'épaule, placée à la partie supérieure et latérale de la poitrine, se compose de deux os formant par leur réunion une espèce de levier anguleux brisé qui offre une branche horizontale et une branche verticale. La branche horizontale est représentée par la *clavicule;* la branche verticale est représentée par l'*omoplate*.

Clavicule.

La *clavicule* joue un rôle si important dans le mécanisme du membre thoracique, qu'on a fondé sur sa présence chez un certain nombre d'animaux et sur son absence chez les autres, la distinction des animaux en claviculés et non claviculés (1). Importance.

La *clavicule*, ainsi nommée parce qu'elle a été comparée à une petite clef, occupe la partie supérieure et antérieure du thorax, et forme la partie antérieure de l'épaule : elle est horizontalement *placée* entre le sternum, sur lequel elle prend un point d'appui, et l'omoplate dont elle suit les mouvements. Etymologie. Situation.

Sa *longueur* et son *volume* varient dans les différents individus, et surtout dans les deux sexes : chez la femme, la clavicule est généralement et plus longue et plus grêle et d'un poids moindre que chez l'homme. Longueur et volume.

La clavicule est un os long, pair, et par conséquent non symétrique, arrondi à son extrémité interne qui est la plus volumineuse, aplati de haut en bas dans son tiers externe, se renflant d'une manière progressive de dehors en dedans, à la manière d'un cône. Figure.

La *direction* de la clavicule doit être étudiée avec soin. Cet os commence en dehors par une extrémité applatie, et décrit incontinent une première courbure à concavité antérieure, change aussitôt de direction pour décrire une seconde courbure bien plus considérable que la première, à concavité postérieure. Il suit de là que la clavicule décrit deux courbures alter- Direction.

(1) D'où vient à la clavicule cet insigne privilége? c'est qu'à l'existence de cet os sont attachées des modifications extérieures importantes dans l'organisation : sa présence suppose la préhension et conséquemment dans les extrémités supérieures un usage autre que celui de support. La clavicule est le centre mobile de tous les mouvements de l'extrémité supérieure, dont elle peut être considérée comme l'arcboutant.

Sa courbure en *S* italique. natives à la manière d'un *S* italique, disposition très favorable pour la solidité, qui double peut-être la résistance qu'elle oppose aux chocs dirigés de dehors en dedans, chaque courbure devenant le lieu d'une décomposition de mouvement.

On peut diviser la clavicule en *corps* et en *extrémités*.

Corps. A. Le *corps* présente deux faces, une supérieure, une inférieure; deux bords, l'un antérieur, l'autre postérieur.

Face supérieure. 1° La *face supérieure* du corps de la clavicule, presque immédiatement placée sous la peau, offre à l'action des corps extérieurs une surface assez étendue et très peu protégée; ce qui est une des causes de l'extrême fréquence des fractures de la clavicule. Cette surface est recouverte par la peau, le peaucier, et par de nombreux filets du plexus cervical (1). Aussi les chocs directs sur la clavicule sont-ils accompagnés d'une très vive douleur due à la compression exercée sur les nerfs de ce plexus. Près de l'extrémité interne, cette face présente un tubercule ou quelques rugosités destinés à l'insertion du sterno-cleïdo-mastoïdien; elle offre aussi en dehors des inégalités destinées à des insertions musculaires.

Face inférieure. 2° La *face inférieure*, large en dehors, étroite en dedans comme la précédente, est creusée d'une gouttière, *gouttière sous-clavière*, qui est dirigée dans le sens de la longueur de l'os, et qui loge un muscle nommé sous-clavier. Quelquefois cette face présente près de l'extrémité interne de la clavicule une facette qui s'articule avec la première côte. Elle offre constamment des inégalités pour l'insertion du ligament costo-claviculaire. Près de son extrémité externe, elle offre une tubérosité très inégale et une ligne rugueuse, dirigée obliquement de dedans en dehors et d'arrière en avant : la tubérosité et la ligne sont destinées à l'insertion de ligaments très forts qui unissent la clavicule et l'apophyse coracoïde de l'omoplate; ce sont les ligaments *coraco-claviculaires*. Cette face répond

Gouttière du sous-clavier.

Facette pour l'articulation costo-claviculaire.

Rugosités coracoïdiennes.

(1) Il n'est pas rare de voir le corps même de la clavicule traversé par un nerf du plexus cervical.

dans son tiers interne à la première côte qu'elle embrasse et qu'elle croise à angle très aigu. Dans son tiers moyen, elle répond au premier espace intercostal dont elle est séparée par le plexus brachial et les vaisseaux axillaires; dans son tiers externe, elle est en rapport avec l'apophyse coracoïde et l'articulation du bras avec l'épaule. **Rapports.**

3° Le *bord antérieur*, mince en dehors, s'élargit à la manière d'une face vers la partie interne : concave dans son tiers externe, il est convexe dans les deux tiers internes. Cette convexité permet à la clavicule de résister, par le mécanisme des voûtes, à l'action des chocs dirigés d'avant en arrière. Rugueux dans son tiers externe, où il donne insertion au muscle deltoïde, ce bord, devenu face, est moins inégal dans les deux tiers internes, où s'insère le muscle grand pectoral. **Double courbure alterne du bord antérieur.**

4° Le *bord postérieur*, concave et lisse dans ses quatre cinquièmes internes, est convexe et rugueux dans son cinquième externe pour l'insertion du muscle trapèze; ses rapports sont extrêmement importants : côtoyé par la veine sous-clavière, il répond médiatement à l'artère du même nom, aux muscles scalènes et au plexus brachial; il est longé en dehors par le muscle omoplato-hyoïdien. On conçoit, d'après cela, quels peuvent être les dangers d'une fracture de la clavicule, lorsque l'extrémité plus ou moins aiguë des fragments pénètre soit dans les nerfs, soit dans les vaisseaux; on conçoit encore comment l'abaissement forcé de la clavicule déterminant la compression des vaisseaux qui se distribuent dans le membre thoracique, y suspend la circulation; on s'explique enfin comment on pourrait rendre très facile la ligature de la sous-clavière en sciant préalablement la clavicule à sa partie moyenne. Il existe encore un rapport important : c'est celui du sommet du poumon avec la clavicule, circonstance qui permet d'explorer la sonorité du sommet des poumons par la percussion de la clavicule (1). **Bord postérieur.** **Ses rapports.** **Conséquences pratiques.**

(1) D'après l'importance de ces rapports, on ne sera pas étonné que non seulement la clavicule fasse région, mais encore qu'elle ait servi à dénommer les

Extrémité externe mince.

B. *Extrémités.* 1° L'*extrémité externe* ou *acromiale* de la clavicule est mince, aplatie de haut en bas; elle présente une facette articulaire très étroite, elliptique, regardant en dehors et en bas, et articulée avec une facette correspondante de l'acromion. Cette extrémité est la partie la moins résistante de la clavicule; elle est presque immédiatement placée sous la peau, et fort exposée à l'action des chocs extérieurs qui la brisent quelquefois.

Extrémité sternale volumineuse.

2° L'*extrémité interne* ou *sternale* est au contraire la partie la plus volumineuse et la plus résistante de l'os; elle mériterait le nom de tête de la clavicule. Destinée à s'articuler avec le sternum, elle déborde dans tous les sens la surface articulaire concave que lui présente cet os, disposition qui rend le déplacement beaucoup moins facile.

Variétés anatomiques relatives à la profession.

Du reste, la clavicule offre de nombreuses variétés dans son corps et dans ses extrémités, tant sous le rapport de son volume, que sous le rapport de sa direction. A l'inspection de l'extrémité interne ou externe de la clavicule, même sur le vivant, on peut déterminer si l'individu se livre à une profession qui exige un travail manuel pénible. Il m'est même arrivé plusieurs fois, sur la seule circonstance d'une prépondérance marquée dans le volume de l'extrémité interne de la clavicule gauche, d'établir *à priori*, et sans erreur, que l'individu sur lequel j'observais cette disposition était gaucher. Il est des clavicules dont la moitié interne représente une pyramide quadrangulaire. Les attaches du grand pectoral et du sterno-cléido-mastoïdien, devenues plus prononcées et limitées par des lignes saillantes, déterminent cette forme. Chez la femme, la clavicule est beaucoup plus grêle, et présente des courbures moins prononcées

Au sexe.

vaisseaux placés derrière elle; mais par une de ces inconséquences de langage qu'on rencontre très souvent dans la science, la portion de ces vaisseaux qui est située derrière la clavicule s'appelle *axillaire*. Aussi, regardant la clavicule comme une limite naturelle, je ferai commencer l'artère et la veine axillaires immédiatement au dessous de la clavicule.

cées que chez l'homme : la force de cet os et son degré de courbure sont en rapport direct avec un exercice laborieux et continu du membre thoracique. On conçoit dès lors quelle importance on doit attacher en médecine légale aux caractères d'un os dont l'examen suffit pour faire reconnaître *à priori* si l'individu auquel il appartenait était un homme ou une femme, s'il se livrait ou non à une profession manuelle pénible.

Importance médico-légale de ces variétés.

Résumé des connexions. La clavicule s'articule avec trois os, le sternum, l'omoplate, et souvent avec la première côte.

Conformation intérieure. Sous le rapport de la conformation intérieure, la clavicule semble tenir le milieu entre les os longs et les côtes; comme les premiers, en effet, elle présente un canal médullaire; mais elle se rapproche de la conformation des côtes par l'exiguïté même des dimensions de ce canal, ainsi que par la structure spongieuse de ses extrémités. Dans l'examen de plusieurs clavicules appartenant aux collections de la Faculté, je n'ai trouvé dans toute leur longueur aucun vestige de canal médullaire.

Structure des os longs.

Développement. L'apparition de la clavicule est très précoce; elle a lieu du trentième au trente-cinquième jour de la conception : ses dimensions, comparées à celles des autres os du membre thoracique, présentent des différences considérables aux divers âges de la vie.

Précocité de développement.

Au deuxième mois de la vie fœtale, la clavicule a déjà près de trois lignes de longueur; à cette époque, elle égale au moins quatre fois la longueur de l'humérus et du fémur.

Ses dimensions au 2e mois.

Dès le commencement du troisième mois, elle ne surpasse plus que de moitié la longueur de ces deux os. A la fin du troisième mois, elle est encore plus longue que l'humérus, qui ne la surpasse que dans le quatrième mois. Enfin, chez le fœtus à terme, l'humérus ne surpasse la clavicule que d'un quart, tandis que chez l'adulte il doit avoir le double de sa longueur.

Au 3e mois.

La clavicule ne présente qu'un seul point osseux primitif; vers l'âge de quinze à dix-huit ans, un point complémentaire

Deux points : un primitif, un complémentaire.

ou épiphysaire se développe sous forme d'une lamelle très mince à la partie antérieure de l'extrémité sternale.

De l'Omoplate.

Etymologie. L'*omoplate*, de ωμος, épaule, et πλατεια, large. Os essentiel de l'épaule dont il constitue chez l'homme la partie postérieure; dans un grand nombre d'animaux il constitue l'épaule à lui seul (1).

Situation. Couché comme une espèce de bouclier sur la partie postérieure du thorax, pour lequel il est un moyen de protection contre les chocs extérieurs, cet os répond aux parties latérales de l'épine, dont il se rapproche ou s'éloigne, suivant les mouvements du membre thoracique, auquel il offre un point d'appui mobile.

Volume. L'omoplate est proportionnellement plus volumineuse chez l'homme que chez les animaux.

Figure. C'est un os non symétrique, large, mince, triangulaire, présentant deux faces, trois bords et trois angles.

1° *Face antérieure* ou *costale*. Moulée en quelque sorte sur le thorax, elle est concave, et représente une espèce de fosse qui a reçu le nom de *fosse sous-scapulaire* que remplit le muscle du même nom. On y voit des crêtes obliquement dirigées de haut en bas et de dehors en dedans (2), qui sont destinées aux insertions des aponévroses dont le muscle sous-scapulaire est entrecoupé. Dans une bonne conformation, cette face doit s'adapter exactement à la surface du thorax; mais lorsque la poitrine se rétrécit, comme chez les phthisiques, l'omoplate ne participant pas d'une manière proportionnelle au

Fosse sous-scapulaire.

(1) La clavicule n'a été surajoutée à l'omoplate que lorsque les mouvements d'abduction et de circumduction du bras sont devenus nécessaires.

(2) La direction de ces crêtes, au lieu d'être parallèle à la direction qu'affectent les côtes en arrière, la croise à angle; ce qui prouve, contre une hypothèse admise par quelques anciens anatomistes, que ces crêtes et les gouttières qui les séparent ne sont nullement la conséquence d'une pression exercée par les côtes sur la face antérieure de l'omoplate.

rétrécissement, il s'établit une disproportion et des changements de rapports tels, que les omoplates font relief en arrière, et sont en quelque sorte détachées des côtes, à la manière d'ailes : d'où l'expression de *scapulæ alatæ* appliquée à l'habitude extérieure des omoplates chez les phthisiques.

2° *Face postérieure* ou *superficielle*. Elle est divisée en deux régions distinctes par une éminence triangulaire nommée *épine scapulaire*. Cette épine, située à la réunion du quart supérieur avec les trois quarts inférieurs de l'os, naît de sa face postérieure par un bord épais qui mesure toute la largeur de l'omoplate. Puis, l'épine se rétrécit immédiatement pour se diriger horizontalement en arrière, en dehors et un peu en haut, et se continuer en se recourbant et s'élargissant sous le nom d'*acromion*. L'épine scapulaire présente à considérer une *face supérieure* et une *face inférieure* qui font partie, l'une de la fosse sus-épineuse, l'autre de la fosse sous-épineuse; un *bord externe*, court, concave, épais, lisse comme s'il devait faire fonction de poulie, et en effet il sert de poulie aux tendons du muscle sous-épineux; un *bord postérieur*, très épais, sinueux, qui offre à son extrémité interne une surface triangulaire, lisse, sur laquelle glisse une aponévrose du muscle trapèze. Ce bord est presque immédiatement placé sous la peau, à travers laquelle on peut le sentir facilement, même chez les sujets qui ont beaucoup d'embonpoint (1).

Épine scapulaire.

Ses faces.

Ses bords.

Facette du trapèze.

Au lieu de se réunir pour former un angle, le bord externe et le bord postérieur de l'épine scapulaire se continuent avec une apophyse nommée *acromion*, de ἄκρος, sommet, et ὦμος, épaule, parce que cette apophyse constitue le point le plus élevé de l'épaule. L'acromion fait donc suite à l'épine scapulaire qui semble en être la racine. Dans le lieu où l'épine se continue avec

Apophyse acromion.

(1) Les rugosités de ce bord sont destinées aux insertions du deltoïde et du trapèze; le deltoïde s'insère à sa lèvre inférieure; le trapèze s'insère, non seulement à la lèvre supérieure, mais encore à presque toute l'épaisseur de ce bord.

Pédicule de l'acromion. l'acromion, il y a un rétrécissement, une sorte de *pédicule*, au delà duquel l'acromion s'élargit, se contourne sur lui-même, se recourbe en voûte triangulaire, et présente une face antérieure, une face postérieure, un bord supérieur, un bord inférieur, une base et un sommet. La *face postérieure* de l'acromion est convexe, inégale, séparée de la peau par un tissu fibreux et par une bourse synoviale, et donne attache au trapèze et au ligament acromio-claviculaire. La *face antérieure*, concave et lisse, répond à l'articulation du bras avec l'épaule. Le *bord supérieur*, qui donne attache au trapèze, présente une facette qui s'articule avec une facette correspondante de la clavicule; le *bord inférieur* est convexe et rugueux pour l'insertion du deltoïde; le *sommet* forme la partie la plus élevée du moignon de l'épaule, et donne attache au ligament coraco-acromien; la *base* se continue avec l'épine : l'étroitesse de cette base ou *pédicule de l'acromion* explique la possibilité des fractures de l'acromion dans ce point.

Faces.

Bords.

Sommet.

Base.

Fosse sus-épineuse. Toute la partie de la face postérieure de l'omoplate, située au-dessus de l'épine scapulaire, forme la *fosse sus-épineuse;* fosse étroite vers sa partie externe, un peu élargie et moins profonde en dedans, remplie par le muscle sus-épineux.

Fosse sous-épineuse. Toute la partie située au-dessous de l'épine constitue la *fosse sous-épineuse,* que remplit le muscle sous-épineux. Vers sa partie externe, cette fosse présente une crête verticale qui isole de la fosse sous-épineuse une surface étroite, allongée de haut en bas, et divisée elle-même par une crête oblique, en deux surfaces plus petites, dont la supérieure donne attache au muscle petit-rond, et l'inférieure au muscle grand-rond.

Crête verticale de cette fosse.

3° Des *trois bords* de l'omoplate, l'*interne,* qui a reçu aussi les noms de *base de l'omoplate,* de *bord vertébral* ou *spinal,* est le plus long chez l'homme, tandis que chez les animaux il est le plus court. Ce bord est mince, oblique de dehors en dedans, dans son quart supérieur, oblique de dedans en dehors dans ses trois quarts inférieurs, ce qui lui donne une forme

Bord interne ou spinal.

anguleuse : c'est au niveau de l'angle saillant présenté par ce bord, que répond l'épine de l'omoplate.

Bord supérieur ou cervical.

Le bord *supérieur* ou *cervical* est le plus court et le plus mince ; il présente une échancrure de grandeur variable, convertie en trou par un ligament, et donnant passage au nerf sus-scapulaire seulement, rarement au nerf et aux vaisseaux tout à la fois.

Bord externe ou axillaire.

Le bord *externe* ou *axillaire*, incliné en bas et en avant, séparé du thorax par un intervalle qui détermine la profondeur du creux de l'aisselle, forme la partie la plus épaisse et la plus résistante de l'omoplate. Son épaisseur va en croissant de sa partie inférieure vers son extrémité supérieure, et on pourrait dire que ce bord sert de support à la cavité glénoïde, qui est creusée aux dépens de sa partie supérieure. En haut, immédiatement au dessous de la cavité glénoïde, il présente une dépression triangulaire, rugueuse, dans laquelle s'insère la longue portion du triceps brachial.

Angles.

4° *Angles.* Des trois *angles* de l'omoplate, deux sont destinés à l'insertion des muscles les plus importants de cet os, le troisième à l'articulation de l'omoplate avec l'os du bras.

Angle interne.

L'*angle interne* est celui qui se rapproche le plus de l'angle droit : il donne insertion au muscle angulaire. Il présente en avant, du côté de la fosse sous-scapulaire, une empreinte très marquée chez les sujets robustes ; elle est destinée à l'insertion de la partie supérieure du muscle grand dentelé.

Angle inférieur.

L'*angle inférieur,* très aigu, offre en dedans des inégalités pour l'insertion du grand dentelé. Cet angle n'étant séparé de la peau que par la seule épaisseur du muscle grand dorsal, qui y prend souvent quelques insertions, est, de tous les angles de l'omoplate, le plus exposé à se fracturer par l'action des chocs extérieurs.

L'*angle externe* ou *glénoïdien* est la partie la plus volumineuse de l'omoplate ; cet angle, qui est tronqué, est comme creusé d'une cavité ovalaire, dont le grand diamètre est dirigé verticalement; l'extrémité la plus petite de l'ovale est tournée en haut. Cette cavité, appelée *cavité glénoïde* de l'omoplate, est destinée à l'articulation du bras avec l'épaule : elle est supportée par une portion rétrécie qu'on appelle *col* de l'*omoplate*, et surmontée par une grosse apophyse qu'on a nommée *coracoïde*, parce qu'elle a été comparée à un bec de corbeau. Cette apophyse, qui naît immédiatement au dessus de la cavité glénoïde, se dirige en dehors et en avant à la manière d'un doigt demi-fléchi; elle est concave et lisse par sa face inférieure qui regarde en dehors, et présente une courbure correspondante à la tête de l'os du bras; convexe et rugueuse à sa face supérieure, qui regarde en dedans, donne insertion aux ligaments coraco-claviculaires, et s'articule avec la clavicule. Le sommet de cette apophyse est rugueux, et fournit des insertions musculaires. Le ligament coraco-acromien se fixe à son bord postérieur; le muscle petit pectoral, le faisceau antérieur des ligaments coraco-claviculaires s'insère à son bord antérieur; les muscles biceps et coraco-brachial réunis à son sommet.

Cavité glénoïde.

Col de l'omoplate.

Apophyse coracoïde.

Ses faces.

Ses bords.

Son sommet.

Résumé des connexions. L'omoplate s'articule avec la clavicule et l'os du bras.

Conformation intérieure. Je ne connais aucun os qui soit aussi généralement peu épais que l'omoplate. Voyez la transparence des fosses sus-épineuse et sous-épineuse; à ce niveau l'os est tellement mince qu'on ne peut le ruginer sans entamer la lame unique de tissu compacte dont il se compose en ce point. Il n'y a pas un atome de tissu spongieux dans toute l'étendue de ces fosses, et l'on trouve ici une nouvelle application de ces deux lois qui dominent toute l'ostéologie, économie de poids et économie de volume. Il suffisait à la nature que cet os eût assez de solidité pour résister à la contraction musculaire : d'ailleurs, entourée par une couche épaisse de muscles au niveau de ces fosses, l'omoplate n'était pas susceptible de fractures. Mais à la circonférence, et surtout aux angles, la structure spongieuse apparaît; on la retrouve surtout à l'angle externe ou antérieur,

Transparence de l'os au niveau des fosses sus et sous-épineuses.

à l'angle inferieur, au bord axillaire, au bord postérieur de l'épine de l'omoplate, à l'acromion et à l'apophyse coracoïde.

Développement. L'omoplate se développe par six points d'ossification : un primitif pour le corps de l'os, cinq épiphysaires ou complémentaires, dont un pour l'apophyse coracoïde, deux pour l'apophyse acromion; un pour le bord postérieur de l'os, un pour son angle inférieur.

Nombre de points d'ossification.

Le point osseux du corps de l'omoplate n'est apparent que vers la fin du deuxième mois de la grossesse; il se forme au niveau de la fosse sous-épineuse, où on trouve à cette époque une plaque osseuse irrégulièrement quadrilatère, à la surface de laquelle on n'aperçoit pas le moindre vestige osseux de l'épine scapulaire.

Ordre d'apparition.

Ce n'est que dans le troisième mois que celle-ci devient apparente, et à cette époque l'ossification a fait encore si peu de progrès vers la partie supérieure de l'os, que l'épine qui, par la suite, doit être située au-dessous du quart supérieur de l'omoplate, est alors assez élevée pour déborder la partie supérieure de cet os. Jamais l'épine ne se développe par un point osseux qui lui soit propre; elle naît de la face postérieure de l'os, comme par végétation.

L'épine scapulaire ne naît pas par un point particulier.

C'est quelquefois à l'époque de la naissance, le plus ordinairement dans le cours de la première année, que se forme le point osseux de l'apophyse coracoïde, lequel empiète sur la cavité glénoïde de manière à constituer le quart supérieur de cette cavité.

Point coracoïdien.

Des deux germes osseux de l'apophyse acromion, celui de la base est arrondi et se développe avant la quinzième année. Le germe osseux du sommet de l'acromion ne se développe que de quinze à seize ans, c'est à dire à l'époque où s'opère la soudure de l'apophyse coracoïde au corps de l'os. Ce germe osseux du sommet de l'acromion est très variable dans sa forme : tantôt il se présente sous l'aspect d'une bandelette

L'acromion naît par deux points.

étroite, tantôt il forme à lui seul la plus grande partie de l'apophyse acromion (1).

Point de l'angle inférieur. Le point osseux de l'angle inférieur de l'omoplate se forme dans le courant de la quinzième année.

Point du bord vertébral. Le point osseux du bord vertébral de l'omoplate envahit tout le bord postérieur de l'os, sous la forme d'une longue épiphyse marginale, analogue à celle dont il sera question plus tard au sujet de l'os de la hanche. Il ne se forme que dans la dix-septième ou dix-huitième année.

Ordre de réunion. La réunion des divers points osseux qui viennent d'être indiqués ne commence à s'effectuer que dans le cours de la quinzième année, époque à laquelle l'apophyse coracoïde se soude au corps de l'os. Les autres points opèrent leur jonction à des époques variables, et qui ne sont pas encore déterminées avec beaucoup d'exactitude. De tous les points épiphysaires, celui qui reste le plus longtemps distinct est le point osseux du bord vertébral de l'omoplate. Ce n'est qu'à l'époque où l'accroissement est terminé, que la soudure de tous ces points est complète.

De l'Epaule en général.

Considérée comme ne formant qu'une seule pièce, l'épaule est une ceinture osseuse destinée à servir de point d'appui aux membres thoraciques.

(1) Il n'est pas rare de voir les deux points osseux de l'acromion rester isolés toute la vie, et unis entre eux à l'aide d'une articulation analogue à l'articulation acromio-claviculaire. M. Laurence a soumis à la Société anatomique l'omoplate et la clavicule d'une vieille femme, qui présentaient au moignon de l'épaule une double articulation : 1° une articulation de la clavicule avec une pièce osseuse qui représentait le sommet de l'acromion ; 2° une articulation du sommet de l'aeromion avec l'acromion lui-même. La même disposition existait de l'autre côté. J'ai considéré cette disposition non comme le résultat d'une fausse articulation suite de fracture, mais comme une fausse articulation suite d'un défaut de soudure du sommet de l'acromion avec son corps. Je dois faire remarquer que dans deux cas que j'ai eu occasion d'observer, cette disposition, existait en même temps des deux côtés.

Cette ceinture est interrompue en devant et en arrière : en devant, dans le lieu qui correspond au sternum; en arrière, dans le lieu qu'occupe la colonne vertébrale. Il résulte de là que les deux épaules sont indépendantes l'une de l'autre dans leurs mouvements, tandis que le bassin, qui est pour les membres abdominaux l'analogue de l'épaule, forme un tout continu, dont les diverses pièces ne peuvent en aucune façon se mouvoir les unes sur les autres.

Interruption de la ceinture scapulaire en avant et en arrière.

Appliquée contre la partie supérieure du thorax, l'épaule en augmente les dimensions apparentes d'une manière telle, que la poitrine, entourée des épaules, présente un cône dont la base est tournée en haut, tandis que, réduite à ses dimensions réelles, elle présente un cône dont la base est en bas.

En avant et en arrière, l'épaule se moule assez exactement sur le thorax; mais en dehors elle s'en éloigne, et l'intervalle qui la sépare du thorax dans ce sens constitue la partie supérieure du creux de l'aisselle.

Creux axillaire.

Les deux épaules réunies représentent un triangle isocèle presque équilatéral, dont la base est mesurée par l'espace qui sépare les sommets des apophyses acromion, et dont les côtés antérieurs seraient formés par les deux clavicules. Les deux côtés antérieurs sont proportionnellement plus longs chez la femme que chez l'homme, disposition qui se rapporte évidemment au volume plus considérable de la mamelle dans ce sexe; mais le côté postérieur l'est proportionnellement davantage chez l'homme. Car, chez l'homme, l'omoplate à laquelle s'insèrent les principaux muscles de l'épaule, présente des dimensions plus considérables, qui sont en rapport avec l'énergie plus grande de la force musculaire de l'homme. Les deux côtés antérieurs ne sont pas susceptibles d'augmenter et de diminuer de longueur, mais ils se prêtent aux variations nombreuses du bord postérieur en changeant de direction et en se déjetant soit en avant soit en arrière. Il suffit de jeter un coup d'œil sur l'épaule pour voir que le rapprochement des omoplates diminue singulièrement la longueur du bord postérieur; aussi le ban-

Forme générale de la ceinture scapulaire.

Longueur relative de la clavicule chez la femme.

Développement plus considérable de l'omoplate chez l'homme.

Influence du rapprochement des omoplates.

dage en huit de chiffre, si usité chez les anciens, et renouvelé par quelques modernes dans les fractures de clavicule, est-il essentiellement défectueux. On voit d'après cela comment la présence des épaules change entièrement,au moins en apparence, la forme naturelle du thorax ; et si de larges épaules dénotent en général un thorax très développé, c'est parce que l'omoplate se moule assez exactement sur cette cavité. L'intervalle si considérable en dehors qui sépare le thorax de l'épaule, était nécessaire pour le passage des vaisseaux et des nerfs qui du thorax vont à l'extrémité supérieure, et pour le placement de muscles nombreux. Mais l'épaule appartenant entièrement aux extrémités supérieures, suit exactement leur développement et nullement celui du thorax : aussi, quand celui-ci est naturellement étroit ou lorsqu'il se rétrécit accidentellement, l'intervalle qui sépare le thorax de l'épaule devient énorme ; non seulement le bord axillaire, mais encore le bord spinal de l'omoplate, se détachent des côtes à la manière d'ailes; d'où l'expression de *scapulæ alatæ*, par laquelle j'ai déjà dit qu'on caractérisait l'habitude des phthisiques constitutionnels.

La présence des épaules change la forme du thorax.

Intervalle qui sépare le thorax des épaules.

Développement général de l'Epaule.

Le développement de l'épaule est remarquable par sa grande précocité. Dans le fœtus, la longueur considérable, les formes déjà très prononcées, la double courbure déjà existante de la clavicule pendant que tous les os longs sont encore rectilignes, prouvent la rapidité d'évolution de l'épaule.

Précocité du développement de la clavicule.

D'un autre côté, la largeur déjà considérable de l'omoplate à la naissance, l'ossification très avancée de la portion osseuse qui soutient la cavité glénoïde, et qui lui permet d'offrir de bonne heure une résistance suffisante aux mouvements de l'humérus, n'attestent pas moins les progrès, il est vrai beaucoup moins rapides, du développement de l'épaule.

La cause du développement rapide de la clavicule n'est point, comme on a pu le croire, dans le voisinage du cœur et des gros vaisseaux ; car le sternum et les vertèbres cervicales, qui sont encore plus rapprochés du centre circulatoire, sont proportionnellement beaucoup moins avancés dans leur ossification.

De l'Humérus.

L'*humérus*, os du bras, est situé entre l'épaule et l'avant-bras ; il répond à la partie latérale du thorax : c'est de tous les os du membre thoracique le plus long et le plus résistant ; il est proportionnellement moins long chez les individus de la race caucasique ou blanche, que chez ceux de la race éthiopienne, lesquels offrent, sous ce rapport, de l'analogie avec la conformation du singe. Situation. Longueur.

L'humérus est dirigé verticalement, c'est à dire parallèlement à l'axe du tronc ; il offre cependant une légère obliquité de haut en bas et de dehors en dedans ; obliquité beaucoup moindre que celle du fémur, lequel est dans le membre abdominal l'analogue de l'humérus (1). L'écartement des humérus, très considérable chez l'homme, est beaucoup moindre chez les quadrupèdes. Le rapprochement des humérus dans cette classe d'animaux, chez lesquels ils remplissent l'usage de colonnes de sustentation, est en rapport avec l'aplatissement que présente leur thorax d'un côté à l'autre, au lieu d'un aplatissement d'avant en arrière, comme chez l'homme. L'humérus n'est point courbé suivant son axe d'avant en arrière comme le fémur ; mais il présente une *courbure de torsion* très prononcée. Il résulte de cette torsion une gouttière ou sillon oblique très remarquable, destiné à l'artère humérale profonde et au nerf radial, qui contournent l'os dans une partie de leur trajet. Direction. Courbure de torsion.

L'humérus est un os long, non symétrique, offrant *un corps* et *deux extrémités* : la supérieure, qui est arrondie, porte le nom de *tête* de l'*humérus*.

A. Le *corps* de l'humérus a la forme d'un prisme triangu-

(1) L'attitude dans laquelle l'humérus prend une direction oblique, parallèle à celle du fémur, est une attitude forcée, extrêmement pénible.

laire dans sa moitié inférieure ; il est cylindroïde dans sa moitié supérieure. On lui considère trois plans ou faces, *une face externe*, *une interne*, *une postérieure;* trois angles plans ou bords, *un externe*, *un interne*, *un antérieur*.

Empreinte deltoïdienne.

1° La *face externe* offre, 1° une empreinte musculaire très remarquable, ayant la forme d'un V, dont la pointe serait tournée vers la partie inférieure : c'est l'*empreinte deltoïdienne*, ordinairement située au dessous du tiers supérieur de l'humérus ; occupant quelquefois la partie moyenne de cet os ; 2° la *gouttière de torsion*, dirigée obliquement d'arrière en avant et de haut en bas, se remarque immédiatement au dessous de l'empreinte. Sa profondeur est toujours proportionnelle au relief plus ou moins considérable de l'empreinte deltoïdienne, d'où la différence qui existe entre l'humérus fortement tordu sur lui-même de l'athlète ou du manœuvrier, et l'humérus de l'homme de cabinet. Au dessous de la gouttière, la face externe regarde en devant, et s'excave légèrement pour donner insertion au muscle brachial antérieur.

Variétés dans le développement de la gouttière de torsion.

La face interne est la face de l'artère humérale.

2° La *face interne* présente un plan oblique qui regarde en avant et en dedans : comme ce plan est en rapport avec l'artère du bras, j'ai coutume d'appeler cette face ; *face de l'artère humérale*. Son obliquité mérite d'être observée attentivement, afin que, dans la compression de l'artère brachiale, on puisse diriger la pression perpendiculairement à la surface osseuse, dont l'artère est voisine. Large à sa partie supérieure, où elle regarde en avant, elle se rétrécit et regarde tout à fait en dedans à sa partie inférieure. On y remarque, 1° la *gouttière bicipitale*, ainsi nommée parce qu'elle est destinée à loger le tendon de la longue portion du muscle biceps; 2° le trou nourricier principal de l'humérus, qui pénètre l'os de haut en bas (1); 3° une empreinte musculaire ordinairement peu marquée, destinée à l'insertion du muscle coraco-brachial.

Empreinte du coraco-brachial.

(1) Il y a des variétés dans la position du trou nourricier : je l'ai vu situé à la face externe et même à la face postérieure de l'os.

3° La *face postérieure* est lisse, arrondie, et s'élargit beaucoup en bas : elle est recouverte par le muscle triceps-brachial.

4° *Des trois bords, l'antérieur* se présente sous l'aspect d'une crête rugueuse (*ligne âpre de l'humérus*), arrondie et mousse inférieurement, bifurquée dans sa moitié supérieure, pour former les deux bords de la gouttière ou coulisse bicipitale, l'une des plus considérables et des plus profondes des coulisses tendineuses du corps humain. La lèvre externe ou postérieure, et la lèvre interne ou antérieure de cette gouttière sont rugueuses, très saillantes, surtout la première, et donnent insertion à des muscles puissants, savoir, la lèvre antérieure au grand pectoral, la lèvre postérieure au grand dorsal, et le fond de la coulisse au muscle grand rond, tous muscles adducteurs de l'humérus. Il est à remarquer que la branche antérieure du V que représente l'empreinte deltoïdienne, se confond avec la lèvre antérieure de la coulisse bicipitale, et en augmente beaucoup le relief.

Coulisse bicipitale.

Ses lèvres.

Les deux autres bords de l'humérus, l'*externe* et l'*interne*, mousses et à peine distincts dans leurs deux tiers supérieurs, deviennent saillants et comme tranchants à leur partie inférieure, surtout le bord externe, qui se recourbe en avant, et donne attache à un grand nombre de muscles. C'est ce même bord externe qui est comme sillonné et interrompu dans son trajet par la gouttière de torsion.

Bords externe et interne.

B. *Extrémité inférieure* ou *antibrachiale*. Elle est aplatie d'avant en arrière, et présente un diamètre transverse qui a quatre fois l'étendue du diamètre antéro-postérieur, et qui présente une série d'éminences et de dépressions disposées suivant une même ligne transversale : ce sont, de dehors en dedans, 1° une *tubérosité externe*, qui fait suite au bord externe de l'humérus, et donne insertion au tendon d'origine de presque tous les muscles de la région postérieure de l'avant-bras : elle a reçu de Chaussier le nom d'*épicondyle;* 2° une éminence arrondie, déjetée en avant, oblongue d'avant en arrière : c'est la *petite tête* de l'humérus (*condyle*

Prédominance du diamètre transverse.

Tubérosité externe ou épicondyle.

huméral de Chaussier). Cette petite tête s'articule avec le radius ; elle est surmontée en avant par une dépression superficielle destinée à recevoir le pourtour de l'espèce de cupule ou de petite coupe que présente l'extrémité supérieure du radius. 3° Une rainure articulaire qui s'étend obliquement d'arrière en avant, et de dehors en dedans, et qui sépare la petite tête humérale de la trochlée. 4° La *trochlée* ou *poulie articulaire de l'humérus*, également dirigée d'arrière en avant, et de dehors en dedans, excavée en forme de gorge de poulie dans le sens de sa longueur, et présentant un bord interne, qui descend beaucoup plus bas que le bord externe. Cette trochlée, qui s'articule avec une surface correspondante du cubitus, est surmontée en avant par une petite cavité nommée *cavité coronoïde ;* en arrière, par une cavité beaucoup plus considérable, qui porte le nom de *cavité olécranienne.* Ces deux cavités, qui sont destinées à recevoir, dans les mouvements de l'avant-bras sur le bras, l'antérieure, l'apophyse coronoïde ; la postérieure, l'apophyse olécrâne du cubitus, ne sont séparées l'une de l'autre que par une lame osseuse très mince, transparente, qui quelquefois même est percée d'un trou, et laisse communiquer les deux cavités ; 5° enfin, on trouve la *tubérosité interne* ou *épitrochlée* (1), qui fait suite au bord interne de l'humérus, déjetée en dedans, beaucoup plus saillante que la tubérosité externe ou épicondyle, faisant un relief considérable, très facile à sentir à travers la peau, et donnant attache à la plus grande partie des muscles situés à la région antérieure de l'avant-bras, de même que l'épicondyle donne attache à presque tous les muscles qui sont situés à la région postérieure, je dois faire remarquer que l'épitrochlée occupe un plan beaucoup plus élevé que la trochlée et même que l'épicondyle.

Trochlée humérale.

Cavité coronoïde.

Cavité olécranienne.

Tubérosité interne ou épitrochlée.

C. L'*extrémité supérieure* ou *scapulaire* de l'humérus, beacoup plus volumineuse que l'inférieure, présente, 1° un

(1) Epitrochlée, de επι, sur, et τροχλεα, trochlée, *au dessus de la trochlée ;* épicondyle, *au dessus du condyle.*

segment de sphéroïde, nommé *tête*, qui équivaut à peu près au tiers d'une sphère. Cette tête, qui s'articule avec la cavité glénoïde de l'omoplate, est circonscrite dans ses deux tiers supérieurs par une rainure circulaire : le rétrécissement qui en résulte a été nommé improprement *col anatomique de l'humérus*. La seule partie qui puisse représenter un col, c'est le prolongement osseux qui fait relief à la partie interne, et qui semble soutenir la tête. Il importe, au reste, de ne pas confondre le rétrécissement circulaire qu'on nomme col anatomique, avec ce qu'on appelle *col chirurgical* : ce dernier n'est autre chose que la partie du corps qui soutient l'extrémité supérieure tout entière, et qui est un peu rétrécie, comparativement au volume de l'extrémité supérieure.

Tête de l'humérus.

Son col anatomique.

Son col chirurgical.

De la présence du col anatomique de l'humérus et de l'inclinaison de la surface articulaire, il résulte que l'axe de cette surface fait avec l'axe de l'humérus un angle obtus.

2°. Les deux autres éminences de l'extrémité supérieure, nommées *grosse* et *petite tubérosités*, nommées encore trochiter et trochin (Chaussier), et qu'on peut appeler *grand et petit trochanters de l'humérus*, parce qu'ils donnent attache comme les grand et petit trochanters du fémur à des muscles rotateurs, sont séparées l'une de l'autre par la coulisse bicipitale. La petite tubérosité qui est antérieure, donne attache au muscle sous-scapulaire; la grosse tubérosité, qui est située en dehors de l'autre, présente trois facettes, donnant attache chacune à un muscle, savoir, au sus-épineux au sous-épineux, et au petit rond.

Grand et petit trochanters de l'humérus.

Résumé des connexions. L'humérus s'articule avec l'omoplate, le radius et le cubitus.

Conformation intérieure. L'humérus est celluleux à ses deux extrémités et compacte dans sa partie moyenne : il présente un canal médullaire très développé.

Développement. L'humérus se développe par sept points d'ossification : un pour le corps, deux pour l'extrémité supérieure, quatre pour l'extrémité inférieure.

Nombre de points d'ossification.

Ordre et époque d'apparition.

Le premier point osseux apparaît à la partie moyenne de l'humérus du trentième au quarantième jour de la conception, sous la forme d'un petit cylindre plein, qui s'étend progressivement vers l'une et l'autre extrémités.

A la naissance et pendant tout le cours de la première année, les deux extrémités sont encore cartilagineuses.

Ce n'est qu'au commencement de la deuxième année qu'apparaît le point d'ossification qui répond à la tête de l'humérus, et du vingt-quatrième au trentième mois celui qui appartient au grand trochanter de l'humérus.

Il ne m'est pas démontré qu'il existe un point particulier pour le petit trochanter de l'humérus.

L'ossification de l'extrémité inférieure ne commence qu'après celle de l'extrémité supérieure.

A deux ans et demi, il se développe un point osseux qui répond à la petite tête ou condyle de l'humérus; à sept ans, un second noyau se développe dans l'épitrochlée; à douze ans, apparaît un troisième point osseux qui forme le bord interne de la trochlée; enfin à seize ans, se forme un quatrième point pour l'épicondyle.

Ordre de soudure.

Les deux points d'ossification de l'extrémité supérieure de l'humérus se soudent entre eux de la huitième à la neuvième année. Les quatre points de l'extrémité inférieure se réunissent dans l'ordre suivant : 1° dans la dixième année, les deux points osseux de la trochlée et de l'épitrochlée se soudent entre eux; 2° à seize ans, la trochlée, l'épicondyle et la petite tête ne forment qu'une seule pièce.

De dix-huit à vingt ans, les deux extrémités se soudent au corps de l'os. La soudure de l'extrémité inférieure précède toujours de plusieurs années celle de l'extrémité supérieure, qui cependant s'est ossifiée la première.

DES OS DE L'AVANT-BRAS.

L'avant-bras est constitué par deux os placés l'un à côté de l'autre; l'externe est appelé *radius*, parce qu'on l'a comparé au rayon d'une roue, ou peut-être parce qu'il tourne sur son axe dans les mouvements de pronation et de supination; l'autre, appelé *cubitus*, parce qu'il forme l'os du coude. Ces deux os concourent à peu près également au mécanisme de l'avant-bras, et si l'un d'eux, le cubitus, forme la plus grande partie de l'articulation du coude, le radius, par une sorte de compensation, forme la plus grande partie de l'articulation du poignet.

Le radius et le cubitus prennent une part égale à la formation de l'avant-bras.

Les auteurs ne sont pas d'accord sur la situation dans laquelle on doit étudier les os de l'avant-bras. La position la plus naturelle est, sans contredit, un état moyen entre la pronation et la supination, de telle manière que des deux faces de l'avant-bras, l'une regarde en dedans et l'autre en dehors : c'est l'attitude permanente de l'avant-bras des quadrupèdes. Mais, pour la commodité de la description, nous supposerons l'avant-bras dans une supination forcée, attitude dans laquelle les deux os parallèles peuvent être étudiés comparativement avec le plus de facilité; enfin nous supposerons l'avant-bras verticalement étendu sur les côtés du tronc, et non point horizontal, comme l'a fait Bertin. Dans cette attitude verticale, le radius est le plus externe et le plus court des os de l'avant-bras, le cubitus est le plus interne et le plus long. On pourrait décrire en même temps ces deux os : la description serait à la fois plus courte, plus facile et plus profitable, parce qu'elle serait comparative (1). Je crois devoir me conformer à l'usage, et décrire successivement et isolément chacun de ces os.

Situations diverses dans lesquelles on peut étudier ces os.

Cubitus.

Le *cubitus*, ainsi nommé parce qu'il constitue essentiellement le coude, est situé entre l'humérus et le carpe, au côté interne du radius, avec lequel il s'articule supérieurement et inférieurement, et dont il est séparé dans sa partie moyenne.

Situation.

(1) C'est comparativement que j'ai décrit ces deux os dans mon ouvrage intitulé *Cours d'études anatomiques*, Béchet, 1830, ouvrage en grande partie fondu dans celui-ci.

C'est le plus long et le plus volumineux des deux os de l'avant-bras.

Lorsque le membre thoracique est dans l'attitude verticale, et dans la supination, cet os est dirigé un peu obliquement de haut en bas et de dedans en dehors.

Direction.

Figure.

Le cubitus est un os long, non symétrique, beaucoup plus volumineux en haut qu'en bas, prismatique et triangulaire, légèrement tordu sur lui-même, divisé en corps et en extrémités.

Régions du corps.

A. *Corps.* D'autant plus volumineux qu'on l'examine plus près de la partie supérieure, il est légèrement courbé en devant, et présente trois plans ou faces et trois angles plans ou bords.

Face antérieure.

Des trois faces, 1° l'*antérieure* est large en haut, et va en se rétrécissant jusqu'à la partie inférieure. On y voit le trou nourricier qui pénètre l'os de bas en haut, c'est à dire dans une direction précisément inverse de celle que présente le conduit nourricier de l'humérus. Cette face antérieure est légèrement creusée en gouttière suivant sa longueur, et donne attache au muscle fléchisseur profond des doigts.

Lignes d'insertion musculaire.

2°. *La face postérieure,* légèrement convexe, est divisée, dans le sens de sa longueur, par une ligne saillante verticale, en deux portions légèrement excavées, l'une interne, plus large; l'autre, externe, plus étroite. Une seconde ligne oblique, voisine de l'extrémité supérieure, limite un espace triangulaire occupé par le muscle anconé. Ces deux lignes sont entièrement affectées aux insertions des muscles de la couche profonde de l'avant-bras. La face antérieure et la face postérieure du cubitus sont d'ailleurs recouvertes par des couches épaisses de muscles.

Position superficielle de la face interne.

3°. *La face interne*, très large en haut, va en se rétrécissant jusqu'à sa partie inférieure, où elle devient antérieure, pour servir de gouttière au tendon du cubital antérieur; cette face est lisse dans toute son étendue, et très superficielle; elle n'est séparée de la peau que par l'aponévrose anti-brachiale et par une couche mince du muscle fléchisseur profond.

Des trois bords, 1° l'*externe* est le plus tranchant, surtout à sa partie moyenne; il commence en haut, au dessous d'une petite surface articulaire, appelé *petite cavité sigmoïde*. Ce bord donne attache au ligament interosseux, sorte de membrane fibreuse qui s'étend du radius au cubitus. Bord externe ou interosseux.

2°. Le *bord antérieur* mousse est destiné à des insertions musculaires: vers sa partie inférieure, il se dévie un peu en dedans, devient rugueux, et va se terminer au devant d'une éminence assez aiguë, appelée *apophyse styloïde;* en haut, ce bord commence par un relief très marqué à la partie interne d'une éminence nommée apophyse coronoïde du cubitus. Bord antérieur mousse.

3°. Le *bord postérieur* naît au dessous de l'olécrâne, par une extrémité bifurquée; il se termine d'une manière insensible vers le quart inférieur de l'os. Ce bord peut être senti à travers la peau dans toute son étendue. Bord postérieur superficiel.

B. L'*extrémité supérieure* ou *humérale* du cubitus offre un renflement considérable; elle est creusée en avant d'une cavité en forme de crochet, destinée à emboîter la trochlée humérale sur laquelle elle se moule. Cette cavité, qui forme à peu près la moitié d'une circonférence, a été nommée *grande cavité sigmoïde* du cubitus, par ce qu'elle a été comparée au (Σ) sigma des Grecs. L'espèce de crochet que représente l'échancrure sigmoïde offre une branche verticale qui constitue ce qu'on appelle l'apophyse *olécrâne*, et une branche horizontale qui porte le nom d'apophyse *coronoïde*. Une sorte d'étranglement s'observe à la jonction des deux branches du crochet sigmoïdien: ce point de réunion est la partie la moins résistante de l'extrémité supérieure du cubitus. Aussi est-ce dans ce lieu que se fracture presque toujours l'olécrâne. Grande cavité sigmoïde.

L'*olécrâne*, nommée ainsi de ωλενη, coude, et κρανος, tête, parce qu'elle constitue la partie la plus saillante, la tête du coude, présente, 1° une face postérieure, lisse en haut, rugueuse, inégale en bas, où elle donne insertion au triceps; 2° une face antérieure, articulaire, concave, divisée par une crête verticale en deux parties latérales d'inégale largeur; cette face s'articule avec la trochlée de l'humérus; 3° deux bords Olécrâne.

plus ou moins rugueux, suivant les sujets, fournissant des insertions au muscle triceps; 4° une base qui est rétrécie par l'espèce d'étranglement dont nous avons parlé; 5° un sommet ayant la forme d'un bec recourbé qui, durant l'extension de l'avant-bras sur le bras, est reçu dans la cavité olécrânienne de l'humérus.

Apophyse coronoïde.

La branche horizontale du crochet sigmoïdien, c'est à dire l'*apophyse coronoïde*, offre, 1° une face inférieure, rugueuse, qui donne insertion au muscle brachial antérieur; 2° une face supérieure, concave, articulaire, divisée en deux parties inégales par une crête qui fait suite à celle qui divise la face articulaire de l'olécrâne; cette face s'articule avec la trochlée de l'humérus; 3° un bord interne rugueux, déjeté en dedans, donnant insertion au ligament latéral interne de l'articulation du coude; 4° un bord externe, creusé par une petite cavité, oblongue d'avant en arrière, légèrement concave dans le sens de sa longueur, et qui a reçu le nom de *petite cavité sigmoïde* du cubitus. Au dessous de cette petite cavité, destinée à s'articuler avec le radius, se voit une surface rugueuse, triangulaire, profondément excavée, et qui donne insertion au muscle court supinateur; 5° un bord antérieur, sinueux, présentant une avance ou bec reçu, durant la flexion de l'avant-bras, dans la cavité coronoïde de l'humérus.

Petite cavité sigmoïde.

C. Extrémité inférieure. Le cubitus, qui s'est rapidement effilé à son tiers inférieur, se renfle un peu à son extrémité inférieure, pour constituer une éminence arrondie qui porte le nom de *tête du cubitus*. Cette tête est articulaire en dehors, où elle est reçue dans une petite cavité du radius; articulaire en bas, où elle présente une surface plane qui s'articule avec l'os pyramidal du carpe, par l'intermédiaire d'un cartilage interarticulaire, improprement nommé ligament triangulaire. Du côté interne de cette tête, naît un prolongement cylindrique vertical, nommé *apophyse styloïde du cubitus*, qui, par son sommet, donne attache au ligament latéral interne de l'articulation de l'avant-bras avec la main. L'apophyse styloïde est

Tête du cubitus.

Apophyse styloïde.

séparée, en arrière de la tête du cubitus par une gouttière destinée au passage du tendon, du muscle cubital postérieur; en dedans et en bas, cette séparation est établie par une dépression inégale, donnant attache au cartilage inter-articulaire.

Gouttière du cubital postérieur.

Résumé des connexions. Le cubitus s'articule avec l'humérus, le radius et le pyramidal.

Conformation intérieure. Le cubitus est compacte à sa partie moyenne; il est celluleux à ses deux extrémités, et notamment à la supérieure, où l'apophyse olécrâne représente un os court, analogue à la rotule du genou, aussi bien sous le rapport de la structure que sous le rapport de la forme. Quelquefois même, par une anomalie dont Rosenmuller a observé un exemple, cette apophyse forme un véritable os court, entièrement séparé du cubitus.

L'olécrâne représente la rotule du genou.

Développement. Le cubitus se développe par trois points d'ossification : un pour le corps, un pour chaque extrémité. Le point d'ossification du corps est celui qui paraît le premier; il se forme du trente-cinquième au quarantième jour, un peu plus tard que celui de l'humérus. A la naissance, les extrémités sont entièrement cartilagineuses; elles ne commencent à s'ossifier qu'à la sixième année.

Nombre des points d'ossification.

Ordre d'apparition.

L'ossification débute par l'extrémité inférieure.

L'apophyse coronoïde se forme par l'extension du point osseux du corps, jamais par un point particulier. C'est vers l'âge de sept ou huit ans qu'apparaît le point osseux de l'olécrâne.

Ordre de soudure.

Le corps de l'os se réunit à l'extrémité supérieure, vers l'âge de quinze à seize ans. Ce n'est que de dix-huit à vingt ans que se fait la réunion de l'extrémité inférieure.

Radius.

Le *radius*, ainsi nommé parce qu'il a été comparé au rayon d'une roue, est situé entre l'humérus et le carpe, à la partie externe du cubitus, auquel il est contigu en haut et en bas, dont il est séparé dans sa partie moyenne par l'espace inter-osseux.

Situation.

Figure. Un peu moins volumineux et moins long que le cubitus, dirigé verticalement, le radius est un os pair, non symétrique, prismatique et triangulaire, ayant sa grosse extrémité tournée en bas, c'est à dire en sens inverse de la grosse extrémité du cubitus; il est légèrement courbé à sa partie moyenne: on le divise en corps et en extrémités.

A. Le *corps*, d'autant moins volumineux qu'on l'examine plus près de la partie supérieure, offre une courbure légère, dont la concavité regarde en dedans; disposition qui concourt à agrandir l'espace qui sépare le radius du cubitus, c'est à dire l'espace interosseux. Le corps du radius présente trois plans ou faces, et trois angles plans ou bords.

Courbure légère du corps.

Des trois faces, l'une est antérieure, l'autre postérieure, et la troisième externe.

Face antérieure. La face *antérieure*, étroite supérieurement, élargie en bas, présente l'orifice d'un conduit nourricier qui pénètre l'os obliquement de bas en haut, c'est à dire dans une direction semblable à celle du conduit nourricier du cubitus, et inverse de celle du conduit nourricier de l'humérus. Cette face est légèrement excavée, surtout à sa partie inférieure, et donne attache au long fléchisseur propre du pouce en haut, et en bas au carré pronateur.

Face postérieure. La face *postérieure*, légèrement excavée comme l'antérieure, donne attache à plusieurs des muscles profonds de la partie postérieure de l'avant-bras.

La face *externe*, convexe et arrondie, d'une largeur à peu près égale dans toute son étendue, présente vers sa partie moyenne une surface rugueuse, destinée à l'insertion du muscle rond pronateur.

Surface d'insertion du rond pronateur.

Des trois bords, l'un est antérieur, l'autre postérieur, le troisième interne.

Bord antérieur. Le bord *antérieur* est mousse; il commence supérieurement au dessous d'une éminence très prononcée qui a reçu le nom de *tubérosité bicipitale du radius;* de là il se dirige obliquement en dehors, et va se terminer en bas, au devant d'une autre éminence appelée *apophyse styloïde du radius*.

Le bord *postérieur*, encore moins saillant que l'antérieur, établit une démarcation à peine sensible entre les deux faces qu'il sépare ; assez prononcé dans sa partie moyenne, il est à peine marqué en haut et en bas.

Bord postérieur arrondi.

Le bord *interne*, qui est tranchant, et présente l'aspect d'une crête, commence au dessous de la tubérosité bicipitale ; de là il s'étend jusqu'à une petite cavité articulaire, située sur le côté interne de l'extrémité inférieure de l'os. Ce bord donne attache dans toute son étendue au ligament interosseux.

Bord interne ou interosseux.

B. L'*extrémité supérieure* ou *humérale* nommée aussi *tête du radius*, s'évase en forme de cupule ou de petite coupe d'une régularité remarquable. L'excavation de la tête du radius répond à la petite tête ou condyle de l'humérus, qu'elle emboîte incomplètement ; elle présente dans son pourtour une bordure articulaire d'une largeur inégale dans ses différents points, ayant près de trois lignes de largeur à la partie interne, qui est habituellement en rapport avec la petite cavité sigmoïde du cubitus.

Tête du radius.

Sa bordure articulaire.

La tête du radius est supportée par une portion rétrécie, de forme cylindrique, ayant cinq à six lignes de longueur : c'est le *col* du *radius*, qui est un peu obliquement dirigé de haut en bas et de dehors en dedans.

Col du radius.

La limite inférieure du col est marquée à la partie interne du radius par une éminence très prononcée, appelée *tubérosité bicipitale* du radius. Cette tubérosité, rugueuse dans sa moitié postérieure, où elle donne attache au tendon du biceps, est lisse dans sa moitié antérieure, sur laquelle glisse ce tendon avant de s'insérer au radius.

Tubérosité bicipitale.

C. L'*extrémité inférieure* ou *carpienne*, qui forme la partie la plus volumineuse du radius, est irrégulièrement quadrilatère ; elle présente une surface inférieure articulaire, lisse, concave, irrégulièrement triangulaire, divisée, par une petite crête antéro-postérieure, en deux portions : l'une interne, qui s'articule avec l'os semi-lunaire du carpe ; l'autre externe, qui s'articule avec le scaphoïde.

Surface articulaire carpienne.

En dehors de la surface qui vient d'être décrite, le radius présente une apophyse pyramidale, triangulaire, légèrement déjetée en dehors : c'est l'*apophyse styloïde* du radius, moins longue et beaucoup plus épaisse que l'apophyse styloïde du cubitus, donnant, attache au ligament latéral externe de l'articulation de l'avant-bras avec le carpe.

Apophyse styloïde.

Le pourtour ou la circonférence de l'extrémité inférieure du radius présente : *en avant* des inégalités auxquelles s'attache le ligament antérieur de l'articulation de l'avant-bras avec le carpe; *en arrière et en dehors*, elle est sillonnée de gouttières ou coulisses tendineuses, qui sont, en procédant de dehors en dedans, 1° une coulisse oblique occupant la face externe de l'apophyse styloïde, et présentant la trace d'une division longitudinale qui détermine la formation de deux coulisses secondaires, c'est la *coulisse tendineuse du court extenseur et du long abducteur du pouce;* 2° une deuxième coulisse bordée par des crêtes saillantes, et subdivisée elle-même en deux coulisses secondaires par une saillie longitudinale moins marquée que les crêtes qui forment les bords de la gouttière principale, c'est la *coulisse tendineuse des radiaux externes;* 3° enfin, une coulisse un peu plus profonde, subdivisée elle-même en deux coulisses d'inégales dimensions, par une saillie très prononcée (1), c'est la *coulisse des extenseurs communs et propres de tous les doigts.*

1re coulisse tendineuse.

2e coulisse tendineuse.

3e coulisse tendineuse.

En dedans, l'extrémité inférieure du radius est légèrement excavée, pour s'articuler avec l'extrémité carpienne du cubitus.

Surface articulaire cubitale.

(1) Ce n'est que dans la myologie que nous indiquerons avec détail pour chacune de ces coulisses principales et secondaires le tendon qui y est contenu. Toutes les énumérations de ce genre, dont nous sommes loin de contester l'avantage, quand on suppose l'ostéologie et la myologie déjà connues, seront consignées dans un tableau qu'on trouvera à la fin de la myologie; jusque là, nous n'avons cru devoir indiquer, en fait d'insertions musculaires, que celles qui, loin de surcharger la mémoire, servent au contraire utilement à fixer l'attention sur les objets décrits en ostéologie.

Résumé des connexions. Le radius s'articule avec l'humérus, le cubitus, le scaphoïde et le semi-lunaire.

Conformation intérieure. Le radius est celluleux à ses deux extrémités, surtout à son extrémité inférieure, d'où la fréquence des écrasements de cette extrémité par suite de chutes sur le poignet. Il est presque exclusivement composé de tissu compacte à sa partie moyenne, où il présente un canal médullaire très étroit. Structure.

Développement. Le radius se développe par trois points, un pour le corps, et un pour chaque extrémité. Développement.

Le point osseux du corps paraît quelques jours avant celui du cubitus; l'extrémité inférieure se développe vers l'âge de deux ans, et l'extrémité supérieure à neuf ans.

L'extrémité supérieure, qui s'ossifie la dernière, s'unit au corps de l'os vers la douzième année, tandis que l'extrémité inférieure ne se soude que de dix-huit à vingt ans.

DE LA MAIN EN GÉNÉRAL.

La *main* est la dernière partie du membre thoracique; on peut dire que c'est pour elle en dernière analyse qu'existe l'extrémité supérieure tout entière; n'est-ce pas en effet pour porter la main dans toutes sortes de directions que le long levier de l'humérus décrit des mouvements si étendus et si variés? n'est-ce pas pour la rapprocher ou l'éloigner du tronc, que l'avant-bras exécute des mouvements si précis de flexion et d'extension? n'est-ce pas encore pour la diriger à l'instant et rapidement dans tous les sens, que le radius roule sur lui-même par les mouvements de pronation et de supination, lesquels s'ajoutant aux mouvements de rotation de l'humérus, permettent à la main de décrire un cercle complet, soit de dedans en dehors, soit de dehors en dedans, autour de l'axe représenté par l'extrémité supérieure. Importance de la main.

Habitués que nous sommes à découvrir dans l'organisation une proportion rigoureuse entre les causes et les effets, nous ne pourrons néanmoins nous défendre d'un sentiment d'admiration à la vue d'un mécanisme si parfait, qu'il est impossible

Conditions générales de structure de la main.

d'imaginer aucune pièce osseuse qui puisse augmenter la mobilité de la main, aucune modification qui puisse l'accroître, et que des pièces nouvelles ne feraient qu'entraver ses mouvements. Aussi voyez-vous la main, organe du toucher et de la préhension, servir tout à la fois à des fonctions qui exigent une grande force et à des fonctions qui exigent une grande délicatesse, tantôt attirer, repousser et saisir violemment les corps volumineux, lourds et résistants, tantôt s'arrondir en sphère, s'allonger en cône, se recourber en crochet, reconnaître par une locomotion subtile les inégalités les plus légères des surfaces des corps, en même temps qu'elle surmonte les plus grandes résistances, et devenir l'instrument de l'intelligence pour tous les arts mécaniques et libéraux. Pour remplir tous ces usages à la fois, il fallait que la main fût douée en même temps et d'une grande solidité, et d'une grande mobilité. Or, pour réunir ces deux conditions, il fallait qu'elle fût composée d'un grand nombre de pièces osseuses. Aussi vingt-sept os, non compris les sésamoïdes, entrent-ils dans la composition de cette petite portion de l'extrémité supérieure.

La main n'existe que chez l'homme et chez le singe.

La main n'existe que chez l'homme et le singe; son importance est telle, ses rapports avec l'économie tout entière sont tels, que les naturalistes l'ont choisie comme caractère fondamental d'espèce; l'homme est appelé un *bimane*, le singe un *quadrumane*; mais, chez le singe, la main est bien moins perfectionnée que chez l'homme, et ses différentes parties sont bien moins indépendantes les unes des autres; étudions donc avec toute l'attention qu'elle le mérite, cette main, véritable chef-d'œuvre de mécanique, que quelques philosophes de l'antiquité ont regardée comme le caractère physique différentiel de l'espèce humaine, et même, ce qu'on peut à peine croire, comme la source de la supériorité intellectuelle de l'homme.

Idée générale de la main.

La main, considérée comme partie du squelette, est composée de cinq séries de petites colonnes parallèles, juxta-posées; chaque série se compose de quatre pièces, à l'exception de la plus externe qui n'en a que trois; les cinq séries de colonnes viennent en convergeant se réunir à un massif osseux, composé de huit os solidement articulés entre eux, et dont la réunion constitue comme la base de la main ou le poignet : ce massif osseux s'appelle *carpe;* les cinq premières colonnes contiguës au carpe, et dont les intervalles sont remplis dans l'état frais par des parties molles, ont reçu le nom d'os *métacarpiens*; leur ensemble constitue le *métacarpe*, qui répond à la paume de la main ; enfin les séries de colonnes qui succèdent au métacarpe, forment des appendices entièrement isolées et parfaitement indépendantes les unes des autres, ce sont les *doigts*, distingués par les noms numériques de *premier*, *deuxième*, *troisième*, *quatrième* et *cinquième*, en allant du dehors au dedans, ou par les noms de *pouce*, *index* ou *indicateur*, *médius*, *annulaire*, *auriculaire* ou *petit doigt*.

Idée générale du carpe.

Du métacarpe.

Des doigts.

Chaque doigt est composé de trois petis os qu'on appelle *phalanges,* distinguées elles-mêmes par les noms numériques de première, deuxième, troisième, en comptant de haut en bas; la troisième phalange porte encore le nom d'*unguéale*, parce qu'elle soutient l'ongle; le pouce seul n'a que deux phalanges : il se distingue encore des autres doigts en ce qu'il est placé sur un plan plus antérieur, soutenu par un métacarpien plus court, et articulé de manière à pouvoir s'opposer successivement à tous les autres doigts; telle est l'idée la plus générale qu'on peut se faire de la main, que caractérise essentiellement le *mouvement d'opposition*; ajoutez au pied le mouvement d'opposition, et vous aurez une main; retranchez de la main le mouvement d'opposition, et vous aurez un pied.

Des phalanges.

La main est caractérisée par le mouvement d'opposition.

La forme de la main permet d'ailleurs de lui considérer une face dorsale, convexe, c'est le *dos* de la main ; une face antérieure ou palmaire, c'est la *paume* de la main; un bord externe ou *radial*, formé par le pouce, un bord interne ou *cubital*, formé par le petit doigt; une extrémité supérieure ou carpienne ou *antibrachiale*, une extrémité inférieure ou *digitale*, qui présente les extrémités des doigts, lesquels forment, vu leur inégale longueur, une courbe à convexité inférieure.

Forme de la main.

Direction de la main.

La *direction* la plus naturelle de la main est sans contredit celle qu'elle affecte dans la pronation. C'est l'attitude de la préhension, de l'exploration des corps par le toucher. Le mouvement de supination par lequel la paume de la main est dirigée en avant, n'est employé que dans certains cas particuliers, par exemple, lorsque nous voulons recevoir un corps qui tombe de haut. Ce n'est que pour la commodité de la description que nous avons préféré de décrire la main dans la supination ; nous serons obligés de revenir à la pronation pour le parallèle de la main et du pied. Du reste, l'axe de la main n'est pas sur la même ligne que l'*axe* de l'avant-bras, mais ce dernier forme avec l'axe de la main un angle rentrant en dedans, et saillant en dehors, par conséquent en sens inverse de l'angle latéral du coude; l'axe de la main forme en outre, avec l'axe de l'avant-bras, un angle antéro-postérieur saillant en avant.

Axe de la main.

Du Carpe.

Forme.

Le carpe (de καρπος, poignet, καρπειν, prendre), forme la charpente du poignet; c'est ce massif osseux qui unit l'avant-bras au métacarpe : il est entièrement consacré à l'articulation du poignet et en partie caché par les apophyses styloïdes du radius et du cubitus. Il se présente sous une forme oblongue, et à peu près elliptique transversalement.

Faces.

La *face antérieure* du carpe est concave; elle forme une gouttière profonde, dans laquelle sont reçus les nombreux tendons des muscles fléchisseurs.

La *face postérieure* convexe répond aux tendons des muscles extenseurs; les deux faces sont parcourues par des lignes sinueuses qui répondent aux nombreuses articulations des os du carpe entre eux. Le *bord supérieur* convexe s'articule avec le radius et le cubitus; le *bord inférieur*, inégal et sinueux, s'articule avec les os du métacarpe.

Bords.

Extrémités.

A chacune des *deux extrémités* de l'ellipse que représente le carpe, se voient deux éminences qui font saillie du côté de la face antérieure, et contribuent à augmenter la profondeur de la gouttière que présente cette face. Les deux éminences situées à l'extrémité externe du carpe, sont bien moins considérables que celles qui sont situées à l'extrémité interne, et c'est en effet contre ces dernières que se réfléchissent le plus grand nombre des tendons, vu l'obliquité de dedans en dehors et de haut en bas de la gouttière antérieure du carpe.

Huit os constituent le carpe.

Étudié dans sa composition, le carpe offre ceci de remarquable que, proportionnellement à son volume, il présente, pour un espace donné, un plus grand nombre d'os qu'aucune autre région du squelette. Huit petits os, en effet, constituent la région du carpe, qui a à peu près un pouce de hauteur et deux pouces et demi de largeur.

Ces huit os, paraissent au premier abord irrégulièrement disposés et comme engrenés les uns dans les autres, mais avec un peu d'attention on ne tarde pas à reconnaître qu'ils sont disposés en deux séries ou rangées : l'une *supérieure* ou *rangée antibrachiale;* l'autre *inférieure* ou *métacarpienne*.

Des deux rangées du carpe.

Des quatre os de chaque rangée.

Chacune de ces rangées est composée de quatre os distingués autrefois par les noms génériques de 1er, 2e, 3e, etc., en procédant du pouce vers le petit doigt, et que Liser a désignés avec plus ou moins de bonheur par les noms suivants qui leur sont restés, savoir : pour la première rangée, le *scaphoïde,* le *semi-lunaire*, le *pyramidal* et le *pisiforme;* pour la deuxième rangée, le *trapèze*, le *trapézoïde*, le *grand os* ou *os capitatum* et l'*os crochu* ou *unciforme*.

Marche à suivre dans la description des huit os du carpe.

Je ne suivrai point, dans la description des os du carpe, la marche longue et fastidieuse qui consiste à décrire successivement six facettes à chacun d'eux. En développant la loi qui préside à leur configuration respective, j'aurai le double avantage d'éviter des longueurs, et de faire mieux apprécier l'ensemble de leur forme et de leurs rapports.

A. *Des os de la première rangée*, ou *rangée antibrachiale*.

Ce que je vais dire de ces os ne s'applique point au pisiforme, qui se distingue de tous les autres par des caractères particuliers, et qui mérite une description spéciale. Or, on peut dire des trois autres os, savoir : du *scaphoïde*, du *semi-lunaire* et du *pyramidal* (1).

Facettes supérieures des os de la première rangée.

1° Que ces os s'articulant par leur face supérieure avec l'avant-bras, forment par leur réunion un condyle brisé, c'est à dire composé de plusieurs pièces, qui est reçu dans la cavité que forment inférieurement le radius et le cubitus. Chacun de ces os concourt à la formation de ce condyle par une surface convexe.

Ainsi, *la facette supérieure des os de la première rangée est une facette articulaire convexe.*

Facettes inférieures des os de la première rangée.

2° Ces mêmes os s'articulent par leurs *facettes inférieures*, avec les os de la deuxième rangée, qui leur opposent en dedans une tête volumineuse, formée par le grand os et l'os crochu ; en dehors, une concavité légère, qui correspond au trapèze et au trapézoïde. En rapport avec ces dispositions, les os de la première rangée présentent inférieurement, d'une part, une concavité qui reçoit la tête, et d'une autre part, une convexité qui répond à la cavité.

Cavité à surface brisée.

Pour la formation de la cavité qui reçoit la tête, trois facettes appartenant au scaphoïde, au semi-lunaire et au pyramidal, se réunissent : il en résulte une cavité brisée, c'est à dire formée de plusieurs pièces. Le scaphoïde étant le plus volumineux des os de la première rangée, et répondant à lui seul à la moitié la plus convexe de la tête de la deuxième rangée, est plus profondément excavé que les deux autres os : ce qui concourt à lui donner la forme d'une petite nacelle, d'où le nom de scaphoïde (σκαφη, barque). Le semi-lunaire, qui répond au sommet de la tête du grand os, offre d'avant en arrière une concavité qui lui a valu le nom d'os semi-lunaire ; l'os pyramidal,

(1) Il est de première nécessité, pour suivre cette description, et pour en retirer toute l'utilité dont nous la croyons susceptible, d'étudier ces os sur un carpe articulé. On a surtout beaucoup d'avantage à se servir d'un carpe dont toutes les articulations sont ouvertes en arrière, quelques ligaments restant à la partie antérieure.

au contraire, répondant à la partie la moins convexe de la tête articulaire, offre une facette presque plane.

Un seul os correspond à la concavité que forment le trapèze et le trapézoïde : c'est le scaphoïde, lequel présente à cet effet une surface convexe.

Caractères des facettes inférieures de la première rangée.

Ainsi, *les facettes inférieures des os de la première rangée sont concaves, et en outre, la facette inférieure du scaphoïde est concave dans une partie, et convexe dans le reste de son étendue.*

Les facettes latérales sont planes.

3° Les os de la première rangée du carpe s'articulent entre eux par des facettes planes. Les facettes par lesquelles le scaphoïde et le semi-lunaire se correspondent sont très petites; celles que s'opposent le semi-lunaire et le pyramidal sont plus considérables. Le semi-lunaire et le pyramidal, qui occupent la partie moyenne de la rangée, s'articulant non seulement entre eux, mais, en outre, le semi-lunaire avec le scaphoïde, et le pyramidal avec le pisiforme, offrent chacun deux facettes latérales, en sorte que les deux os moyens de la rangée ont quatre facettes articulaires.

Apophyse du scaphoïde.

Le scaphoïde, qui est l'os le plus externe de la première rangée, s'articule en dedans avec le semi-lunaire; mais en dehors il présente une apophyse saillante, très facile à sentir au travers des téguments, et qui accroît par sa présence la profondeur de la gouttière antérieure du carpe. Cette éminence constitue l'*apophyse externe supérieure du carpe.*

Facettes antérieures concaves.

Facettes postérieures convexes.

4° Les os de la première rangée du carpe, faisant partie, en devant, de la concavité, en arrière, de la convexité que présente le carpe, offrent des facettes antérieures beaucoup moins étendues que les facettes postérieures : les unes et les autres servent à des insertions ligamenteuses, et présentent des inégalités.

Pisiforme.

Quant au *pisiforme*, il est hors de rang, et ne présente qu'une seule facette articulaire, qui répond à une facette correspondante du pyramidal. Tout le reste de sa surface est destiné à des insertions ligamenteuses et tendineuses. Sa forme, irrégulièrement arrondie, lui a valu le nom de pisiforme. Placé sur un plan antérieur à celui des autres os de la première rangée, il forme l'*apophyse supérieure interne du carpe*, qui est de toutes les apophyses du carpe la plus saillante et la plus superficielle.

Il forme l'apophyse la plus saillante du carpe.

Le pisiforme est un sésamoïde.

L'os pisiforme donne insertion en haut au muscle cubital antérieur, et en bas au court adducteur du petit doigt : à la rigueur on devrait le considérer comme un os sésamoïde, une espèce de rotule développée sur le trajet du tendon commun au cubital antérieur et au court adducteur du petit doigt.

B. *Des os de la seconde rangée*, ou *rangée métacarpienne.*

Les os de cette seconde rangée sont beaucoup plus volumineux que ceux de la première ; ce sont eux, en effet, qui servent de support aux os du métacarpe. Dans la première rangée, c'est l'os le plus externe, le scaphoïde, qui est le plus volumineux ; dans la seconde, ce sont les deux os les plus internes : le *grand os* et l'*os crochu* ou *unciforme.*

Tête brisée de la deuxième rangée.

1° J'ai déjà dit que la seconde rangée opposait à la première une tête et une cavité. La tête brisée est formée presque en entier par une éminence sphéroïdale, *tête du grand os*, supportée par une portion plus étroite qu'on appelle *col*, soutenu lui-même par une partie plus solide qu'on appelle le *corps*. Cette tête, qui est comme tronquée en dehors, est complétée dans ce sens par une portion de l'os crochu, os ainsi nommé, parce qu'il offre à sa partie antérieure et interne une espèce de crochet concave en dehors, qui retient les tendons fléchisseurs des doigts. La concavité qu'oppose la seconde rangée à la première est superficielle, oblongue transversalement, et formée par deux os : 1° par le *trapèze*, os le plus externe de la seconde rangée, muni en avant d'un crochet moins considérable que celui de l'unciforme, en dedans duquel est une gouttière oblique pour le tendon du radial antérieur ; c'est ce crochet qui forme l'éminence ou *apophyse inférieure* et *externe du carpe ;* 2° par le *trapé-*

Concavité de la deuxième rangée.

Crochet du trapèze.

zoïde, situé entre le trapèze et le grand os, le plus petit des os de la seconde rangée.

Facettes métacarpiennes de la deuxième rangée.

2° Les os de la seconde rangée devant s'articuler avec les os du métacarpe, présentent en bas des facettes articulaires qui constituent par leur réunion une ligne extrêmement sinueuse, anguleuse, que les chirurgiens n'ont pas encore tenté de soumettre aux règles de la désarticulation. Le trapèze est le soutien du premier métacarpien ; le trapézoïde, le soutien du métacarpien de l'index ou du deuxième métacarpien ; le grand os, le soutien du métacarpien du médius ou troisième métacarpien ; enfin, l'os crochu est le soutien des quatrième et cinquième métacarpiens.

Facettes latérales.

1° Les os de la deuxième rangée s'articulent entre eux par de larges facettes planes, en partie articulaires, en partie non articulaires. Il suit de là que les deux os du milieu, le grand os et le trapézoïde, sont articulaires par quatre de leurs facettes ; les deux facettes non articulaires sont l'une antérieure étroite et concave pour faire partie de la concavité de la gouttière ; l'autre postérieure plus considérable et convexe pour faire partie de la convexité. Quant aux os extrêmes de la deuxième rangée, qui sont le trapèze et l'os crochu, ils n'ont que trois facettes articulaires (1).

(1) Telle est la description succincte des huit osselets qui constituent le carpe. On me saura peut-être quelque gré d'avoir épargné aux commençants l'aridité des détails d'une description minutieuse où j'aurais parlé successivement de chacune des six facettes de chacun de ces os, sans donner aucun point d'appui à la mémoire. Je puis assurer que je n'ai jamais bien compris le carpe avant de l'avoir étudié de la manière que j'indique, les os étant en place, soit sur une main montée artificiellement, soit sur une main fraiche ; et pourtant j'avais acquis l'habitude de distinguer parfaitement ces os les uns des autres, les os de la main droite de ceux de la main gauche, voire même le pisiforme droit du pisiforme gauche ; distinction que Bertin, l'homme du monde qui a le mieux et le plus étudié les os, regardait comme une chose impossible.

Développement des os du carpe.

Nombre des points.

Tous les os du carpe, sans exception, se développent par un seul point d'ossification.

Époque d'apparition.

L'époque d'apparition des points osseux est tardive dans les os du carpe; tous sont encore cartilagineux à la naissance. C'est seulement vers la fin de la première année que les cartilages du grand os et de l'os crochu présentent à leur centre un point osseux.

De trois à quatre ans, apparaît le point osseux du pyramidal; de quatre à cinq ans, les points osseux du trapèze et du semi-lunaire; de huit à neuf, ceux du scaphoïde et du trapézoïde.

Ce n'est que de la douzième à la quinzième année, qu'on observe le passage à l'état osseux du cartilage qui représente le pisiforme.

Le pisiforme est le dernier des os à s'ossifier.

De tous les os du squelette, c'est en effet le pisiforme qui est le dernier à s'ossifier.

Du métacarpe.

Formes générales.

Les cinq colonnes osseuses qui s'appuient sur le carpe, constituent le *métacarpe :* ce sont des os longs, parallèlement disposés, tous construits, à de légères différences près, sur le même modèle. La réunion de ces cinq os représente une sorte de gril quadrilatère, dont les intervalles sont mesurés par la disproportion de volume qui existe entre le corps et les extrémités de ces os. On donne aux intervalles qui séparent les os du métacarpe le non d'*espaces interosseux* (1): espaces que nous verrons remplis par des muscles.

Espaces interosseux métacarpiens.

Les métacarpiens sont au nombre de cinq, distingués par les noms numériques de *premier*, *second*, *etc.* Il n'y a d'uniformité parfaite ni dans la situation, ni dans la longueur, ni dans la forme de ces os. Le métacarpien du pouce est situé

(1) C'est la même disposition qui établit l'espace interosseux qui sépare le radius du cubitus, et le tibia du péroné.

sur un plan antérieur à celui qu'occupent tous les autres; au lieu d'être parallèle aux autres métacarpiens, il est dirigé obliquement en dehors et en bas : d'où il résulte que l'espace interosseux qui le sépare du second métacarpien, est triangulaire. Cette disposition est en rapport avec la possibilité du mouvement d'opposition, qui est le trait caractéristique de la main.

Faces du métacarpe.

Du reste, le métacarpe présente une *face palmaire* ou antérieure, concave transversalement, légèrement concave de haut en bas, qui répond à la *paume de la main;* une *face dorsale*, convexe, *dos de la main;* un *bord externe* ou *radial*, court, oblique, dirigé en dehors et en bas, et répondant au pouce; un *bord cubital*, court et droit, qui répond au petit doigt; une *extrémité supérieure* ou *carpienne*, qui présente une ligne articulaire extrêmement sinueuse, pour s'accommoder à la ligne articulaire opposée du carpe; une *extrémité inférieure* ou *digitale*, formée par cinq têtes aplaties d'un côté à l'autre, ou mieux cinq condyles, destinées à s'articuler avec les doigts correspondants : cette extrémité inférieure forme une ligne articulaire non continue, curviligne, à convexité inférieure, à laquelle le premier métacarpien est en quelque sorte étranger, vu sa situation hors de rang. Les os métacarpiens présentent des caractères généraux qui les différencient de tous les autres os, et des caractères propres qui les distinguent les uns des autres.

Bords.

Extrémités.

A. *Caractères généraux des os du métacarpe.*

Les métacarpiens sont des os longs.

Les os du métacarpe sont des os longs; ils en ont la forme et la structure. De même qu'à tous les os longs, on leur considère un *corps* et deux *extrémités*.

1° Le *corps* est prismatique et triangulaire, légèrement recourbé, suivant sa longueur, de manière à offrir une concavité qui répond à la face palmaire, et une convexité qui répond à la face dorsale de la main.

Des *trois faces* que présente le corps, deux sont latérales et répondent aux espaces interosseux. La troisième, qui répond au dos de la main est convexe et recouverte par les tendons des muscles extenseurs.

Des *trois bords*, deux sont latéraux; le troisième est antérieur, et répond à la paume de la main.

Extrémité supérieure.

2° *L'extrémité supérieure* ou *carpienne*, très-renflée, présente cinq facettes, dont deux à insertions ligamenteuses, l'antérieure et la postérieure, et trois articulaires.

Facettes carpiennes.

De ces trois facettes articulaires, l'une, placée à l'extrémité proprement dite, répond à une facette correspondante d'un des os du carpe; les deux autres facettes, taillées sur les parties

Facettes latérales ou métacarpiennes.

latérales de l'extrémité, s'articulent avec les facettes correspondantes des autres métacarpiens. Pour quelques uns des os du métacarpe, les facettes latérales sont doubles de chaque côté. Parmi les facettes latérales, il faut bien distinguer celles qui sont destinées à s'articuler avec les os du carpe, entre lesquels quelques uns des métacarpiens sont comme enchâssés, de celles qui sont exclusivement destinées à l'articulation des mé-

Facettes antérieures et postérieures.

tacarpiens entre eux. L'extrémité supérieure du métacarpe présente d'ailleurs une disposition uniforme quant aux facettes dorsale et palmaire; la facette dorsale étant très large, et la facette palmaire étant beaucoup plus étroite. Cette disposition, que nous verrons beaucoup plus prononcée au métatarse, est très favorable à la solidité de l'engrenage.

Extrémité digitale.

3° *L'extrémité inférieure* ou *digitale* des métacarpiens présente une tête aplatie d'un côté à l'autre, c'est à dire un

Condyle.

condyle oblong d'avant en arrière, beaucoup plus étendu dans le sens de la flexion que dans le sens de l'extension, creusé en dedans et en dehors d'un enfoncement, derrière lequel est une saillie rugueuse pour l'insertion des ligaments latéraux.

A l'aide de la description qui précède, on distinguera facilement les os métacarpiens de tous les autres os du corps humain; on peut dire, en effet, que ce sont de petits os longs en miniature; il ne sera pas bien difficile de les distinguer des phalanges, qui sont également des os en raccourci, mais ayant d'autres caractères bien tranchés.

Existe-t-il des caractères qui puissent faire distinguer les os métacarpiens les uns des autres? C'est ce que nous allons examiner.

B. *Caractères differentiels des os métacarpiens.*

Premier métacarpien.

Le *premier métacarpien* se distingue des autres par les caractères suivants : il est le plus court et le plus volumineux; son corps est aplati d'avant en arrière, à la manière des phalanges; aussi a-t-il été rangé tour à tour parmi les phalanges et parmi les os du métacarpe.

Il a été rangé parmi les phalanges.

Nous le considérons comme appartenant au métacarpe, parce que non seulement il est lié aux autres métacarpiens par des muscles interosseux, mais encore parce que son extrémité inférieure ou digitale ressemble aux extrémités digitales des autres métacarpiens. Toutefois, nous devons reconnaître qu'il présente dans son développement une circonstance qui tend à établir son analogie avec les phalanges.

Extrémité carpienne.

L'*extrémité carpienne* du premier métacarpien offre une disposition particulière : concave d'avant en arrière, elle est convexe transversalement, et s'articule avec le trapèze, dont la configuration est en rapport avec la sienne. Ainsi, *longueur moindre*, *volume plus considérable*, *aplatissement antéro-postérieur du corps*, *surface articulaire supérieure concave et convexe en sens opposé*, *absence de facettes articulaires latérales*, tels sont les caractères qui peuvent toujours faire reconnaître le premier métacarpien.

Deuxième, troisième et quatrième métacarpiens.

Il existe plusieurs caractères propres à différencier les *deuxième*, *troisième* et *quatrième métacarpiens*. Je me contenterai de dire que les deuxième et troisième métacarpiens se distinguent du quatrième par leur longueur ; ils débordent en effet ce dernier de toute l'étendue de leur extrémité inférieure; ils le surpassent aussi d'environ un tiers en volume et en poids.

Le *troisième métacarpien* se distingue du *second* par son volume plus considérable, qui est en rapport d'une part avec le volume plus considérable du médius qu'il soutient, d'une autre part avec l'insertion à ce métacarpien d'un des plus puissants muscles de la main, *l'adducteur du pouce*. Le troisième se distingue encore du deuxième, en ce qu'il présente à son extrémité supérieure deux facettes latérales, tandis que le deuxième métacarpien n'en présente qu'une.

Cinquième métacarpien.

Le *cinquième métacarpien* est, après le premier, le plus court de tous; il se distingue d'ailleurs du premier par l'éxiguité de ses autres dimensions. Il se distingue du quatrième, avec lequel il a le plus de rapport, 1° par sa longueur un peu moindre; 2° par la présence d'une facette articulaire sur un seul des côtés de son extrémité supérieure ou carpienne; 3° par l'existence, à son côté interne, d'une apophyse d'insertion très saillante pour le muscle *cubital postérieur*.

Sa briéveté.

Son apophyse.

Résumé des connexions. Les os métacarpiens s'articulent entre eux, avec les os du carpe, et avec les premières phalanges des doigts correspondants.

Conformation intérieure. Les métacarpiens ont la structure des os longs: celluleux à leurs deux extrémités, ils sont compactes à la partie moyenne, où ils présentent un cylindre médullaire à dimensions peu considérables.

Développement. Les os du métacarpe se développent chacun par deux points d'ossification : un pour le corps et l'extrémité supérieure, un pour l'extrémité inférieure ou carpienne.

Deux points d'ossification.

Le premier métacarpien se développe à la manière des phalanges.

Le premier métacarpien, qui, par plusieurs caractères de sa conformation, a beaucoup d'analogie avec les phalanges, s'en rapproche encore par son mode de développement. En effet, des deux points d'ossification qui lui appartiennent, l'un apparaît dans le corps de l'os; l'autre dans l'extrémité supérieure; disposition opposée à celle qui s'observe dans les autres métacarpiens, et analogue à celle qui s'observe dans les phalanges.

L'apparition du point osseux du corps des métacarpiens a lieu du quarantième au cinquantième jour de la vie intra-utérine.

A la naissance, le corps des métacarpiens est presque complètement ossifié; mais les extrémités sont encore cartilagineuses : ce n'est qu'à l'âge de deux ou trois ans qu'apparaît un point osseux dans l'extrémité inférieure des quatre derniers métacarpiens, ainsi que dans l'extrémité supérieure du premier. Époque d'apparition.

En général, l'extrémité supérieure des quatre derniers métacarpiens et l'extrémité inférieure du premier sont envahies par les progrès de l'ossification du corps. Cependant j'ai vu, dans quelques cas, un germe osseux particulier pour ces extrémités; ce qui faisait trois noyaux osseux pour chaque métacarpien. Rarement trois points d'ossification.

La réunion de l'extrémité inférieure des quatre derniers métacarpiens au corps de ces os, n'a guère lieu que de dix-huit à vingt ans; il en est de même de la réunion du point osseux de l'extrémité supérieure du premier métacarpien. Époque de la réunion.

Dans le cas où l'extrémité supérieure des quatre derniers métacarpiens et l'extrémité inférieure du premier se développent par un point spécial, leur réunion est beaucoup plus hâtive.

Doigts.

Organes essentiels de la préhension, les doigts offrent une longueur, une épaisseur et une mobilité très remarquables, surtout si on les compare aux orteils, qui sont leurs analogues dans le membre abdominal.

Chaque doigt représente une pyramide composée de trois colonnes placées à la suite les unes des autres : la base de la pyramide répond au métacarpe; deux renflements ou nœuds répondent à la jonction des colonnes qui portent le nom de *phalanges*. Les trois colonnes successivement décroissantes qui composent chaque doigt sont distinguées par les noms numériques de *première*, *deuxième*, *troisième phalange*. La première, s'articulant avec le métacarpe, a reçu le nom de *phalange métacarpienne*; la seconde, celui de *phalange* Des trois phalanges.

Le pouce n'a que deux phalanges.

moyenne; la troisième, qui soutient l'ongle, a reçu le nom de *phalange unguéale*. Le pouce seul n'a que deux phalanges, l'unguéale et la métacarpienne. Chaussier a encore donné aux phalanges les noms de *phalange*, *phalangine* et *phalangette*, en procédant de la base des doigts vers leur extrémité. Ces dénominations lui ont été d'un grand secours pour la désignation méthodique des muscles des doigts.

A. *Première phalange.*

Caractères généraux.

C'est un os qui, malgré sa brièveté, appartient par sa forme, et surtout par sa structure, à la classe des os longs, et auquel on considère :

Corps.

1° Un *corps* ayant la forme d'un demi-cylindre coupé suivant son axe, légèrement courbé sur lui-même dans le sens de sa longueur, de manière à offrir une concavité en devant; il est cylindroïde à sa face dorsale, qui est recouverte par les tendons des muscles extenseurs, plane ou plutôt légèrement canaliculé en devant, où il loge en partie les tendons des muscles fléchisseurs. Ses bords tranchants donnent attache à la gaîne tendineuse, qui convertit le demi-canal osseux représenté par la phalange, en un conduit ostéo-fibreux, destiné aux tendons des muscles fléchisseurs des doigts.

Extrémités.

2° L'*extrémité supérieure* ou *métacarpienne* est oblongue transversalement, creusée d'une petite cavité glénoïde, pour recevoir la tête ou plutôt le condyle du métacarpien correspondant.

3° L'*extrémité inférieure* présente une poulie articulaire.

Tels sont les caractères généraux de la première phalange; ils offrent des modifications suivant le doigt auquel appartient la phalange qu'on examine. Ainsi, la première phalange la plus longue est celle du médius; ensuite viennent celles de l'index et de l'annulaire.

Caractère différentiel des premières phalanges.

La première phalange du pouce est la plus volumineuse, proportionnellement à sa longueur; la première phalange du petit doigt est la plus grèle; elle est aussi la plus courte après celle du pouce.

B. *Deuxième phalange.*

La *deuxième* phalange ne diffère de la *première* que par des dimensions moindres et par la configuration que présente son extrémité supérieure, où l'on voit deux facettes articulaires concaves, séparées l'une de l'autre par une saillie antéro-postérieure, le tout pour s'accommoder à la trochlée que présente l'extrémité inférieure de la première phalange. Les bords de cette phalange sont épais et rugueux en haut, où ils donnent insertion à la languette tendineuse du fléchisseur superficiel des doigts. Le pouce n'a pas de seconde phalange. Caractères généraux.

C. *Troisième phalange.*

Cet os, auquel on attache tant d'importance en histoire naturelle (1), soutien de la partie cornée dont est armée l'extrémité des doigts chez les animaux; soutien de l'ongle chez l'homme, offre la conformation suivante : il commence par une extrémité supérieure oblongue transversalement, tout à fait semblable à l'extrémité supérieure de la deuxième phalange; il va se rétrécissant, à la manière d'un cône, puis s'élargit beaucoup, en s'aplatissant d'avant en arrière, et se termine en manière de fer à cheval, rugueux en avant, où il soutient la pulpe du doigt, lisse en arrière, et comme dentelé à sa circonférence. Caractères généraux.

La phalange unguéale du pouce est d'un volume beaucoup plus considérable que la phalange unguéale de tous les autres doigts. Celle du médius vient ensuite; celles de l'index et de l'annulaire sont à peu près de même volume; celle du petit doigt est la plus grêle. Du reste, il est fort difficile de distinguer les phalanges de la main droite de celles de la main gauche. Caractères différentiels.

(1) Voyez l'intéressant mémoire de M. Duméril, intitulé : *Dissertation sur la dernière phalange dans les mammifères.* La phalange unguéale présentant des configurations diverses, accommodées à l'instinct de l'animal, peut servir à elle seule à déterminer, non seulement la famille, mais encore le genre auquel l'animal appartient.

D. *Développement des phalanges.*

Nombre de points d'ossification.

Les phalanges se développent par deux points d'ossification : un pour le corps et l'extrémité inférieure, un pour l'extrémité supérieure. Ce mode de développement est commun aux première, deuxième et troisième phalanges.

Ordre d'apparition.

C'est du quarantième au cinquantième jour de la vie fœtale qu'apparaît successivement, dans les première, deuxième et troisième phalanges, le point osseux du corps.

L'ordre de succession n'est pas assujetti à des règles certaines. On trouve en général des points osseux dans les phalanges unguéales, à la même époque que dans les phalanges métacarpiennes, et antérieurement aux phalanges moyennes.

Ce n'est que quelque temps après la naissance, de trois à sept ans, qu'apparaît successivement, dans les première, deuxième et troisième phalanges, le point osseux de l'extrémité supérieure.

Le point épiphysaire des troisièmes phalanges paraît assez généralement avant celui des secondes.

Époque de réunion.

La réunion des épiphyses au corps de l'os n'a lieu que de dix-huit à vingt ans.

Développement général du membre thoracique.

Le membre thoracique est remarquable, chez le fœtus et chez l'enfant, par l'étendue de ses dimensions qui sont proportionnellement beaucoup plus considérables qu'elles ne le seront chez l'adulte.

Précocité de développement.

Ce développement et cette grandeur précoces du membre thoracique sont surtout sensibles quand on les compare au développement tardif du membre abdominal; la disproportion qui en résulte est en raison inverse de l'âge, c'est à dire d'autant plus considérable que l'âge est moins avancé.

Ce n'est pas seulement sous le rapport des dimensions, mais encore sous beaucoup d'autres rapports, que le membre thoracique du fœtus diffère de celui de l'adulte. Ainsi :

1° L'os du bras offre un volume proportionnellement plus considérable à ses deux extrémités, qui sont encore totalement cartilagineuses. Toutefois, cette différence de volume ne m'a pas paru aussi considérable qu'on l'a prétendu. L'extrémité inférieure de l'os est surtout remarquable par le volume de la petite tête, qui fait une saillie très prononcée à la partie antérieure, et qui proémine beaucoup au devant de la poulie ou trochlée humérale. De l'os du bras chez le fœtus.

2° A l'avant-bras, l'extrémité supérieure du radius est située beaucoup plus en devant que chez l'adulte; ce qui est en rapport avec la disposition que nous venons d'indiquer pour la petite tête de l'humérus. Cette circonstance mérite d'être notée avec soin, en ce qu'elle joue le rôle de cause prédisposante dans les luxations en devant de la tête du radius, les ligaments qui la retiennent en arrière luttant beaucoup plus difficilement contre sa tendance à s'échapper à la partie antérieure : aussi les déplacements de la tête du radius sont-ils proportionnellement bien plus fréquents chez l'enfant que chez l'adulte. De l'avant-bras chez le fœtus.

Le carpe, complètement cartilagineux à la naissance, présente autant de cartilages distincts qu'il doit posséder d'os dans la suite. Du carpe.

Le métacarpe, au contraire, est déjà ossifié longtemps avant la naissance; mais c'est principalement aux phalanges que s'observe la rapidité de développement qui est commune d'ailleurs à toute l'extrémité thoracique. Du métacarpe.

Bichat me paraît avoir beaucoup exagéré les changements qui s'opèrent dans les os par suite des progrès de l'âge. Je me suis assuré que la torsion de l'humérus, les courbures du radius et du cubitus, et l'espace interosseux, existent chez l'enfant nouveau né tout aussi bien que chez l'adulte, et à peu de chose près dans les mêmes proportions. Les courbures des os existent chez le fœtus.

DES MEMBRES ABDOMINAUX.

Les membres abdominaux se divisent, de même que les membres thoraciques; en quatre parties, qui sont : 1° *le bassin*, 2° *la cuisse*, 3° *la jambe*, 4° *le pied*.

DU BASSIN.

Idée générale du bassin.

Nous avons vu des arcs osseux naître des parties latérales de la colonne dorsale, pour former le thorax. De même, des parties latérales de la colonne sacrée naissent deux os larges, comme tous les os qui servent à former des cavités : ces os se portent de dedans en dehors, à la manière d'ailes, lesquelles se rétrécissant et se recourbant d'arrière en avant, puis de dehors en dedans, viennent s'articuler entre elles sur la ligne médiane; ce sont les *os coxaux*, *os des hanches*, *os innominés*, *os des îles*, *os iliaques;* l'enceinte osseuse qu'ils interceptent s'appelle *bassin* (*pelvis*), et sans doute c'est à sa vaste échancrure antérieure, à son évasement supérieur et à son rétrécissement inférieur qu'il doit d'avoir été comparé au vase qui porte ce nom dans nos usages domestiques. Appendice de la grande cavité abdominale, le bassin est destiné à loger, à protéger et à soutenir un grand nombre d'organes, et en particulier une partie des organes de la digestion et des voies urinaires, tous les organes internes de la génération, des vaisseaux et nerfs très importants, en même temps qu'il transmet aux extrémités inférieures le poids qu'il a reçu de la colonne vertébrale. Quatre os le constituent, savoir : deux sur la ligne médiane, le sacrum et le coccyx que nous connaissons déjà, un de chaque côté, l'*os coxal*. La description des os du bassin se réduit donc pour nous à celle des os coxaux.

Le bassin est une appendice de la cavité abdominale.

Des os qui le constituent.

Des os coxaux.

Les plus volumineux de tous les os larges du squelette, d'une dimension en quelque sorte colossale dans l'espèce humaine, larges et triangulaires en arrière, en forme d'ailes curvilignes, qui ont reçu le nom d'*ilion*, les *os coxaux* (*coxa*, hanche) se rétrécissent tout à coup en augmentant singulièrement d'épaisseur, et c'est au niveau de cette portion épaisse et rétrécie qu'ils se contournent sur eux-mêmes et se creusent en dehors pour former une grande cavité articulaire, la *cavité cotyloïde* : de cette cavité, qui est comme la partie centrale de l'os, partent en dedans deux colonnes, l'une supérieure, l'autre inférieure. La première colonne se dirige horizontalement en dedans; d'abord épaisse, prismatique et triangulaire (*branche horizontale* ou *corps du pubis*), elle se rétrécit à mesure qu'elle devient plus interne pour se recourber de haut en bas, à angle droit, s'aplatir en s'amincissant d'avant en arrière (*branche descendante du pubis*), tandis que la colonne inférieure, prismatique et triangulaire, plus épaisse que la précédente, née en bas de la cavité cotyloïde, d'abord verticalement dirigée en bas (*corps de l'ischion*), se recourbe brusquement à angle aigu, s'aplatit d'avant en arrière en s'amincissant, se dirige de bas en haut, et de dehors en dedans (*branche ascendante de l'ischion*), devient de plus en plus grêle, et va se continuer avec la branche descendante de la première colonne. Il suit de là que ces deux colonnes anguleuses, dont la première porte le nom de *pubis* et dont la seconde porte le nom d'*ischion*, interceptent une ouverture, un trou très considérable, qu'on appelle *trou ovale*. Telle est l'idée la plus générale et la plus vraie que je puisse donner de ces os irréguliers, quadrilatères, profondément échancrés, tordus sur eux-mêmes de telle sorte qu'ils semblent composés de deux parties, l'une supérieure, triangulaire, en forme d'aile, aplatie de dehors en dedans, et l'autre, inférieure, aplatie d'avant en arrière, séparées l'une de l'autre par une portion rétrécie, sur

Forme générale des os coxaux.

Ilion.

Cavité cotyloïde.

Pubis.

Ischion.

Trou ovale.

laquelle est creusée la cavité cotyloïde ; les anciens anatomistes décrivaient séparément trois portions dans l'os coxal, *l'ilion*, le *pubis* et l'*ischion ;* il est vrai que ces trois pièces ne se réunissent qu'assez tard ; mais nous ne devons les considérer que comme des points d'ossification, et, comme tels, leur description isolée doit être renvoyée à l'histoire de l'ostéogénie.

Face fémorale.

On considère aux os coxaux une *face externe* ou *fémorale*, qui répond à la cuisse ; une *face interne* ou *pelvienne*, et une *circonférence*.

A. *Face fémorale.* Cette face présente les objets suivants :

Cavité cotyloïde

1° Au niveau de la portion rétrécie qui unit la moitié supérieure de l'os coxal à la moitié inférieure, on trouve la *cavité cotyloïde* (de κοτυλη, vase, écuelle). Cette cavité, de forme hémisphérique, destinée à recevoir la tête du fémur sur laquelle elle se moule, est la plus profonde de toutes les cavités articulaires ; elle regarde obliquement en bas, en dehors et un peu en avant, et présente à sa partie interne une dépression assez considérable, à surface non articulaire, remplie de graisse dans l'état frais, qu'on nomme *arrière-fond de la cavité cotyloïde.*

Son arrière-fond.

Le pourtour de la cavité cotyloïde représente un bord tranchant qui a reçu le nom de *sourcil cotyloïdien.* Ce rebord est sinueux ; il offre trois échancrures, ou plutôt une échancrure et deux légères dépressions. Des deux dépressions, l'une est supérieure, l'autre inférieure et un peu externe ; quant à l'échancrure, elle est située en dedans et en bas, très profonde, convertie en trou par un ligament et laisse passer les vaisseaux qui pénètrent dans la cavité cotyloïde.

Sourcil cotyloïdien.

Échancrures cotyloïdiennes.

Gouttières sus et sous-cotyloïdiennes.

Immédiatement au dessous de la cavité cotyloïde, on trouve une gouttière horizontale, profonde, intermédiaire à la cavité cotyloïde et à la tubérosité de l'ischion, et qui est destinée au glissement et à la réflexion du tendon du muscle obturateur externe ; c'est la *gouttière sous-cotyloïdienne.* Au dessus de la cavité cotyloïde est une autre gouttière, superficielle, destinée à l'insertion de la capsule fibreuse et d'une expansion fireuse qui porte le nom de *tendon réfléchi* du muscle droit antérieur de la cuisse.

Toute la partie de la face externe de l'os coxal qui est située au dessus de la cavité cotyloïde est très large, et présente une surface triangulaire, inclinée en bas, appelée assez improprement *fosse iliaque externe*. Cette fosse iliaque, qui représente une surface sinueuse, offre d'arrière en avant, 1° une convexité; 2e une concavité qui occupe les deux tiers environ de la fosse, et sur laquelle se voit un des conduits nourriciers principaux de l'os; 3° une seconde convexité; 4° enfin, une concavité légère.

Fosse iliaque externe.

La fosse iliaque externe est parcourue par deux lignes courbes à insertion musculaire : l'une *postérieure*, improprement appelée *ligne demi-circulaire supérieure*, commence à la partie supérieure de l'échancrure sciatique pour se porter directement en haut à la crête iliaque; l'autre *antérieure*, beaucoup plus considérable, improprement nommée *ligne demi-circulaire inférieure*, part également de l'échancrure sciatique, se porte de bas en haut et d'arrière en avant en décrivant une courbure à concavité antérieure, pour venir se terminer près de l'extrémité antérieure de la crête iliaque qu'elle longe. Toute la portion de la fosse iliaque qui est en arrière de la ligne demi-circulaire supérieure est rugueuse et donne attache au muscle grand fessier; toute la portion comprise entre les deux lignes donne attache au moyen fessier; tout ce qui est en avant de la ligne demi-circulaire inférieure donne attache au petit fessier (1).

Lignes demi-circulaires.

Tels sont, au dessus de la cavité cotyloïde, les objets que présente la face fémorale de l'os coxal; au dessous de cette cavité, elle présente de dehors en dedans :

1° Le *trou sous-pubien*, improprement nommé trou obturateur, le plus considérable de tous les trous du squelette, situé

Trou sous-pubien.

(1) Ces lignes demi-circulaires, et surtout la postérieure, sont ordinairement très peu prononcées.

en dedans de la cavité cotyloïde, ayant chez l'homme une forme ovalaire, d'où le nom de *trou ovale;* chez la femme, où il est plus petit, une forme triangulaire. Ce trou, dont le plus grand diamètre est dirigé dans le sens vertical, est légèrement oblique de haut en bas et de dedans en dehors. Il pré-

Gouttière sous pubienne.

sente à sa partie supérieure la *gouttière sous-pubienne* obliquement dirigée d'arrière en avant et de dehors en dedans. Cette gouttière, qui donne passage à des vaisseaux et à des nerfs, présente deux *lèvres: l'une antérieure*, qui se continue avec la demi-circonférence externe du trou sous-pubien; *l'autre postérieure*, qui se continue avec la demi-circonférence interne; car les deux moitiés de la circonférence du trou sous-pubien, au lieu de se réunir en haut, passent, l'interne en arrière, l'externe en avant, laissant entre elles un intervalle qui constitue la gouttière.

2° En dedans du trou sous-pubien est une surface quadrilatère, plus large en haut qu'en bas, oblongue dans le sens vertical, inégale pour l'insertion de plusieurs des muscles de la

Pourtour du trou sous-pubien.

cuisse. Le pourtour du trou sous-pubien est d'ailleurs formé en haut par le corps du pubis, en dedans par la branche descendante du pubis et par la branche ascendante de l'ischion, en dehors et en bas par le corps de l'ischion, en dehors et en haut par la cavité cotyloïde.

B. La *face interne* ou *pelvienne* de l'os coxal est concave, regarde en haut par sa moitié supérieure, et en arrière par sa moitié inférieure; elle est divisée en deux parties, l'une supérieure, l'autre inférieure, par une *crête saillante*, horizontale,

Crête du détroit supérieur.

qui forme la plus grande partie du *détroit supérieur du bassin*. Tout ce qui est au dessus de cette ligne constitue la *fosse*

Fosse iliaque interne.

iliaque interne, véritable fosse, peu profonde, triangulaire, dirigée en haut, en dedans et en avant, percée d'un trou nourricier variable pour sa situation et ses dimensions précises, qui ne répond nullement à celui qu'on remarque dans la fosse iliaque externe: cette fosse, qui est large et lisse, est tapissée par le muscle iliaque, qui y prend toutes ses insertions.

Au dessous de la crête horizontale du détroit supérieur, on voit, en procédant de dedans en dehors : 1° une surface lisse, quadrilatère, qui répond à la vessie, et donne insertion au muscle obturateur interne ; 2° l'orifice postérieur du trou ovale et de la gouttière sous-pubienne ; 3° plus en dehors, une surface quadrilatère, large en haut, étroite en bas, véritable plan incliné, dirigé de haut en bas, de dehors en dedans et d'arrière en avant, qui répond au fond de la cavité cotyloïde, et que recouvrent l'obturateur interne et le releveur de l'anus ; 4° tout à fait en arrière, une surface raboteuse, c'est la *tubérosité iliaque*, et une surface articulaire dite *auriculaire* en raison de sa forme, l'une et l'autre destinées à l'articulation sacro-iliaque.

Orifice postérieur du trou ovale ou sous-pubien.

Tubérosité iliaque.

C. *Circonférence.* On lui considère *quatre bords* et *quatre angles.*

1° Le *bord antérieur* de l'os coxal forme une vaste échancrure qui présente de dedans en dehors : 1° l'*angle du pubis*, sur lequel nous reviendrons ; 2° l'*épine du pubis*, dont la saillie est mesurée par la force du pectiné, des tendons du muscle grand droit de l'abdomen et des deux premiers adducteurs ; en outre, elle donne en même temps attache au pilier externe de l'anneau inguinal et à l'extrémité interne de l'arcade fémorale ; l'intervalle qui sépare l'épine de l'angle du pubis répond à la partie inférieure de l'anneau inguinal ; 3° une surface lisse, inclinée en avant, concave, ayant la forme d'un triangle dont la base serait en dehors ; cette surface triangulaire, qui est recouverte par le *muscle pectiné*, présente un bord antérieur qui fait suite à la lèvre antérieure de la gouttière sous-pubienne ; et un bord postérieur qui fait partie du détroit supérieur : ce bord, saillant et comme tranchant, prend le nom de *crête du pubis* (*pecten*), *crête pectinale ;* plus en dehors est l'éminence *ilio-pectinée*, qui donne attache au muscle petit psoas, quand il existe, et à laquelle s'insère constamment un gros faisceau du muscle iliaque, et qui me paraît proportionnelle, pour la saillie, à la force de ce faisceau. Cette éminence, qui établit

Angle, épine du pubis.

Surface et crête pectinéales.

Éminence ilio-pectinée.

Coulisse du muscle psoas-iliaque.

les limites entre l'os ilion et le pubis, sépare la surface pectinéale d'une coulisse très remarquable, dans laquelle glissent les muscles psoas et iliaque réunis : c'est à l'éminence ilio-pectinée que répond l'artère fémorale ; *c'est là qu'il faut comprimer ce vaisseau perpendiculairement à cette surface*, c'est à dire en bas et en arrière.

Toute la partie du bord antérieur que nous venons d'examiner est horizontale ; à partir de la coulisse du psoas-iliaque, ce bord devient vertical, un peu oblique de dedans en dehors et de bas en haut ; on y remarque toujours, en procédant de bas en haut : 1° l'*épine iliaque antérieure et inférieure*, apophyse à insertion musculaire proportionnelle à la force du muscle droit antérieur, dont le tendon réfléchi s'insère en dehors de cette apophyse, dans le sillon raboteux qui contourne le sourcil cotyloïdien, et que nous avons décrit sous le nom de gouttière sus-cotyloïdienne. 2° Plus haut, est une échancrure dans laquelle passent quelques filets nerveux, et qui sépare l'épine iliaque antérieure et inférieure de l'*épine iliaque anterieure et supérieure*. 3° Celle-ci, toujours facile à sentir à travers la peau, forme l'angle supérieur et antérieur de l'os, l'extrémité antérieure de la crête iliaque, et donne attache aux muscles couturier, fascia-lata, moyen fessier, et à l'extrémité externe de l'arcade fémorale.

Épine iliaque antérieure et inférieure.

Antérieure et supérieure.

2° Le ***bord postérieur***, qui regarde en même temps en bas, est bien plus profondément échancré que l'antérieur ; son échancrure, *échancrure sciatique*, qui forme la principale partie de la grande *échancrure sacro-sciatique*, est inégalement divisée en deux portions par une apophyse aiguë et tranchante, appelée *épine sciatique;* la partie supérieure de l'échancrure, qui constitue l'échancrure proprement dite, est destinée au passage du grand et du petit nerf sciatiques, des artères fessière, ischiatique et honteuse interne, et du muscle pyramidal ; la partie de l'échancrure qui est au dessous de l'épine, beaucoup plus petite que celle qui est au dessus, est enduite de cartilage dans l'état frais, et sert à la réflexion du muscle obturateur interne.

Échancrure sciatique.

Épine sciatique.

Gouttière de réflexion du muscle obturateur interne.

L'épine sciatique donne insertion en dehors au muscle jumeau supérieur, en dedans au muscle ischio-coccygien, à son sommet au petit ligament sacro-sciatique; elle est un peu déjetée en dedans : peut-elle être déjetée, renversée de manière à imprimer sa trace sur la tête du fœtus? je ne le pense pas. Ce bord se termine en avant à son angle de réunion avec le bord inférieur ou pubien, par une grosse tubérosité, appelée *tubérosité de l'ischion*, qui forme l'angle inférieur et postérieur de l'os coxal et donne insertion à presque tous les muscles postérieurs de la cuisse et au grand ligament sacro-sciatique; c'est sur cette grosse tubérosité que repose le corps dans la station assise.

Tubérosité de l'ischion.

2° *Bord supérieur*. C'est la *crête iliaque* : convexe, extrêmement épaisse, surtout en avant et en arrière, recourbée en *S* italique, rugueuse, elle donne insertion à un grand nombre de muscles, savoir : par sa lèvre externe à l'aponévrose fascia-lata, au grand oblique et au grand dorsal, par son interstice à l'oblique interne, par sa lèvre interne au transverse et au carré des lombes. Ce bord est d'une épaisseur inégale dans les différents points de sa longueur : en arrière, à la réunion des trois quarts antérieurs avec le quart postérieur, ce bord se renfle prodigieusement pour donner insertion aux muscles sacro-lombaire, long dorsal et grand fessier : il se termine postérieurement par deux éminences appelées *épines iliaques postérieures*, séparées l'une de l'autre par une échancrure, et distinguées en *supérieure*, très épaisse, qui donne attache à un ligament et au tendon principal d'origine du muscle sacro-lombaire, et en *inférieure*, qui répond au sommet de la facette articulaire de l'os coxal.

Crête iliaque.

Épines iliaques postérieures.

4° Le *bord inférieur* ou *pubien*, qui regarde en même temps en dedans, est le plus court : il forme un angle droit avec le bord antérieur, c'est l'*angle du pubis* déjà indiqué, qui constitue l'angle antérieur et inférieur de l'os coxal. Ce bord descend d'abord verticalement en bas, puis se déjette en dehors. La première partie, ou portion verticale, articulaire,

Angle du pubis.

Portion articulaire du bord pubien.

épaisse, elliptique, forme par son articulation avec la même partie du côté opposé, la symphyse du pubis; la seconde portion, bien plus oblique chez la femme que chez l'homme, constitue un des bords de l'arcade pubienne; elle donne attache au corps caverneux et à ses muscles, au transverse du périnée, au muscle droit interne de la cuisse et au grand adducteur.

Portion oblique.

5° Les *quatre angles*, que nous avons mentionnés à l'occasion des bords, sont donc divisés: 1° en *deux antérieurs*, l'un supérieur, épine iliaque antérieure et supérieure, l'autre inférieur, angle du pubis; 2° en *deux postérieurs*, l'un supérieur, épine iliaque postérieure et supérieure, l'autre inférieur, tubérosité de l'ischion.

Conformation intérieure.

Conformation intérieure. De même que tous les os larges, l'os de la hanche est composé de substance spongieuse contenue entre deux lames de tissu compacte; il est mince au niveau de l'arrière-fond de la cavité cotyloïde et dans la partie biconcave de la fosse iliaque où l'os présente une demi-transparence; il est au contraire extrêmement épais à sa circonférence, ainsi qu'on l'observe à la crête iliaque, à la partie supérieure et postérieure de la cavité cotyloïde, à la partie articulaire du pubis et surtout à la tubérosité de l'ischion.

Résumé des connexions. L'os coxal s'articule avec son semblable, avec le sacrum et avec le fémur.

Nombre de points d'ossification.

Développement des os coxaux. L'os coxal se développe par trois points d'ossification primitifs et par cinq points complémentaires.

Les trois points d'ossification primitifs, restant distincts jusqu'à une époque très avancée, ont été décrits à tort par les anatomistes anciens et par quelques modernes comme autant d'os particuliers, sous les noms d'*ilium*, de *pubis* et d'*ischion*.

Partie appelée ilium.

L'*ilium* comprend la partie supérieure de la cavité cotyloïde, et la partie évasée en forme d'aile recourbée et triangulaire qui la surmonte.

Partie appelée pubis.

Le *pubis* comprend, 1° la partie interne de la cavité cotyloïde; 2° la colonne horizontale, prismatique et triangulaire, qui limite en haut le trou sous-pubien, et qu'on appelle *corps du pubis;* 3° la branche descendante, verticale, aplatie d'avant en arrière, qui limite en dedans le même trou sous-pubien, *branche descendante du pubis.*

Partie appelée ischion.

L'*ischion* comprend, 1° la partie inférieure de la cavité cotyloïde; 2° une colonne verticale très épaisse, prismatique et triangulaire, qui constitue à sa partie inférieure la tubérosité de l'ischion, et limite en dehors le trou sous-pubien : c'est le *corps de l'ischion;* 3° une branche ascendante, oblique de dehors en dedans, aplatie d'avant en arrière, qui limite en dedans et en bas le trou sous-pubien, et va joindre la branche descendante du pubis : c'est la *branche ascendante de l'ischion.*

Limites de ces trois parties.

Les limites de ces trois pièces sont marquées avant le développement complet par trois lignes cartilagineuses réunies en Y, au fond de la cavité cotyloïde qui est le lieu de réunion des trois points osseux primitifs; et ce mode de développement de l'os coxal n'a pas peu contribué à faire admettre cette loi d'ostéogénie que nous avons exposée dans les généralités, savoir : que lorsqu'il existe une cavité articulaire sur un os qui se développe par plusieurs points d'ossification, c'est cette cavité qui est le lieu de réunion des points osseux.

Comme points d'ossification complémentaires, nous indiquerons :

Point d'ossification complémentaire.

1° Le point d'ossification du fond de la cavité cotyloïde signalé par M. Serres (1). Ce point représente un Y.

2° L'*épiphyse* dite marginale, qui occupe toute la longueur de la crête iliaque qu'elle constitue.

3° L'épiphyse de la tubérosité de l'ischion qui se prolonge le long de la branche ascendante.

(1) Ce point d'ossification a été regardé à tort comme le vestige de l'os propre aux animaux à bourse ou marsupiaux, connu sous le nom d'*os marsupial,* car, d'après les observations de Cuvier, cette quatrième pièce existe chez les marsupiaux eux-mêmes, au fond de la cavité cotyloïde. L'os marsupial est un os surajouté qui soutient la bourse de ces animaux.

4° et 5° Deux épiphyses qui ne me paraissent pas constantes : l'une occupant l'épine iliaque antérieure et inférieure ; l'autre, plus rare encore, occupant l'angle du pubis.

Ordre d'apparition. C'est par l'ilium que commence l'ossification de l'os coxal : en second lieu, vient l'ischion ; en troisième lieu, le pubis. Le point osseux de l'ilium apparaît au cinquantième jour de la vie fœtale ; celui de l'ischion, à la fin du troisième mois ; celui du pubis à la fin du cinquième.

Ossification à la naissance. A la naissance, l'ossification de l'os coxal est très peu avancée ; la cavité cotyloïde est en grande partie cartilagineuse. Les branches ascendante de l'ischion et descendante du pubis, ainsi que toute la circonférence de l'ilium sont encore cartilagineuses.

Ordre de soudure. De treize à quinze ans, ces trois pièces se soudent entre elles. A la même époque, apparaissent les points d'ossification secondaires qui se réunissent successivement aux points primitifs.

De dix-huit à vingt ans, cette réunion est effectuée ; l'épiphyse de la crête iliaque reste seule séparable jusqu'à l'âge de vingt-deux, vingt-quatre et même vingt-cinq ans.

DU BASSIN EN GÉNÉRAL.

Les deux os coxaux, solidement unis entre eux, plus solidement encore unis au sacrum, interceptent une grande cavité protectrice, dont les dimensions dans tous les sens, l'inclinaison, les axes, les détroits, en un mot, les moindres circonstances anatomiques ont été étudiées avec un soin tout particulier par les accoucheurs, et constituent, en effet, la base de leur art.

Situation du bassin.

Situation. Chez l'adulte de taille ordinaire (1), le bassin occupe en gé-

(1) Chez les individus de haute stature, le milieu du corps répond à la partie inférieure du bassin, et chez ceux de petite stature, il répond à la partie supérieure.

néral la partie moyenne du corps ; chez l'enfant nouveau-né, et à plus forte raison dans le cours de la gestation, il est bien au dessous de la partie moyenne ; et même à une certaine époque de la vie fœtale, lorsque les extrémités inférieures ne sont encore que des mamelons, il occupe la partie inférieure du corps.

Examiné dans sa situation relative, le bassin termine en bas le tronc ; il est situé entre la colonne vertébrale qui porte sur sa partie postérieure et les fémurs qui s'articulent avec ses parties latérales ; disposition importante en vertu de laquelle le bassin offre au centre de gravité en avant, une large base de sustentation.

Inclinaison et axes du bassin.

Le bassin n'a pas une direction parfaitement horizontale ; il est *incliné* par rapport à l'axe du corps, et c'est l'angle que forme son axe avec l'axe du corps qui a reçu le nom d'*inclinaison* du bassin. Cette inclinaison a un grand avantage sous le rapport du mécanisme de la station ; par elle, le centre de gravité du tronc est transmis obliquement aux extrémités inférieures, d'où résulte en partie une décomposition de mouvement. Au reste, l'inclinaison du bassin varie beaucoup suivant les âges et suivant les individus, et me paraît, aussi exactement que possible, mesurée par la saillie de l'angle sacro-vertébral. Très considérable chez l'enfant, cette inclinaison diminue à l'époque de la puberté ; ce qui a fait dire à quelques anatomistes que le bassin subissait à cet âge une espèce de bascule. Mais rien ne se fait par bascule et comme au hasard dans l'économie. Ce changement de direction, de même que la torsion des os, peut bien être augmenté par des causes mécaniques, mais il est le résultat invariable des lois de l'ossification. L'inclinaison redevient en partie chez le vieillard ce qu'elle était chez l'enfant. La partie supérieure du tronc s'inclinant en avant, dans la vieillesse, les fémurs se fléchissent dans le même sens pour s'opposer à une chute imminente. Il résulte de ce qui précède, que chez le fœtus l'obliquité du bassin est en grande partie inhérente à la

Inclinaison du bassin.

Elle est variable selon les âges.

forme même du bassin, tandis que chez le vieillard, elle dépend de l'incurvation en avant du tronc, qui tend à prendre une position rapprochée de l'horizontale, comme chez les quadrupèdes.

Au reste, l'inclinaison du bassin n'est pas la même pour toutes les parois de cette cavité, ni pour la même paroi dans toute sa hauteur. C'est pour mieux l'apprécier qu'on considère

Axes du bassin.

au bassin deux *axes*, c'est à dire deux lignes imaginaires qui passeraient par le centre du bassin et seraient parallèles à ses parois. Or, l'*axe du grand bassin* obliquement dirigé de haut en bas et d'avant en arrière, est représenté par une ligne qui, partant de l'ombilic, irait aboutir vers la partie inférieure de la courbure du sacrum ; l'*axe du petit bassin*, oblique au contraire de haut en bas et d'arrière en avant, est représenté par une ligne qui de la concavité du sacrum aboutirait au centre du détroit inférieur : ou plutôt l'*axe général du bassin* est une ligne courbe à concavité antérieure qui est assez exactement représentée par la courbure du sacrum. On a évalué l'inclinaison des axes du bassin, relativement à l'axe du corps, à 30° en haut, à 25° au milieu et à 18° en bas. Quoi qu'il en soit de l'exactitude

Importance de l'étude des axes du bassin.

de cette évaluation, je ne saurais trop appeler l'attention sur les axes du bassin, sans la connaissance desquels on ne pourrait ni comprendre le mécanisme de l'accouchement naturel, car le canal recourbé que présente le bassin est précisément le trajet que doit suivre l'enfant pour sortir de cette cavité, ni appliquer convenablement la main ou les instruments dans le cas d'accouchement contre nature. C'est sur les deux axes du bassin qu'est fondée la courbure suivant les bords du forceps devenu, depuis cette importante modification, d'une application si facile et si sûre.

Forme générale et dimensions du bassin.

Forme générale.

Le bassin (*pelvis*) est une grande cavité symétrique, ayant la forme d'un cone tronqué, largement et profondément échancrée, qui termine inférieurement la cavité abdominale dont il peut être considéré comme une dépendance. Ses *dimensions*, étudiées d'une manière générale, sont beaucoup plus considérables dans l'espèce humaine que dans toutes les autres espèces animales, ce qui tient à la destination de l'homme à l'attitude bipède; plus considérables chez la femme que chez l'homme, à cause de la part qu'elle prend à l'acte de la génération, la tête du fœtus devant traverser la filière de son bassin; or telle est la saillie des hanches chez la femme que les crêtes iliaques débordent les deux plans latéraux parallèles tirés verticalement du moignon de l'épaule, tandis que, chez l'homme, le bassin est compris en dedans de ces mêmes plans latéraux. En général, la stature influe peu sur les dimensions du bassin, et les petites femmes accouchent tout aussi aisément, et même souvent plus aisément que les femmes d'une taille élevée. Chez le fœtus et l'enfant nouveau-né, le bassin est très peu développé; il obéit en cela aux mêmes lois que les extrémités inférieures; aussi, n'oppose-t-il jamais obstacle à l'accouchement. Au reste, je vais revenir tout à l'heure sur ces dimensions d'une manière plus particulière.

Dimensions.

La stature influe peu sur les dimensions du bassin.

Différences du bassin dans les deux sexes.

Le bassin est sans contredit de toutes les parties du squelette celle qui présente les plus grandes différences dans les deux sexes, et si l'œil le plus exercé peut quelquefois se tromper sur la détermination du sexe d'un individu dont on présente, soit la tête, soit le thorax, soit les extrémités, l'erreur n'est pas possible lorsqu'il s'agit du bassin. Ces différences tiennent essentiellement à la destination de la femme relative à l'accouchement; destination qui nécessite dans la cavité pelvienne des dimensions beaucoup plus considérables que chez l'homme. On peut exprimer ces différences sexuelles d'une manière générale par la proposition suivante : *Le bassin de l'homme l'emporte sur celui de la femme par la prédominance de ses diamètres verticaux; le bassin de la femme l'emporte par la prédominance de ses diamètres horizontaux.* Ainsi qu'on mesure comparativement dans les deux sexes l'intervalle qui sépare les crêtes iliaques,

Différences sexuelles.

Prédominance des diamètres transversaux chez la femme.

les épines iliaques antérieures et supérieures, les trous sous-pubiens, on verra que les dimensions transversales sont plus considérables chez la femme que chez l'homme. Il en est de même des dimensions antéro-postérieurs, ce dont il est facile de s'assurer en mesurant la distance qui sépare la symphyse pubienne de l'angle sacro-vertébral et le trou sous-pubien de la symphyse sacro-iliaque du côté opposé. Nous devons ajouter que chez la femme, 1° les fosses iliaques sont plus larges, plus déjetées en dehors, d'où la saillie des hanches ; 2° la crête iliaque moins contournée en *S* italique ; 3° l'intervalle qui sépare l'angle du pubis de la cavité cotyloïde plus considérable, d'où en partie la saillie des grands trochanters et un écartement plus considérable des fémurs ; 4° le détroit supérieur plus ample, plus rapproché de l'ellipse ; 5° la courbure du sacrum plus profonde et plus régulière ; 6° les tubérosités de l'ischion plus écartées, la symphyse pubienne a moins de hauteur, le trou sous-pubien est triangulaire ; 7° l'arcade du pubis est arrondie, large et arquée, tandis qu'elle est plus étroite chez l'homme ; enfin, chez la femme le bord interne des branches ascendantes de l'ischion est plus déjeté en dehors pour présenter une face et non point un bord à la tête du fœtus pendant l'accouchement.

Prédominance des diamètres antéro-postérieurs chez la femme.

Régions du bassin.

On considère au bassin, comme à toutes les cavités, une surface extérieure et une surface intérieure : ouverte en haut et en bas, cette cavité présente, en outre, une circonférence supérieure et une circonférence inférieure.

A. *Surface extérieure du bassin.*

La *surface extérieure* du bassin doit être examinée en avant, en arrière et sur les côtés.

Symphyse du pubis.

A. *Région antérieure.* 1° Sur la ligne médiane, on trouve la symphyse du pubis, toujours plus longue chez l'homme que chez la femme, ayant une longueur qui varie entre quinze, dix-huit et vingt lignes, et représentant une petite colonne verticale.

Sa direction.

La symphyse est obliquement dirigée de haut en bas et d'avant en arrière; direction particulière à l'espèce humaine; car dans les animaux, suivant la remarque de Cuvier, elle est dirigée horizontalement d'avant en arrière, au lieu de se rapprocher, comme chez l'homme, de la direction verticale.

2° De chaque côté se voit la branche descendante du pubis, irrégulièrement quadrilatère, destinée à des insertions musculaires multipliées.

Branche descendante du pubis.

3° En dehors de la colonne pubienne, on trouve de chaque côté le trou sous-pubien.

Trou sous-pubien.

B. *Région postérieure.* Elle présente, 1° sur la ligne médiane, la crête sacrée; 2° sur les côtés, les gouttières sacrées, très profondes en haut, attendu que la partie postérieure de l'os iliaque débordant le sacrum en arrière, augmente considérablement la profondeur de ces gouttières. On voit dans les gouttières sacrées les trous sacrés postérieurs, les deux rangées de saillies correspondantes aux apophyses articulaires, et aux apophyses transverses des fausses vertèbres du sacrum, ainsi que la partie postérieure de l'articulation sacro-iliaque.

Crête et gouttières sacrées.

C. *Régions latérales.* Elles sont formées par les fosses iliaques externes, par la cavité cotyloïde, et au dessous de cette cavité, par une portion considérable du corps de l'ischion.

Régions latérales.

B. *Surface intérieure du bassin.*

La surface interne du bassin est divisée en deux parties : l'une supérieure, évasée, qui constitue le *grand bassin* (*marge du bassin*); l'autre inférieure, plus étroite, qu'on appelle *petit bassin.* Ces deux portions de la même cavité sont séparées l'une de l'autre par un relief circulaire, formé en grande partie par la crête horizontale que nous avons dit établir inférieurement la limite de la fosse iliaque interne. Tout l'espace que circonscrit cette ligne saillante circulaire porte le nom de *détroit supérieur du petit bassin.*

Division du bassin en deux parties distinctes.

Le *grand bassin* présente, 1° en avant, une vaste échancrure; 2° en arrière, l'*angle sacro-vertébral* ou *promontoire;* 3° sur les parties latérales, les fosses iliaques internes qui re-

Grand bassin.

présentent de chaque côté un plan incliné, propre à diriger en dedans, en avant et en bas le poids des viscères qui reposent sur ces fosses (1).

Petit bassin. Le *petit bassin* est une cavité rétrécie dans ses deux ouvertures qui portent le nom de *détroits*, évasée à sa partie moyenne qui porte le nom d'*excavation*. Nous examinerons donc son ouverture supérieure ou *détroit supérieur*, son ouverture inférieure ou *détroit inférieur*, et sa partie moyenne ou son *excavation*.

Forme du détroit supérieur. 1° Le *détroit supérieur* présente une forme irrégulièrement circulaire, et qui a été comparée tantôt à un ovale, tantôt à une ellipse, tantôt à un triangle curviligne, sans qu'aucune de ces comparaisons puisse donner une idée nette de sa configuration.

Circonférence du detroit supérieur. Sa circonférence, que nous ferons commencer en arrière au niveau de l'articulation du sacrum avec la cinquième lombaire, est constituée : d'abord par le relief que forme le bord antérieur de la base du sacrum, puis par la crête horizontale de la face interne des os des îles, par la crête pectinée, et vient se terminer à l'épine du pubis. On considère au détroit supérieur

Ses quatre diamètres. *quatre diamètres* : un *antéro-postérieur*, un *transverse* et *deux obliques*. Le *diamètre antéro-postérieur* ou *sacro-pubien* est ordinairement de quatre pouces ; le *diamètre transverse* qui mesure la plus grande largeur transversale du détroit supérieur est de cinq pouces; les *deux diamètres obliques* qui se mesurent de l'éminence iléo-pectinée d'un côté, à la symphyse sacro-iliaque du côté opposé, sont de quatre pouces et demi. Ces mesures sont prises sur un bassin de femme bien conformée. C'est, en effet, principalement chez la femme que l'étendue des diamètres a de l'importance, eu égard à l'accouchement. Chez l'homme, tous les diamètres du détroit supérieur ont une étendue moins considérable que chez la femme.

(1) Or, c'est en dedans, en avant et en bas qu'ont lieu presque toutes les hernies.

2° Le *détroit inférieur*, nommé aussi *détroit périnéal* du petit bassin, présente trois vastes échancrures séparées par trois éminences, en sorte que quand on place le bassin sur un plan horizontal, il y repose à la manière d'un trépied.

Détroit inférieur.

Des trois échancrures, l'une est antérieure : c'est l'*arcade pubienne;* les deux autres sont latérales et un peu postérieures : ce sont les *échancrures sciatiques*.

Ses trois échancrures.

L'*arcade pubienne*, anguleuse chez l'homme, est arrondie chez la femme, où elle représente une véritable arcade accommodée à la convexité de l'occipital du fœtus, qui vient correspondre à cette arcade dans la très grande majorité des accouchements ; elle est formée de chaque côté par la branche ascendante de l'ischion qui est légèrement relevée, de telle manière que la tête du fœtus, à son passage sous l'arcade pubienne, au lieu de correspondre à un bord, glisse sur une face, sur une espèce de plan incliné. On a évalué le *diamètre transverse de l'arcade pubienne* à *un pouce* auprès de sa partie supérieure et à *trois pouces* à sa partie inférieure.

1° Arcade pubienne.

Les deux échancrures latérales sont formées en arrière par le sacrum et le coccyx ; en avant, par l'échancrure sciatique de l'os coxal : aussi portent-elles le nom d'*échancrures sacro-sciatiques*. Elles sont très profondes, et s'étendent presque jusqu'au détroit supérieur du petit bassin.

2° Échancrures sacro-sciatiques.

Des trois *éminences* qui séparent les échancrures, la postérieure est formée par le coccyx, les deux antérieures par les tubérosités de l'ischion, lesquelles sont situées sur un plan un peu inférieur à celui qu'occupe la première ; disposition remarquable, et d'où il résulte que dans l'attitude assise, le poids du corps repose en totalité sur les tubérosités ischiatiques, et nullement sur l'extrémité du coccyx.

Des trois éminences du détroit inférieur.

Les diamètres du détroit inférieur ayant dans les phénomènes de l'accouchement une importance non moindre que les diamètres du détroit supérieur, on a déterminé avec beaucoup de précision leur étendue.

Le *diamètre antéro-postérieur*, nommé aussi *cocci-pubien*,

Diamètre du détroit inferieur. parce qu'il s'étend de la partie postérieure de la symphyse à la pointe du coccyx, est de quatre pouces; mais il est variable dans sa longueur à cause de la mobilité du coccyx, et peut aller jusqu'à quatre pouces et demi. Le *diamètre transverse* ou *bi-sciatique*, étendu d'une des tubérosités ischiatiques à l'autre, est de quatre pouces; celui-là est tout à fait invariable; enfin, les *deux diamètres obliques* qui s'étendent du milieu du ligament sacro-sciatique d'un côté, à la tubérosité sciatique du côté opposé, ont également quatre pouces. Ces dimensions, qui sont celles d'un bassin de femme bien conformée, sont moins considérables chez l'homme.

Excavation du petit bassin. 3° *Excavation*. L'excavation du petit bassin est formée, 1° en arrière par la colonne sacro-coccygienne dont la concavité, variable suivant les sujets, est généralement beaucoup plus profonde chez la femme que chez l'homme. La hauteur de cette colonne est de quatre pouces six lignes; la plus grande profondeur de la concavité qu'elle forme est de dix à douze lignes; 2° en avant, l'excavation du petit bassin est constituée par la symphyse et par la partie postérieure des os pubis. Le plan que représentent les pubis en arrière est obliquement dirigé de haut en bas et d'avant en arrière. En dehors de la surface des Plans inclinés. pubis est l'orifice interne du trou sous-pubien; 3° sur les parties latérales, l'excavation du bassin présente deux plans inclinés, lisses, obliquement dirigés de haut en bas et de dehors en dedans. Ces deux plans, dont la hauteur est à peu près de trois pouces six lignes, sont bornés en arrière par l'échancrure sciatique.

Leur importance. Ce qu'il y a de très important à noter dans la conformation de l'excavation, c'est la présence des deux plans inclinés que nous venons d'indiquer, parce qu'ils jouent un grand rôle dans le mécanisme de l'accouchement. Quant aux diamètres de l'excavation, leur détermination précise n'ayant qu'une médiocre utilité en anatomie, nous renvoyons pour cet objet aux traités d'accouchement.

C. *Circonférence supérieure ou base du bassin.*

Cette circonférence, qui regarde en avant, est formée en arrière par l'angle sacro-vertébral, de chaque côté, par le bord supérieur de l'os coxal, en avant par le bord antérieur du même os.

Échancrure antérieure.

Elle offre, 1° en devant une très vaste échancrure, qui présente *sur la ligne médiane*, la partie supérieure de la symphyse pubienne; *de chaque côté*, en procédant de dedans en dehors, l'épine du pubis, la surface pectinée, l'éminence iléo-pectinée, la coulisse anguleuse destinée aux muscles psoas et iliaque réunis. Dans toute la partie qui vient d'être décrite, l'échancrure a une direction horizontale, mais, à partir de la gouttière anguleuse du muscle iliaque, elle est obliquement dirigée de bas en haut et de dedans en dehors, jusqu'à l'épine iliaque antérieure et supérieure, où elle se termine.

Échancrures postérieures.

2° En arrière, la grande circonférence du bassin présente l'angle sacro-vertébral, et de chaque côté une petite échancrure comprise entre la colonne lombaire et la partie postérieure de la crête iliaque.

3° Sur les côtés se voit la crête iliaque, beaucoup plus déjetée en dehors chez la femme que chez l'homme.

Diamètres de la circonférence supérieure.

Les dimensions de la circonférence supérieure du bassin, mesurée chez une femme bien conformée, donnent les résultats suivants : 1° de l'épine iliaque antérieure et supérieure d'un côté à celle du côté opposé huit à neuf pouces; 2° du milieu de la crête iliaque d'un côté à celle du côté opposé, neuf à dix pouces.

D. *Circonférence inférieure.*

Elle constitue le détroit inférieur du petit bassin qui a été décrit.

Développement général du Bassin.

Lenteur de développement du bassin.

Le bassin, dans les premiers âges de la vie, participe à l'infériorité de développement que présentent à cette époque les membres abdominaux.

Petitesse des boyaux chez le fœtus.

Les dimensions du bassin, surtout chez le fœtus et dans les années qui suivent immédiatement la naissance, sont si peu considérables, que sa cavité ne saurait recevoir plusieurs des organes qui doivent y être contenus dans la suite, d'où, en grande partie, la saillie considérable que les viscères abdominaux présentent dans le fœtus et chez l'enfant nouveau-né.

La diminution de capacité du bassin résulte encore du défaut d'excavation des fosses iliaques qui ne sont ni tordues ni excavées, mais qui sont au contraire tout à fait planes et droites.

Toutefois, la partie supérieure ou *iliaque* du bassin est plus développée proportionnellement que la partie inférieure ou *cotyloïdienne*, sans doute parce que cette dernière partie appartient d'une manière spéciale aux membres pelviens, et à la protection des organes génitaux, toutes parties qui sont à l'état rudimentaire chez le fœtus.

Infériorité relative des diamètres chez le fœtus.

Si nous examinons en détail quelles sont les différences de grandeur, considérées isolément dans les divers diamètres, nous trouvons que les diamètres transverses ont très peu d'étendue, parce que, 1° en avant, les cavités cotyloïdes sont peu développées, et toute la région pubienne est rétrécie; 2° en arrière, les os iliaques sont plus rapprochés l'un de l'autre, à cause du peu de volume du sacrum.

Les diamètres antéro-postérieurs paraissent plus longs précisément en raison du peu de développement des diamètres transverses.

Obliquité remarquable du bassin chez le fœtus.

Mais la différence la plus caractéristique du bassin pendant les premiers âges de la vie, c'est son inclinaison, qui est beaucoup plus considérable que chez l'adulte. Chez ce dernier, en effet, on trouve qu'une ligne horizontale, qui part de la partie supérieure de la symphyse, va tomber à quelques lignes seulement au dessous de la base du sacrum, tandis que chez le fœtus la même ligne horizontale qui partirait de la partie supérieure de la symphyse tomberait plus près de la partie inférieure du sacrum que de sa partie supérieure. Telle est la cause qui, réunie au peu de capacité du bassin à cet âge, porte la vessie en devant, et la fait correspondre à la paroi abdominale dans toute sa face antérieure, d'où la plus grande accessibilité de cet organe aux instruments qui doivent l'atteindre au dessus du pubis.

Nous avons déjà fait remarquer que l'obliquité du bassin chez le vieillard, a une cause bien différente que l'obliquité qu'on observe chez le fœtus. Nous ajouterons que, chez le vieillard, la vessie ne change pas de rapports, et répond, comme chez l'adulte, à la partie postérieure des os pubis. *Chez le vieillard.*

Du Fémur.

Le *fémur*, os de la cuisse, situé entre le bassin et la jambe, est le plus long et le plus volumineux de tous les os du squelette. Il est proportionnellement plus volumineux chez l'homme que chez les autres animaux; disposition qui est en rapport avec la destination qu'a cet os de supporter à lui seul le poids du corps dans la station bipède, et de le transmettre à la jambe. *Situation. Volume.*

Le fémur est obliquement dirigé de haut en bas et de dehors en dedans. Chez la femme, cette obliquité est plus considérable que chez l'homme, à raison de l'écartement plus grand des cavités cotyloïdes. Il en résulte que, séparés par un grand espace supérieurement, les fémurs se touchent en bas; disposition qui, en diminuant la base de sustentation transversale, est tout entière à l'avantage de la solidité de la station. Trop d'obliquité nuit à la station et à la progression, et constitue la difformité qui fait qualifier de bancaux les individus qui en sont atteints. *Direction. Obliquité.*

Le fémur décrit d'avant en arrière une courbure à convexité antérieure; ce qui laisse en arrière une sorte d'excavation qu'occupent les muscles nombreux et puissants qui fléchissent la jambe sur la cuisse. Cette courbure dont le sommet est à la partie moyenne du fémur, explique en grande partie pourquoi les fractures par contrecoup de cet os ont presque toujours lieu à sa partie moyenne. Cette courbure est souvent exagérée chez les rachitiques. Indépendamment de la courbure antéro-posté- *Courbure antéro-postérieure.*

Courbure de torsion.

rieure, l'os est légèrement tordu sur lui-même. Cette *courbure de torsion* me paraît en rapport avec la disposition de l'artère fémorale qui passe d'une face à l'autre en contournant le corps du fémur. Enfin, à sa partie supérieure, le fémur présente une courbure *anguleuse*, sur laquelle nous insisterons plus tard.

Courbure anguleuse de la partie supérieure.

De même que tous les os longs, le fémur se divise en corps et extrémités.

A. *Du corps.* Le corps du fémur est prismatique et triangulaire ; on lui considère trois faces et trois bords.

La face interne est la face de l'artère fémorale

1° La *face antérieure*, arrondie, présente un aspect cylindrique ; elle est plus large en bas qu'en haut. 2° La *face interne*, plane, s'élargit beaucoup inférieurement, et devient postérieure ; l'artère fémorale qui correspond à cette face, peut être comprimée sur elle vers le tiers moyen de la cuisse. 3° La *face externe*, beaucoup plus étroite que l'interne, est légèrement excavée dans toute sa longueur.

Bords.

4° Des *trois bords*, *l'interne* et *l'externe* sont arrondis, et se distinguent à peine des faces qu'ils séparent. Le *bord postérieur*, au contraire, extrêmement saillant et rugueux, a reçu le nom de *ligne âpre*. Cette ligne saillante est divisée en *deux lèvres* et un *interstice*, afin de faciliter l'indication précise des muscles nombreux qui s'y attachent.

Ligne âpre.

La ligne âpre, plus inégale en haut qu'en bas, se bifurque à ses deux extrémités. Des deux branches de la bifurcation supérieure, l'*externe*, extrêmement rugueuse, est quelquefois surmontée d'une apophyse considérable qui représente une espèce de petit trochanter, et va se continuer jusqu'à l'apophyse volumineuse qu'on appelle grand trochanter. La *branche interne*, moins saillante, se termine en dedans à une éminence nommée petit trochanter.

Sa bifurcation supérieure.

Sa bifurcation inférieure.

Des deux branches de la bifurcation inférieure, l'une, *externe*, se dirige vers la partie externe de l'extrémité inférieure du fémur, et se termine à une éminence, au dessous de laquelle est une petite dépression où s'insère le muscle jumeau externe. La *branche interne* s'efface presque totalement dans le lieu où passe l'artère fémorale. Cette ligne reparaît un peu plus bas, et se termine, de même que l'externe, à une éminence très prononcée, destinée à l'insertion du grand adducteur, au dessous de laquelle s'attache le jumeau interne. L'intervalle triangulaire qui sépare les deux branches de la bifurcation inférieure répond à l'artère et à la veine poplitées, d'où le nom d'*espace poplité*. Espace poplité.

C'est sur la ligne âpre que se voit le conduit nourricier, ou les conduits nourriciers du fémur qui pénètrent l'os obliquement de bas en haut.

B. *Extrémité supérieure*. L'extrémité supérieure du fémur, qui forme avec le corps de l'os un angle obtus, présente à considérer, 1° *une tête*, 2° *un col*, 3° deux éminences inégales en volume, qu'on appelle *trochanters*, distingués en *grand* et en *petit*.

1° *Tête du fémur*. C'est de toutes les éminences du squelette celle qui est le plus régulièrement sphéroïdale ; elle représente à peu près les deux tiers d'une sphère limitée par une ligne sinueuse. Elle est creusée un peu au dessous de sa partie moyenne par une dépression raboteuse, dont la profondeur est variable, et qui donne attache au ligament interarticulaire. Dépression de la tête.

2° *Col du fémur*. Ainsi nommé, parce qu'il supporte la tête de l'os, le col du fémur est obliquement dirigé de bas en haut et de dehors en dedans : il forme, avec le corps du fémur, un angle obtus, *angle du fémur*, rentrant en dedans, saillant en dehors, et dont le degré d'ouverture est variable dans les divers individus, dans les différents âges et dans les différents sexes. Tantôt, en effet, cet angle est très obtus ; tantôt il est presque droit. Il est généralement admis que cette dernière disposition est propre à la conformation de la femme, et contribue à déterminer la saillie plus considérable que présente chez elle le grand trochanter. Direction du col du fémur. Angle du fémur.

Le col est aplati d'avant en arrière, et son diamètre vertical est deux fois plus considérable que son diamètre antéro-postérieur : d'où il suit que le col résiste beaucoup plus aux efforts Aplatissement antéro-postérieur du col.

dirigés contre lui de haut en bas qu'aux efforts dirigés d'avant en arrière; disposition tout à l'avantage de la solidité du col, car c'est presque toujours dans le sens vertical qu'agissent les causes de fractures.

Longueur du col. La longueur du col varie beaucoup chez les différents sujets. Chez tous, cette longueur est plus considérable en arrière qu'en avant, en bas qu'en haut; ainsi, chez un sujet dont la face antérieure du col avait un pouce de longueur, la face postérieure avait de 15 à 16 lignes. La longueur du bord inférieur de ce col est en général deux fois plus considérable que celle du bord supérieur. L'un et l'autre bord sont concaves; mais la concavité du bord supérieur est beaucoup plus considérable. Enfin, pour ne rien omettre, l'axe vertical du col est légèrement incliné d'avant en arrière et de haut en bas, d'où il résulte que la face antérieure de ce col regarde un peu en bas, et la face postérieure regarde un peu en haut. Suivant la plupart des anatomistes, le col du fémur est un peu plus long, et surtout plus horizontal chez la femme que chez l'homme; mais cette différence ne m'a pas paru aussi prononcée qu'on le dit ordinairement.

Base du col du fémur. La base du col du fémur présente un grand nombre de trous nourriciers : elle est limitée en arrière et en haut, par le grand trochanter; en arrière et en bas, par le petit trochanter; et dans l'intervalle de ces deux éminences, en avant, par des inégalités; en arrière, par une crête saillante qui les unit l'une à l'autre et donne attache au muscle carré de la cuisse. En arrière, au niveau du grand trochanter, la base du col du fémur est singulièrement affaiblie par une excavation profonde, d'où la fréquence des fractures de la base du col à ce niveau.

Grand trochanter. 3° Le *grand trochanter* est situé à la partie externe supérieure et un peu postérieure du fémur. Moins élevé que la tête, il est sur la même ligne que le corps qu'il prolonge en haut. Cette éminence dont le volume est considérable, et qui fait sous la peau une saillie très prononcée, doit être étudiée avec soin

Rapports. dans ses rapports : 1° avec la crête iliaque qu'il déborde en dehors ; 2° avec le condyle externe du fémur ; 3° avec la malléole externe, parce que ces rapports servent constamment de guide soit dans la diagnostic, soit dans la réduction des luxations du fémur et des fractures du col ou du corps de cet os. Le grand trochanter, destiné tout entier à des insertions musculaires est quadrilatère, aplati de dehors en dedans et présente, 1° une *face externe*, convexe, qui se termine en bas par une crête saillante, destinée à l'insertion du muscle vaste externe, *crête du vaste externe*, et qui est traversée par une ligne oblique en bas et en avant, donnant insertion au muscle moyen fessier ; 2° une *face interne* offrant une excavation qui porte le nom de *cavité digitale* ou *trochantérienne*, et destinée à l'insertion d'un seul muscle, l'obturateur externe ; 3° un **bord supérieur** qui donne attache au petit fessier, au pyramidal et à l'obturateur interne ; 4° un *bord antérieur*, souvent surmonté par un tubercule très considérable, donnant attache au vaste externe ; 5° un *bord postérieur*, donnant attache au carré de la cuisse.

Crête du vaste externe.

Cavité trochantérienne.

4° Le *petit trochanter* est une éminence d'insertion située en dedans, en arrière et en bas de la base du col du fémur ; c'est une sorte du tubercule conoïde, donnant attache au tendon du muscle psoas-iliaque.

Petit trochanter.

C. *Extrémité inférienre.* L'extrémité inférieure du fémur présente un volume considérable ; large transversalement, aplatie d'avant en arrière, elle se bifurque et forme deux éminences convexes articulaires qu'on appelle *condyles* du fémur : on les distingue en *interne* et *externe*. Le condyle externe est sur la même ligne que le corps du fémur. Le condyle interne est hors de rang, fortement déjeté en dedans de l'axe de l'os, et déborde en bas le condyle externe : aussi faut-il, pour les faire porter tous deux sur un même plan horizontal, que le fémur soit obliquement dirigé de haut en bas et de dehors en dedans. Ces deux condyles sont séparés l'un de l'autre, en arrière, par une échancrure profonde, *échancrure intercondylienne ;* mais en devant les deux condyles constituent

Son volume.

Condyles.

Échancrure.

Trochlée.

par leur réunion une espèce de gorge ou de poulie, ***trochlée fémorale***, qui répond à la rotule.

La portion de trochlée qui appartient au condyle externe est plus considérable, plus saillante et un peu plus élevée que celle qui appartient au condyle interne. Chaque condyle présente trois facettes : 1° la ***facette inférieure***, articulaire, convexe, plus arrondie en arrière qu'en avant, répond au tibia et à la rotule ; la facette inférieure du condyle interne est plus saillante en arrière que celle du condyle externe ; 2° la ***facette interne*** du condyle externe et la ***facette externe*** du condyle interne sont profondément excavées et donnent insertion aux ligaments croisés ; 3° la ***facette interne*** du condyle interne et la ***facette externe*** du condyle externe présentent chacune un renflement qui porte le nom de ***tubérosité du fémur***. La ***tubérosité interne***, plus considérable, offre en arrière une dépression que surmonte le tubercule du grand adducteur déjà décrit. La ***tubérosité externe***, moins saillante, présente deux dépressions séparées par un tubercule facile à sentir à travers la peau chez les sujets maigres. La dépression inférieure est très remarquable ; elle est disposée en gouttière et donne insertion au tendon du muscle poplité.

Facettes des condyles.

Tubérosités du fémur.

Resumé des connexions. Le fémur s'articule avec l'os coxal, qui lui transmet le poids du corps, et avec le tibia sur lequel il appuie. Il répond aussi à la rotule.

Conformation intérieure. De même que tous les os longs, le fémur est compacte à sa partie moyenne, et spongieux à ses extrémités ; son canal médullaire est le type de tous les canaux du même genre.

Nombre des points d'ossification.

Développement. Le fémur se développe par cinq points d'ossification : *trois primitifs*, dont un pour le corps et un pour chaque extrémité ; *deux épiphysaires*, dont un pour le grand trochanter et un pour le petit.

1° Le premier point qui paraisse est celui du corps : il devient manifeste du trentième au quarantième jour de la vie fœtale.

2° C'est dans les quinze derniers jours de la vie fœtale que paraît le point osseux de l'extrémité inférieure : il occupe le centre du cartilage. La présence constante de ce point osseux dans l'extrémité inférieure du fémur est d'une grande importance en médecine légale : car, par cela seul qu'un fœtus présente ce point osseux, on peut affirmer qu'il est à terme.

Époque d'apparition du point osseux de l'extrémité inférieure.

3° Le troisième apparaît au centre de la tête du fémur, à la fin de la première année qui suit la naissance.

Le col n'a pas de point osseux particulier; il se forme par l'extension de l'ossification du corps.

4° Le point osseux du grand trochanter se forme de trois à quatre ans.

5° Celui du petit, de la treizième à la quatorzième année.

L'ordre de réunion n'est pas, à beaucoup près, le même que celui d'apparition.

Ordre de réunion.

La réunion ne commence qu'après la puberté, et ne se termine qu'après l'époque du développement complet.

Le petit trochanter d'abord, puis le grand trochanter et la tête ont successivement opéré leur réunion au corps de l'os vers la dix-huitième année.

Ce n'est qu'après la vingtième année que l'extrémité inférieure, qui pourtant a paru la première, se soude au corps de l'os.

Chez le vieillard, la raréfaction du tissu spongieux qui constitue le col du fémur, est telle que chez un sujet j'ai vu ce col creusé d'une espèce de canal central rempli de tissu adipeux, à la manière du corps d'un os long. Cette raréfaction explique pourquoi le col du fémur se fracture si souvent à cet âge de la vie. La même disposition explique pourquoi, dans quelques cas, le col du fémur s'infléchit en bas, se raccourcit et s'atrophie de telle manière que la tête du fémur dépasse à peine en haut le niveau du grand trochanter, contre lequel elle est presque immédiatement appliquée.

Raréfaction du tissu spongieux du col du fémur chez le vieillard.

De la Rotule.

Le plus important des os sésamoïdes.

Ainsi nommée à cause de sa forme arrondie, qui l'a fait comparer à une petite roue, la *rotule* tient, par son volume et par l'importance de ses fonctions, le premier rang dans un système d'osselets qu'on appelle *sésamoïdes* (de σεσαμος, parce qu'on les a comparés à des grains de sésame, plante de l'ordre des bignones).

Les os sésamoïdes constituent un système particulier d'osselets qui se voient autour des articulations soumises à des pressions très considérables. Il est des os sésamoïdes constants, il en est d'accidentels. Ainsi, on en rencontre constamment dans les articulations métacarpo-phalangiennes du pouce et métatarso-phalangiennes du premier orteil ; le pisiforme du carpe, qui est un véritable os sésamoïde, est également constant, tandis qu'on en rencontre quelquefois seulement dans l'épaisseur des tendons des muscles jumeaux, à l'endroit où ils frottent contre la partie postérieure des condyles.

La rotule est constante.

La rotule est constante ; elle entre dans le plan de l'organisation ; aussi la plupart des anatomistes la rangent-ils parmi les os du corps humain, ce qui me paraît un vice de langage en anatomie rationnelle.

Situation. Mobilité.

Située au devant du genou, la rotule est mobile dans l'extension, fixe et fortement proéminente dans la flexion de la jambe sur la cuisse. Sa mobilité lui permet d'échapper aux influences funestes de chocs extérieurs. Que serait-il arrivé si, comme l'olécrane, elle eût été soudée au tibia?

Variétés de forme et de volume.

C'est de tous les os celui qui présente le plus de variétés, soit dans son volume, soit dans le rapport de ses dimensions entre elles.

La rotule étant aplatie d'arrière en avant, présente une face antérieure, une face postérieure et une circonférence.

Face sous-cutanée.

La *face antérieure* ou *sous cutanée* est convexe, recouverte par un plan fibreux, très épais, intimement adhérent à l'os, et qui se continue d'une part avec le ligament de la rotule, d'une autre part avec le tendon du droit antérieur de la cuisse. Cette face est encore recouverte par un prolongement de l'aponévrose fémorale, ou plutôt par une expansion des muscles vaste interne et vaste externe : une bourse synoviale très intéressante est interposée à la rotule et à ce plan aponévrotique, qui par conséquent la sépare de ce plan. Cette bourse synoviale manque quelquefois.

Face fémorale.

La *face postérieure* ou *fémorale* se moule exactement sur la poulie que présente l'extrémité inférieure du fémur ; on y voit, 1° une crête articulaire, oblique de haut en bas et de dehors en dedans, répondant à la gorge de la poulie, qui présente la même obliquité ; 2° de chaque côté de la tête, une facette articulaire concave, qui se moule sur le condyle correspondant du fémur ; et, comme le condyle externe du fémur est plus large que l'externe, il suit que la surface articulaire externe de la rotule est également plus large que l'interne. Cette inégalité des deux facettes suffit pour faire distinguer au premier coup d'œil une rotule droite d'une rotule gauche.

Inégalité des deux facettes articulaires.

La *circonférence* de la rotule représente un triangle curviligne dont la *base* épaisse, tournée en haut, donne attache, dans le tiers au moins de son épaisseur, au tendon des extenseurs de la jambe, et dont le *sommet*, qui est assez aigu et dirigé en bas, donne attache au ligament rotulien. Les *bords latéraux* sont minces, et donnent attache au tendon aponévrotique des portions du triceps fémoral, appelés *vaste externe* et *vaste interne*, et à de petits faisceaux ligamenteux fixés d'une autre part aux tubérosités du fémur, et qu'on peut appeler *ligaments latéraux* ou *propres de la rotule*. Il en résulte qu'à l'exception de sa face postérieure, qui est articulaire, la rotule est de toutes parts enveloppée de tissu fibreux, disposition qui s'accorde avec le mode de développement propre à la rotule, et qui a une grande importance dans la consolidation des fractures de cet os (1).

Base.

Sommet.

Bords latéraux.

(1) On distingue le bord interne de la rotule d'avec le bord externe à une dé-

Conformation intérieure.

Conformation intérieure. Entièrement spongieuse, la rotul[e] est revêtue en avant par une lame mince de tissu compacte qui, par une exception bien remarquable dans les os courts présente des fibres verticales et parallèles très prononcées. Ce[s] fibres laissent voir dans leurs intervalles des ouvertures vascu-laires assez nombreuses. Sa structure éminemment spongieus[e] la rend très susceptible de fracture, soit par choc direct, soi[t] par l'effet de la contraction musculaire.

Un seul point d'ossification.

Développement. La rotule se développe par un seul poin[t] osseux ; ce n'est que dans les cas rares et exceptionnels, tel[s] que celui cité par Rudolphi, qu'on en trouve plusieurs.

L'ossification se manifeste dans la rotule vers deux ans e[t] demi.

Du Tibia.

Situation.

Le *tibia*, le plus considérable des deux os de la jambe, es[t] situé entre le fémur, qui appuie sur son extrémité supérieure et le pied, sur lequel il appuie.

Volume.

C'est, après le fémur, le plus volumineux et le plus long de[s] os du squelette.

Figure.

Renflé à son extrémité supérieure, le tibia se rétrécit et pren[d] la forme d'un prisme triangulaire à sa partie moyenne. Infé-rieurement, il se renfle de nouveau, mais beaucoup moins qu'[à] son extrémité supérieure.

La partie la moins volumineuse du tibia ne correspond pa[s] exactement à la partie moyenne de l'os, ainsi qu'on le voit a[u] fémur, mais bien au point de réunion des deux tiers supérieur[s] avec le tiers inférieur : aussi est-ce dans ce point que les frac-tures par contrecoup ont lieu le plus souvent.

Direction.

Le tibia est dirigé verticalement, et par conséquent les deu[x]

pression ou facette articulaire, continue à la facette postérieure interne ; cett[e] disposition s'explique très bien par les rapports qu'affecte le bord interne de l[a] rotule avec le bord interne du condyle interne du fémur dans les flexions de l[a] jambe. Ce bord interne du condyle s'imprime en quelque sorte sur la rotule. I[l] n'en est pas de même du bord externe, par rapport au condyle externe. C'es[t] M. Lenoir qui m'a indiqué cette disposition, qui permet la distinction facile d[e] [l]a rotule droite d'avec la rotule gauche.

tibias sont parallèles. Cette direction est bien différente de celle du fémur, qui est oblique de haut en bas et de dehors en dedans. Chez les individus dont les fémurs sont très obliques en dedans, les tibias, au lieu d'offrir la direction verticale, sont obliquement dirigés de dedans en dehors et de haut en bas.

Considéré dans son axe propre, le tibia présente une double inflexion latérale, telle que son extrémité supérieure est dirigée en dehors, tandis que l'extrémité inférieure se dirige un peu en dedans. Lorsque cette dernière inclinaison est exagérée, on dit qu'il y a *cambrure des jambes*. Enfin le tibia présente une torsion légère à sa partie inférieure (1). Double inflexion latérale.

De même que tous les os longs, le tibia offre un corps et deux extrémités.

A. *Corps*. Il a la forme d'un prisme triangulaire, et cette forme, qui s'observe dans la plupart des os longs, n'est nulle part aussi caractérisée que dans le tibia. Nous aurons donc à considérer à cet os trois faces et trois bords. Le corps représente un prisme triangulaire.

Des trois faces, l'une est externe, l'autre interne ; la troisième est postérieure.

La *face interne* est recouverte dans sa partie supérieure par le ligament latéral interne et par une expansion aponévrotique qui porte le nom de *patte d'oie;* dans tout le reste de son étendue, cette face est placée immédiatement sous la peau. Cette situation superficielle de la face interne du tibia explique en partie la facilité avec laquelle cet os se fracture par choc direct; elle rend aussi raison de la fréquence des caries, des exostoses et des nécroses du tibia. Large en haut, la face interne se rétrécit progressivement vers la partie inférieure de l'os. Dans ses trois quarts supérieurs, elle regarde obliquement en de- Face cutanée.

[1] L'absence de courbure antéro-postérieure, l'inflexion latérale en sens alternatif, de même que la légère torsion, me paraissent avoir pour but la plus grande solidité de l'os. Ces circonstances, jointes à la présence du péroné, expliquent pourquoi le tibia, quoique destiné à supporter un poids plus considérable que le fémur, est cependant moins volumineux.

dans et en avant, et directement en dedans dans son quar inférieur.

Face externe. La *face externe* présente, dans la plus grande partie de s longueur, mais surtout en haut, une dépression verticalemen dirigée, et dont la profondeur est en raison directe du volum du muscle jambier antérieur, auquel elle donne attache dan toute son étendue.

Déviation en avant de la face externe. Inférieurement, la face externe du tibia se dévie en devant déviation en rapport avec le changement de direction de plu sieurs tendons et des vaisseaux qui placés d'abord à la parti externe du tibia, passent ensuite au devant de cet os. Il exist en effet un rapport constant entre le changement de directio des os et les changements de direction des tendons et des vais seaux qui les avoisinent.

La *face postérieure*, large en haut, se rétrécit progressive ment de haut en bas ; on y remarque près de la partie supé

Ligne oblique. rieure, 1° une ligne inégale, obliquement dirigée de haut e bas et de dehors en dedans : à cette ligne, s'insèrent plusieu des muscles profonds de la partie postérieure de la jambe. 2° A

Surface poplitée. dessus de cette ligne est une surface triangulaire recouvert par le muscle poplité qui la sépare de l'artère poplitée. 3° A

Conduit nourricier. dessous de cette même ligne se voit l'orifice du conduit nourri cier qui pénètre l'os obliquement de haut en bas. C'est dans c conduit nourricier, le plus considérable peut-être de tous ceu que présentent les os longs, que j'ai vu pénétrer un filet nerveu qui accompagne l'artère nourricière du tibia. 4° Depuis la lign oblique jusqu'à l'extrémité inférieure du tibia, la face posté rieure de cet os présente une surface lisse d'une largeur à pe près uniforme, et divisée, dans le sens de sa longueur, par un ligne verticale plus ou moins marquée chez les différents su jets.

Crête du tibia. *Bords*. Des trois bords ou arêtes que présente le tibia, l'u *antérieur*, immédiatement placé sous la peau, à travers laquell il est facile à sentir (1), est mousse et arrondi dans son quar

(1) La situation superficielle du bord antérieur du tibia le rend très propr

inférieur, tranchant dans ses trois quarts supérieurs, disposition qui lui a valu le nom de *crête du tibia*.

Ce bord, qui donne attache à l'aponévrose jambière, est légèrement incliné en dehors à sa partie supérieure et en dedans à sa partie inférieure, et représente par conséquent exactement la double inflexion alternative de l'os.

Le bord externe donne attache au ligament interosseux : il se bifurque à sa partie inférieure, et forme ainsi les deux bords d'une cavité articulaire dont nous parlerons en décrivant l'extrémité inférieure du tibia. Bord externe ou interosseux.

Le bord interne, beaucoup moins tranchant que les deux autres, fournit plusieurs insertions musculaires.

B. *L'extrémité supérieure* ou fémorale, d'un volume double au moins de l'extrémité inférieure (1), est beaucoup plus étendue transversalement que d'avant en arrière. Elle présente : Extrémité supérieure.

Deux facettes articulaires horizontales légèrement concaves, ovalaires, à grand diamètre antéro-postérieur, désignées improprement sous le nom de *condyles*, et qu'on peut appeler *cavités glénoïdes du tibia*. Ces facettes, qui s'articulent avec les condyles du fémur, ne sont pas parfaitement semblables. L'interne est plus longue, moins large et plus profonde que l'externe. Cavités glénoïdes du tibia.

Elles sont séparées l'une de l'autre par une éminence pyramidale, surmontée de deux tubercules aigus. Cette éminence, qui porte le nom d'*épine du tibia*, est plus rapprochée de la partie postérieure que de la partie antérieure de l'os. Épine du tibia.

En avant et en arrière de l'épine du tibia, sont deux dépressions raboteuses qui donnent attache aux ligaments croisés.

à servir de guide aux chirurgiens dans le diagnostic et la coaptation des fractures de la jambe. Cette même situation superficielle du bord antérieur l'expose à de fréquentes lésions, par l'action des corps extérieurs. Il n'est pas rare de le voir brisé, et en quelque sorte écorné par les projectiles que lance la poudre à canon.

(1) Le volume de cette extrémité supérieure est exactement proportionnel à celui de l'extrémité inférieure du fémur.

Les cavités glénoïdes sont supportées par deux renflements considérables qu'on nomme *tubérosités du tibia.*

Tubérosité interne.

Gouttière tendineuse.

La *tubérosité interne*, plus volumineuse que l'externe, présente en arrière une gouttière horizontale dans laquelle s'insère une des divisions du tendon du demi-membraneux.

Facette péronéale

La *tubérosité externe*, moins volumineuse, mais plus saillante en arrière que l'interne, offre à sa partie postérieure une petite facette presque circulaire, *facette péronéale*, qui s'articule avec une facette correspondante du péroné.

Tubérosité antérieure du tibia

Les deux tubérosités du tibia sont séparées, en arrière, par une échancrure assez prononcée. En avant, elles sont séparées par une surface triangulaire, criblée de trous vasculaires, et qui se termine inférieurement par une éminence qui constitue la *tubérosité antérieure du tibia*. Cette tubérosité, au dessous de laquelle commence la crête de l'os, est saillante et rugueuse en bas, où elle donne attache au tendon des muscles extenseurs de la jambe (1); lisse dans sa moitié supérieure, où elle répond à ce même tendon par l'intermède d'une membrane synoviale.

Tubercule du jambier antérieur.

De cette tubérosité part en dehors une ligne saillante qui se termine en haut à un renflement osseux, faisant un relief très prononcé chez certains sujets et pouvant être facilement senti à travers la peau. Ce renflement osseux est une petite apophyse d'insertion qui donne attache au muscle jambier antérieur et au tendon aponévrotique du fascia lata.

Cavité articulaire astragalienne.

C. *Extrémité inférieure ou tarsienne.* Beaucoup moins volumineuse que l'extrémité supérieure, elle est de forme à peu près quadrangulaire, ayant, comme l'extrémité supérieure, son plus grand diamètre transversalement dirigé : elle présente une cavité articulaire, superficielle, quadrilatère, oblongue

(1) J'ai vu cette tubérosité tellement considérable, que plusieurs praticiens, peu versés dans la connaissance des variétés anatomiques de cette tubérosité, avaient cru à l'existence d'une exostose, et soumis leur prétendu malade, jeune homme âgé de 14 ans, à l'usage des frictions mercurielles.

transversalement, plus large en dehors qu'en dedans, divisée par une saillie antéro-postérieure en deux parties inégales : cette cavité s'articule avec la poulie astragalium.

Le pourtour de l'extrémité tarsienne présente : 1° *en devant*, une surface convexe, offrant quelques inégalités pour des insertions ligamenteuses : elle répond aux tendons des muscles extenseurs de la jambe ;

Coulisse tendineuse.

2° *En arrière*, une surface presque plane, offrant une dépression peu profonde, à peine marquée chez quelques sujets, destinée au tendon du long fléchisseur du gros orteil, et qu'il ne faut pas confondre avec une gouttière oblique, située en dedans, et dont il sera parlé dans la description de la malléole interne ;

Cavité articulaire péronéale.

3° *En dehors*, une cavité triangulaire, large en bas, où elle est lisse, étroite et inégale dans ses deux tiers supérieurs : cette surface triangulaire s'articule avec le péroné ;

Malléole interne.

4° *En dedans*, se voit une apophyse épaisse, quadrilatère, aplatie de dehors en dedans : c'est la *malléole interne*. Cette éminence, qui se déjette en dedans, forme un relief très prononcé à la partie nférieure interne du tibia. Lorsqu'on fait reposer la face postérieure du tibia sur un plan horizontal, on remarque que les deux tubérosités de l'extrémité supérieure portent sur ce plan, tandis que la malléole interne s'en éloigne d'une distance assez considérable, et fait saillie en avant. Elle est donc sur un plan antérieur à celui qu'occupe la tubérosité interne du tibia; ce qui dépend de l'espèce de torsion que cet os présente dans sa partie inférieure. La *face interne* de la malléole est convexe et placée immédiatement sous la peau ; la *face externe* fait partie de la cavité articulaire inférieure du tibia. Le *bord antérieur*, inégal, donne attache à des fibres ligamenteuses. Le *bord postérieur*, plus épais que l'antérieur, présente une gouttière obliquement dirigée de haut en bas et de dehors en dedans, quelquefois double, et dans laquelle passent les tendons réunis des muscles jambier postérieur et long fléchisseur des orteils. La *base* de la malléole très épaisse

Sa situation par rapport à la tubérosité interne.

Coulisse tendineuse de la malléole interne.

se continue avec le corps du tibia. Le *sommet*, qui est tronqué et légèrement échancré, donne attache au ligament latéral interne de l'articulation de la jambe avec le pied.

Résumé des connexions. Le tibia s'articule avec le fémur, l'astragale et le péroné ; il s'articule aussi avec la rotule, mais d'une manière indirecte et par l'intermédiaire du ligament rotulien.

Conformation intérieure. Formé de tissu compacte dans sa partie moyenne, où se trouve un canal médullaire d'une grande capacité, le tibia est spongieux à ses deux extrémités, qui sont percées d'un grand nombre de trous vasculaires.

Nombre de points.

Développement. Le tibia se développe par trois points d'ossification : un pour le corps, deux pour les extrémités. Quelquefois il en existe quatre. Béclard a vu une fois la malléole interne développée par un point particulier.

Époque et ordre d'apparition.

Le point osseux du corps paraît le premier, du trente-cinquième au quarantième jour, à la même époque à peu près que celui du corps du fémur ; quelquefois même, ainsi que j'en ai observé un exemple, il paraît avant celui du fémur.

Le germe osseux de l'extrémité supérieure se montre le plus ordinairement vers la fin de la première année qui suit la naissance. Je ne l'ai jamais vu précéder l'époque de la naissance. Ce n'est que dans le cours de la deuxième année que l'extrémité inférieure s'ossifie. La malléole interne est un prolongement du point d'ossification de cette extrémité.

Ordre de réunion.

La réunion de toutes ces pièces n'est complète qu'à l'époque de l'entier développement, c'est à dire de la dix-huitième à la vingt-cinquième année. Elle commence toujours par l'extrémité inférieure, qui cependant est la dernière dans l'ordre d'apparition.

Une remarque importante, et qui du reste s'applique à la plupart des extrémités articulaires, c'est que l'épiphyse supérieure du tibia ne constitue pas l'extrémité supérieure du tibia

Plateau apophysien.

tout entière, mais seulement une espèce de plateau horizontal qui supporte les cavités articulaires.

Il faut encore observer que la tubérosité antérieure du tibia est formée par un prolongement vertical du plateau que forme l'épiphyse supérieure. Il semblerait, sur quelques sujets, que cette tubérosité antérieure se développe par un point particulier. Son prolongement inférieur.

Du Péroné.

Ainsi nommé de περονη (*fibula*, agrafe), parce que, suivant Sabatier, il a été comparé à une espèce d'agrafe en usage chez les anciens.

Pour bien comprendre la description de cet os, il faut lui donner très exactement la position qu'il occupe dans le squelette. Il est situé inférieurement à la partie externe (1) du tibia, supérieurement à la partie externe et postérieure du même os. Situation.

Aussi long que le tibia, il est extrêmement grêle; il est même le plus grêle de tous les os longs, et peut, par ce seul caractère, être reconnu au premier coup d'œil. Volume.

Le péroné est dirigé verticalement, légèrement déjeté en dehors à sa partie inférieure. C'est de tous les os longs celui qui est le plus tordu sur lui-même, et celui sur lequel on peut le mieux vérifier cette loi d'ostéologie, savoir, que *toujours les torsions des os sont en rapport avec les changements de direction, soit des tendons, soit des vaisseaux* (2). Le péroné se divise en *corps* et en *extrémités*. Direction. Torsion en rapport avec les déviations du tendon.

(1) Jusqu'ici nous avons négligé d'indiquer pour chaque os la position qu'on doit lui donner lorsqu'on l'étudie isolément, cette précaution nous ayant paru inutile, puisqu'il suffit de jeter un coup d'œil sur un squelette articulé, pour être à même de placer chaque os dans la position convenable. Le péroné n'est pas dans le même cas; la torsion très marquée qu'il présente peut causer de l'hésitation. Nous dirons donc que pour mettre le péroné en position, il faut chercher celle de ses extrémités qui est aplatie, et la placer en bas, en ayant soin de tourner en dedans la facette articulaire qu'on y trouve, et en avant le bord le moins épais de l'éminence qui constitue cette extrémité.

(2) La torsion du péroné, comme d'ailleurs celle de la plupart des os longs, n'est qu'apparente, et résulte de la manière dont sont disposées les faces de l'os, qui, au lieu d'être verticales, sont taillées obliquement autour de l'os.

A. Le *corps* a la forme d'un prisme triangulaire. Pour bien saisir son mode de conformation, il faut savoir que les muscles qui occupent en haut la région externe du péroné, se contournent en arrière inférieurement. Dès lors il est facile de concevoir comment la face externe du péroné devient postérieure dans son cinquième inférieur, d'externe qu'elle était dans ses quatre cinquièmes supérieurs.

Dépression en gouttière.

La *face externe* est profondément excavée en gouttière dans le sens de sa longueur; elle donne insertion à deux muscles nommés *péroniers latéraux*. Elle est lisse dans sa partie intérieure, qui est déviée en arrière.

Crête du ligament interosseux.

La *face interne* est divisée en deux parties inégales par une crête longitudinale, à laquelle s'attache le ligament interosseux. La partie de cette face qui est au devant de la crête, est beaucoup plus étroite que l'autre, et, chez certains sujets, n'a pas plus de deux lignes de largeur. Elle donne attache aux muscles de la région antérieure de la jambe : la partie postérieure, plus considérable, donne attache au muscle jambier postérieur. Cette face devient antérieure en bas.

La *face postérieure* du péroné, étroite en haut, s'élargit inférieurement, où elle devient interne, et se termine par une surface raboteuse, donnant attache aux ligaments qui unissent le péroné et le tibia. Cette face est destinée en totalité à des insertions musculaires; elle présente le conduit nourricier principal, qui pénètre l'os obliquement de haut en bas. Souvent on trouve ce conduit nourricier sur la face interne de l'os.

Déviation des bords.

Les *trois bords* participent aux déviations que présentent les faces. Ainsi, 1° le *bord externe* devient postérieur inférieurement; 2° le *bord antérieur* devient externe, et se bifurque; 3° le *bord interne* devient antérieur, et, dans toute sa partie déviée, forme la continuation de la crête du ligament interosseux que nous avons signalée à la face interne, et, comme cette crête, donne attache au ligament interosseux.

Tous ces bords sont destinés à des insertions musculaires et à des cloisons aponévrotiques, et se font remarquer par leur relief en forme de crête.

Leur relief en crête.

B. L'*extrémité supérieure* ou *tête* du péroné présente une *facette articulaire* plane ou très légèrement concave qui s'articule avec une facette correspondante du tibia : en dehors, sont des empreintes inégales pour l'insertion du muscle biceps, du long péronier latéral et du ligament latéral externe de l'articulation du genou. A la partie postérieure de cette tête se voit une apophyse destinée à l'insertion du tendon du biceps, et dont le développement, inégal suivant les sujets, est en raison directe du développement de ce muscle ; c'est l'*apophyse styloïde* du *péroné*.

Facette articulaire tibiale supérieure.

C. L'*extrémité inférieure* ou *malléole externe* déborde de beaucoup la facette articulaire inférieure du tibia ; elle forme en dehors le pendant de la malléole interne, qu'elle surpasse en longueur et en épaisseur. Aplatie de dehors en dedans, la malléole externe présente, 1° une *face externe*, convexe, sous-cutanée ; 2° une *face interne*, qui s'articule avec l'astragale par une facette articulaire qui complète en dehors l'espèce de mortaise que forment par leur réunion l'extrémité inférieure du tibia et l'extrémité inférieure du péroné : au dessous et en arrière de cette facette, est une excavation profonde, rugueuse, qui donne attache à un des ligaments latéraux externes de l'articulation tibio-tarsienne ; 3° un *bord antérieur*, qui donne attache au deuxième ligament de la même articulation ; 4° un *bord postérieur*, plus épais et creusé en dehors d'une coulisse superficielle pour le passage des tendons réunis des deux muscles péroniers ; 5° un *sommet* qui donne attache au troisième ligament latéral externe de l'articulation tibio-tarsienne.

Malléole externe.

Facette astragalienne.

Coulisse des tendons postérieurs.

Résumé des connexions. Le péroné forme la partie externe de la jambe, il s'articule avec le tibia et l'astragale.

Conformation intérieure. Compacte à sa partie moyenne, le péroné est spongieux à ses extrémités, et présente à sa partie moyenne un canal médullaire très étroit. La structure compacte du corps du péroné, jointe à sa gracilité, lui donne la flexibilité et l'élasticité des côtes. On peut le considérer comme une espèce de *ressort* de l'articulation tibio-tarsienne, sans cesse mis en action par les mouvements de latéralité du pied.

Flexibilité et élasticité du péroné.

Cette flexibilité me paraît pouvoir être portée assez loin, pour que le péroné vienne s'appuyer contre le tibia. L'homme seul présente une disposition de structure du péroné aussi favorable pour le mouvement de ressort.

Nombre des points osseux.

Développement. Le péroné se développe par trois points : un pour le corps, un pour chaque extrémité.

Le point osseux du corps paraît un peu après celui du corps du tibia, du quarantième au cinquantième jour.

A la naissance, les deux extrémités sont encore cartilagineuses. Ce n'est que dans la deuxième année qu'un point osseux apparaît pour l'extrémité inférieure. A cinq ans apparaît celui de l'extrémité supérieure.

Époque de la réunion.

La réunion des extrémités avec le corps n'a lieu qu'à l'époque du développement complet, de vingt et un à vingt-cinq ans : c'est l'extrémité inférieure qui se réunit la première.

DU PIED.

Le pied et la main sont les variétés d'un même type.

Le pied est pour les membres abdominaux ce qu'est la main pour les membres thoraciques. L'un et l'autre ne sont que des variétés d'un même type d'organisation ; mais ces deux parties présentent des différences qui sont en rapport avec leurs usages respectifs. Le pied, par exemple, offre des conditions de solidité évidemment en rapport avec sa destination, qui est de servir de support à tout l'édifice, tandis qu'on voit au contraire à la main prédominer les conditions de mobilité.

Le pied se compose de vingt-six os. Il présente :

Tarse.

1° Un massif osseux composé de sept pièces solidement articulées entre elles : c'est le *tarse;*

2° De ce massif osseux partent cinq pyramides parallèles composées chacune de quatre colonnes, excepté la première, ou la plus interne, qui n'en présente que trois.

Métatarse.

Les cinq premières colonnes forment le *métatarse.*

Les colonnes qui suivent constituent les *orteils*. Orteils.

La grandeur du pied varie dans les différents individus; son volume est supérieur à celui de la main. Cet excès de volume se rapporte à l'épaisseur, à la longueur, et non à la largeur du pied, qui est moindre que celle de la main. Volume du pied.

Le pied est dirigé horizontalement d'avant en arrière, et fait avec la jambe un angle droit, bien différent en cela de celui de la main, dont l'axe se confond avec celui de l'avant-bras. Direction.

Le pied est aplati de haut en bas, excavé à sa partie interne, étroit en arrière, où il offre une hauteur assez considérable, moins épais et plus large à son extrémité antérieure, qui est digitée. Il présente à considérer : Figure.

1° Une *face supérieure* ou *dorsale*, convexe, *dos du pied;* Ses régions.

2° Une *face inférieure* ou *plantaire*, *plante du pied*, qui offre une double concavité, savoir ; une concavité dans le sens antéro-postérieur, et une concavité dans le sens transversal ;

3° Un *bord interne* ou *tibial*, très épais, qui répond au gros orteil ;

4° Un *bord externe* ou *péronéal*, qui répond au petit orteil;

5° Une *extrémité postérieure* ou *calcanienne ;*

6° Une *extrémité antérieure* ou *digitale.*

Nous allons décrire successivement le tarse, le métatarse et les orteils.

DU TARSE.

Tandis que le carpe ne forme que la sixième partie de la main, le tarse, qui est l'analogue du carpe, constitue à lui seul la moitié postérieure du pied. Son diamètre antéro-postérieur surpasse de plus du double son diamètre transverse, disposition qui est précisément l'inverse de celle qu'on observe au carpe. Le tarse représente une voute à convexité tournée en haut, et qui est inférieurement excavée dans le sens transversal et dans le sens antéro-postérieur. Cette voûte reçoit sur son sommet le poids de la jambe. Ce n'est pas, au reste, spécialement au mécanisme des voutes que se rapporte la disposition qui vient Diamètre du tarse. Sa forme en voute.

d'être décrite ; elle a surtout pour objet d'offrir une excavation protectrice à des organes qui ne seraient pas comprimés impunément dans la station et la progression. Étroit et libre à son extrémité postérieure, le tarse s'élargit progressivement d'arrière en avant.

Des deux rangées du tarse.

Le tarse est formé de sept os disposés sur deux rangées. La première, ou *rangée jambière*, ne se compose que de deux os, le *calcanéum* et l'*astragale;* la deuxième, ou *rangée métatarsienne*, se compose des cinq autres os qui sont : le *scaphoïde*, le *cuboïde* et les trois *cunéiformes.* Les os de la rangée jambière du tarse, au lieu d'être disposés sur une ligne transversale comme ceux de la première rangée du carpe, sont superposés ; un seul des os du tarse concourt à l'articulation de la jambe avec le pied : c'est l'astragale.

PREMIÈRE RANGÉE, OU RANGÉE TIBIALE DU TARSE.

De l'Astragale.

Position.

L'*astragale*, placé au dessous du tibia, au dessus du calcanéum, en dedans de l'extrémité malléolaire du péroné, derrière le scaphoïde, formant comme le sommet de la voute tarsienne, est un os pair, très irrégulièrement cuboïde, le second des os du tarse pour le volume, et présente à considérer six faces.

Figure.

1° La *face supérieure* ou *tibiale* est articulaire, disposée en trochlée ou poulie qui s'adapte exactement à la surface inférieure du tibia. En avant et en arrière de la trochlée, sont des inégalités à insertion ligamenteuse.

Trochlée astragalienne.

2° La *face inférieure* ou *calcanéenne* présente deux facettes articulaires séparées l'une de l'autre par une *rainure* à insertion ligamenteuse, très profonde, obliquement dirigée d'avant en arrière et de dehors en dedans, plus large dans le premier sens que dans le second. La facette articulaire, située en arrière, est la plus considérable; elle est concave et oblongue dans le sens de la gouttière. La facette située au-devant de cette rainure est planiforme et plus petite que l'autre, et sou-

Facettes calcanéennes.

Rainure astragalienne.

vent divisée en deux facettes plus petites. Toutes deux s'articulent avec le calcanéum.

3° Des deux *faces latérales* ou *malléolaires* de l'astragale, *l'interne*, articulaire en haut dans une étendue peu considérable, répond à la malléole interne; en bas, elle présente une dépression raboteuse, donnant attache au ligament latéral interne de l'articulation du pied. Facette malléolaire interne.

4° La *face externe* de l'astragale, articulaire dans toute son étendue, est triangulaire comme la facette correspondante de la malléole externe, avec laquelle elle s'articule. Facette malléolaire externe.

Il faut noter que les facettes articulaires des deux côtés de l'astragale se continuent sans interruption de surface, avec la facette articulaire supérieure de l'os ou la trochlée.

5° La *face antérieure* ou *scaphoïdienne*, convexe, a reçu le nom de *tête* de *l'astragale*; elle est articulaire et se continue inférieurement avec la facette calcanéenne antérieure de l'os. Cette tête est supportée par une portion rétrécie, à insertion ligamenteuse, qui constitue le *col de l'astragale*. Tête de l'astragale. Son col.

6° La *face postérieure* a très peu d'étendue; elle consiste tout simplement en une coulisse oblique de haut en bas et de dehors en dedans, et sur laquelle glisse le tendon du long fléchisseur du gros orteil. Coulisse tendineuse.

Du Calcanéum.

Le *calcanéum, os du talon*, situé au-dessous de l'astragale, à la partie postérieure inférieure du pied, est le plus volumineux de tous les os du tarse. Il présente une forme irrégulièrement cuboïde, ayant sa plus grande étendue d'avant en arrière; il est aplati transversalement. Son volume et sa longueur sont en rapport avec le double usage qu'il remplit de transmettre immédiatement au sol le poids du corps, et en même temps de servir de levier pour les muscles qui étendent le pied sur la jambe. Je ferai remarquer que son extrémité postérieure, si volumineuse, constitue le *talon* dont la direction horizontale, Volume. Direction horizontale.

chez l'homme, est une des dispositions les plus avantageuses à la station verticale.

On considère six faces au calcanéum : 1° une *supérieure* ou *astragalienne* qui présente en devant deux et souvent trois

Facettes astragaliennes.

facettes articulaires correspondantes à celles de la face inférieure de l'astragale. La facette postérieure, qui est la plus considérable, est convexe, et séparée de l'antérieure, qui est

Rainure oblique.

plus petite, par une rainure moins profonde que celle de l'astragale, et dirigée comme elle obliquement d'avant en arrière et de dehors en dedans. Toute la portion non articulaire de

Causes des différences individuelles dans la saillie du talon.

cette face déborde en arrière l'astragale. Cette portion est aplatie transversalement, légèrement concave d'avant en arrière, d'une longueur qui varie chez les différents sujets, d'où la différence de saillie du talon (1).

2° La *face inférieure* ou *plantaire* du calcanéum est plutôt un bord épais qu'une véritable face ; sa direction est oblique de bas en haut et d'arrière en avant. On y remarque en arrière

Tubérosités.

deux tubérosités, dont l'interne est beaucoup plus considérable que l'externe : toutes deux servent à des insertions musculaires ; mais leur principal usage est de supporter en arrière le

Elles constituent essentiellement le talon.

poids du corps : aussi sont-ce ces éminences qui constituent *essentiellement* le talon chez l'homme.

3° La *face externe* est située superficiellement, d'où la fréquence des lésions du calcanéum en dehors, et la possibilité de l'atteindre dans ce sens avec les instruments chirurgicaux. Cette face, qui est convexe, est étroite en avant, où elle pré-

Coulisses des péroniers latéraux.

sente deux coulisses superficiellement situées, séparées l'une de l'autre par un tubercule osseux. Ces coulisses donnent passage aux tendons des muscles péroniers latéraux. Cette face présente aussi à sa partie antérieure et supérieure un autre tu-

(1) Cette portion du calcanéum qui déborde en arrière l'astragale, mesure la longueur du bras de levier de la puissance. Aussi avait-on noté, dès la plus haute antiquité, que les bons coureurs étaient remarquables par la saillie de leur talon.

bercule osseux sur lequel on se guide dans l'amputation partielle du pied par la méthode de Chopart.

4° La *face interne* est profondément excavée en gouttière pour le passage de plusieurs tendons, ainsi que pour les nerfs et les vaisseaux qui se distribuent à la plante du pied. Cette face interne présente en avant et en haut une apophyse saillante, en forme de crochet mousse, au-dessous de laquelle glisse dans une gouttière peu profonde le tendon du long fléchisseur du gros orteil. Cette apophyse a reçu le nom de *petite apophyse du calcanéum*. C'est à la partie supérieure de cette éminence que se voit la facette astragalienne interne et antérieure.

Gouttières protectrices des vaisseaux, nerfs et tendons.

Petite apophyse du calcanéum.

5° La *face antérieure* ou *cuboïdienne* est la plus petite de toutes celles du calcanéum. Concave de haut en bas, elle s'articule avec le cuboïde. Elle est surmontée en dedans par un petit prolongement horizontalement dirigé d'arrière en avant (1), et au-dessus duquel se voit la troisième facette astragalienne du calcanéum quand elle existe. Toute la partie du calcanéum qui supporte la facette antérieure ou cuboïdienne de cet os, porte le nom de *grande apophyse du calcanéum*.

Face cuboïdienne.

Grande apophyse du calcanéum.

6° La *face postérieure* a la forme d'un triangle dont la base serait tournée en bas; elle est inégale et rugueuse dans sa moitié inférieure, qui donne attache au tendon d'Achille, tandis que dans sa moitié supérieure sur laquelle glisse ce tendon, elle est lisse, polie et comme éburnée.

DEUXIÈME RANGÉE DU TARSE.

Les os de cette deuxième rangée sont au nombre de cinq. En dehors, la deuxième rangée est constituée par un seul os, le cuboïde; mais en dedans elle se divise en deux rangées secondai-

(1) Ce petit prolongement, qu'on pourrait appeler *petite apophyse antérieure du calcanéum*, par opposition à la petite apophyse qui surmonte la face interne, mérite considération dans la désarticulation du pied à la méthode de Chopart.

Subdivision de la deuxième rangée.

res : l'une postérieure, formée par le scaphoïde; l'autre antérieure, formée par les trois cunéiformes. Cette subdivision de la partie interne du tarse, en multipliant les articulations, a pour effet d'atténuer les effets des chocs ou des pressions que supporte le pied, principalement dans sa partie interne (1).

Du Cuboïde.

Forme.

Le *cuboïde,* qui est le troisième des os du tarse pour le volume, est situé au côté externe du pied, et semble former en avant la continuation de la grande apophyse du calcanéum.

Plus régulièrement cuboïde que les autres os du tarse, ce qui lui a valu le nom de cuboïde, il présente six faces.

Face dorsale.

1° La *supérieure* ou *dorsale*, recouverte par le muscle pédieux, regarde un peu en dehors.

Face plantaire.

Gouttière du long péronier latéral.

2° La *face inférieure* ou *plantaire* présente à sa partie antérieure une gouttière profonde, obliquement dirigée de dehors en dedans et d'arrière en avant, destinée au tendon du muscle long péronier latéral; derrière cette gouttière, dont le bord postérieur est très saillant, sont des empreintes pour le ligament qui unit en bas le cuboïde au calcanéum.

3° La *face postérieure* ou *calcanéenne* est sinueuse, obliquement dirigée de dehors en dedans et d'avant en arrière, et présente une configuration telle, qu'il existe un emboîtement réciproque entre elle et la facette antérieure du calcanéum. A la partie interne de cette facette, on trouve un prolongement,

Apophyse calcanéenne du cuboïde.

une sorte d'apophyse qui se dirige en dedans et en arrière, contribue à emboîter le calcanéum, et devient quelquefois un obstacle dans la désarticulation du pied par la méthode de Chopart.

Face métatarsienne.

4° La *face antérieure* ou *métatarsienne* est oblique de de-

(1) Il est bon de remarquer que c'est par la partie interne du pied que sont transmis presque tous les chocs : c'est donc à la partie interne que devaient se trouver les articulations les plus multipliées. Aussi, quelle différence n'existe-t-il pas, sous le rapport de la commotion du cerveau, entre les chutes sur le calcanéum, et les chutes sur la rangée métatarsienne du tarse.

hors en dedans et d'arrière en avant; elle s'articule avec les quatrième et cinquième métatarsiens.

5° La *face interne* ou *cunéenne* s'articule avec le troisième cunéiforme, souvent aussi avec le scaphoïde; elle présente en outre des empreintes destinées à des insertions ligamenteuses. Face cunéenne.

6° La *face externe* est plutôt un bord qu'une face; son étendue d'avant en arrière est à peine égale en longueur à la moitié de la face interne. On trouve sur cette face le commencement de la gouttière destinée au tendon du long péronier latéral. Gouttière du long péronier latéral.

Du Scaphoïde.

Ainsi nommé parce qu'on l'a comparé à une nacelle, le *scaphoïde* ou *os naviculaire* est situé à la partie interne du tarse; il est aplati d'avant en arrière : plus épais en haut qu'en bas, irrégulièrement elliptique, ayant le grand diamètre de l'ellipse dirigé transversalement. On lui considère deux faces et une circonférence. Figure.

1° La *face postérieure* concave reçoit, mais incomplètement, la tête de l'astragale.

2° La *face antérieure* présente trois facettes articulaires correspondant aux trois cunéiformes.

3° *Circonférence. En haut*, cette circonférence est convexe, inclinée en dedans, rugueuse, et donne insertion à des ligaments. *En bas*, cette circonférence, beaucoup moins étendue, est également destinée à des insertions ligamenteuses. *En dedans*, elle présente à sa partie inférieure une apophyse volumineuse, *apophyse du scaphoïde*, qui est facile à sentir à travers la peau, et qui sert de guide dans l'amputation partielle du pied par la méthode de Chopart. Cette apophyse donne insertion au tendon du muscle jambier postérieur (1). *En de-* Circonférence. Apophyse du scaphoïde.

(1) Cette apophyse est très considérable, très saillante dans certaines conformations du pied, si bien qu'elle a pu être prise pour une exostose. On m'a conduit une demoiselle anglaise, âgée de 10 ans, chez laquelle cette saillie en forme de gros tubercule osseux était plus considérable que celle de la malléole in-

hors, cette circonférence est inégale, donne attache à des fibres ligamenteuses, et présente souvent une petite facette qui s'articule avec le cuboïde : cette facette se continue avec les facettes destinées aux trois cunéiformes.

Des trois Cunéiformes.

Ces os, ainsi nommés à cause de leur figure, sont au nombre de trois ; on les distingue par les noms numériques de *premier*, *second*, *troisième*, en comptant du bord interne vers le bord externe du pied. On les distingue encore par les noms de *grand*, *moyen* et *petit*.

Premier Cunéiforme.

Pour le premier cunéiforme, le coin est à base inférieure.

Le *premier cunéiforme* est le plus volumineux des trois. Il est placé à la partie interne des deux autres, au devant du scaphoïde, en arrière du premier métatarsien. Il a la forme d'un coin à tranchant tourné en haut et à base inférieure, bien différent en cela des autres cunéiformes, qui présentent au contraire le tranchant du coin à la partie inférieure. On peut lui considérer :

1° Une *face interne* sous cutanée qui concourt à former le bord interne du pied ;

2° Une *face externe* ou *cunéenne* qui présente une facette articulaire anguleuse, articulée en arrière avec le deuxième cunéiforme, en devant avec le deuxième métatarsien. La portion non articulaire de la face externe du premier cunéiforme est rugueuse, et donne attache à des ligaments.

3° La *face postérieure* ou *scaphoïdienne* est concave, et s'articule avec la facette la plus interne et la plus large de la face antérieure du scaphoïde.

Face métatarsienne.

4° La *face antérieure* ou *métatarsienne* présente une sur-

terne. La pression exercée par le soulier avait rougi la peau et déterminé une légère douleur. Un traitement fondant avait été conseillé comme pour une exostose. Il me fut facile de reconnaître la méprise. Mon conseil se borna à recommander que le brodequin fût légèrement excavé au niveau de la saillie.

face articulaire plane, ou plutôt légèrement convexe, de forme semi-lunaire, ayant son plus grand diamètre verticalement dirigé, la convexité du croissant en dedans et la concavité en dehors : large inférieurement, étroite vers sa partie supérieure, elle est en rapport avec le premier métatarsien.

5° La *face inférieure* forme la base du coin ; elle est inégale, et présente en arrière un gros *tubercule* qui donne attache au jambier antérieur. Tubercule du jambier antérieur.

6° La *face supérieure*, qui forme le tranchant du coin, est un bord anguleux dirigé d'arrière en avant et de bas en haut, plus épais en avant qu'en arrière, où il concourt à former la convexité du pied.

Deuxième cunéiforme.

Le *deuxième cunéiforme* est le plus petit des trois. Placé entre les deux autres cunéiformes, il répond en arrière au scaphoïde, en devant au deuxième métatarsien. Le coin qu'il représente à la base tournée en haut ; ses dimensions antéro-postérieures sont très peu étendues. Il présente : Situation. Forme.

1° *Une face interne* triangulaire, articulée avec la facette correspondante du premier cunéiforme ; Ses faces.

2° *Une face externe* qui s'articule avec le troisième cunéiforme ;

3° *Une face postérieure* ou *scaphoïdienne* concave, articulée avec la facette moyenne de la face antérieure du scaphoïde ;

4° *Une face antérieure* ou *métatarsienne* triangulaire, plus étroite que la face postérieure : elle s'articule avec l'extrémité postérieure du deuxième métatarsien ;

5° *Une face supérieure*, ou *base* du coin irrégulièrement quadrilatère, inégale, donnant attache à des fibres ligamenteuses ;

6° *Un sommet*, ou *tranchant* du coin, qui est très mince et donne attache à des ligaments.

Troisième cunéiforme.

Le *troisième cunéiforme*, qui est le troisième eu égard à la position, et le second eu égard au volume, offre, de même que le précédent, la forme d'un coin à base tournée en haut. On y considère :

Surface interne complétant la mortaise du deuxième métacarpien.

1° Une *face interne* ou *cunéenne* articulée en arrière avec une facette correspondante du précédent, et en avant avec une facette appartenant au deuxième métatarsien : cette dernière partie de facette complète l'espèce de mortaise dans laquelle est enchâssée la tête du deuxième métatarsien, mortaise dont le côté interne est formé par le premier cunéiforme, et dont le fond est formé par le deuxième.

2° Une *face externe* ou *cuboïdienne* articulée avec une facette correspondante du cuboïde ;

3° Une *face postérieure* ou *scaphoïdienne*, continue aux facettes articulaires interne et externe, qui s'articule avec la plus externe des trois facettes du scaphoïde.

4° Une *face antérieure* ou *métatarsienne*, triangulaire, articulée avec l'extrémité postérieure du troisième métatarsien ;

5° Une *base* inégale, répondant à la convexité du pied ;

6° Un *sommet*, ou *tranchant* du coin, plus obtus que le bord inférieur du deuxième cunéiforme, qu'il déborde inférieurement d'une quantité assez notable.

Structure et développement des os du tarse.

1° *Structure des os du tarse.* Les os du tarse présentent la structure propre à tous les os courts, c'est à dire une masse de tissu spongieux entourée d'une couche de tissu compacte. J'ai remarqué que, dans certains cas de tumeur blanche de l'articulation tibio-tarsienne, le calcanéum présentait dans son intérieur une cavité analogue à la cavité médullaire des os longs. Cette disposition doit être considérée comme un cas tout à fait anormal.

2° *Développement des os du tarse.* A l'exception du calcanéum, qui présente deux germes osseux, tous les os du tarse se développent chacun par un seul point d'ossification.

Le calcanéum s'ossifie le premier.

Le calcanéum est de tous les os du tarse celui qui s'ossifie le premier. Dans le milieu du sixième mois de la vie fœtale, suivant la plupart des ostéogénistes, du cinquième et même du quatrième mois, suivant d'autres, apparaît un noyau osseux dans le milieu du cartilage correspondant. Ce noyau est placé beaucoup plus près de l'extrémité antérieure du calcanéum que de son extrémité postérieure. De huit à dix ans, il se forme dans l'extrémité postérieure du calcanéum un germe osseux, beaucoup plus épais à la partie inférieure que supérieurement.

Deuxième point d'ossification.

L'astragale se développe par un point qui paraît du cinquième au sixième mois de la vie fœtale.

Le cuboïde ne s'ossifie que quelques mois après la naissance, suivant Béclard; j'ai vu son ossification déjà commencée chez un fœtus à terme. Meckel dit qu'elle commence dès le huitième mois de la vie fœtale. Cette dernière opinion est contraire à celle de Blumenbach, qui place l'ossification du cuboïde à un an et demi ou deux ans après la naissance, ainsi qu'à l'assertion d'Albinus, suivi en cela par plusieurs anatomistes, qui dit que dans le fœtus à terme, tous les os du tarse, à l'exception du calcanéum et de l'astragale, sont encore cartilagineux.

Variété dans l'époque d'apparition du point osseux du cuboïde.

Les cunéiformes s'ossifient dans l'ordre suivant :

Le premier s'ossifie vers la fin de la première année.

Le second et le troisième paraissent, à peu près en même temps, vers la quatrième année.

Le calcanéum étant le seul des os du tarse qui possède plusieurs points d'ossification, c'est le seul aussi dans lequel nous ayons à examiner l'ordre de soudure. Les deux points qui le forment ne se réunissent que dans la quinzième année.

Époque de la soudure des deux pièces du calcanéum.

DU MÉTATARSE.

On donne le nom de *métatarse* à la deuxième partie du pied.

Idée générale du métatarse. De même que le métacarpe, qui est son analogue à la main, le *métatarse* est composé de cinq os longs, disposés parallèlement entre eux, et constituant une espèce de gril quadrilatère, dont les jours ou intervalles, *espaces interosseux*, sont d'autant plus considérables, qu'il y a une plus grande disproportion de volume entre les extrémités de ces os et leur partie moyenne.

Ses faces. Le métatarse présente, 1° une *face inférieure* ou *plantaire*, à concavité transversale très prononcée; 2° une *face supérieure* ou *dorsale* convexe, répondant au dos du pied; 3° un *bord interne* ou *tibial* très épais, qui répond au gros orteil; 4° un *bord externe* ou *péronéal* mince, qui répond au petit orteil; 5° une *extrémité postérieure* ou *tarsienne*, offrant une ligne articulaire sinueuse; 6° une *extrémité antérieure* ou *digitale*, présentant cinq têtes aplaties sur les côtés, et concourant à former cinq articulations indépendantes les unes des autres.

Ses bords.

Extrémités.

Les os du métatarse ont des caractères généraux qui les distinguent de tous les autres os, et ils possèdent en outre des caractères particuliers qui les distinguent, 1° les uns des autres; 2° des os du métacarpe, avec lesquels ils ont beaucoup d'analogie.

Caractères généraux des os du métatarse.

Les métatarsiens appartiennent à la classe des os longs, aussi bien sous le rapport de la forme que sous le rapport de la structure. On leur considère un *corps* et deux *extrémités*.

Corps. 1° Le *corps* est prismatique et triangulaire, légèrement courbé sur lui-même, à concavité inférieure.

Des trois faces qu'il présente, deux sont latérales, et répondent aux espaces interosseux; la troisième, tellement étroite qu'elle ressemble à un bord, répond au dos du pied. Des trois bords, deux sont latéraux : le troisième est inférieur, et répond à la face plantaire du pied.

Extrémité tarsienne. 2° L'*extrémité postérieure* ou *tarsienne*, très renflée, présente cinq facettes dont *deux non articulaires* et *trois articulaires*. Des deux facettes non articulaires, l'une est supérieure, l'autre est inférieure : toutes deux donnent insertion à des ligaments.

Ses cinq facettes.

Des trois facettes articulaires, l'une est postérieure, c'est à dire pratiquée sur l'extrémité de l'os; elle est en général triangulaire, et s'articule avec une facette correspondante des os du tarse. Les deux autres sont latérales, en partie articulaires, en partie non articulaires. Les facettes articulaires sont petites, et souvent multiples; elles s'articulent avec des facettes appartenant aux métatarsiens correspondants.

Des trois facettes articulaires.

Du reste, l'extrémité tarsienne est cunéiforme : la facette supérieure ou dorsale étant très large, représente la base du coin; la facette inférieure étant étroite, en représente le tranchant.

L'extrémité tarsienne est cunéiforme.

3° *L'extrémité antérieure* ou *digitale* présente une tête aplatie sur les côtés, ou *condyle*, oblong de haut en bas, beaucoup plus étendu inférieurement, c'est à dire dans le sens de la flexion, que supérieurement ou dans le sens de l'extension. On trouve en dedans et en dehors du condyle une dépression, derrière laquelle est une saillie qui donne attache au ligament latéral de l'articulation.

L'extrémité digitale est un condyle.

Caractères différentiels des métatarsiens entre eux.

Le *premier métatarsien* est remarquable par son énorme volume. Lui seul, dans le métatarse, représente les dimensions considérables du tarse : son *corps* a la forme d'un prisme triangulaire; son *extrémité digitale* est creusée, du côté de la face plantaire, par une double rainure qui répond à deux os sésamoïdes. (Voyez articulations du pied.) Son extrémité tarsienne présente une facette semi-lunaire concave, à grand diamètre, dirigé verticalement, et qui s'articule avec la facette correspondante du premier cunéiforme. Sur le pourtour de l'extrémité postérieure du premier métatarsien, il n'existe aucune facette articulaire. Cette disposition, qui s'observe

Corps.

Extrémité digitale supérieure.

Extrémité tarsienne.

aussi dans le premier métacarpien, constitue, pour le premier os du métatarse, un caractère spécial qui, joint à la circonstance de son énorme volume, le différencie de tous les autres métatarsiens.

Cinquième métatarsien.

Le *cinquième métatarsien* est le plus court après le premier; il n'offre de facette latérale que d'un seul côté de son extrémité tarsienne; il présente sur le côté opposé, c'est à dire en dehors, une apophyse très considérable, *apophyse du cinquième métatarsien*, ayant la forme d'une pyramide triangulaire, obliquement dirigée d'avant en arrière et de dedans en dehors, et à laquelle s'insère le court péronier latéral.

Son apophyse pyramidale.

Cette apophyse fait un relief très facile à sentir à travers la peau; elle fournit les indications les plus précises dans l'amputation partielle du pied par la méthode tarso-métatarsienne. Un autre caractère du cinquième métatarsien, c'est la grande obliquité de dedans en dehors et d'avant en arrière de la facette de son extrémité postérieure.

Obliquité de son extrémité tarsienne.

Les deuxième, troisième et quatrième métatarsiens se distinguent les uns des autres par les caractères suivants :

Deuxième métatarsien.

Le *deuxième métatarsien* est le plus long et le plus volumineux après le premier; par son extrémité postérieure, il s'articule avec les trois cunéiformes, qui le reçoivent comme dans une mortaise.

Troisième et quatrième métatarsiens.

Le *troisième* et le *quatrième métatarsien* ont à peu près la même longueur : la différence apparente de longueur qu'ils présentent sur un pied articulé, dépend principalement de ce que l'articulation du cuboïde avec le quatrième métatarsien est sur un plan un peu postérieur à l'articulation du troisième métatarsien avec le troisième cunéiforme. Enfin, ils se distinguent encore l'un de l'autre en ce que le quatrième métatarsien présente à la partie interne de son extrémité postérieure deux facettes : l'une pour le troisième cunéiforme, l'autre pour le troisième métatarsien.

Nombre de points.

Développement. Tous les métatarsiens se développent par deux points d'ossification : un pour le corps, un pour l'extrémité antérieure ou digitale. Il y a une exception (1) remarquable pour le premier métatarsien, qui, au lieu d'avoir le point épiphysaire dans son extrémité antérieure, le présente dans son extrémité tarsienne ou postérieure.

Exception pour le premier métatarsien.

Le point osseux du corps paraît le premier dans le cours du troisième mois, suivant la plupart des auteurs, vers le quarante-cinquième jour suivant Blumenbach et Béclard. Il est déjà parfaitement développé chez le fœtus à terme.

Ordre d'apparition.

Le deuxième point ou point épiphysaire n'apparaît que dans le cours de la deuxième année.

La soudure, qui ne s'effectue que de dix-huit à dix-neuf ans, n'a pas lieu en même temps dans tous les os du métatarse.

Soudure.

L'épiphyse du premier métatarsien se réunit la première ; cette réunion précède quelquefois d'une année celle des épiphyses des quatre autres métatarsiens.

Orteils.

Il existe une si parfaite analogie entre les phalanges des doigts et celles des orteils, que je ne crois pouvoir mieux faire que de renvoyer pour les détails descriptifs, à ce qui a été dit des phalanges des doigts.

Analogie entre les phalanges des orteils et les phalanges des doigts.

Je ferai toutefois remarquer que les phalanges des orteils, examinées comparativement à celles des doigts, peuvent être considérées comme atrophiées, à l'exception cependant des phalanges du gros orteil, qui conservent les dimensions, pour ainsi dire colossales, de toute la partie tarsienne du pied.

La *première phalange*, ou *phalange métatarsienne*, représente très bien la phalange métacarpienne.

Phalange métatarsienne.

La *deuxième phalange* ou *phalange moyenne* des orteils

Phalange moyenne.

(1) Exception exactement analogue à celle qu'on observe à la main, et qui rapproche le premier métacarpien du premier métatarsien, et les rapproche l'un et l'autre des premières phalanges des doigts. Du reste, je dois faire remarquer ici que chez plusieurs sujets il m'a paru exister, dans l'extrémité digitale, un point épiphysaire qui est très mince, et qui se soude de bonne heure avec le corps.

Briéveté extrême de la phalange moyenne.

est d'une petitesse, d'une brièveté remarquables; on dirait presque qu'elle manque de corps et que les extrémités sont adossées. Au premier abord, on pourrait la prendre pour un os pisiforme, ou plutôt pour une des pièces du coccyx; mais la présence des facettes articulaires antérieure et postérieure suffit pour caractériser cet os et pour le faire connaître.

Phalanges unguéales.

Les *troisièmes phalanges* ou *phalanges unguéales* des orteils présentent la même forme, mais avec des dimensions beaucoup moindres que les phalanges unguéales des doigts. Cette remarque ne s'applique qu'aux quatre dernières phalanges; car, par une exception remarquable, la phalange unguéale du gros orteil a un volume au moins double de celui de la phalange unguéale du pouce. Je ne terminerai point cette description des phalanges des orteils, sans faire remarquer que la surface articulaire de l'extrémité postérieure des phalanges métatarsiennes, ainsi que la surface articulaire de l'extrémité antérieure des métatarsiens, se prolongent plus en haut que les surfaces correspondantes des métacarpiens et des phalanges métacarpiennes des doigts : aussi cette disposition permet-elle une extension des orteils sur le métatarse plus marquée que celle des doigts sur le métacarpe; circonstance qui joue un grand rôle dans le mécanisme de la progression.

Nombre de points d'ossification.

Développement. Les première, deuxième et troisième phalanges se développent par deux points d'ossification : un pour le corps, un pour l'extrémité métatarsienne. Les points épiphysaires des deuxième et troisième phalanges sont si peu apparents, que leur existence a été révoquée en doute par plusieurs anatomistes.

Époque d'apparition.

Beaucoup plus tardifs dans leur apparition que ceux des os métatarsiens, les points osseux du corps des premières phalanges des orteils ne commencent généralement à paraître que du deuxième au quatrième mois; il n'y a d'exception que pour le gros orteil qui s'ossifie du cinquantième au soixantième jour.

Le point épiphysaire des premières phalanges ne paraît que vers la quatrième année. Dans la première phalange.

Le corps des deuxièmes phalanges s'ossifie à peu près à la même époque que le corps des premières : ce n'est que de six à sept ans que se manifeste un point épiphysaire à leur extrémité postérieure. Dans la deuxième.

Le corps des troisièmes phalanges s'ossifie avant le corps des secondes et des premières phalanges ; un point osseux y paraît dès le quarante-cinquième jour de la vie fœtale ; il faut cependant en excepter le cinquième orteil, où l'ossification est beaucoup plus tardive. La phalange unguéale du gros orteil offre cette particularité bien remarquable qu'elle s'ossifie avant toutes les autres phalanges des orteils. Elle se développe par un point qui n'occupe pas la partie moyenne, mais bien le sommet de la phalange. Dans la troisième.

Le point épiphysaire de l'extrémité postérieure parait à cinq ans dans la première phalange du gros orteil, et à six ans dans la première phalange des quatre autres.

Les points épiphysaires des phalanges ne se réunissent aux corps des os correspondants qu'à l'âge de dix-sept ou dix-huit ans. Époque de la réunion.

Développement général du membre abdominal.

Le trait le plus caractéristique du membre abdominal chez le fœtus, c'est la lenteur relative de son développement, lenteur d'autant plus grande, qu'on examine le fœtus à une époque plus rapprochée de la conception. Lenteur relative de ce développement.

L'époque d'apparition successive de chacun des points d'ossification des divers os qui entrent dans la composition du membre abdominal, et l'époque de leur réunion ayant été exposées à l'occasion de chaque os particulier, nous n'insisterons ici que sur quelques particularités de développement qui n'ont pu trouver leur place dans la description des os.

On admet généralement, d'après Bichat, que le col du fémur du fœtus et de l'enfant nouveau né est proportionnellement

Les courbures et la torsion des os existent chez le fœtus.

moins long que chez l'adulte, et qu'il forme avec le corps de l'os un angle presque droit; que le corps du fémur est presque rectiligne; que ses extrémités sont proportionnellement beaucoup plus volumineuses qu'elles ne le seront par la suite. De même que je l'ai dit pour les os des membres thoraciques, toutes ces assertions sont en opposition avec les résultats de mon observation. Les mêmes réflexions s'appliquent également aux os de la jambe, dont la torsion m'a paru exister au même degré chez le fœtus et chez l'enfant nouveau né que chez l'adulte.

Après la naissance, le développement des membres abdominaux marche plus rapidement que celui des membres thoraciques, ce n'est qu'à l'époque de la puberté que ces membres acquièrent les proportions qu'ils doivent présenter par la suite.

Soudure des phalanges.

Chez le vieillard, on rencontre fréquemment les soudures de plusieurs phalanges des orteils; mais cette soudure, de même que les déplacements des orteils, et quelques déformations du tarse et du métatarse, sont en grande partie les résultats de la pression exercée sur le pied par des chaussures étroites et de l'immobilité plus ou moins complète dans laquelle ses diverses parties sont maintenus (1).

PARALLÈLE DES MEMBRES THORACIQUES ET DES MEMBRES ABDOMINAUX.

Nous avons négligé jusqu'ici toutes les applications de cette espèce d'anatomie comparée, qui consiste à comparer entr'eux les différents organes chez le même animal. L'étude des analogies qu'ont entre elles les divers espièces qui constituent le tronc, ne pouvait entrer dans le plan d'un ouvrage qui a pour objet

(1) Voyez à ce sujet un mémoire très curieux de Camper, sur les inconvénients des chaussures étroites auxquelles il attribue, 1° la diminution de longueur du deuxième orteil; 2° la luxation incomplète de quelques os du tarse les uns sur les autres. On pourrait y ajouter, 1° les luxations en dehors de la première phalange du gros orteil; 2° la luxation en dedans de la première phalange du deuxième et quelquefois du troisième orteil.

l'anatomie descriptive. Mais nous n'avons pas cru devoir étendre la même exclusion au parallèle des membres thoraciques et abdominaux : ce parallèle est fondé sur des analogies tellement multipliées, tellement évidentes ; il a tellement passé dans le domaine de l'enseignement, que nous aurions cru faire une omission grave, si nous avions négligé d'en présenter ici un résumé.

Les membres thoraciques et abdominaux sont construits sur un même type.

Les extrémités thoraciques et les extrémités abdominales sont évidemment construites sur le même type ; mais, affectées à des fonctions spéciales, elles présentent des différences correspondantes. Je dois remarquer ici que parmi les analogies, les unes sont évidentes, satisfont l'esprit, et facilitent le souvenir de certains détails anatomiques importants ; les autres, au contraire, sont un peu forcées ou tout à fait sans résultat : ces dernières ne seront qu'indiquées. Nous allons successivement comparer l'épaule et la hanche, l'humérus et le fémur, l'avant-bras et la jambe, la main et le pied.

A. Parallèle de l'épaule et du bassin.

Avant Vicq-d'Azyr, les anatomistes, tout en plaçant la clavicule et l'omoplate parmi les os du membre supérieur, considéraient l'os coxal comme un os du tronc ; mais il suffit de la plus simple réflexion, pour établir l'analogie de l'épaule et de la hanche.

Comparer l'épaule renversée au bassin dans sa position ordinaire.

Pour saisir avec plus de facilité les analogies et les différences, il faut, à l'exemple de Vicq-d'Azyr, étudier l'épaule renversée, ou, ce qui revient au même, comparer le côté de l'épaule qui répond à la tête, au côté du bassin qui répond au coccyx : rappelons en outre que, longtemps encore après la naissance, l'os coxal est formé de trois pièces distinctes, l'ilium, le pubis et l'ischion.

Analogies et différences.

1° L'épaule forme une ceinture osseuse, destinée à fournir un point d'appui aux membres thoraciques, de même que la hanche fournit un point d'appui aux membres abdominaux.

La ceinture scapulaire est interrompue en avant et en ar-

Indépendance des deux épaules et dépendance des deux hanches.

rière : en avant, au niveau du sternum, et en arrière, au niveau de la colonne vertébrale : d'où résulte qu'il y a deux épaules, tandis que les deux hanches forment une ceinture unique. L'épaule et par conséquent l'extrémité supérieure droites sont donc complètement indépendantes de l'épaule et de l'extrémité supérieure gauches, tandis que les deux extrémités inférieures sont solidaires.

Volume colossal du bassin.

2° La deuxième différence est relative aux dimensions comparées du bassin et de l'épaule. Le volume, pour ainsi dire, colossal du bassin, l'épaisseur de ses bords, la profondeur de ses échancrures, la saillie de ses éminences comparées à la gracilité de l'épaule, aux bords si minces de l'omoplate, sont en harmonie avec les usages des membres abdominaux.

Analogies de l'omoplate et de l'ilium.

3° La partie large de l'omoplate est l'analogue de la portion iliaque de l'os coxal ; la fosse iliaque interne, l'analogue de la fosse sous-scapulaire.

4° Les fosses sus et sous-épineuses correspondant à la fosse iliaque externe, on est forcé de convenir que rien dans celle-ci ne correspond à l'épine de l'omoplate.

5° Le bord axillaire de l'omoplate répond au bord antérieur de l'os coxal. Le bord spinal est l'analogue de la crête iliaque. Le bord supérieur de l'omoplate correspond au bord postérieur de l'os coxal : on veut même que l'échancrure coracoïdienne qu'on remarque sur ce bord supérieur et le petit ligament coracoïdien qui convertit en trou cette échancrure, soient les analogues de l'échancrure sciatique et des ligaments sacro-sciatiques.

Rapports entre la cavité glénoïde et la cavité cotyloïde

6° La cavité glénoïde est évidemment l'analogue de la cavité cotyloïde : suivant Vicq-d'Azyr, l'apophyse coracoïde et l'apophyse acromion sont représentées, l'apophyse coracoïde par la tubérosité de l'ischion, l'apophyse acromion par le pubis. Il y a seulement cette remarquable différence qu'à l'omoplate les deux apophyses sont disjointes et laissent entre elles la vaste échancrure acromio-coracoïdienne, tandis qu'à l'os coxal l'ischion et le pubis sont réunis, et, au lieu de comprendre entre eux une échancrure, circonscrivent un trou, le trou sous-pubien. Cette analogie n'est point généralement admise : l'ischion étant destiné à soutenir le poids du tronc dans l'attitude assise, n'a pas d'analogue à l'épaule. Une des analogies les plus frappantes entre l'épaule et le bassin est celle qui existe entre la clavicule et la partie horizontale du pubis; avec cette différence que la clavicule est articulée avec l'omoplate, tandis que le pubis est soudé avec l'ilion.

Analogie entre la clavicule et le corps du pubis.

On peut, sans forcer l'analogie, trouver dans l'union des clavicules par le ligament interclaviculaire, une disposition analogue à celle qui constitue la symphyse du pubis.

B. Parallèle de l'os du bras et de l'os de la cuisse.

Pour que le parallèle soit exact, il faut tenir compte de la situation relative de ces deux os, comparer le fémur droit à l'humérus gauche et le côté de la flexion, c'est à dire la partie postérieure du premier au côté de la flexion, c'est à dire à la partie antérieure du second. Cela posé, plaçons la ligne âpre du fémur, en avant, à côté de l'humérus, dans sa situation naturelle.

Comparer le fémur droit à l'humérus gauche.

L'humérus, beaucoup moins volumineux que le fémur, est, sous le rapport de la longueur, moindre d'un tiers; sous le rapport du poids et du volume, il est moindre de moitié environ.

Différence dans le volume,

L'humérus présente une direction verticale à peu près parallèle à l'axe du tronc; cette direction contraste avec l'obliquité très prononcée des fémurs qui se touchent inférieurement.

Dans la direction,

Les humérus sont beaucoup plus écartés l'un de l'autre que les fémurs : cette différence tient à la conformation du thorax de l'homme, lequel est aplati d'avant en arrière, tandis que chez les quadrupèdes il est aplati d'un côté à l'autre, disposition qui favorise chez ces derniers le rapprochement des humérus, lesquels servent de colonnes pour la sustentation de la partie antérieure du tronc.

Dans l'intervalle qui les sépare,

Dans les courbures et torsions.

L'humérus ne présente point une courbure analogue à celle du fémur ; il offre, d'une autre part, une torsion beaucoup plus considérable et un sillon oblique qui n'a point d'analogue au fémur. Nous comparerons successivement les corps et les extrémités de ces os.

Analogie des faces et des bords.

1° *Parallèle des corps de l'humérus et du fémur.* La face postérieure de l'humérus répond exactement à la face antérieure du fémur ; elle est lisse et arrondie comme elle. La face externe de l'humérus représente le plan externe du fémur, avec quelques différences : toutefois, l'empreinte du grand fessier est évidemment l'analogue de l'empreinte deltoïdienne.

La face interne de l'humérus correspond à l'artère du bras, de même que la face interne du fémur correspond à l'artère de la cuisse.

Le bord antérieur de l'humérus est une espèce de ligne âpre, analogue à celle du fémur, se terminant, comme elle à sa partie supérieure, par une bifurcation.

2° *Parallèle des extrémités inférieures.* Bien que les différences entre ces extrémités soient très prononcées, on peut encore trouver dans chacune d'elles le vestige de toutes les dispositions un peu importantes qu'on observe dans l'autre.

Parallèle des tubérosités.

Ainsi, ne reconnait-on pas dans les tubérosités interne et externe de l'humérus les tubérosités interne et externe du fémur? Dans l'un et l'autre os, ces tubérosités ne sont-elles pas également destinées à des insertions musculaires et ligamenteuses?

Des trochlées.

La trochlée humérale n'est-elle pas représentée par la trochlée fémorale, avec cette différence qu'au fémur les deux bords de la poulie s'écartent l'un de l'autre en arrière, tandis qu'à l'humérus les deux bords de la poulie restent constamment parallèles? Ne trouve-t-on pas en avant, et surtout en arrière de la poulie fémorale, des dépressions qui sont les vestiges des dépressions coronoïdienne et olécranienne de la poulie humérale? Enfin on peut, sans admettre de différence fondamentale, se rendre compte de la présence de la petite tête de l'humérus qui n'a, il est vrai, rien d'analogue dans l'extrémité inférieure du fémur, en ayant égard à ce que les deux os de l'avant-bras s'articulent avec l'humérus, tandis qu'un seul des os de la jambe s'articule avec le fémur.

Parallèle des têtes, des cols, des trochanters.

3° *Parallèle des extrémités supérieures.* De même qu'au fémur, nous trouvons à l'humérus un segment de sphéroïde ou tête, un col qui n'est qu'à l'état de vestige, un grand et un petit trochanters, c'est à dire deux tubérosités donnant insertion aux muscles qui sont affectés aux mouvements de rotation de l'un et l'autre membre. Seulement à l'humérus les deux trochanters sont beaucoup plus rapprochés l'un de l'autre, puisque le seul intervalle de la coulisse bicipitale les sépare. Enfin, le grand trochanter de l'humérus détermine en grande partie le relief du moignon de l'épaule, de même que le grand trochanter du fémur détermine le relief de la hanche.

C. Parallèle des os de la jambe et de ceux de l'avant-bras.

Différence générale entre les os de la jambe et les os de l'avant-bras.

L'avant-bras est pour le membre thoracique ce qu'est la jambe pour le membre abdominal. De même que la jambe, il est composé de deux os; mais tandis que la jambe est essentiellement constituée par le tibia, qui, seul, concourt à l'articulation du genou, et prend la plus grande part dans l'articulation du pied ; le radius et le cubitus concourent, pour une part à peu près égale, à la formation de l'avant-bras; et si l'un d'eux, le cubitus, forme la plus grande partie de l'articulation du coude, le radius, par une sorte de compensation, forme la plus grande partie de l'articulation du poignet.

Tout en étant frappé au premier abord de l'analogie d'ensemble qui existe entre l'avant-bras et la jambe, il est assez difficile d'assigner en détail le rapport des parties qui se correspondent. Aussi les anatomistes ne sont-ils point d'accord à ce sujet. Quel est, par exemple, celui des os de l'avant-bras qui répond au tibia?

Vicq-d'Azyr, ayant principalement égard aux articulations

Idée de Vicq-d'Azyr. du coude et du genou, regardait le cubitus comme l'analogue du tibia, et le radius comme l'analogue du péroné. M. de Blain-

De M. de Blainville. ville, préoccupé au contraire des rapports de la jambe avec le pied et de la main avec l'avant-bras, et considérant que le tibia est situé sur la ligne du gros orteil, de même que le radius est situé sur la ligne du pouce ; considérant, en outre, qu'à l'avant bras le radius joue le principal rôle dans l'articulation du poignet, de même que le tibia dans celle du coude-pied, admet, contradictoirement à Vicq-d'Azyr, que l'analogue du tibia est

Opinion de l'auteur. le radius. Pour nous, nous admettons ce que nous croyons trouver de vérité dans l'une et l'autre de ces opinions, et nous rejetons ce que nous croyons y trouver d'absolu et d'inexact.

Ainsi, considérant 1° qu'aucun des os de la jambe ne représente à lui seul un des os de l'avant-bras ;

2° Que dans chacun des os de la jambe on trouve des caractères qui appartiennent, les uns au cubitus, les autres au radius ;

3° Que la position naturelle de l'avant-bras étant la pronation et que la jambe étant dans une pronation permanente, on ne doit point comparer l'avant-bras dans la supination à la jambe qui est dans une position opposée ;

Que l'étude de l'anatomie comparée nous montre chez les ruminants l'extrémité supérieure du cubitus confondue avec le radius, et à la partie externe de l'avant-bras une apophyse grêle qui est l'analogue du péroné. Nous admettons :

1° Que l'extrémité supérieure du tibia est représentée par la moitié supérieure du cubitus, et la moitié inférieure du tibia par la moitié inférieure du radius, tandis que le péroné est représenté par la moitié supérieure du radius et par la moitié inférieure du cubitus.

Si nous entrons dans les détails, nous verrons combien est plausible cette manière d'assigner les analogies.

1° *Parallèle de la moitié supérieure du cubitus et de la moitié supérieure du tibia.*

Nous trouvons dans la partie horizontale de la grande cavité sigmoïde du cubitus l'analogue de l'extrémité supérieure du tibia, et dans la crête de séparation de ces deux surfaces, l'analogue de l'épine du tibia. La rotule et l'olécrâne sont construits sur le même type : la mobilité de la première, la soudure de la deuxième, ne constituent pas des différences essentielles. Le corps du cubitus est prismatique et triangulaire comme celui du tibia ; sa face interne est superficielle, presque sous-cutanée comme la face antérieure du tibia ; son bord postérieur, saillant (crête du cubitus), représente la crête du tibia ; il est également superficiel et peut servir de guide dans le diagnostic et la coaptation des fractures. Comme au tibia, la crête du cubitus se continue avec une tubérosité triangulaire, qu'on peut appeler tubérosité postérieure du cubitus, analogue de la tubérosité antérieure du tibia.

Analogie de la rotule et de l'olécrâne.

Du corps du tibia et du corps du cubitus.

2° *Parallèle de la moitié inférieure du radius et de la moitié inférieure du tibia.*

L'extrémité inférieure quadrangulaire du radius répond à l'extrémité inférieure, également quadrangulaire, du tibia. La facette articulaire inférieure de ces deux extrémités est divisée en deux parties par une crête antéro-postérieure. Le côté cubital de l'extrémité inférieure du radius est creusé par une cavité articulaire, de même que le côté péronéal de l'extrémité inférieure du tibia. L'apophyse styloïde du radius répond à la malléole interne du tibia. Des sillons destinés à des tendons se voient tout autour de l'une et de l'autre extrémité.

Analogie de l'extrémité inférieure du tibia et de celle du radius.

D. Parallèle de la main et du pied.

On considère au pied comme à la main un dos, une plante qui répond à la paume de la main, un bord tibial qui répond au bord radial, un bord péronéal qui répond au bord cubital, une

Analogie de formes.

extrémité tarsienne qui répond à l'extrémité carpienne de la main, et une extrémité digitale. A côté de ces traits d'analogie bien propres à confirmer ce vieil adage : *pes altera manus*, existent de grandes différences dans l'ensemble et dans les détails. Ainsi, 1° sous le rapport du volume et du poids, le pied l'emporte sur la main ; cette augmentation porte sur la longueur et l'épaisseur, mais non sur la largeur, car la main est plus large que le pied. Cet excédant de volume ne vient pas des orteils, qui sont incomparablement plus petits que les doigts ; il ne vient pas du métatarse, mais bien du tarse, dont le carpe n'est que le vestige.

Différence de volume.

2° Une seconde différence caractéristique vient du défaut d'opposition du gros orteil. C'est même, sous le rapport des fonctions, l'absence du mouvement d'opposition qui constitue un pied, et sa présence qui constitue une main.

Absence au pied du mouvement d'opposition.

2° Une troisième différence résulte du mode d'articulation de la jambe avec le pied. Ce n'est point en effet avec l'extrémité postérieure du tarse que la jambe s'articule, mais avec sa face supérieure ; d'où il résulte qu'une partie du tarse déborde l'articulation en arrière. L'axe du pied n'est pas, à beaucoup près, sur la même ligne que l'axe de la jambe, ces deux axes forment entre eux un angle droit. Ce peu de mots suffira pour faire comprendre les différences générales qui existent entre la main et le pied.

Différences dans le mode d'articulation de la jambe avec le pied.

Parallèle des os du carpe et du tarse.

Du carpe comparé au tarse.

Tandis que le carpe forme à peine la huitième partie de la main, le tarse constitue à lui seul la moitié postérieure du pied. Son diamètre antéro-postérieur, qui est de cinq à six pouces, surpasse trois fois son diamètre transverse, ce qui est l'opposé de ce qu'on observe à la main.

Le tarse représente une voûte à concavité inférieure, à la fois transversale et antéro-postérieure qui reçoit la jambe sur son sommet. Le carpe n'est autre chose qu'une coulisse tendineuse. Il est évident que le carpe n'est que le tarse à l'état rudimentaire : ce qui n'étonnera pas, si l'on considère que le tarse est vraiment la partie fondamentale du pied et le soutien définitif de tout l'édifice. Examinons donc les analogies et les différences de ces deux parties constituantes du pied et de la main.

1re différence. Il y a huit os dans le carpe; il y en a sept dans le tarse. Différences.

2e différence. Les deux rangées du carpe se composent chacune de quatre os : la rangée jambière du tarse ne se compose que de deux os, et la rangée métatarsienne de cinq.

3e différence. Les os de la première rangée du tarse sont superposés, et non placés l'un à côté de l'autre, comme dans la première rangée du carpe.

4° Un seul os concourt à l'articulation du tarse avec la jambe, tandis que trois os du carpe concourent à l'articulation radio-carpienne.

5° Enfin, la deuxième rangée du tarse est subdivisée en dedans en deux rangées secondaires : l'une, postérieure, formée par le scaphoïde; l'autre, antérieure, formée par les trois cunéiformes.

Étudions maintenant comparativement les os du tarse et les os du carpe en particulier.

A défaut de similitude de conformation, nous sommes obligés d'avoir recours à la similitude de connexions; mode de détermination plus constant et plus important peut-être que celui fondé sur le caractère si variable de la figure.

1° *Parallèle de la rangée métatarsienne du tarse avec la rangée métacarpienne du carpe.*

Cela posé, la rangée métatarsienne ayant avec la rangée métacarpienne des analogies plus évidentes que celles de la rangée anti-brachiale du carpe avec la rangée jambière du tarse, c'est entre la rangée métatarsienne et la rangée métacarpienne, que nous établirons d'abord le parallèle.

1° Le cuboïde du tarse est bien évidemment l'analogue de

Le cuboïde du tarse représente l'os crochu.

l'os crochu ; la position relative est la même ; la forme est à peu près semblable ; et de même que l'os crochu répond aux deux derniers métacarpiens, le cuboïde répond aux deux derniers métatarsiens. L'analogie du cuboïde et de l'os crochu étant admise, nous devons trouver dans les trois os cunéiformes la représentation des trois autres os de la deuxième rangée du carpe, savoir, du trapèze, du trapézoïde et du grand os.

Le troisième cunéiforme représente le grand os moins la tête.

2°. Ici nous devons avouer que les analogies commencent à devenir beaucoup moins sensibles. Toutefois, le troisième cunéiforme qui, étant en contact avec le cuboïde, doit représenter le grand os qui est en contact avec l'os crochu, s'articule avec le troisième métatarsien, de même que le grand os s'articule avec le troisième métacarpien ; et, chose assez remarquable, le troisième cunéiforme s'articule un peu avec le deuxième métatarsien, de même que le grand os s'articule un peu avec le deuxième métacarpien. Si nous ne trouvons dans le troisième cunéiforme rien qui approche du volume du grand os et de la tête remarquable qu'il présente, il ne faut pas se hâter d'en conclure que l'analogie n'existe pas. Nous expliquerons plus tard comment elle doit être interprétée. Qu'on veuille bien admettre seulement ici que la base ou la partie métacarpienne du grand os est représentée par le troisième cunéiforme.

Le deuxième cunéiforme répond au trapézoïde.

3° Le deuxième cunéiforme, qui correspond au trapézoïde soutient le deuxième métatarsien, de même que le trapézoïde correspond au deuxième métacarpien.

Le premier cunéiforme répond au trapèze.

4° Enfin, le premier cunéiforme, qui soutient le premier métatarsien, répond au trapèze, qui soutient le premier os du métacarpe.

Toutes ces analogies sont, il faut l'avouer, fort imparfaites et bien plutôt fondées sur les connexions que sur les formes. En effet, quelle ressemblance existe-t-il entre les trois os cunéiformes volumineux, tous taillés à facettes, en forme de coin, ayant une configuration à peu près semblable, et les trois os du carpe que nous leur avons comparés ? Quelle comparaison surtout peut-on établir entre le troisième cunéiforme, qui représente exactement un coin, et ce grand os qui est pourvu d'une tête arrondie? Il n'y a dans la rangée métatarsienne du tarse rien qui représente la tête arrondie qui appartient à la rangée métacarpienne du carpe. Les considérations suivantes qui n'ont point échappé à Vicq-d'Azyr, serviront à résoudre cette difficulté.

La tête du grand os occupe au tarse la rangée jambière.

1° C'est une observation assez générale dans le squelette, que, de deux os qui se meuvent l'un sur l'autre, et dont l'un présente une tête, tandis que l'autre présente une cavité, c'est la tête qui se meut sur la cavité, et non la cavité sur la tête.

Ainsi, le fémur se meut sur l'os de la hanche; l'humérus se meut sur l'omoplate.

2° La main, dans l'exercice de ses mouvements, se meut presque toujours sur l'avant-bras. Or, dans les mouvements de la main, c'est la rangée métacarpienne du carpe qui se meut sur la rangée antibrachiale: aussi est-ce la rangée métacarpienne qui présente la tête. Au contraire, dans les mouvements des os du tarse pour la progression, ce sont toujours les os de la rangée jambière qui se meuvent sur les os de la rangée métatarsienne. Aussi, au lieu de trouver une tête arrondie dans la rangée métatarsienne, la trouvons-nous dans la rangée jambière.

En procédant ainsi que nous l'avons fait par exclusion, il ne nous reste plus qu'à établir l'analogie qui existe entre les os de la première rangée du carpe d'une part, et le scaphoïde, le calcanéum et l'astragale d'une autre part. Ici les analogies sont équivoques, et les anatomistes sont loin de s'accorder entre eux dans la détermination des os analogues.

2° *Parallèle de la rangée jambière du tarse avec la rangée antibrachiale du carpe.*

Comme il n'y a que trois os dans la rangée postérieure du tarse qui correspond à la rangée antibrachiale ou supérieure du carpe, on peut supposer *à priori* qu'un des os de la rangée tibiale du tarse doit à lui seul répondre à deux des os de la rangée antibrachiale du carpe.

Or, 1° il suffit de jeter un coup d'œil sur le tarse et le carpe d'un quadrupède, pour reconnaître le pisiforme dans la portion du calcanéum qui déborde l'astragale en arrière.

Le calcanéum représente à lui seul le pyramidal et le pisiforme.

2° Le calcanéum est le seul des os du tarse qui se développe par deux points d'ossification; ce qui établit une forte présomption en faveur de l'idée, qu'il est à lui seul le représentant de deux os. Si on admet l'analogie de la partie postérieure du calcanéum avec le pisiforme, la partie antérieure du calcanéum représentera le pyramidal, et de même que ce dernier s'articule avec l'os crochu, on trouve que la partie antérieure du calcanéum s'articule avec le cuboïde, que nous avons dit être l'analogue de l'os crochu.

Le calcanéum du pied représente donc le pisiforme et le pyramidal soudés entre eux et beaucoup plus volumineux.

Reste maintenant à établir l'analogie du scaphoïde et du semi-lunaire de la main avec le scaphoïde et l'astragale du pied.

Le scaphoïde de la main représente celui du pied.

Le scaphoïde de la main est l'analogue du scaphoïde du pied : il y a entre ces os analogie de forme et analogie de connexions. En effet, 1° c'est la ressemblance de forme des deux os qui a déterminé l'identité de leur nom ; 2° sous le rapport des connexions, nous voyons que si le scaphoïde du pied répond aux trois cunéiformes, le scaphoïde de la main répond au trapèze, au trapézoïde, et au grand os, qui représentent les trois cunéiformes; nous voyons en outre que le scaphoïde du pied est situé du côté du gros orteil de même que le scaphoïde de la main est situé du côté du pouce. Nous trouvons néanmoins entre ces deux os une différence assez remarquable : c'est que le scaphoïde de la main s'articule avec l'avant-bras, tandis que celui du pied ne s'articule point avec la jambe.

L'astragale est l'analogue du semi-lunaire.

Il ne nous reste plus qu'à découvrir dans le tarse l'analogue de l'os semi-lunaire : c'est l'astragale. En procédant par exclusion, nous sommes en effet conduits à admettre, avec Vicq-d'Azyr, que l'astragale représente assez exactement l'os semi-lunaire, auquel aurait été ajoutée une tête arrondie.

Parallèle du métacarpe et du métatarse.

Analogies et différences.

Cinq petits os, longs, parallèles, constituent le métacarpe comme le métatarse. Il y a dans l'un comme dans l'autre quatre espaces interrosseux ; ces espaces sont plus considérables à la main qu'au pied, en raison de la disproportion plus grande entre le corps et les extrémités des os du métacarpe qu'entre le corps et les extrémités des os du métatarse ; et comme, d'une autre part, le métacarpe est plus court que le métatarse, la largeur relative du métacarpe paraît plus grande.

Caractères généraux différentiels.

Ce qui caractérise le métacarpe, c'est que le premier métacarpien, celui du pouce, est beaucoup plus court que les autres os du métacarpe, qu'il est hors de rang, situé sur un plan antérieur à celui qu'occupent les autres métacarpiens ; que sa direction est oblique, toutes différences en rapport avec le mouvement d'opposition, qui est le caractère propre de la main. Une disposition particulière au métatarse, c'est la prédominance du premier métatarsien sur tous les autres sous le rapport du volume. La forme colossale du tarse se continue dans cet os et dans le gros orteil, en raison du rôle important qu'ils jouent l'un et l'autre dans le mécanisme de la station.

Caractères spéciaux différentiels.

L'analogie est si grande entre les os métacarpiens et les os métatarsiens, qu'il faut un peu d'attention pour pouvoir les distinguer les uns des autres.

1° Les os du métatarse vont en s'effilant, pour ainsi dire, de leur extrémité tarsienne à leur extrémité digitale. Les métacarpiens vont, au contraire, en se renflant de leur extrémité carpienne vers leur extrémité digitale. Ceux-ci sont plus courts et plus volumineux; ceux-là, plus longs et plus grêles. La forme du corps des métacarpiens est assez régulièrement prismatique et triangulaire ; tandis que le corps des métatarsiens s'aplatit d'un côté à l'autre.

Dans les corps.

Dans les extrémités carpienne et tarsienne.

2° Point de caractères différentiels bien tranchés entre les extrémités carpiennes des os du métacarpe, et les extrémités tarsiennes des os du métatarse. Néanmoins, celles-ci sont plus volumineuses que les premières, et cette différence est en rapport avec la différence de volume du tarse et du carpe.

Les extrémités tarsiennes sont plus régulièrement cunéiformes que les extrémités correspondantes des métacarpiens.

Dans les extrémités digitales.

3° Mais les différences les plus caractéristiques entre les métacarpiens et les métatarsiens se voient dans leurs extrémités digitales, incomparablement plus volumineuses dans les premiers que dans les seconds, les doigts étant la partie dominante de la main, tandis que le tarse est la partie dominante du pied. Nous remarquerons, en outre, que la facette articulaire convexe, située à l'extrémité digitale des métatarsiens, se prolonge beaucoup plus du côté de la face dorsale de ces os que les facettes correspondantes des métacarpiens.

Parallèle des phalanges des doigts et des orteils.

Caractères différentiels des doigts et des orteils.

Organes essentiels de la préhension, partie fondamentale de la main, les doigts offrent une longueur et une épaisseur beaucoup plus grandes que les orteils, qui peuvent être considérés comme des doigts à l'état rudimentaire, et qui présentent d'ailleurs avec eux une analogie parfaite de conformation.

Les phalanges des orteils peuvent donc être considérées comme les phalanges des doigts atrophiés. Nous trouvons une exception remarquable dans le gros orteil, dont les phalanges sont beaucoup plus volumineuses, proportionnellement aux autres orteils, que les phalanges du pouce ne le sont, proportionnellement aux autres doigts. Ce volume du gros orteil est en rapport avec le volume du premier métatarsien, ainsi qu'avec les usages de cet orteil qui est en avant le soutien principal du poids du corps dans la station.

Volume des phalanges du gros orteil.

La première phalange des orteils représente fidèlement la première phalange des doigts, sauf le volume.

La phalange moyenne des orteils est vraiment méconnaissable par sa petitesse ; on dirait qu'elle manque de corps, et que les extrémités ont été placées bout à bout. Au premier abord, on peut les confondre avec un petit pisiforme, ou un os sésamoïde, et plus facilement encore avec une pièce du coccyx.

Parallèle des membres thoraciques et abdominaux, sous le rapport du développement.

Le développement des membres abdominaux est moins rapide, proportionnellement, que celui des membres thoraciques. **Développement comparatif de l'épaule et du bassin.**

La clavicule et l'omoplate précèdent l'os coxal dans leur ossification. C'est par la clavicule que débute l'ossification de tout le squelette : elle a lieu du vingt-cinquième au trentième jour. L'ossification apparaît dans l'omoplate au quarantième jour.

A l'os coxal, c'est le quarante-cinquième jour que paraît le point osseux de l'ilium, à trois mois celui de l'ischion, de quatre à cinq mois celui du pubis.

L'omoplate est complètement ossifiée à vingt ans. L'apophyse marginale de la crête iliaque ne se soude guère qu'à vingt-cinq ans.

Le fémur et l'humérus présentent à peu près dans le même temps les points osseux de leur corps. Le point osseux de l'extrémité inférieure du fémur existe toujours à la naissance ; et ce n'est qu'à la fin de la première année qu'apparaît celui de l'extrémité inférieure de l'humérus. Mais, cette dernière est soudée à dix-huit ans, tandis que l'extrémité inférieure du fémur ne l'est pas encore à vingt. **Développement comparatif du fémur et de l'humérus.**

Le tibia s'ossifie un peu avant les os de l'avant-bras ; le péroné s'ossifie un peu après. Le complément de l'ossification a lieu à peu près à la même époque à la jambe et à l'avant-bras. **De la jambe et de l'avant-bras.**

L'ossification des os du tarse précède de beaucoup celle des os du carpe. Ainsi, de quatre mois et demi à cinq mois, un point osseux apparaît dans le calcanéum, et quelques jours après dans l'astragale ; ce n'est qu'à un an que le grand os et **Du tarse et du carpe.**

l'os crochu, qui, du reste, ne sont pas les analogues des os précédents, présentent des points d'ossification.

C'est à douze ans seulement que s'ossifie le pisiforme; tandis qu'à cinq ans avait eu lieu l'ossification de l'os le plus tardif du tarse, le scaphoïde. Cependant, ce n'est qu'à dix ans qu'apparaît le point d'ossification épiphysaire du calcanéum, que nous avons dit être l'analogue du pisiforme du carpe; on voit que le mode de développement vient fortifier l'analogie du pisiforme et de la lame épiphysaire du calcanéum.

Des métacarpiens et métatarsiens.

Les métatarsiens se développent absolument de la même manière que les métacarpiens; seulement, l'époque de l'apparition des points osseux est un peu plus tardive. La réunion des épiphyses est un peu plus précoce au métatarse qu'au métacarpe.

Des doigts et des orteils.

Les orteils s'ossifient plus tardivement que les doigts : les deuxièmes phalanges des orteils sont bien plus tardives que les phalanges unguéales et les deuxièmes phalanges des doigts.

La raison de toutes ces différences est sans doute impossible à préciser; mais il nous suffit de trouver un rapport général et bien positif entre la précocité ou la lenteur du développement de ces extrémités et les usages que leurs diverses parties sont appelées à remplir.

DE L'OS HYOÏDE OU APPAREIL HYOÏDIEN (1).

Sa mobilité exceptionnelle.

L'*os hyoïde* a une forme parabolique, celle de l'upsilon des Grecs, d'où lui est venu son nom. Seul de tous les os, il est détaché du reste du squelette et n'y tient que par des ligaments ou des muscles, d'où son extrême mobilité : il est situé et comme suspendu entre la base de la langue et le larynx, avec lesquels il a des connexions importantes. Ses dimensions sont plus considérables chez l'homme que chez la femme.

Situation.

(1) J'ai cru devoir décrire ici l'*os hyoïde*, dont la description devrait sans doute être rapprochée de celle de la langue; mais cet os donnant insertion à un grand nombre de muscles, devait être connu pour l'intelligence de ces muscles.

Il est à peu près horizontalement placé, de manière à ce que la concavité de la courbe qu'il représente regarde en arrière, tandis que la convexité regarde en avant.

L'os hyoïde se divise en cinq pièces articulées entre elles, savoir : *un corps* ou partie moyenne et *quatre cornes*, deux grandes et deux petites. Cette multiplicité de pièces qui se compliquent bien autrement encore chez certains animaux, et en particulier chez les poissons, justifie la dénomination d'appareil hyoïdien que j'ai adoptée (1), appareil qui est à l'état rudimentaire chez l'homme. L'anatomie philosophique a montré dans l'étude de ces os tout ce qu'on peut attendre d'elle lorsqu'elle est restreinte dans de justes limites.

Sa division en cinq pièces.

L'hyoïde est à l'état rudimentaire chez l'homme.

1° *Corps de l'hyoïde.* Simple dans l'homme et les mammifères, il est double chez les oiseaux, triple chez les poissons. Sa forme est celle d'un quadrilatère alongé, recourbé, de manière à présenter en arrière une concavité.

Corps.

Sa face antérieure regarde en haut et présente une saillie cruciale, vestige d'une apophyse qui, chez plusieurs animaux, se prolonge dans l'épaisseur de la langue. Cette saillie donne attache à un grand nombre de muscles, dont l'insertion est marquée par plusieurs lignes transversales, interrompues par quelques tubercules.

Saillie cruciale, vestige de l'apophyse linguale des animaux.

La *face postérieure*, plus ou moins excavée chez les différents sujets, est tantôt en rapport avec un tissu cellulaire jaunâtre qui la sépare de l'épiglotte, tantôt tapissée par une membrane synoviale. Cette excavation, qui, chez l'homme, n'est jamais très profonde, représente, à l'état de vestige, l'énorme cavité dont est creusé l'os hyoïde chez le singe hurleur.

Excavation de la face postérieure.

Le *bord inférieur* donne attache à un seul muscle, le thyro-hyoïdien.

Bords.

Le *bord supérieur* donne insertion, 1° à une membrane jaune, espèce de ligament qui s'étend jusque dans l'épaisseur

(1) Voyez les belles considérations de M. Geoffroy Saint-Hilaire, sur les os antérieurs de la poitrine. (*Philos. anat.*, t. 1, p. 139.)

de la langue, dont il constitue la charpente; 2° à une autre membrane jaune, le ligament thyro-hyoïdien, qu'on dit à tort s'insérer au bord inférieur de l'hyoïde.

Extrémités. Les *extrémités* du corps de l'hyoïde sont recouvertes d'une couche cartilagineuse, pour s'articuler avec les grandes cornes.

Grandes cornes. 2° *Grandes cornes ou branches.* Beaucoup plus longues que le corps, aplaties de haut en bas, tandis que le corps est aplati d'avant en arrière, elles présentent un renflement à leur articulation avec le corps, se dirigent d'avant en arrière, et après s'être rétrécies et aplaties se terminent par une extrémité renflée ou tubercule arrondi, qui est quelquefois surmonté d'une épiphyse.

Petites cornes. 3° Les *petites cornes*, nommées aussi *cornes styloïdiennes* parce qu'elles sont liées à l'apophyse styloïde par le ligament styloïdien. Ce sont deux osselets pisiformes qui se remarquent dans le point où les grandes cornes s'articulent avec le corps (*Ossa pisiforma lingualia*, Sœmmering). Ils surmontent le bord supérieur de l'os, et sont dirigés de bas en haut et de dedans en dehors; leur longueur est très variable. Chez les animaux, les prolongements répondant aux petites cornes, sont plus longs que les prolongements qui chez l'homme constituent les grandes cornes. Ces osselets sont articulés par leur extrémité inférieure avec le corps et avec les grandes cornes. Leur extrémité supérieure donne attache à un ligament qui va se fixer à l'apophyse styloïde. Ce ligament, qui est quelquefois osseux chez l'homme, l'est constamment chez les animaux (1).

Conformation intérieure. L'hyoïde est composé en grande partie de tissu compacte. Cependant, dans les parties les plus épaisses du corps et des grandes cornes, on trouve une petite quantité de tissu spongieux.

(1) Chez les animaux, l'apophyse styloïdienne, détachée du crâne, fait partie de la chaîne hyoïdienne, qui se compose, 1° des cinq pièces de l'os hyoïde, 2° des os qui remplacent les ligaments styloïdiens, 3° des apophyses styloïdes ou os styloïdiens : en tout neuf pièces.

Developpement. L'hyoïde se développe par cinq points osseux : un pour le corps, deux pour les grandes cornes, deux pour les petites; d'après quelques anatomistes qui admettent deux points pour la formation du corps, le nombre des points osseux de l'hyoïde s'élèverait à six. **Nombre des points osseux.**

L'hyoïde commence à s'ossifier vers la fin du neuvième mois de la vie fœtale. L'ossification des grandes cornes précède celle du corps, qui s'ossifie dans les premiers temps qui suivent la naissance : ce n'est que quelques mois après la naissance que s'ossifient les petites cornes. **Époque et ordre d'apparition**

Toutes ces pièces sont d'abord séparées par des portions cartilagineuses assez considérables, puis par une simple lame cartilagineuse, mince, qui subsiste souvent toute la vie, et donne aux diverses pièces de l'hyoïde une grande mobilité. **Soudure.**

DES ARTICULATIONS,

OU

DE L'ARTHROLOGIE.

CONSIDÉRATIONS GÉNÉRALES.

Des articulations.

Les os devaient être unis les uns aux autres pour constituer un tout; ils devaient être articulés. Pour cette union, ils sont configurés d'une manière réciproque, variable suivant l'espèce d'articulation, et maintenus par des moyens mécaniques très résistants, des liens ou *ligaments*, dont la disposition présente de grandes différences. Cette union des os, cette espèce d'engrenage, d'agencement, constitue les *jointures*, les *articulations* dont l'étude est l'objet de la *syndesmologie*, mieux nommée *arthrologie* (αρθρον, jointure).

Ce qu'on doit considerer dans l'étude de toute articulation.

Dans l'étude de toute articulation on doit considérer 1° les surfaces par lesquelles les os se touchent, *surfaces* et *cartilages articulaires;* 2° les moyens d'union, *ligaments;* 3° les moyens ou conditions qui favorisent le glissement des surfaces, *membranes synoviales;* 4° les *mouvements* dont jouit l'articulation (1).

Importance de l'étude des articulations.

Je ne saurais trop insister sur l'importance qu'on doit attacher à l'étude des articulations. Il n'est peut-être aucune partie de l'anatomie dont la connaissance approfondie soit plus

(1) Il tombe sous le sens que ces trois choses : configuration des surfaces articulaires, moyens d'union de ces surfaces et mouvements de l'articulation, sont dans un rapport nécessaire; en sorte qu'on pourrait déduire *à priori* du mode de configuration des surfaces articulaires et les moyens d'union et les mouvements d'une articulation, et réciproquement.

indispensable pour le physiologiste et pour le chirurgien. Sans elle, comment le premier pourra-t-il se faire une juste idée de la mécanique animale? comment le second appréciera-t-il le caractère des lésions multipliées dont les articulations sont le siége.

Avant d'exposer les formes et les mouvements des diverses articulations, il importe de donner une idée générale des surfaces et des cartilages articulaires, des ligaments, des membranes synoviales; en un mot de tous les moyens qui assurent la solidité et le glissement dans les articulations.

Des surfaces et des cartilages articulaires.

Surfaces articulaires.

C'est par leurs extrémités que s'unissent les os, et c'est pour cette union, au moins en grande partie, que les extrémités osseuses présentent des renflements plus ou moins considérables; car plus les surfaces articulaires sont étendues, plus les points de contact sont multipliés, et plus la solidité de l'articulation est assurée. Or, les surfaces articulaires sont convexes, concaves, planiformes, en poulie, en cylindre, et leurs configurations diverses établissent entre les articulations des différences importantes qui ont motivé leur division en un certain nombre d'espèces.

Effets des frottements entre les surfaces osseuses.

Si les surfaces osseuses avaient dû frotter immédiatement les unes contre les autres, quelque lisses qu'on les suppose, quelque abondant qu'eût été le liquide lubréfiant versé entre ces surfaces, il serait arrivé ce qu'on observe en pathologie à la suite de l'usure des cartilages : les mouvements deviennent difficiles, douloureux ; les surfaces osseuses s'usent et se rayent dans le sens des mouvements. Les frottements deviennent pour les surfaces frottantes une cause d'irritation ; des végétations osseuses se forment autour d'elles: en vain ces végétations semblent-elles destinées à remplacer le cartilage et la portion osseuse détruite, en vain les surfaces osseuses sont-elles aplaties, polies à la manière d'une lame d'ivoire; ces lames éburnées sont tôt ou tard envahies à leur tour, et détruites pour se reproduire aux dépens des couches subjacentes, et c'est de cette manière que les extrémités les plus volumineuses sont quelquefois complètement usées couche par couche, molécule par molécule.

Utilité des cartilages articulaires.

C'est pour prévenir ces graves inconvénients que les surfaces articulaires mobiles ont été revêtues d'une substance qui réunit à la solidité une grande souplesse et une grande élasticité, qui cède quand elle est comprimée, mais qui se rétablit dans sa condition première aussitôt que la compression a cessé, et qui prévient ainsi les effets des chocs et des frottements : cette substance qui recouvre les surfaces frottantes à la manière d'une couche de cire, s'appelle *cartilage d'encroûtement*, *cartilage articulaire*. Nous la trouverons dans toutes les articulations mobiles, quelque peu mobiles qu'elles soient ; son épaisseur est toujours proportionnelle aux pressions auxquelles les articulations sont exposées ; l'étendue de la surface osseuse que recouvrent les cartilages articulaires, est exactement mesurée par l'étendue des mouvements de l'articulation à laquelle ils appartiennent.

Les cartilages existent dans toutes les articulations mobiles.

Il est si vrai que les cartilages articulaires ont pour but de s'opposer aux effets des frottements et des chocs, que pour les articulations qui sont le plus exposées aux uns et aux autres, des *lamelles cartilagineuses*, cartilages interarticulaires (*ménisques*) sont interposées aux surfaces articulaires : telles sont les articulations temporo-maxillaires, sterno-claviculaires, fémoro-tibiales. Ces lamelles qui sont également libres par leurs deux faces, ont l'avantage de régulariser le contact des surfaces osseuses, de modérer l'intensité des chocs auxquels elles peuvent être soumises, d'augmenter dans certains cas la profondeur des cavités articulaires et de concourir ainsi à la solidité de l'articulation. Ces cartilages interarticulaires sont presque toujours biconcaves, ce qui leur a fait donner le nom de ménisques (de μήνη, lune, croissant), épais à leur circonférence, minces à la partie centrale qui est quelquefois percée d'une ouverture.

Importance des cartilages inter-articulaires.

Surface libre.

Les cartilages articulaires présentent, 1° une *surface libre* extrêmement lisse et polie, qui répond dans l'intérieur de l'articulation ; 2° une *surface adhérente* qui tient si intimement à l'os, qu'on ne peut l'en détacher que dans le cas de maladie. Ainsi j'ai pu, dans certaines tumeurs blanches, enlever avec la plus grande facilité les cartilages articulaires sur les os voisins de l'articulation malade. On voit alors, en examinant la surface adhérente des cartilages, la fibre osseuse s'implanter dans ce cartilage au moyen de milliers de petits prolongements qui, comme autant de clous, les fixent l'un à l'autre de la manière la plus solide, de telle façon qu'il est plus facile de rompre l'os que d'opérer sa séparation. Je ferai remarquer à cette occasion que la nature a partout des procédés singuliers, mais sûrs, pour unir entre elles, de la manière la plus intime, les parties, et quelquefois les parties les plus disparates, les cartilages et les os, les os et les tendons, les tendons et les muscles. L'épaisseur du cartilage ne dépasse jamais deux lignes; elle est plus considérable au centre qu'à la circonférence dans les cartilages qui revêtent les surfaces convexes : le contraire a lieu pour les cartilages qui revêtent les surfaces concaves. Il résulte de là un emboîtement plus parfait ; et c'est d'ailleurs au centre des têtes osseuses et à la circonférence des cavités que se passent les chocs les plus violents dans les mouvements divers qu'exécutent les articulations.

Surface adhérente des cartilages.

Mode d'implantation de la fibre osseuse sur le cartilage.

Épaisseur des cartilages.

Examiné sous le point de vue de l'arrangement de ses parties constituantes, le cartilage est composé de fibres ou de faisceaux de fibres parallèles implantés perpendiculairement à la surface de l'os.

Structure des cartilages.

Le domaine du système cartilagineux dans l'économie est d'ailleurs beaucoup plus étendu que celui des surfaces articulaires. Nous le trouverons partout où il fallait une charpente résistante, mais flexible et élastique : c'est à tous ces titres qu'il existe des cartilages dans la charpente du thorax, dans toute l'étendue des voies respiratoires ; ce sont encore des cartilages qui constituent l'entrée de l'organe de l'ouïe, des fosses nasales, la trompe d'Eustachi, etc.

Domaine du système cartilagineux.

Mais malgré la présence des cartilages, les surfaces articu-

Nécessité d'une lubréfaction pour les surfaces frottantes.

laires seraient bientôt usées, les mouvements seraient tout à la fois et difficiles et douloureux, si un liquide n'était incessamment versé entre elles et ne favorisait le glissement en même temps qu'il prévient les effets du frottement, d'où la nécessité des membranes synoviales dont nous parlerons tout à l'heure après avoir dit un mot des ligaments.

Les cartilages articulaires et les cartilages interarticulaires que nous venons d'examiner ne se rencontrent que dans les articulations à surfaces contiguës.

Cartilages des articulations à surfaces continues.

Les articulations à surfaces continues présentent des cartilages qui sont très différens de ceux que nous venons d'examiner, et doivent être considérés comme une partie non encore ossifiée du cartilage d'ossification. Aussi sont-ils toujours envahis par les progrès de l'ossification, tandis que les cartilages articulaires ne le sont jamais. Il résulte même de considérations qui trouveront leur place ailleurs, que les cartilages articulaires, bien différents de ceux des autres fractions du système cartilagineux, se comportent à beaucoup d'égards comme des couches inorganiques, analogues à l'émail des dents, aux productions cornées, qui s'usent par le frottement, et ne sont susceptibles d'aucune lésion autre que les lésions mécaniques ou chimiques.

Les cartilages articulaires se comportent comme des couches inorganiques.

Des ligaments articulaires.

Les ligaments sont les moyens d'union des os.

Les *ligaments* (1) constituent une division très importante du tissu fibreux, tissu que la nature a destiné à servir de charpente aux organes mous, de lien, de protection à tous les organes, et que nous rencontrerons partout où il était besoin d'une grande résistance et d'une grande flexibilité. Or, nulle part ces deux conditions n'étaient plus nécessaires que dans les

(1) Le mot ligament, *syndesmos* des Grecs, *copula*, *vinculum* des Latins, s'applique, en anatomie, à tout ce qui lie les diverses parties du corps les unes aux autres. C'est dans ce sens qu'on dit : *ligaments larges* de l'utérus, *ligaments ronds*, *ligaments* de la vessie, du foie; prise dans son acception la plus limitée, cette dénomination s'applique seulement aux ligaments articulaires.

moyens d'union des extrémités articulaires, que tendent sans cesse à dissocier et les mouvemens eux-mêmes, et l'action des corps extérieurs.

Formes générales des ligaments.

Qu'on se représente des filaments d'un blanc plus ou moins nacré, tantôt placés parallèlement les uns à côté des autres, tantôt formant des plans entrecroisés, inextensibles, d'une résistance telle, que je ne connais aucune matière employée dans les arts qui les surpasse sous ce rapport, et en même temps d'une mollesse ou flexibilité qui ne le cède à aucun autre tissu, et on aura une idée exacte des ligaments ou liens articulaires qui se présentent sous trois formes, sous celle de *bandelettes* ou de *cordons cylindriques*, sous celle de *capsules fibreuses*, sous celle de *faisceaux* formant des plans entrecroisés.

Division des ligaments en interosseux et en périphériques.

Connexions. Les ligaments sont tantôt placés entre les surfaces articulaires; ils sont *interosseux* : tantôt, et plus souvent, ils occupent la circonférence ou le pourtour des surfaces articulaires; ils sont *périphériques*. Les ligaments périphériques présentent deux faces : 1° l'une *profonde*, tapissée par la synoviale, qui leur adhère presque aussi intimement que le cartilage adhère à l'os, et qui est quelquefois tellement ténue, que sans son aspect lisse et poli, et sans le développement qu'elle acquiert dans l'état morbide, on pourrait révoquer en doute son existence; 2° l'autre *superficielle*, qui répond aux muscles, aux nerfs, aux vaisseaux, aux tendons, aux aponévroses, en un mot à toutes les parties qui entourent les articulations. 3° Deux *extrémités* qui sont implantées aux os, à une distance plus ou moins considérable des cartilages articulaires; leur adhérence est tellement intime qu'il est plus facile de rompre les ligaments ou les os que de séparer les premiers dans le point précis de leur implantation.

Mais on aurait une idée bien incomplète des moyens d'union des os, si on n'avait égard aux tendons et à leurs gaines fibreuses, aux aponévroses et à tout l'appareil fibreux qui entoure une articulation. Pour la plupart des articulations, un certain nombre de tendons et de muscles constituent des ligaments actifs qui fortifient les ligaments propres, et qui souvent y suppléent entièrement. Ainsi les tendons extenseurs des doigts, les tendons du triceps fémoral, du triceps brachial, remplissent pour ces articulations l'office de véritables ligaments; les tendons des muscles sus épineux, sous épineux et sous scapulaire viennent, pour l'articulation scapulo-humérale, au secours de la faiblesse de sa capsule fibreuse avec laquelle ils se confondent, etc.

Les tendons et les aponévroses s'identifient avec les ligaments.

Les tendons, les aponévroses, qui entourent immédiatement une articulation, se continuent, s'identifient plus ou moins complètement avec les ligaments, en sorte qu'un ligament donne quelquefois insertion aux fibres musculaires, de même que le ligament est quelquefois exclusivement ou presque exclusivement formé de languettes détachées d'un tendon. Voyez les ligaments latéraux de l'articulation du coude, le ligament postérieur de l'articulation du genou, etc. Cette continuité des ligaments avec les tendons est un des traits les plus importants de leur histoire.

Chaque espèce d'articulation a son appareil ligamenteux spécial.

Chaque espèce d'articulation a son mode d'appareil ligamenteux, et, sans entrer dans des détails qui trouveront leur place ailleurs, qu'il me soit permis, par anticipation, de jeter un coup d'œil général sur la disposition des ligaments dans les principaux modes d'articulation.

Point de ligaments dans les synarthroses.

Point de ligaments dans les *articulations immobiles* ou *synarthroses*. Le ligament suppose en effet un déplacement ou une tendance au déplacement, qu'il est destiné à contenir dans de justes limites; sa présence atteste la mobilité.

Ligaments dans les amphiarthroses.

C'est par des ligaments *interarticulaires* ou *interosseux* que sont maintenues les *symphyses* ou *amphiarthroses*; ces ligaments interosseux que constituent des plans fibreux à fibres obliques entrecroisées, tellement serrées qu'on les a pris pour des cartilages ou des fibro-cartilages, sont étendus d'une surface articulaire à l'autre (exemple : ligaments intervertébraux, ligaments de la symphyse du pubis). Chose singulière! nous retrouverons des ligaments interarticulaires ou interosseux dans les articulations les plus mobiles, avec cette différence que ces ligaments sont beaucoup plus longs, réunis en bandelettes, qu'ils ne naissent pas, à proprement parler, des surfaces articulaires, mais entre elles ou à côté d'elles : ils sont d'ailleurs en dehors de l'articulation au moyen de la synoviale, qui se réfléchit de toutes parts autour d'eux et paraissent avoir pour principal usage de borner certains mouvements (ligaments croisés du genou, ligament interarticulaire de l'articulation coxo-fémorale).

Ligaments interosseux de certaines articulations mobiles.

Dans toutes les *articulations mobiles* (*diarthroses de contiguité*), les ligaments sont placés autour des surfaces articulaires, dont le pourtour présente des éminences et des enfoncements à insertion. La forme la plus générale est celle de bandelettes ou de rubans plus ou moins épais, plus ou moins arrondis ; cette forme suppose des mouvements restreints ou nuls dans deux sens ; aussi les observe-t-on principalement dans les articulations dont les mouvements sont restreints (*articulations trochléennes et condyliennes*). Ces ligaments n'occupent pas précisément les extrémités de l'axe de l'articulation suivant lequel ils sont placés ; ils sont, en général, plus rapprochés du sens des plus grands mouvements, toujours obliques et remplissant ainsi le double but de restreindre ou de rendre nuls les mouvements latéraux et de borner l'un des mouvements opposés, ordinairement celui d'extension.

Ligaments dans les diarthroses.

La forme la plus générale des ligaments est celle de bandelettes ou de rubans.

Situation générale.

C'est seulement dans les *énarthroses* (articulations scapulo-humérale, coxo-fémorale) qu'on rencontre des *ligaments capsulaires*, c'est à dire des ligaments en forme de sac ou de manchon, dont les deux ouvertures embrassent, en y adhérant fortement, le pourtour des surfaces articulaires. Cette forme peut seule permettre des mouvements dans tous les sens. Ces capsules sont presque toujours fortifiées par des expansions fibreuses nées des tendons et des aponévroses voisines ; elles sont si intimement unies à la synoviale qui les tapisse qu'on les a longtemps confondues. C'est dans ces mêmes énarthroses qu'on trouve des bourrelets fibreux, *bourrelets articulaires*,

Ligaments capsulaires propres aux énarthroses.

Bourrelets articulaires.

improprement nommés *ligaments*, placés autour de la cavité articulaire dont ils augmentent la profondeur, faisant l'office d'une espèce de coussinet sur lequel viennent se briser les efforts de la tête articulaire, et prévenant ainsi les ruptures du rebord de ces cavités, ruptures qui, sans cette disposition, auraient été extrêmement fréquentes.

Forme annulaire des ligaments dans les trochoïdes.

Dans les *trochoïdes*, les ligaments ont la forme annulaire, et l'anneau fibreux est presque toujours incomplet.

Forme ligamenteuse des arthrodies.

Dans les *arthrodies* ou articulations à surfaces planes, susceptibles d'un simple glissement, on trouve des fibres ligamenteuses entrecroisées, placées irrégulièrement tout autour des articulations, serrant les surfaces articulaires les unes contre les autres, réduisant les mouvements à un simple glissement, et les bornant à peu près également dans tous les sens.

Ligaments jaunes ou élastiques.

Les ligaments que nous avons étudiés jusqu'à ce moment joignent l'inextensibilité à la flexibilité et à la résistance ; mais il s'est trouvé des circonstances dans lesquelles il a fallu que ces ligaments fussent extensibles et élastiques en même temps que flexibles et résistants, et pour cela il existe une modification du système fibreux qu'on appelle *tissu jaune*, *tissu élastique*, à cause de sa couleur et de sa propriété principale, tissu peu répandu dans l'économie, parce que l'extensibilité est en opposition avec la solidité des articulations, et que nous trouverons là où l'élasticité, puissance physique uniformément agissante, pouvait lutter avantageusement contre des causes physiques qui eussent exigé une dépense inutile de contraction musculaire. Exemple : *ligament cervical postérieur des quadrupèdes ; ligaments jaunes des lames vertébrales.*

Membranes ou capsules synoviales.

Loi de l'économie relative aux glissements ou aux frottements.

Partout où des fibres se meuvent dans l'économie, elles sont entourées d'une sorte d'atmosphère cellulaire, qui sécrète autour d'elles un liquide lubréfiant propre à faciliter les mouvements.

Partout où des surfaces se meuvent les unes sur les autres,

on trouve des membranes qui tapissent ces surfaces, et sécrètent un liquide dont les qualités varient suivant qu'il y a simple glissement, ou bien frottement plus ou moins considérable. Lorsqu'il y a simple glissement, la membrane sécrète un liquide séreux, et porte en conséquence le nom de *membrane séreuse;* lorsqu'il y a frottement, la membrane sécrète un liquide onctueux, filant, semblable par l'aspect à du blanc d'œuf, qu'on appelle *synovie* (σὺν, avec, ὠὸν, œuf); cette membrane a reçu le nom de *membrane synoviale.* Toutes les articulations mobiles sont donc pourvues d'une membrane ou capsule synoviale; par elle, l'articulation est incessamment lubréfiée par un liquide visqueux, filant (*unguen*, *axongia*), qui favorise l'application exacte des surfaces articulaires l'une contre l'autre, forme autour de ces surfaces une couche liquide qui prévient l'effet des frottements, et qui les maintient appliquées l'une contre l'autre : d'où le bruit ou claquement qui résulte de l'écartement brusque des surfaces articulaires.

Membrane synoviale.

Les capsules synoviales, si bien décrites par Monro, se présentent sous la forme d'une membrane mince, transparente, semblable à un ballon ou bien à un bonnet qui couvre la tête sans la contenir dans sa propre cavité. Ces capsules revêtent en effet par leur *face externe*, en y adhérant plus ou moins intimement, les ligaments et les autres parties qui entourent l'articulation, et répondent à elles-mêmes par leur *face interne*, qui est sans cesse lubréfiée par la synovie. La synoviale revêt-elle les cartilages articulaires? Le scalpel de l'anatomiste la suit jusqu'à la circonférence de ces cartilages, mais l'analogie seule a pu la faire admettre sur les cartilages eux-mêmes, en sorte que si y elle existe, elle est tellement modifiée qu'elle y devient méconnaissable (1). Sans rejeter d'une ma-

Forme générale.

La synoviale revêt-elle les surfaces articulaires?

(1) Il arrive quelquefois que la synoviale se prolonge manifestement sur la circonférence des cartilages, et même quelquefois dans l'étendue d'une ligne ou deux vers le centre de ces cartilages; mais alors la synoviale présente sur ces cartilages tous les caractères qu'elle offre dans les points sur lesquels son existence n'est pas contestée.

nière absolue la présence de la synoviale sur les cartilages, je dirai seulement que la plupart des faits relatifs aux maladies des articulaires que j'ai eu occasion d'observer, ne sont pas favorables à cette présence.

Pelotons adipeux.

Un grand nombre de capsules synoviales sont soulevées par des pelotons graisseux, qui font saillie dans l'articulation, et que Clopton Havers avait considérés comme des glandes destinées à la sécrétion de la synovie. Je crois que le tissu adipeux synovial ou plutôt articulaire n'a d'autre destination que celle de remplir le vide qui tend à se former dans plusieurs articulations pendant l'exercice de certains mouvements. Les franges synoviales que Havers a décrites comme les conduits excréteurs de ces prétendues glandes, ne sont autre chose que des replis de la synoviale.

CLASSIFICATION DES ARTICULATIONS.

La multiplicité des articulations, les analogies et les différences qu'elles offrent entre elles, ont dû suggérer l'idée de les distribuer en un nombre déterminé de groupes, offrant des caractères propres et différentiels bien tranchés.

Base des diverses classifications des articulations.

Or, dans chaque articulation, la configuration des surfaces articulaires, la disposition des moyens d'union, le nombre et l'étendue des mouvements étant dans une corrélation intime et nécessaire, on pourrait prendre pour base d'une classification des articulations l'une ou l'autre de ces trois données.

Classification fondée sur les moyens d'union.

Plusieurs anatomistes de l'antiquité, n'ayant égard qu'aux moyens d'union des os, avaient divisé les articulations en quatre classes, savoir : 1° en *synchondroses* (συν, avec, χονδρος, cartilage), c'est à dire articulations dont les moyens d'union sont des cartilages ; 2° en *synévroses* (συν, avec, νευρον, nerf, synonyme de ligament pour les anciens), ou articulations ayant pour moyens d'union des ligaments ; 3° en *syssarcoses* (συν, avec, σαρξ, chair, synonyme de muscle), c'est à dire articulations ayant pour moyens d'union des muscles ; 4° en *menyngoses* (μενιγζ, membrane), lorsque ce sont des membranes qui servent de liens : exemple, les os du crâne des enfants. Cette classification ne peut être considérée que comme une ébauche grossière.

Classification de Bichat, fondée sur les mouvements.

Bichat, fixant toute son attention sur les mouvements, a divisé les articulations mobiles d'après le nombre des mouvements dont elles jouissent. Or, il existe quatre classes de mouvements : 1° le *glissement ;* 2° l'*opposition* dans laquelle un os se porte alternativement dans un sens, puis dans un sens opposé, comme de la flexion à l'extension ; 3° le *mouvement de circumduction*, ou *mouvement en fronde* (1), dans lequel l'os qui se meut décrit un cône dont le sommet répond à l'articulation, et dont la base est tracée par son extrémité opposée ; 4° le *mouvement de rotation* dans lequel l'os roule sur son axe, sans se porter d'un lieu à un autre.

Des mouvements divers des articulations.

Articulations immobiles.

Partant de cette classification des mouvements, Bichat a rangé les articulations en deux grandes classes : les articulations mobiles, et les articulations immobiles. Celles-ci ont été classées d'après la disposition des surfaces articulaires. Les articulations mobiles ont été classées d'après le nombre des mouvements dans l'ordre suivant :

Mobiles.

1er genre.

1° *Articulations du premier genre*, celles qui jouissent de toutes les espèces de mouvements, savoir : du glissement, de l'opposition, de la rotation, de la circumduction ;

2e genre.

2° *Articulations du deuxième genre*, celles qui jouissent de tous les mouvements, celui de rotation excepté ;

3e genre.

3° *Articulations du troisième genre*, celles qui jouissent de l'opposition dans un seul sens ;

4e genre.

4° *Articulations du quatrième genre*, celles qui jouissent de la rotation exclusivement ;

5e genre.

5° *Articulations du cinquième genre*, celles qui jouissent du glissement seul.

Le glissement appartient, comme on le voit, à toutes les articulations précédentes.

(1) Les articulations qui jouissent du mouvement d'opposition dans quatre sens sont nécessairement douées des mouvements de circumduction.

La classification de Bichat est essentiellement fondée sur la physiologie.

Cette classification presque entièrement fondée sur la considération des mouvements est éminemment physiologique. C'est pour cela même que nous croyons devoir la rejeter ; car dans l'étude de l'anatomie, la considération des fonctions est secondaire, celle de la conformation doit être prépondérante. Les mouvements qui se passent dans les articulations sont d'ailleurs évidemment la conséquence de la disposition des surfaces articulaires.

Classification de Galien généralement adoptée.

La classification généralement adoptée de nos jours est celle de Galien, légèrement modifiée. Prenant pour point de départ la présence ou l'absence de la mobilité, on a divisé les articulations en *mobiles* ou *diarthroses*, *immobiles* ou *synarthroses*. A ces deux grandes divisions Winslow en a ajouté une troisième sous le nom d'*articulations mixtes* ou *amphiarthroses* (ἀμφῶ, tous les deux) (1), parce qu'elles participent à la fois aux caractères des deux premières, caractères qui sont pour les unes, la mobilité; pour les autres, la continuité des surfaces.

Pour les divisions secondaires, on a eu égard tantôt à la configuration des surfaces articulaires, tantôt aux mouvements dont l'articulation est susceptible : ainsi les diarthroses sont divisées, 1° en *enarthroses*, lorsqu'une tête est reçue dans une cavité; 2° en *arthrodies* ou *diarthroses plates*, quand les surfaces articulaires sont planes ou à peu près planes; 3° en *ginglymes* lorsqu'une articulation ne peut exécuter que deux mouvements opposés; les ginglymes se subdivisent : *A.* en *ginglymes angulaires* ou *charnières*, lorsque ces mouvements ont lieu en deux sens opposés, comme de la flexion à l'extension. On dit le ginglyme angulaire *parfait*, lorsque ces mouvements seuls existent : ex. le coude. Le ginglyme est *imparfait*, lorsque l'articulation permet de légers mouvements de latéralité : le genou. — *B.* En *ginglyme latéral*, lorsque la ro-

Enarthroses. Arthrodies. Ginglymes angulaires. Parfait. Imparfait. Ginglyme latéral.

(1) Ce mode d'articulation était connu de Galien, qui lui avait donné le nom d'*articulations neutres ou douteuses*.

tation est le seul mouvement possible : le ginglyme latéral se divise en *simple*, lorsque les os se touchent par un seul point, et en *double*, lorsque les os se touchent par deux points.

Les ***synarthroses*** ou ***articulations immobiles*** ont été divisées, d'après la disposition des surfaces articulaires, 1° en ***sutures***, lorsque les surfaces articulaires sont armées de dents, à l'aide desquelles il y a engrènement réciproque ; la ***suture écailleuse*** ou ***squameuse*** en est une variété ; 2° en ***harmonie***, lorsque les surfaces articulaires, à peine rugueuses, ne sont que juxtaposées ; 3° en *gomphose*, lorsqu'il y a implantation des surfaces : telles sont les dents par rapport aux alvéoles ; 4° en ***schindylèse***, lorsqu'une lame osseuse est reçue dans la rainure d'un autre os : ex. l'avance osseuse du bord antérieur de l'os palatin, par rapport à l'ouverture du sinus maxillaire.

Sutures.

Écailleuse.

Harmonique.

Gomphose.

Schindylèse.

La classification que nous venons d'exposer est bonne à beaucoup d'égards ; mais elle présente plusieurs imperfections. Je signalerai comme essentiellement vicieux le genre arthrodie, qui embrasse les articulations les plus disparates, l'articulation scapulo-humérale, l'articulation temporo-maxillaire, les articulations du poignet, celles des os du carpe et du tarse. Nous devons signaler encore comme une autre cause d'imperfection, le défaut d'unité dans les bases de la classification, qui est fondée tantôt sur la configuration des surfaces, tantôt sur les mouvements.

Avantages et vices de cette classification.

En adoptant pour point de départ unique la seule disposition des surfaces articulaires, nous verrons la disposition des ligaments, et les mouvements, se subordonner en quelque sorte à la configuration de ces surfaces.

Classification de l'auteur, exclusivement fondée sur la configuration des surfaces articulaires.

Cela posé, nous diviserons toutes les articulations, en trois classes. 1re Classe. Les *diarthroses* (διαρθρων) (1), toutes les articulations à surfaces contiguës ou libres. 2e Classe. Les ***synarthroses*** (συν, avec), toutes les articulations à surfaces

(1) La particule *dia* annonce toujours séparation.

continues. 3e Classe. *Amphiarthroses* ou *symphyses* (αμφω, tous les deux), les articulations en partie contiguës, et en partie continues à l'aide d'un tissu fibreux.

PREMIÈRE CLASSE. DIARTHROSES.

Caractères généraux des diarthroses.

Caractères. Surfaces articulaires contiguës ou libres, configurées de manière à se mouler exactement les unes sur les autres, toutes pourvues : 1° de cartilages d'encroûtement ; 2° de synoviales ; 3° de ligaments périphériques ; toutes exécutant des mouvements. Les diarthroses se divisent en six genres :

Genre 1er. Des Enarthroses.

Caractères des enarthroses.

Caractères. Tête ou portion de sphère plus ou moins complètement reçue dans une cavité. Ex. *articulations coxo-fémorale*, *scapulo-humérale*.

Ligaments. Capsule fibreuse.

Mouvements. Mobilité dans tous les sens; flexion, extension, abduction, adduction, circumduction et rotation.

Genre 2e. Articulations par emboîtement réciproque.

Caractères des articulations par emboîtement réciproque.

Caractères. Surfaces articulaires concaves dans un sens, convexes dans le sens perpendiculaire au premier, de manière à s'enfourcher réciproquement. Ex. *Articulation du trapèze avec le premier métacarpien* (1).

Ligaments. Deux ou quatre ligaments, ou bien ligament orbiculaire plus ou moins complet.

Mouvements. Mouvements en tous sens à la manière des enarthroses, mais point de rotation.

Genre 3e. Des articulations condyliennes ou condylarthroses.

Caractères des condylarthroses.

Caractères. Tête allongée ou *condyle*, reçu dans une cavité

(1) Les vertèbres cervicales du cygne présentent cette articulation par emboîtement réciproque dans toute sa perfection : c'est à ce mode d'articulation, qui offre autant de mobilité et plus de solidité que l'enarthrose, qu'est due cette flexibilité si gracieuse et si complète dans tous les sens que présente le col de ce palmipède.

elliptique : ex. *Articulation de l'avant-bras avec la main, de la mâchoire inférieure avec l'os temporal.*

Ligaments. Deux ou bien quatre ligaments, dont deux principaux.

Mouvements. En quatre sens, flexion, extension, abduction, adduction, circumduction; point de rotation. Il y a toujours deux mouvements principaux, et par conséquent deux mouvements bornés.

Genre 4e. Des articulations trochléennes, ou ginglymes.

Caractères des articulations trochléennes.

Caractères. Réception ou engrènement réciproque des surfaces articulaires; la forme de poulie ou de trochlée est affectée à ce mode d'articulation. Ex. *Coude, genou, articulations des phalanges entre elles.*

Ligaments. Deux ligaments latéraux, ordinairement plus rapprochés du côté de la flexion que du côté de l'extension. Ligaments antérieur et postérieur variables, toujours faibles et comme rudimentaires, souvent remplacés par des tendons.

Mouvements. Deux mouvements en sens opposé, à la manière d'une charnière ou à angle.

Genre 5e. Des Trochoïdes (1), τρεχω, tourner.

Caractères des trochoïdes.

Un axe ou cylindre reçu dans un anneau, partie osseux, partie fibreux. Ex. *Articulation de l'atlas avec l'axis, du radius avec le cubitus.*

Ligaments. Un ligament annulaire.

Mouvements. Rotation.

Genre 6e. Des Arthrodies.

Caractères des arthrodies.

Caractères. Surfaces articulaires planes ou presque planes (2). Ex. *Articulation des os du carpe, du tarse, des apophyses articulaires des vertèbres.*

(1) Le trochoïde répond au ginglyme latéral simple ou double des modernes, ou diarthrose de rotation des anciens.

(2) Les surfaces articulaires sont très variables dans l'arthrodie. Il est des arthrodies à surface articulaire anguleuse, d'autres à surface sphéroïdale; sous le rapport des ligaments, il est des arthrodies lâches et des arthrodies serrées.

Ligaments. Fibres irrégulièrement placées autour de l'articulation.

Mouvements. Glissement.

DEUXIÈME CLASSE. SYNARTHROSES OU SUTURES.

Caractères des sutures.

Caractères. Surfaces articulaires armées de dents ou d'inégalités qui s'engrènent réciproquement, ce qui leur a fait donner le nom de *sutures*. Ex. *Articulations des os du crâne.*

Moyens d'union. Prolongement du cartilage d'ossification qui est envahi par les progrès de l'âge (1).

Point de cartilages d'encroûtement, point de synoviales, point de ligaments, point de mouvements.

Caractères des trois variétés principales de suture.

Monro admet sept genres de sutures qu'on pourrait multiplier encore, si l'on avait égard à toutes les variétés que présentent les surfaces articulaires.

J'admettrai trois genres de synarthroses, 1° les *sutures dentées*; 2° les *sutures écailleuses*, 3° les *sutures harmoniques*, suivant que les surfaces articulaires sont disposées en dents, en écailles, ou sont simplement rugueuses et juxtaposées. Toutes ces dispositions ne sont que des variétés peu importantes des sutures. Monro avait reproduit la schindylèse ou articulation en soc de charrue de Keil. Nous n'en ferons qu'une simple mention. Nous rejetterons la gomphose (γομφος, clou), dénomination réservée à l'implantation des dents dans leurs alvéoles; en effet les dents ne sont point des os; elles sont implantées et non articulées.

(1) On pourrait regarder les synarthroses comme des articulations temporaires, la soudure qui les envahit tôt ou tard comme analogue à l'union des pièces d'ossification, les os du crâne eux-mêmes comme de grandes pièces d'ossification. Dans l'âge adulte, il est bien difficile de séparer les divers os du crâne, et nous avons vu que l'âge du complet développement doit seul être invoqué pour la détermination des os. On conçoit que dans cette classe d'articulations il ne doive entrer aucun ligament; on conçoit encore qu'aucune puissance musculaire ne saurait exister pour elles, puisqu'il n'y a pas de mouvements. Aussi quelques anatomistes ont-ils rejeté ce genre d'articulation avec Colombus, qui disait qu'il n'y avait pas articulation là où il n'y avait pas mouvement.

TROISIÈME CLASSE. AMPHIARTHROSES OU SYMPHYSES (1).

Caractères des amphiarthroses

Caractères. Surfaces articulaires planes ou presque planes, en partie contiguës, en partie continues à l'aide d'un tissu fibreux. Ex. *Articulation du corps des vertèbres, symphyse du pubis, symphyses sacro-iliaques.*

Moyens d'union. Des ligaments interosseux et des ligaments périphériques.

Cartilages articulaires minces : synoviales, rudimentaires.

Mouvement. Balancement plutôt que glissement : l'arthrodie entre comme élément nécessaire dans l'amphiarthrose. Ainsi dans la symphyse du pubis, il y a une partie contiguë et une partie continue.

IX. Préparation des articulations.

Ce qu'on doit entendre par préparer une articulation.

Préparer une partie, c'est la mettre à découvert, l'isoler de toutes les parties voisines, de manière à en apprécier avec la plus grande exactitude les formes et les rapports. Le tissu cellulaire, qui est le lien commun de tous nos organes, est le grand obstacle à toute préparation anatomique. Préparer une articulation, dans son acception la plus étendue, c'est, d'une part mettre à découvert, isoler les différentes parties qui entrent dans sa composition, c'est à dire les surfaces articulaires, les cartilages, les synoviales et les ligaments, et, d'une autre part, déterminer les rapports et les connexions des muscles, tendons, aponévroses, vaisseaux et nerfs qui entourent cette articulation. Il suit de là que l'étude approfondie des articulations, supposant la connaissance des parties avec lesquelles ces articulations ont des rapports immédiats, devrait suivre celle des muscles, des vaisseaux et des nerfs; mais réservant tous ces rapports, d'ailleurs si importants, pour l'anatomie topographique nous devons nous contenter ici d'étudier dans une articulation et les surfaces articulaires, et tous les moyens qui en assurent

(1) συν, avec, φυω, je nais. Ce mot de symphyse, après avoir été appliqué à l'union des parties dures comme à celle des parties molles, a été laissé comme par caprice et au hasard à quelques articulations.

L'étude des articulations devrait suivre et non précéder celle des muscles.

la solidité : or, les muscles et leurs tendons concourent puissamment à cette solidité ; aussi devrait-on peut-être ne s'occuper des articulations qu'après la myologie. C'était en effet l'ordre adopté par Vésale ; c'est celui que je conseille de suivre dans les dissections ; cet ordre permet d'ailleurs d'utiliser doublement les sujets. Une considération qui vient à l'appui de cette manière de voir, c'est qu'il est des tendons qui entrent dans la composition des articulations, qui semblent pénétrer dans leur intérieur, que la synoviale revêt immédiatement, en sorte qu'on ne pourrait les enlever sans mettre à nu les surfaces articulaires. Nous verrons aussi qu'il est des ligaments qui se continuent manifestement avec les tendons et avec leurs gaines fibreuses, et qui sont même entièrement suppléés par les premiers. Cependant l'ordre analytique nous fera adopter l'usage généralement reçu de décrire les articulations immédiatement après les os qui concourent à les former.

Les sujets les plus favorables à la préparation des ligaments sont des sujets adultes et infiltrés.

Les rapports des tendons et des muscles bien déterminés, on les enlève ou mieux on les rabat de manière à pouvoir les replacer au besoin ; on passe aux ligaments, qui constituent une couche plus profonde. Souvent voilés par du tissu cellulaire, du tissu adipeux, on les rend plus apparents, on développe leur aspect nacré, en les frottant avec un linge rude ; mais il faut pour cela qu'ils aient été immédiatement mis à découvert. C'est certainement le meilleur moyen, parce qu'il est le plus simple ; les parties environnantes se présentent avec leur couleur naturelle ; la blancheur et l'éclat des ligaments ressortent bien mieux que par tout autre procédé. La macération dans l'eau, décolorant les tissus rouges, épaississant le tissu cellulaire d'une part et pénétrant de l'autre le tissu fibreux, il y a confusion. L'eau de savon, et surtout une solution fortement alcaline, ont l'avantage de conserver au tissu fibreux son aspect resplendissant ; mais ils ont les mêmes inconvénients que la macération dans l'eau simple. On ne doit donc

Moyens de rendre plus apparents les ligaments.

user de ces moyens que lorsque les ligaments ayant été mis à découvert et en partie desséchés, il est nécessaire de leur redonner leur souplesse et leur couleur, ou lorsqu'on veut conserver la pièce pour le lendemain ; encore vaut-il mieux l'entourer d'un linge plié en plusieurs doubles et imprégné d'eau.

Veut-on donner à la pièce un air de propreté et d'élégance, on enlève avec la rugine les insertions des tendons et le périoste, en ayant soin de s'arrêter à une certaine distance de l'insertion des ligaments, qui, comme on sait, se confondent avec le périoste. Voilà pour les préparations temporaires.

Les préparations sèches des ligaments sont mauvaises.

Les préparations sèches des ligaments sont en général mauvaises. Le squelette dit naturel, c'est à dire celui dont toutes les pièces sont unies entre elles par les ligaments, n'est et ne doit pas être usité dans les cours ; les ligaments se raccornissent et deviennent tout à fait méconnaissables. Aussi m'abstiendrai-je de vous indiquer les procédés employés pour dessécher les ligaments, les débarrasser de la graisse qui transsude à travers les os, et les préserver de l'action des insectes? Si l'on a quelque articulation à conserver, il vaut mieux la plonger dans un liquide conservateur, tels que l'alcool, l'essence de térébenthine ou l'acide nitrique affaiblie.

Une seule préparation sèche mérite peut-être d'être faite : c'est celle à l'aide de laquelle on obtient des ligaments souples, avec leur forme, leur volume, et jusqu'à un certain point leur couleur naturelle. Pour cela, on plonge l'articulation dans une forte solution de sel de cuisine ou d'alun ; le sel s'interpose entre les fibres des ligaments et les gonfle ; pendant la dessiccation, les fibres restent écartées, et conservent, sinon leur aspect nacré, au moins leur blancheur. Des mouvements imprimés aux membres brisent les cristaux, et donnent à ces ligaments une grande souplesse.

DES ARTICULATIONS
EN PARTICULIER.

ARTICULATIONS DE LA COLONNE VERTÉBRALE.

Divisées en extrinsèques et en intrinsèques.

Les articulations de la colonne vertébrale se divisent en *extrinsèques* et en *intrinsèques*. Les premières comprennent les articulations de la colonne vertébrale avec la tête, avec les côtes et avec les os coxaux. Les intrinsèques comprennent les articulations des vertèbres entre elles.

Les articulations intrinsèques se divisent en articulations *communes* à toutes les vertèbres, et en articulations *propres* à quelques unes d'entre elles. Étudions successivement les unes et les autres.

Des articulations des vertèbres entre elles.

Préparation. Dépouiller complètement la colonne vertébrale des parties molles qui l'environnent ; enlever par un trait de scie vertical toute la partie de la tête qui est au devant de cette colonne ; séparer, dans toute la longueur du rachis, les corps des vertèbres des arcs postérieurs par deux traits de scie portant sur les pédicules. Quand on arrive à l'axis, porter l'instrument derrière les apophyses articulaires supérieures de cette vertèbre, de l'atlas et derrière les condyles de l'occipital ; enlever la moelle et ses membranes : de cette manière la colonne vertèbrale est divisée en deux parties : l'une antérieure, formée par la série des corps vertébraux, sur lesquels on trouve les *ligaments vertébraux communs antérieur* et *postérieur* et les *disques intervertébraux ;* l'autre, postérieure, formée par la série des lames et des apophyses articulaires et épineuses. Les disques intervertébraux seuls réclament une préparation particulière qui consiste à soumettre un tronçon de colonne à des coupes verticales et horizontales, ou bien tout simplement à la macération dans l'acide nitrique étendu d'eau. Cette dernière préparation permet d'enlever les corps des vertèbres, en laissant intacts les disques intervertébraux.

Les vertèbres s'articulent entre elles : 1° par leur corps ; 2° par leurs apophyses articulaires : en outre, elles sont unies les unes aux autres ; 3° par leurs lames ; 4° par leurs apophyses épineuses.

A. Articulations des corps des vertèbres.

Les corps des vertèbres s'articulent entre eux par *amphiarthrose* ou *symphyse*. Or, nous avons vu que dans toute symphyse, il y avait une partie contiguë et une partie continue. La partie arthrodiale ou à surface contiguë, est représentée ici par l'articulation des apophyses articulaires, ou mieux par la lentille molle qui existe au centre du disque intervertébral, lentille molle que nous verrons n'être autre chose qu'une synoviale rudimentaire.

L'articulation des corps des vertèbres entre eux est une symphyse.

Surfaces articulaires. Ce sont les surfaces supérieure et inférieure du corps de chaque vertèbre. Il résulte de la concavité de ces surfaces, que, bien loin de se mouler les unes sur les autres, elles interceptent entre elles des espaces lenticulaires assez considérables, que nous avons considérés comme le vestige de l'espace bicône, qui sépare les vertèbres des poissons (1).

Espaces lenticulaires interceptés par les corps des vertèbres.

(1) La colonne vertébrale de Séraphin (conservée dans les cabinets de la Faculté) dont toutes les pièces sont soudées entre elles au moyen d'une lame osseuse superposée, donne une idée extrêmement exacte de cette disposition. La dessiccation n'ayant pu opérer le rapprochement des vertèbres, on voit parfaitement que les plans voisins sont séparés par des espaces lenticulaires, dont le diamètre présente beaucoup de différences, suivant la région, et mesure exactement le degré de mobilité des vertèbres correspondantes. Ce point d'anatomie pourra paraître minutieux au premier abord, mais il est de la plus haute importance, puisqu'il permet d'apprécier les proportions de hauteur qui existent entre la portion osseuse et la portion fibreuse de la colonne vertébrale ; il permet surtout de se faire une bonne idée de ses mouvements, qui sont rigoureusement proportionnels à la hauteur des substances invertébrales.

Hauteur variable des espaces intervertébraux

La hauteur de ces espaces n'est pas la même dans toute la longueur de la colonne vertébrale, et cette hauteur mesure exactement celle des disques intervertébraux. Il résulte des observations que j'ai pu faire à cet égard, qu'à la région lombaire, la hauteur de l'espace intervertébral est moitié de la hauteur des vertèbres qui l'interceptent; qu'à la région dorsale, cet espace est à peu près le tiers de la hauteur des vertèbres correspondantes, à la région cervicale un peu plus de moitié; il suit de là que c'est à la région lombaire que les intervalles sont, absolument parlant, les plus considérables, et que la région cervicale l'emporte un peu sur la région lombaire, eu égard au diamètre vertical des vertèbres correspondantes.

Cartilages articulaires.

Les surfaces articulaires que constituent les faces supérieure et inférieure du corps des vertèbres (1), sont revêtues d'une couche très mince de cartilage, lequel sert en quelque sorte d'intermédiaire entre le tissu osseux et le tissu fibreux.

Moyens d'union. Ils sont de deux ordres comme dans toutes les amphiarthroses : 1° ils entourent l'articulation, 2° ils vont d'une surface articulaire à l'autre ; en un mot, ils sont les uns périphériques, les autres interosseux.

Idée générale des ligaments périphériques.

1° *Ligaments périphériques.* L'idée la plus générale qu'on puisse se faire de ces ligaments, est celle d'une gaîne fibreuse, entourant l'espèce de colonne formée par les corps des vertèbres, et réunissant en un seul tout les différentes pièces dont elle est composée. La partie de gaîne qui revêt le plan antérieur s'appelle *ligament vertébral commun antérieur, grand surtout ligamenteux antérieur.* La partie qui revêt le plan postérieur s'appelle *ligament vertébral commun postérieur, grand surtout ligamenteux postérieur.*

Ligament vertébral commun antérieur. Il se présente sous

(1) Ainsi, quelque bornés que soient les mouvements des vertèbres, par cela seul qu'il y a mouvement, un cartilage articulaire est là pour attester cette mobilité, de même que nous verrons au centre du disque vertébral une synoviale rudimentaire, sécrétant un liquide propre à prévenir les effets des frottements.

l'aspect d'une membrane d'un blanc nacré, étendue depuis l'axis jusqu'à la partie supérieure du sacrum.

Ce ligament, qui a plus d'épaisseur au dos qu'au col et aux lombes, est composé de trois portions bien distinctes, une médiane épaisse et deux latérales. Celles-ci sont séparées de la partie médiane par une série d'ouvertures qui donnent passage à des vaisseaux.

Trois portions distinctes constituent le ligament vertébral commun antérieur.

Sa *face antérieure* répond aux organes du col, du thorax et de l'abdomen, auxquels elle est unie par un tissu cellulaire fort lâche. Les tendons des musles longs et droits antérieurs du cou et des piliers du diaphragme confondent leurs fibres avec ce ligament. Les muscles psoas répondent en bas à ses parties latérales.

Rapports.

Sa *face postérieure* adhère plus intimement aux disques intervertébraux et aux rebords saillants du corps des vertèbres qu'aux gouttières transversales de ces corps.

Ce ligament est composé de plusieurs plans de fibres, dont les plus superficielles sont les plus longues. Les plus profondes vont d'une vertèbre à la vertèbre voisine, et se confondent avec le périoste; les plus superficielles s'étendent à quatre ou cinq vertèbres.

Structure.

Ligament vertébral commun postérieur. Plus épais que l'antérieur, et comme lui d'un aspect nacré, ce ligament commence à l'occipital et finit au sacrum : il se présente sous la forme d'une bandelette fibreuse qui s'élargit au niveau des disques intervertébraux, et se rétrécit au niveau du corps des vertèbres, disposition qui lui donne un aspect régulièrement festonné. Sa *face postérieure* est en rapport avec la dure-mère, à laquelle il n'adhère que supérieurement : dans le reste de son étendue elle en est séparée par un tissu cellulaire séreux très délié. Sa *face antérieure* adhère intimement aux disques intervertébraux; elle est séparée de la partie moyenne des corps des vertèbres par les veines, qui, de l'intérieur de ces corps, vont se porter aux sinus veineux vertébraux, lesquels longent les bords du ligament.

Ligament vertébral commun postérieur.

Sa disposition régulièrement festonnée.

Structure. Comme le ligament vertébral antérieur, il est composé de plusieurs plans de fibres, dont les postérieures sont les plus longues. Son tissu est plus serré que celui du ligament antérieur.

Disque intervertébral. 2° *Ligament interosseux*, il est constitué par une espèce de disque qui remplit l'espace lenticulaire intercepté par les corps des vertèbres ; on peut lui donner le nom de *disque intervertébral.*

Son adhérence intime aux vertèbres. Chaque disque intervertébral représente une lentille biconvexe, si intimement unie par ses *faces supérieure* et *inférieure* aux vertèbres correspondantes, qu'il est plus facile de fracturer ces os que de les séparer du disque.

Sa circonférence. Par sa *circonférence*, il adhère intimement en avant et en arrière aux ligaments vertébraux communs antérieur et postérieur, et concourt à former les trous de conjugaison. En outre, à la région dorsale, cette circonférence fait partie de la facette anguleuse qui s'articule avec les côtes.

Hauteur des disques. La *hauteur* ou l'*épaisseur* des disques intervertébraux n'est pas la même dans toutes les régions de la colonne vertébrale ; elle est d'autant plus considérable, qu'on l'examine dans des disques plus inférieurs.

Proportion de hauteur entre les disques et les vertèbres. La proportion de hauteur entre les disques et les corps des vertèbres est exactement mesurée par celle de l'espace intervertébral ; elle n'est donc pas la même dans les diverses régions. Ainsi, à la région lombaire, la hauteur du disque est égale à la moitié de la hauteur des vertèbres correspondantes : à la région dorsale, elle est le tiers environ de la hauteur des vertèbres de cette région ; à la région cervicale, un peu plus de moitié (1).

Le disque n'a pas la même hauteur dans tous les points de son étendue. 1° Sa forme étant lenticulaire, il est plus épais au

(1) Une préparation très curieuse consiste à enlever sur une colonne vertébrale, ramollie dans l'acide nitrique, tous les corps des vertèbres. Il reste une colonne formée par la série des disques, qu'on peut étudier comparativement avec la colonne formée par la série des corps des vertèbres.

centre qu'à la circonférence ; 2° au cou et aux lombes, il est plus épais en avant qu'en arrière. Le contraire a lieu à la région dorsale, et c'est par cette inégalité d'épaisseur que les disques concourent à la triple courbure antéro-postérieure que présente la colonne vertébrale. Les déviations de la colonne vertébrale sont en grande partie causées par l'inégalité dans l'épaisseur des disques, et j'ai eu occasion de m'assurer plusieurs fois que c'est par la dépression des disques du côté de l'inclinaison que la déformation commence le plus ordinairement.

Inégalité de la hauteur de chaque disque dans les divers points de son étendue.

La hauteur des disques varie dans diverses circonstances. Ainsi, après une station verticale prononcée, il y a dans la hauteur de la taille une différence, en moins, de huit à dix lignes, qu'on attribue, peut-être à tort, à l'affaissement des disques intervertébraux.

Diminution de hauteur par la station verticale.

Si on divise d'avant en arrière un disque intervertébral par une coupe horizontale, ou mieux si on scie verticalement un tronçon de cette colonne, on voit que chaque disque est composé de couches concentriques, fortement pressées les unes contre les autres à la circonférence, et devenant d'autant plus rares, qu'on les examine plus près du centre où se voit une substance molle, spongieuse, pénétrée d'un liquide visqueux analogue à la synovie.

Chaque disque est constitué par des couches fibreuses concentriques.

Cette substance molle, qui est plus rapprochée du plan postérieur que du plan antérieur du corps de la vertèbre, s'échappe et fait comme hernie dans les coupes verticales et horizontales ; elle présente beaucoup de variétés suivant les âges. Humide, molle, spongieuse, blanche chez l'enfant et dans la jeunesse, elle est en rapport avec la souplesse de la colonne vertébrale à cet âge de la vie. On y développe, par l'insufflation, une cavité cellulaire irrégulière (1) qu'on peut con-

Substance molle centrale du disque.

(1) Cette cavité, indiquée par M. Portal (*Anat. méd.*, t. I, p. 279), qui appelle avec presque tous les anatomistes *synovie* le liquide qui pénètre les substances invertébrales, a été signalée d'une manière plus particulière par M. Pail-

Rudiment de la synoviale.

sidérer comme le rudiment de la synoviale très développée qu'on trouve dans l'articulation des corps des vertèbres, chez les poissons. Dans la vieillesse, elle devient sèche, friable, morcelée, jaunâtre ou brune. C'est au déplacement de cette substance molle centrale dans les divers mouvements que Monro attribue l'élasticité dont jouit la colonne vertébrale; c'est sur elle, comme sur un pivot mobile, sur un point d'appui liquide que se passent, suivant sa théorie, les mouvements des corps des vertèbres.

Opinion de Monro.

Les disques ne sont ni des cartilages ni des fibro-cartilages.

Les disques intervertébraux ont été désignés par Vésale sous le nom de *ligaments cartilagineux;* par d'autres sous le nom de *cartilages;* par Bichat, sous le nom de *fibro-cartilages*, mais ils appartiennent bien évidemment au tissu fibreux. On peut le démontrer en soumettant à la macération, pendant quelques jours, un tronçon de colonne vertébrale, ou même sans préparation en frottant la surface de ces ligaments avec un linge rude. On verra alors que ce prétendu fibro-cartilage n'est autre chose qu'une série de couches fibreuses concentriques, fortement pressées les unes contre les autres; que chaque couche est formée de fibres parallèles, très obliquement dirigées du plan inférieur de la vertèbre qui est au dessus, au plan supérieur de la vertèbre qui est au dessous, et se croisant très régulièrement en sautoir avec les fibres des couches voisines. Cet entrecroisement régulier en sautoir, que nous retrouverons ailleurs, est évidemment une condition de solidité (1).

Couches fibreuses concentriques croisées en sautoir.

loux (*Bulletins de la Société anat.*, 1826, 1re année), qui croit que cette cavité est tapissée par une membrane synoviale.

(1) Un anatomiste distingué, M. Jules Cloquet, a pensé que cette disposition donnait *une extrême souplesse à la colonne vertébrale, que les fibres se redressent et tendent à devenir verticales dans l'extension, tandis qu'elles se couchent et tendent à devenir horizontales dans la flexion;* mais pour qu'un pareil effet fût produit, il faudrait, ou que les fibres ligamenteuses fussent extensibles, ou bien que leurs attaches fussent mobiles : or, l'absence de ces deux conditions ne me permet pas d'adopter cette manière de voir. L'entrecroisement des fibres a ici, comme partout ailleurs, un but de solidité, de résistance; car on prouve en

B. Articulation des apophyses articulaires.

Cette articulation est une *arthrodie.*

Facettes articulaires. Pour cette articulation, les facettes par lesquelles se répondent les apophyses articulaires sont encroûtées d'un cartilage mince. Quelques fibres ligamenteuses irrégulières, qui entourent le côté externe de l'articulation, et qui sont plus multipliées aux régions dorsale et cervicale qu'à la région lombaire, tels sont les moyens d'union des apophyses articulaires. Le côté interne de l'articulation est occupé par le ligament jaune.

Fibres ligamenteuses irrégulières.

Cette articulation est pourvue d'une synoviale qui est plus étendue à la région cervicale que dans les autres régions.

C. Union des lames.

Les espaces qui séparent les lames vertébrales sont remplis par des ligaments d'un ordre particulier, qu'on appelle *ligaments jaunes,* à raison de leur couleur ; ils sont composés de deux moitiés réunies à l'angle, comme les lames des vertèbres. Leur *bord inférieur* s'implante au bord supérieur de la lame qui est au dessous, tandis que c'est à la face antérieure de la lame qui est au dessus que s'implante le *bord supérieur* du même ligament. Il suit de là que la *hauteur* des ligaments jaunes est beaucoup plus considérable qu'il ne le faut pour aller d'une lame à une autre : cette hauteur est à peu de chose près la même que celle des lames vertébrales correspondantes. Leur *longueur* est mesurée par celle de ces lames, et par conséquent bien plus considérable au cou qu'au dos et aux lombes. Leur *épaisseur* est plus grande aux lombes qu'au dos et au cou ; leur partie la plus épaisse répond à la base de l'apophyse épineuse : là il y a des faisceaux de renforcement qui

Ligaments jaunes ou élastiques.

Ils ont la même hauteur que les lames vertébrales.

Faisceaux de renforcement de la partie moyenne de ces ligaments.

physique que de deux tissus composés de la même quantité et de la même qualité de substance, celui dont les fibres sont régulièrement entrecroisées a beaucoup plus de résistance que celui dont les fibres sont parallèles ou irrégulières, et nous verrons que dans la disposition des tissus fibreux la nature a été prodigue de l'entrecroisement en sautoir.

font de cette partie moyenne une sorte de ligament jaune médian.

Face antérieure. Leur *face antérieure* répond à la dure-mère, dont elle est séparée par du tissu cellulaire séreux et par des veines rachidiennes : cette face est remarquable par son aspect lisse et poli.

Face postérieure. Leur *face postérieure* répond aux lames vertébrales qui les recouvrent presque complètement, excepté à la région cervicale, où ces ligaments s'aperçoivent entre les lames, pour peu que la tête soit inclinée en avant ; d'où la pénétration possible d'un instrument piquant entre les lames cervicales, tandis qu'elle est presque impossible entre les lames des régions dorsale et lombaire.

Structure. Ces ligaments sont composés de fibres verticales parallèles, très serrées ; ils sont extensibles et reviennent immédiatement sur eux-mêmes, lorsque leur extensibilité a été mise en jeu : ils sont par conséquent élastiques. En outre, leur résistance ne le cède nullement à celle des ligaments ordinaires ; leur extensibilité est mise en jeu dans la flexion de la colonne vertébrale, et leur élasticité dans l'extension. Ils concourent puissamment à maintenir la station qui, sans eux, nécessiterait un déploiement bien plus considérable de force musculaire.

Extensibilité. Élasticité.

D. Union des Apophyses épineuses.

Les apopyses épineuses sont unies entre elles, 1° par le ligament surépineux : 2° par les ligaments interépineux.

Ligament surépineux. Du *ligament surépineux.* C'est un cordon fibreux, étendu depuis la septième vertèbre cervicale jusqu'au sacrum, le long du sommet des apophyses épineuses des vertèbres dorsales et lombaires. Il est le résultat de l'intersection des fibres aponévrotiques, qui s'insèrent aux apophyses épineuses, et qui, dans l'intervalle de ces apophyses, s'insèrent les unes aux autres en s'entrecroisant. Il est plus considérable à la région lombaire qu'à la région dorsale. Il se renfle, et devient même quelquefois cartilagineux, dans l'intervalle des apophyses. Ce ligament est inextensible. On y cherche vainement des fibres propres longitudinales.

Je regarde comme la continuation du ligament surépineux un cordon fibreux étendu de la septième vertèbre cervicale à la protubérance occipitale externe. Ce cordon fibreux, que l'on considère comme le vestige du ***ligament cervical postérieur*** des quadrupèdes, est assez développé chez certains sujets : on voit se détacher de sa partie antérieure des prolongements pour les apophyses épineuses de toutes les vertèbres cervicales, la première exceptée (1).

Ligament cervical postérieur

Ligaments interépineux. Ils n'existent pas au cou, où ils sont remplacés par de petits muscles. Ils sont très minces au dos, où chacun d'eux représente un triangle, dont la base regarde en arrière. Ils sont épais et quadrilatères aux lombes. Leurs bords supérieur et inférieur se fixent aux apophyses épineuses correspondantes. Leurs deux faces répondent aux muscles des gouttières vertébrales. M. Mayer parle de capsules synoviales qu'il a rencontrées entre les apophyses épineuses lombaires, et particulièrement entre la troisième et la quatrième vertèbre de cette région ; ce que je puis assurer, c'est que ces membranes ne sont pas constantes.

Ligaments interépineux

DES ARTICULATIONS PROPRES A CERTAINES VERTÈBRES.

Bien que l'articulation de l'atlas avec l'occipital, et celle de l'axis avec le même os, soient des articulations extrinsèques de la colonne vertébrale, cependant telle est l'intime connexion qui existe entre ces articulations et celle de l'atlas avec l'axis, qu'il est impossible de les séparer. C'est pour l'articulation de la tête avec la colonne vertébrale que les deux premières vertèbres présentent dans leur configuration des modifications si remarquables ; c'est pour elle que, par un mécanisme unique

Connexions entre l'articulation occipito et l'articulation axoïdo - atloïdiennes.

(1) Ce ligament n'est autre chose qu'un raphé aponévrotique, *raphé cervical postérieur*, qui résulte de l'intersection des aponévroses des muscles trapèze, splénius, rhomboïde et petit dentelé supérieur. Je le décrirai avec détail dans la myologie à l'occasion des aponévroses cervicales postérieures.

dans l'économie, il existe un os intermédiaire à deux autres os, qui s'articulent, se meuvent l'un sur l'autre: cet os intermédiaire, c'est l'atlas, qui remplit ici les fonctions des rouleaux mobiles, qui facilitent le glissement des corps lourds et préviennent les déplacements. Joignez à cela que la tête devant exécuter sur la colonne vertébrale des mouvements de rotation, il fallait qu'un axe roulât dans un anneau. Or, sans l'atlas, qui est l'anneau de réception de l'axe ou cylindre formé par l'apophyse odontoïde, cette apophyse serait reçue dans l'intérieur du crâne, disposition qui ne serait pas sans de grands inconvénients. L'articulation de l'occipital avec l'atlas présente donc à considérer trois articulations : 1° l'*articulation occipito-atloïdienne*, 2° l'*articulation atloïdo-axoïdienne*, 3° l'*articulation occipito-axoïdienne*.

L'atlas remplit les fonctions d'un rouleau mobile.

A. Articulation occipito-altoïdienne.

Préparation. Enlever la partie de la tête qui est au devant de la colonne vertébrale, en ayant soin de laisser intacte l'apophyse basilaire. Les muscles qui entourent l'articulation étant immédiatement appliqués sur ces ligaments, doivent être détachés avec beaucoup de précaution.

La tête, considérée dans son ensemble, remplit la fonction de levier.

Rappelons ici que la tête, considérée dans son ensemble comme portion du squelette, forme un levier horizontal, articulé à angle droit avec la colonne verticale que représente le rachis; que cette articulation a lieu à la réunion du tiers postérieur avec les deux tiers antérieurs de la tête; et comme le tiers postérieur est formé par la partie la plus pesante, il en résulte que la tête est presque en équilibre sur la colonne vertébrale.

L'*atlas* s'unit à l'*occipital* : 1° par son arc antérieur, 2° par son arc postérieur, 3° par la base de ses apophyses transverses, 4° essentiellement par ses deux facettes articulaires supérieures.

Ligaments occipito-atloïdiens antérieurs.

1°. L'arc antérieur de l'atlas est uni au pourtour du trou occipital par deux ligaments *occipito-atloïdiens antérieurs*. De ces ligaments, l'un, *superficiel*, est un cordon cylindrique, très fort, situé sur la ligne médiane où il forme une saillie très prononcée, étendu de l'apophyse basilaire de l'occipital au tubercule antérieur de l'atlas; l'autre, *profond*, assez épais, formant plusieurs couches, est étendu du bord supérieur de l'arc antérieur de l'atlas à l'occipital.

2° On admet généralement un ligament étendu de la partie postérieure du trou occipital au bord supérieur de l'arc postérieur de l'atlas, ligament *occipito-atloïdien postérieur;* mais à peine peut-on distinguer quelques fibres ligamenteuses au milieu du tissu adipeux qui se trouve dans cette région.

Ligaments occipito-atloïdiens latéraux.

3° *Ligaments occipito-atloïdiens-latéraux.* Un cordon fibreux, né de la base de l'apophyse transverse de l'atlas, va se rendre à l'éminence jugulaire de l'occipital. Ce cordon forme avec un faisceau semblable venu du rocher, un cercle ou canal fibreux très remarquable, qui donne passage à la veine jugulaire interne, à l'artère carotide interne, aux nerfs grand-hypoglosse, pneumo-gastrique, glosso-pharyngien et accessoire de Willis. Ce canal fibreux unique inférieurement peut être considéré comme se divisant à son extrémité supérieure en trois canaux osseux, qui sont: le carotidien, le trou déchiré postérieur et le trou condylien antérieur; canaux ou trous que j'ai considérés comme formant par leur groupement le trou de conjugaison des vertèbres occipitale et moyenne.

Double articulation condylienne.

4° L'union des condyles de l'occipital avec les surfaces articulaires supérieures de l'atlas est une *double articulation condylienne.*

Condyles de l'occipital.

Surfaces articulaires du côté de l'occipital. Deux condyles, à surfaces convexes, oblongues, regardant en bas et en dehors, très obliquement dirigées d'arrière en avant et de dehors en dedans, de telle manière que leurs axes prolongés viendraient se rencontrer au devant de l'apophyse basilaire.

Surfaces concaves de l'atlas.

Du côté de l'atlas. Surfaces concaves, oblongues, regardant en haut et un peu en dedans, qui se moulent exactement sur la convexité des condyles : une couche mince de cartilage revêt l'une et l'autre surface articulaire.

Ligaments.

Ligaments. Ce sont des fibres ligamenteuses verticales qui entourent l'articulation, surtout en avant et en dehors, car elles manquent presque entièrement en dedans et en arrière.

Synoviale.

Synoviale. Une membrane synoviale, très lâche, déborde en tous sens, et principalement en dehors les surfaces articulaires. Elle est doublée de tissu adipeux; cette synoviale se prolonge un peu sur les attaches du ligament odontoïdien et du ligament transverse ou demi-annulaire.

B. Articulation altoïdo-axoïdienne.

Préparation. Après avoir étudié les ligaments superficiels, enlever les lames de l'axis, l'arc postérieur de l'atlas, et la partie postérieure du trou occipital. Détacher avec précaution la portion de dure-mère qui répond aux deux premières vertèbres et au trou occipital, en la renversant de bas en haut. Enfin, pour avoir une bonne idée de l'articulation de l'apophyse odontoïde avec l'atlas, désarticuler l'occipital.

Union des arcs antérieur et postérieur de l'atlas avec l'axis.

Pour cette articulation, 1° l'axis répond à l'arc antérieur de l'atlas par son apophyse odontoïde; 2° ses deux surfaces articulaires supérieures s'articulent avec les deux surfaces articulaires inférieures de l'atlas; 3° en outre, les arcs antérieur et postérieur de l'atlas sont unis à l'axis par deux ligaments, dont l'un constitue le ligament *atloïdo-axoïdien antérieur*, et l'autre, le *ligament atloïdo-axoïdien postérieur.*

Ligaments atloïdo-axoïdiens

Ligament atloïdo-axoïdien antérieur. Faisceau vertical épais, composé de plusieurs couches, étendu du tubercule e du bord inférieur de l'arc antérieur de l'atlas au devant de la base de l'apophyse odontoïde et du corps de l'axis. Il se continue en bas avec le ligament vertébral commun antérieur.

Ligament atloïdo-axoïdien postérieur. C'est une membrane très lâche et très ténue, qui s'étend de l'arc postérieur de l'atlas au bord supérieur des lames de l'axis; un peu plus épaisse sur la ligne médiane que sur les côtés, elle représente les ligaments jaunes à l'état rudimentaire.

Articulation de l'apophyse odontoïde avec l'atlas.

C'est une *trochoïde* (ginglyme latéral des auteurs). Pour cette articulation l'apophyse odontoïde de l'axis est reçue dans un anneau moitié osseux, moitié fibreux, dont la partie antérieure est formée par l'arc antérieur de l'atlas, sur les côtés par une portion des masses latérales, et en arrière par le ligament transverse, mieux nommé *ligament demi-annulaire*. Elle présente donc à considérer, 1° l'articulation de l'arc antérieur de l'atlas avec l'apophyse odontoïde (*articulation atloïdo-odontoïdienne*); 2° l'articulation de cette même apophyse avec le ligament transverse ou demi-annulaire (*articulation syndesmo-odontoïdienne*).

Anneau moitié osseux, moitié fibreux de l'atlas.

1° *Articulation atloïdo-odontoïdienne.* Surfaces articulaires. Ce sont, 1° *du côté de l'atlas*, une facette ovalaire légèrement concave, qui occupe la face postérieure de son arc antérieur; *du côté de l'apophyse odontoïde*, une facette légèrement convexe, oblongue verticalement, qui occupe sa partie antérieure. L'une et l'autre surface sont encroûtées de cartilage. Une synoviale très lâche, que soulève du tissu adipeux, est destinée à cette articulation. Des fibres ligamenteuses, disposées en capsule, la fortifient.

Articulation atloïdo-odontoïdienne.

2° *Articulation syndesmo-odontoïdienne. Ligament transverse ou demi-annulaire.* C'est un faisceau fibreux très épais et très dense, tellement dense que je m'étonne que Bichat ne l'ait pas compris dans son système fibro-cartilagineux, aplati d'avant en arrière, horizontalement étendu d'une masse latérale de l'atlas à l'autre, en passant derrière l'apophyse odontoïde, qu'il embrasse exactement à la manière d'un demi-anneau.

Articulation syndesmo-odontoïdienne.

Ligament transverse ou demi-annulaire.

La *face antérieure* de ce ligament est concave, et présente le poli d'un cartilage: on y rencontre quelquefois des points cartilagineux; j'ignore si on y a vu des points osseux. Elle est en rapport avec la face postérieure de l'apophyse odontoïde, laquelle est revêtue d'un cartilage, et presque toujours rayée transversalement, c'est à dire dans le sens des mouvements. On trouve pour cette articulation une synoviale très lâche, qui se prolonge sur les côtés de l'apophyse odontoïde, et répond aux ligaments odontoïdiens.

Face antérieure de ce ligament.

La *face postérieure* de ce ligament est recouverte par les

Face postérieure.

ligaments occipito-axoïdiens postérieurs (1). De son *bord supérieur* se détache une languette fibreuse, qui va se fixer, par une extrémité étroite, à l'occipital, au devant du ligament occipito-axoïdien. De son *bord inférieur* part une autre languette fibreuse, plus longue que large, qui va se fixer à la face postérieure de l'axis : d'où le nom de *ligament cruciforme*, qui a été donné au ligament demi-annulaire par quelques auteurs. *Ses extrémités* s'insèrent à deux tubercules que présente le côté interne des masses latérales de l'atlas.

Languettes du ligament demi-annulaire.

Une disposition fort remarquable du ligament demi-annulaire est celle-ci : c'est que sa *circonférence inférieure* appartient à un cercle plus petit que sa *circonférence supérieure ;* en sorte que l'apophyse odontoïde est fortement et indépendamment de tout autre mécanisme, retenue dans l'anneau ostéo-fibreux que concourt à former ce ligament. Cette disposition est en harmonie avec l'espèce d'étranglement que présente l'apophyse odontoïde à sa base (2).

L'apophyse odontoïde est mécaniquement retenue dans l'anneau atloïdien.

Articulation des apophyses articulaires de l'atlas et de l'axis.

Double arthrodie très lâche.

C'est une *double arthrodie très lâche.* Pour que les mouvements de rotation de l'articulation de l'atlas avec l'apophyse odontoïde pussent librement s'exécuter, il fallait qu'ils ne fussent gênés par aucune disposition articulaire : aussi les surfaces articulaires correspondantes de l'atlas et de l'axis, au lieu d'être verticales ou obliques, comme dans les autres vertèbres cervicales, sont-elles presque horizontales.

(1) Si l'on n'a qu'une seule pièce pour voir toutes ces articulations, il faut étudier ces ligaments avant de les diviser pour mettre à découvert le ligament transverse ou demi-annulaire.

(2) Si on me demande pourquoi cet anneau fourni par l'atlas pour cette articulation, est moitié osseux, moitié fibreux, et pourquoi il n'est pas complètement osseux, je répondrai que si l'apophyse odontoïde avait roulé dans un anneau complètement osseux, les fractures de cette apophyse auraient été beaucoup plus fréquentes, et que la portion fibreuse de l'anneau échappe par sa flexibilité aux causes de fracture.

Surfaces articulaires. Du côté de l'atlas, larges surfaces planes, circulaires, horizontales, toutefois regardant un peu en dedans; du côté de l'axis, surfaces planes, horizontales, regardant un peu en dehors, plus étendues que les surfaces correspondantes de l'atlas. Surfaces planes et horizontales.

Capsule fibreuse, forte surtout en avant, elle impose des limites aux mouvements de rotation; mais elle est assez lâche pour permettre les mouvements très étendus qu'exécute cette articulation; elle est formée de fibres verticales et parallèles. Capsule fibreuse

Capsule synoviale, extrêmement lâche, débordant de beaucoup les surfaces articulaires, surtout en avant, communiquant presque toujours avec la synoviale de l'articulation du ligament transverse ou demi-annulaire avec l'apophyse odontoïde. Synoviale.

C. Union de l'occipital avec l'axis (articulation occipito-axoïdienne).

Bien que l'occipital et l'axis ne soient nulle part contigus, et par conséquent ne soient pas articulés, ils sont unis entre eux d'une manière extrêmement solide, au moyen de ligaments très forts, étendus de l'occipital, d'une part, au corps de l'axis, et d'une autre part, à l'apophyse odontoïde.

Préparation. Enlever avec précaution la portion de dure-mère qui répond à la face postérieure des deux premières vertèbres; sous elle sont les ligaments occipito-axoïdiens. Détacher ensuite le ligament transverse; enlever l'arc antérieur, et même les masses latérales de l'atlas, de manière à ce qu'il ne reste plus que l'occipital et l'axis.

1° *Ligaments occipito-axoïdiens* au nombre de trois, un moyen et deux latéraux.

Ligament occipito-axoïdien moyen, épais, formant à sa partie supérieure un faisceau unique, dont les fibres se séparent inférieurement en trois couches bien distinctes. La plus postérieure se continue avec le ligament vertébral commun postérieur, dont elle peut être considérée comme l'origine: la seconde va se fixer à la face postérieure du corps de l'axis. La plus profonde, très mince, en forme de languette pointue en Couches du ligament occipito-axoïdien moyen.

haut, est celle que nous avons décrite à l'occasion du ligament transverse ou demi-annulaire.

Ligaments occipito-axoïdiens latéraux.

Ligaments occipito-axoïdiens latéraux très forts, bien qu'ils n'aient pas encore été décrits, étendus des parties latérales de la gouttière basilaire, où ils présentent une extrémité très large jusqu'à la face postérieure de l'axis, où ils se terminent en pointe. Ils répondent, en avant, aux ligaments odontoïdiens et au ligament transverse qu'ils brident, et en arrière, à la dure-mère.

Ligaments odontoïdiens.

2° *Ligaments odontoïdiens*, au nombre de trois: un moyen et deux latéraux. Le *moyen* consiste dans des trousseaux ligamenteux qui, du sommet de l'apophyse odontoïde, vont s'attacher entre les condyles à la partie antérieure du trou occipital; les *deux latéraux* sont deux faisceaux extrêmement forts, cylindroïdes, très courts, étendus des parties latérales du sommet de l'apophyse odontoïde à deux petites fossettes creusées en dedans des condyles; leur direction est horizontale, de telle manière qu'ils représentent la branche horizontale d'un T, dont l'apophyse odontoïde représenterait la branche verticale; ils sont presque toujours unis par un faisceau qui passe, sans y adhérer, au dessus de l'apophyse odontoïde, en sorte qu'on dirait, au premier abord, qu'ils constituent un seul et même ligament. Recouverts en arrière par les ligaments occipito-axoïdiens moyen et latéraux, ils répondent en dehors à l'articulation atloïdo-axoïdienne, à laquelle ils ne sont pas tout à fait étrangers, car la synoviale revêt l'insertion condylienne de ces ligaments.

Articulations sacro-vertébrales, sacro-coccygiennes et coccygiennes.

Identique à celles des autres vertèbres.

A. *Articulation sacro-vertébrale.* Elle ressemble en tout point aux articulations des autres vertèbres. Nous ferons seulement remarquer, 1° l'épaisseur considérable, surtout en avant, du disque intervertébral, dont la coupe verticale d'avant en arrière a la forme d'une hache à tranchant convexe, qui serait tourné en avant; 2° un ligament propre à cette articulation *ligament sacro-vertébral*, faisceau court, épais, résistant, obliquement étendu de l'apophyse transverse de la cinquième vertèbre lombaire à la base du sacrum, où il s'entrecroise avec des fibres ligamenteuses de l'articulation sacro-iliaque.

Ligament sacro-vertébral.

B. *Articulation sacro-coccygienne*. C'est une amphiarthrose ou symphyse, tout à fait analogue à celle des corps des vertèbres; un disque fibreux, semblable aux disques intervertébraux, mais à fibres plus lâches, unit entre elles les surfaces articulaires correspondantes. Chez les sujets qui ont le coccyx très mobile, une synoviale parfaitement distincte occupe le centre du disque, qui est alors extrêmement restreint. Les autres moyens d'union sont :

L'articulation sacro-coccygienne est une symphyse.

1° Le *ligament sacro-coccygien antérieur*, composé de fibres parallèles, étendues de la face antérieure du sacrum à la face antérieure du coccyx, souvent divisé en deux faisceaux latéraux.

Ligaments sacro-coccygiens.

2° Le *ligament sacro-coccygien postérieur*, fixé supérieurement aux bords de l'échancrure qui termine le canal sacré, et qui se prolonge en se rétrécissant sur la face postérieure du coccyx. Ce ligament, qui complète le canal sacré, donne attache, par sa face postérieure, aux muscles grands-fessiers. Il est composé de plusieurs couches, dont les plus superficielles vont jusqu'au sommet du coccyx, et dont les plus profondes ne vont que jusqu'à la première pièce de cet os.

C. Les *articulations coccygiennes* sont encore des amphiarthroses qui deviennent des synarthroses par suite des progrès de l'âge. L'articulation de la première avec la deuxième pièce est la seule qui se maintienne jusque dans un âge avancé (1). Elle jouit quelquefois d'une grande mobilité.

Articulations coccygiennes.

(1) J'ai rencontré une articulation très mobile entre la première et la deuxième pièce du coccyx. Il existait, pour cette articulation, une synoviale et une capsule fibreuse orbiculaire. Le mouvement pouvait être porté assez loin pour que les deux pièces comprissent entre elles un angle droit, rentrant en arrière, saillant en devant.

J'ai rencontré plusieurs fois de petits muscles sacro-coccygiens antérieurs. Quelques anatomistes ont décrit un muscle sacro-coccygien postérieur.

MÉCANISME DE LA COLONNE VERTÉBRALE.

Triple usage de la colonne vertébrale.

La colonne vertébrale étant à la fois, 1° un cylindre protecteur de la moelle, 2° une colonne qui transmet aux membres abdominaux le poids du tronc et des membres thoraciques, 3° enfin, un organe de locomotion, nous devons examiner les conditions anatomiques qui sont en rapport avec ce triple usage.

A. *De la colonne vertébrale considérée comme cylindre protecteur de la moelle.*

Conditions de solidité du rachis.

C'est par des conditions de solidité que la colonne vertébrale remplit l'office de *cylindre protecteur*. Or, sous ce rapport, nous devons noter, 1° en avant, la présence des corps vertébraux; 2° en arrière, la saillie des apophyses épineuses, qui tiennent pour ainsi dire à distance les corps extérieurs; 3° sur les côtés, la saillie des apophyses transverses.

Au moyen de ces dispositions, la moelle n'est accessible que pour un instrument acéré qui pénètrerait, soit en devant à travers l'épaisseur des disques intervertébraux, soit sur les côtés par les trous de conjugaison, soit enfin en arrière dans l'intervalle qui existe entre les apophyses épineuses, ainsi qu'entre les lames vertébrales.

La multiplicité des pièces du rachis est une condition de solidité.

Une autre condition de solidité réside dans la multiplicité des pièces dont se compose la colonne vertébrale; multiplicité que l'on considère généralement comme ayant pour but la mobilité aux dépens de la solidité.

Il arrive, en effet, que dans les chocs imprimés à la colonne, ses articulations sont toutes le siège d'une décomposition de mouvement : une partie de la quantité de mouvement est employée à produire un léger déplacement des surfaces articulaires, et cette partie est entièrement perdue pour la transmission du choc. Si, au contraire, la colonne vertébrale était formée d'une pièce unique, la transmission des chocs s'effectuant sans aucune déperdition, deviendrait une cause plus fréquente de commotion de la moelle et de fracture.

Largeur des surfaces articulaires.

Enfin, la largeur des surfaces articulaires par lesquelles les corps se correspondent, la résistance jointe à la souplesse des disques intervertébraux, la direction verticale des apophyses articulaires en opposition à la direction horizontale des surfaces articulaires des corps, l'espèce d'engrenage qui en résulte, telles sont encore les conditions les plus favorables du cylindre protecteur de la moelle; conditions telles que, dans notre système d'organisation, je ne crois pas qu'il soit possible de faire davantage.

B. *De la colonne vertébrale, considérée comme colonne de transmission du poids du tronc.*

Comme *colonne de sustentation*, la colonne vertébrale présente les dispositions anatomiques suivantes :

Augmentation progressive de volume de haut en bas.

1° Le rachis présente une résistance toujours croissante de haut en bas, d'où la diminution progressive du volume de la colonne vertébrale de la base vers le sommet. La colonne de sustentation va en effet en diminuant de volume et de résistance de bas en haut chez l'homme, depuis la première vertèbre du sacrum jusqu'à la région cervicale; et si la première et la deuxième vertèbre cervicale font exception, cela tient à ce qu'elles remplissent des usages particuliers relatifs aux mouvements de la tête. Chez les quadrupèdes, c'est aussi sans doute la portion de colonne vertébrale qui répond aux fémurs qui est la plus considérable, mais aucun animal n'a les deux premières vertèbres sacrées aussi volumineuses que l'homme, parce que l'homme seul est destiné à la station bipède (1). Le sacrum, placé comme un coin, et dans le sens vertical et dans le sens antéro-postérieur, transmet le poids qu'il a reçu aux deux

Forme colossale de la base du sacrum chez l'homme.

(1) Les oiseaux, destinés momentanément à l'attitude bipède, ont également le sacrum très développé. Chez les serpents et les poissons, les vertèbres vont en diminuant de la tête à la queue. Quelle admirable coordination !

os coxaux qui le transmettent eux-mêmes aux fémurs. Aussi bien la colonne vertébrale peut-elle supporter et transmettre au sol non seulement le poids du corps, mais ce poids chargé de fardeaux extrêmement considérables. D'un autre côté, la situation de la colonne vertébrale à la partie postérieure du tronc, son articulation avec la partie postérieure du bassin, en arrière de tous les viscères qui pèsent en devant d'elle et tendent à porter dans leur sens le centre de gravité hors de la base de sustentation : cette situation, dis-je, est désavantageuse chez l'homme destiné à la station bipède, et il eût bien mieux valu, sous le rapport de l'équilibre, que les viscères eussent été régulièrement disposés autour d'une colonne centrale. Mais par combien de conditions favorables d'organisation les désavantages non équivoques de cette disposition, qui entraîne l'attitude quadrupède chez les animaux, n'ont-ils pas été contrebalancés !

Les viscères abdominaux pèsent en avant sur le rachis.

Large base de sustentation du bassin.

2° La large base de sustentation transversale et antéro-postérieure, que présente le bassin en avant, est aussi favorable à la station verticale qu'inutile à la station quadrupède.

Inflexions alternes de la colonne vertébrale

3° Les inflexions alternatives de la colonne vertébrale qui permettent au centre de gravité de cette colonne des oscillations beaucoup plus étendues que ne lui en eût permis une direction tout à fait rectiligne, en même temps qu'elles augmentent sa résistance dans le sens vertical, indépendamment de la forme pyramidale déjà indiquée.

Longueur des apophyses épineuses.

4° La longueur des apophyses épineuses qui offrent aux muscles puissants, qui remplissent les gouttières vertébrales, un bras de levier d'autant plus favorable qu'il est plus allongé. Aussi l'absence de ces apophyses dans l'enfance est-elle une des causes de la difficulté de la station à cet âge de la vie.

Existence de la lentille molle des disques intervertébraux.

5° L'existence de la lentille molle qui occupe l'épaisseur des disques intervertébraux, est une condition très favorable, et qui prévient l'affaissement de la colonne, en offrant un point d'appui liquide, et par conséquent à peu près incompressible, ainsi que l'a remarqué Monro ; ce dont on peut s'assurer en soumettant un tronçon de colonne vertébrale aux pressions les plus considérables. Remarquons que cette lentille molle n'occupe pas précisément le centre du disque intervertébral, qu'elle est plus rapprochée de la face postérieure que de la face antérieure du corps des vertèbres, qu'elle occupe par conséquent le centre du mouvement de ces vertèbres, qu'elle adoucit les chocs, change de place suivant les attitudes, remplit les vides qui résultent du rapprochement des vertèbres d'un côté, et de leur écartement de l'autre. On pense généralement, il est vrai, que la diminution de taille qui succède à une station et à une marche prolongées, sont le résultat de l'affaissement mécanique des disques intervertébraux et d'une diminution absolue dans la hauteur de ces disques; mais il nous semble plus conforme aux lois de la physique d'admettre que la diminution de hauteur de la colonne dépend d'une augmentation de ses courbures, à moins qu'on n'admette avec Monro l'hypothèse de l'absorption d'une partie du liquide contenu dans les disques.

Les disques intervertébraux s'affaissent - ils dans la station ?

6° La présence des ligaments jaunes, qui, par leur élasticité, luttent efficacement et incessamment contre les causes qui tendent à porter le tronc en avant, et sont pour chacune des vertèbres ce qu'est le ligament cervical postérieur pour la tête.

Présence des ligaments jaunes.

7° L'existence du canal vertébral qui remplit les mêmes usages que le cylindre des os longs, c'est à dire qu'il augmente la résistance sans augmenter le poids.

Canal rachidien.

8° Le mode d'articulation de la colonne vertébrale avec la tête, mode d'articulation doublement avantageux, et sous le rapport du lieu qu'occupent les surfaces articulaires, et sous le rapport de leur direction. En effet, 1° les surfaces articulaires correspondent à la réunion du tiers postérieur avec les deux tiers antérieurs de la tête. Or, le tiers postérieur de la tête contient une portion considérable de la masse encéphalique, tandis que les deux tiers antérieurs sont formés en grande partie par la face, qui, relativement à son volume, offre un poids peu considérable. Il résulte de là que le poids du tiers postérieur contrebalance à peu près celui des deux tiers antérieurs de la tête. 2° La direction à peu près horizontale des

Mode d'articulation de la tête avec le rachis.

Direction horizontale des condyles.

condyles chez l'homme, permet au crâne de reposer sur le sommet de la colonne vertébrale sans avoir une tendance nécessaire ou du moins très prononcée à s'incliner en devant. ainsi qu'on l'observe chez les animaux qui ont les condyles occipitaux dirigés verticalement, et situés tout à fait à la partie postérieure de la tête.

Disons, toutefois, que, malgré les dispositions avantageuses que présente l'articulation atloïdo-occipitale, sous le rapport de l'équilibre, la partie antérieure aux condyles a sur la partie postérieure une prédominance de poids, légère sans doute, mais suffisante pour déterminer la flexion de la tête quand celle-ci est abandonnée à elle-même, comme pendant le sommeil ou après la mort.

Nécessité des muscles puissants des gouttières vertébrales.

Cependant, malgré toutes ces dispositions favorables, il s'en faut bien que la station bipède se fasse sans beaucoup d'efforts, d'où les muscles puissants que remplissent les gouttières vertébrales, muscles dont la force est exactement proportionnelle au poids qu'ils ont à surmonter. Ainsi, chez l'homme, les muscles de la région cervicale, destinés à supporter le poids de la tête, sont moins forts que chez les quadrupèdes; l'homme au contraire est celui dont les muscles lombaires sont les plus forts, parce que chez lui seul ces muscles ont à maintenir le tronc dans sa rectitude. La station bipède n'est donc point un état de repos sous le point de vue de la colonne vertébrale, malgré la présence des ligaments jaunes, véritables ressorts de station ; d'où la fatigue de la région lombaire, d'où le soulagement qu'on reçoit d'un appui antérieur ; de là encore les déviations morbides de la colonne vertébrale qui dépendent d'un défaut d'équilibre entre la résistance de la colonne et le poids qu'elle a à supporter.

La station bipède n'est pas un état de repos.

C. *De la colonne vertébrale considérée comme organe de locomotion.*

Les vertèbres exécutent les unes sur les autres des mouvements oscillatoires ou de balancement dans tous les sens, qui sont le résultat de la souplesse des disques intervertébraux (1); mais ces mouvements sont tellement obscurs, que, pour en apprécier le caractère, et même pour reconnaître leur existence, il faut en étudier les résultats généraux dans les mouvements de totalité de la colonne vertébrale.

Mouvements d'ensemble du rachis.

Mouvements de totalité. Ces mouvements de totalité sont : 1° la flexion ou le mouvement en avant, 2° l'extension, 3° l'inclinaison latérale, 4° la circumduction dans laquelle la colonne décrit un cône dont le sommet est à la partie inférieure et la base à la partie supérieure; 5° la rotation sur l'axe ou la torsion de la colonne vertébrale.

Il ne faut pas confondre les mouvements réels avec les mouvements apparents.

Dans l'analyse des mouvements de la colonne, il faut distinguer avec soin les mouvements réels des mouvements apparents; les premiers sont beaucoup moins étendus qu'on ne le croirait au premier abord, et la majeure partie des mouvements apparents se passe dans les articulations du bassin avec les fémurs.

Leviers que représentent la colonne vertébrale et chaque vertèbre.

Dans ses mouvements de totalité, la colonne représente un levier du troisième genre, un arc élastique dans lequel la résistance est à l'extrémité supérieure, le point d'appui à l'extrémité inférieure, et la puissance au milieu. Chaque vertèbre, au contraire, représente un levier du premier genre, dans lequel la puissance et la résistance sont aux extrémités antérieure et postérieure de la vertèbre, et le point d'appui au milieu.

État des articulations dans le mouvement de flexion du rachis.

1° Dans le *mouvement de flexion* qui est d'ailleurs le plus étendu, le ligament vertébral commun antérieur est relâché; la partie antérieure des disques intervertébraux se déprime; la substance molle centrale est repoussée en arrière; les fibres postérieures des disques sont un peu distendues, ainsi que le ligament vertébral commun postérieur, les ligaments surépineux, les interépineux et les ligaments jaunes.

(1) C'est ainsi que dans les moyens destinés à maintenir l'union des vertèbres entre elles, ont été placés ses moyens de locomotion.

Les apophyses articulaires inférieures de chaque vertèbre se meuvent de bas en haut sur les apophyses articulaires supérieures de la vertèbre qui est au dessous. Les lames s'écartent, et c'est dans cette attitude que le canal rachidien, surtout dans la région cervicale, est accessible aux instruments piquants.

État des articulations dans le mouvement d'extension du rachis.

2° Dans l'*extension*, le ligament vertébral commun antérieur est tendu, ainsi que les fibres antérieures du disque intervertébral; les fibres postérieures du disque sont relâchées; la matière molle centrale est refoulée en avant; les ligaments jaunes, les surépineux et interépineux, sont relâchés; les apophyses articulaires inférieures de chaque vertèbre glissent de haut en bas sur les apophyses articulaires supérieures de la vertèbre qui est au-dessous. Ce mouvement a très peu d'étendue; il est limité par la résistance du ligament vertébral commun antérieur et par la rencontre mutuelle des apophyses épineuses et des apophyses articulaires.

Dans l'inclinaison latérale.

3° Dans les mouvements d'*inclinaison latérale*, les disques s'affaissent du côté de l'inclinaison, la pulpe centrale est refoulée du côté opposé; ces mouvements sont limités, non pas seulement par la rencontre des apophyses transverses, mais bien, avant que celles-ci se touchent, par la résistance des disques intervertébraux et des faisceaux latéraux du ligament vertébral commun antérieur.

Dans la circumduction.

4° *Circumduction*. Ce mouvement, qui a son centre à la région lombaire, paraît d'abord très étendu, parce qu'on lui attribue une portion du mouvement qui se passe dans l'articulation coxo-fémorale; il est au contraire excessivement borné, et résulte de la succession des mouvements précédents (1).

(1) On peut dire que le mouvement de circumduction comme d'ailleurs le mouvement de rotation de la colonne vertébrale, a presque exclusivement son siège dans les articulations coxo-fémorales. En outre, dans la station verticale sur les deux pieds ou sur un seul pied, aux mouvements de circumduction et de rotation qui se passent dans les articulations coxo-fémorales, se joint le mou-

5° Le mouvement de *rotation* s'effectue par la torsion des disques intervertébraux. Bien que réduite dans chaque disque aux bornes les plus étroites, la torsion simultanée de tous les disques donne lieu à un mouvement général, au moyen duquel la face antérieure de la colonne regarde un peu sur les côtés. Ce mouvement général est, du reste, fort limité ; et si l'homme peut, dans la station sur les deux pieds, faire décrire au tronc un mouvement de demi-cercle, c'est à l'articulation coxo-fémorale qu'on doit rapporter l'étendue de ce mouvement.

Mouvement de rotation.

Toutes les régions de la colonne vertébrale ne participent pas également aux mouvements généraux. On peut mesurer mathématiquement l'étendue proportionnelle des mouvements de chaque région par l'épaisseur de disques intervertébraux, car c'est aux dépens de la flexibilité des disques que se passent tous les mouvements. Or, nous avons vu que ces disques étaient composés de tissu fibreux inextensible ; c'est donc uniquement par la mobilité de la substance mucilagineuse centrale que s'opère le mouvement, et cette substance étant incompressible, il en résulte une tendance continuelle au rétablissement, de telle sorte que les disques intervertébraux réunissent deux qualités antipathiques, l'élasticité et l'inextensibilité.

L'étendue du mouvement de chaque région est proportionnelle à l'épaisseur des disques

Mouvements de chaque région. 1° La *région cervicale* est celle qui y prend la part la plus active. On observe, en effet, que dans cette région, 1° le mouvement de flexion peut être porté assez loin pour que le menton vienne toucher l'extrémité supérieure du sternum ; 2° que le mouvement d'extension va jusqu'à permettre le renversement du cou en arrière ; 3° que le mouvement de latéralité est assez marqué pour permettre à la tête de se rapprocher beaucoup de l'épaule ; 4° que le mouvement de rotation est beaucoup plus considérable que dans les autres régions, malgré l'emboîtement qui résulte de la présence

Mouvements propres à chaque région.

1° A la région cervicale.

vement de rotation si prononcé qui a lieu dans les articulations des deux rangées du tarse entre elles. A ce mouvement succède encore le plus souvent un mouvement de rotation sur la pointe du pied.

des crochets latéraux (1). Ces mouvements peuvent être portés assez loin pour permettre la luxation qui n'est possible, sans fracture, qu'à la région cervicale, en raison de la direction des apophyses articulaires, direction qui se rapproche de l'horizontale.

De toutes les régions, celle qui prend le moins de part aux mouvements généraux est la *région dorsale*.

2° La région dorsale est la moins mobile de toutes les régions du rachis.

1° Le mouvement de flexion est rendu impossible par la présence du sternum. La présence du sternum atteste toujours dans les espèces animales le défaut de mobilité de la colonne dorsale, comme son absence atteste la mobilité de cette colonne. 2° Le mouvement d'extension est restreint par la rencontre mutuelle des apophyses épineuses qui sont ici plus longues et plus étroitement imbriquées que dans toutes les autres régions. 3° Les mouvements de latéralité sont rendus impossibles par la présence des côtes qui s'arcbouteraient réciproquement si ce mouvement avait lieu. 4° Tous les mouvements qui précèdent étant les éléments du mouvement de circumduction, on conçoit que celui-ci existe à peine. 5° Les mêmes obstacles s'opposent au mouvement de rotation qui trouve une nouvelle impossibilité dans la disposition des apophyses articulaires, dont la direction est verticale, et dont les facettes ne sont pas sur un même plan à droite et à gauche. Le peu d'épaisseur des disques intervertébraux de la région dorsale est en harmonie avec toutes ces dispositions peu favorables à la mobilité.

Mobilité proportionnelle de la partie inférieure de la région dorsale.

Ce qui vient d'être dit de l'immobilité de la région dorsale ne s'applique qu'à la partie supérieure de cette région. A la partie inférieure, il existe des dispositions plus favorables à la mobilité. On sait, en effet, 1° que les deux dernières vertèbres dorsales sont remarquables par la brièveté de leurs apophyses

(1) On aurait une fausse idée de l'obstacle que les crochets latéraux du corps des vertèbres cervicales peuvent apporter au mouvement de rotation, si on se contentait de les étudier sur les squelettes désarticulés. Sur un sujet frais, les crochets latéraux arrivent à peine au contact de la vertèbre qui est au dessus, à cause du disque intervertébral.

épineuses et de leurs apophyses transverses; 2° que les côtes avec lesquelles elles s'articulent, jouissant d'une extrême mobilité, ne peuvent nullement entraver les mouvements de ces deux vertèbres.

3° Mobilité de la région lombaire.

3° La *région lombaire* participe beaucoup plus que la région dorsale aux mouvements généraux. Les apophyses articulaires offrent dans cette région une disposition qui est pour le mouvement de rotation beaucoup plus avantageuse que celle qu'on observe pour les apophyses articulaires des vertèbres dans les régions dorsale et cervicale.

A la région lombaire, en effet, les apophyses articulaires inférieures de chaque vertèbre constituent un cylindre plein, reçu dans le demi-cylindre creux que présentent les apophyses articulaires supérieures de la vertèbre qui est au dessous. Cette disposition semble destinée à permettre un mouvement analogue à celui des pivots d'une porte sur leurs gonds.

Imbrication des apophyses articulaires dans toutes les régions du rachis.

Il est à remarquer que dans toutes les régions les apophyses articulaires inférieures de chaque vertèbre sont placées en arrière des apophyses articulaires supérieures de la vertèbre située au dessous, et présentent une sorte d'imbrication.

Chaque vertèbre est donc retenue dans sa position par une sorte d'engrènement tel qu'elle ne peut, 1° se déplacer en avant sans briser les apophyses articulaires supérieures de la vertèbre qui est au dessous; 2° se déplacer en arrière, sans fracture préalable des apophyses articulaires inférieures de la vertèbre qui est au dessus. Ces considérations ne sont pas rigoureusement applicables à la région cervicale, dont ces apophyses articulaires, à raison de leur obliquité, peuvent permettre le déplacement sans fracture.

Mécanisme des articulations de la colonne vertébrale avec la tête.

Les mouvements de la tête *sur la colonne* vertébrale sont répartis entre deux articulations, savoir : 1° l'articulation occipito-atloïdienne à laquelle appartiennent tous les mouvements de flexion, d'extension, d'inclinaison latérale et de circumduction ; 2° l'articulation atloïdo-axoïdienne, qui ne jouit que d'un seul mouvement, celui de rotation (1).

1° *Mécanisme de l'articulation occipito-atloïdienne.*

Mouvement de flexion très limité.

Les mouvements de flexion et d'extension de la tête sur l'atlas sont très peu étendus : quand la tête se fléchit ou s'incline d'une manière notable, c'est par un mouvement de totalité de la région cervicale. Il est, au reste, un moyen sûr de distinguer les mouvements de flexion qui se passent dans l'articulation atloïdo-occipitale, de ceux qui appartiennent à toute la région cervicale. Dans les premiers, le menton se rapprochant de la colonne vertébrale, la peau de la partie supérieure du cou se ride transversalement ; quand au contraire c'est un mouvement de totalité de la région, la colonne se fléchissant en même temps que la tête, le même intervalle sépare la colonne cervicale et le menton, et il ne se forme point de rides transversales.

Dans la flexion, les condyles glissent d'avant en arrière ; les ligaments odontoïdiens sont tendus ainsi que les ligaments occipito-axoïdiens postérieurs ; dans l'extension, le glissement a lieu en sens opposé.

La double articulation condylienne est un obstacle à la rotation.

Si l'articulation atloïdo-occipitale est privée du mouvement de rotation, c'est à raison de la direction opposée des condyles, lesquels se font mutuellement obstacle dans ce mouvement. Aussi, chez les oiseaux, qui n'ont qu'un seul condyle, l'articulation de la tête possède un mouvement de rotation fort étendu.

Chez l'homme, un léger mouvement de rotation est possible dans cette articulation, quand la tête a été préalablement inclinée sur un des condyles qui sert alors de pivot.

(1) La tête se fléchit, s'étend, s'incline ou se fléchit latéralement sur la colonne vertébrale ; elle exécute des mouvements de circumduction et des mouvements de rotation ; aucun mouvement n'est donc étranger à son articulation avec la colonne vertébrale. Cette articulation devrait donc être classée parmi celles du premier genre de Bichat : exemple frappant des vices d'une classification exclusivement fondée sur les mouvements.

2° *Mécanisme de l'articulation atloïdo-axoïdienne.*

Dans le jeu de cette articulation, l'atlas et la tête doivent être considérés comme ne formant qu'une seule pièce.

Les mouvements de flexion et d'extension sont totalement étrangers à l'articulation atloïdo-axoïdienne ; l'enclavement de l'apophyse odontoïde dans l'anneau syndesmo-atloïdien ne permet pas à la première vertèbre d'exécuter sur l'axis le plus léger mouvement en avant ou en arrière : car dans le mouvement en avant, qui est celui de flexion, l'atlas est retenu par le ligament transverse ou demi-annulaire qui heurte contre l'apophyse odontoïde ; et, dans le mouvement en arrière, l'atlas est retenu par son arc antérieur, qui heurte contre le même obstacle.

Les mouvements sont bornés à la rotation

Cette articulation ne possède aucun mouvement de latéralité, les ligaments odontoïdiens s'opposant à tous les mouvements de cette espèce. Le mouvement de rotation est donc le seul qui appartienne à cette articulation. Dans ce mouvement, dans lequel la tête décrit sur la colonne vertébrale un arc de cercle très étendu, l'anneau syndesmo-atloïdien tourne sur l'axis comme une roue sur son essieu. Des deux facettes planes de l'articulation atloïdo-axoïdienne, l'une glisse d'arrière en avant, l'autre d'avant en arrière : l'un des ligaments odontoïdiens est relâché, l'autre est distendu ; ce sont ces ligaments qui mettent des bornes à ce mouvement, d'où la force énorme de ces ligaments.

Mécanisme de la rotation de la tête.

Quelquefois leur résistance est impuissante, et l'un de ces ligaments étant rompu, l'apophyse odontoïde peut s'engager au dessous du ligament transverse, et déterminer la mort par la compression qu'elle exerce sur la moelle. Les luxations de cette articulation sont donc à redouter, non seulement comme déplacements articulaires, mais encore comme causes de compression de la moelle.

L'apophyse odontoïde peut sortir de son anneau.

Il ne faut pas attribuer à cette seule articulation la totalité du mouvement par lequel la face se porte à droite et à gauche. Ce mouvement, en effet, a l'étendue d'un demi-cercle, un quart de cercle de droite à gauche, et un quart de cercle de gauche à droite, or les surfaces articulaires de l'atlas et de l'axis s'abandonneraient avant que ces deux vertèbres eussent décrit, l'une sur l'autre, une moitié de circonférence.

Raisons de l'étendue des mouvements de la tête. Il est bon de rappeler que la tête, placée à l'extrémité du levier vertébral, jouit 1° des mouvements de rotation et de circumduction qui se passent dans les régions cervicale et lombaire; 2° des mouvements de rotation et de circumduction qui se passent dans les articulations coxo-fémorales (1).

ARTICULATIONS DES OS DU CRANE.

Les os du crâne s'articulent par suture. Tous les os du crâne sont articulés entre eux d'une manière immobile, par *suture* ou *synarthrose*. Avant Hunauld (2) on n'avait qu'une idée fort imparfaite des sutures des os du crâne; les détails dans lesquels il est entré, laissent peu à désirer sous le rapport scientifique, en même temps qu'il a su jeter sur les circonstances de conformation les plus arides, l'intérêt le plus vif, en les rattachant à la mécanique du crâne.

(1) L'homme dans l'état de station sur les deux pieds, peut faire décrire au tronc, indépendamment de tout mouvement propre de la région cervicale et de la tête, un mouvement de quart de rotation; mais ce mouvement se passe en très grande partie dans les articulations coxo-fémorales; en outre, la tête et la colonne cervicale jouissent d'un mouvement de rotation propre, en vertu duquel la tête peut parcourir un arc de 180 degrés sans le secours de la colonne vertébrale et des articulations coxo-fémorales, en sorte que les mouvements de rotation réunis de l'articulation coxo-fémorale, de la colonne vertébrale et de la tête, permettent à la tête de décrire les trois quarts d'un cercle : ajoutez à cela que, dans la station sur un seul pied, le corps peut tourner sur son extrémité inférieure comme sur un axe, et vous aurez une idée de l'importance et de l'étendue d'un mouvement qui peut embrasser un demi-horizon par la locomotion de la tête seule, les trois quarts d'un horizon par la locomotion de la tête, de la colonne vertébrale et de l'articulation coxo-fémorale, les deux pieds étant fixés sur le sol, et l'horizon presque entier par la locomotion de la tête, de la colonne vertébrale et de l'articulation coxo-fémorale, dans la station sur un seul pied : or, ce mouvement de rotation n'a évidemment d'autre but que de permettre aux sens d'exercer autour d'eux leurs fonctions exploratrices.

(2) *Mémoires de l'Académie des Sciences*, 1730.

Dispositions qui concourent à la solidité des articulations du crâne.

Les os du crâne destinés à former une cavité complète fermée de toutes parts, s'articulent entre eux par tous les points de leur circonférence, et par conséquent par leurs bords ; or, la solidité d'une articulation étant en raison directe de l'étendue des surfaces en contact, la nature a suppléé autant que possible au désavantage d'une articulation qui se fait par des bords : 1° en donnant aux bords ou à la circonférence des os du crâne une grande épaisseur ; aussi, règle générale, tous les os du crâne sont-ils beaucoup plus épais à leur circonférence que dans tout autre point. 2° Ce n'est pas tout encore : en armant les bords articulaires de dents plus ou moins longues suivant les besoins, en donnant à ces bords une disposition sinueuse, elle a doublé, triplé, quadruplé, décuplé les surfaces juxtaposées ; 3° en taillant ces mêmes bords obliquement ou en biseau tantôt dans un sens, tantôt dans un autre, alternativement dans deux sens, elle a pu encore multiplier les surfaces qui se prêtent au point d'appui réciproque. 4° Je dois encore faire remarquer la disposition anguleuse des différents os du crâne, angles saillants d'une part, angles rentrants de l'autre, si favorables à la solidité en multipliant les surfaces d'engrenure.

Répartition des diverses conditions de solidité à la base et à la voûte.

Toutefois ces éléments divers de solidité n'ont pas été inutilement prodigués, indistinctement réparties, mais bien distribués avec sagesse et mesure, et presque toujours en raison inverse les uns des autres. Ainsi, à la *base* du crâne nous trouvons, soit des surfaces articulaires extrêmement larges, soit une configuration réciproque dans les angles saillants et rentrants, nous y cherchons vainement des dentelures et des biseaux ; voyez l'angle inférieur ou basilaire de l'occipital, ce n'est pas un bord, c'est une face qui s'articule avec le plan postérieur du corps du sphénoïde ; voyez l'angle postérieur très aigu des grandes ailes du sphénoïde reçu dans l'angle rentrant que forme la portion écailleuse avec la portion pierreuse du temporal, et cette portion pierreuse elle-même remplissant comme une grosse pierre de maçonnerie l'angle rentrant que forme le bord inférieur de l'occipital et le bord postérieur du sphénoïde. La *voûte* du crâne au contraire ne présente que des bords articulaires peu épais ; aussi est-ce là que règnent, si je puis m'exprimer ainsi, et les dents et les biseaux.

Principales formes des dentelures.

Je ne puis énumérer toutes les variétés que présentent les surfaces articulaires des os du crâne ; lors même que j'établirais avec Monro quatorze ou quinze espèces de sutures, je n'aurais pas épuisé la matière : il me suffira d'indiquer les principales circonstances de configuration. Pour avoir une bonne idée des sutures, il faut remonter à l'époque du développement des os du crâne, alors que des rayons osseux partent en divergeant d'un point central qu'on appelle centre d'ossification et se terminent par des pointes largement espacées. Ces diverses pointes ou dents, d'abord séparées par des espaces cartilagineux qui donnent au crâne une flexibilité si favorable à l'accouchement, s'allongent graduellement et vont pour ainsi dire au devant les unes des autres. Arrivées au contact, elles s'opposent mutuellement obstacle, elles se dévient, s'infléchissent et se moulent les unes sur les autres ; de là les engrenures : or, ces engrenures présentent toutes les combinaisons que l'imagination la plus inventive pourra former. Ainsi, tantôt ce sont des dentelures tellement petites, qu'on dirait au premier abord qu'elles n'existent pas ; il en résulte des sutures qu'on a appelées par *juxta-position* ou par *harmonie ;* tantôt ce sont des dents plus ou moins longues ; et souvent ces dents, dont la longueur peut être de quatre à cinq lignes, sont elles-mêmes dentelées sur leurs bords, ce qui constitue des dentelures secondaires ; ordinairement droites, les dents sont quelquefois curvilignes, déjetées de la surface externe vers la surface interne de l'os et réciproquement. Il n'est pas rare de rencontrer des dentelures étroites et comme étranglées à leur extrémité adhérente, très larges à leur extrémité libre, enclavées entre d'autres dentelures et tenant ainsi le milieu entre les dents ordinaires et les os wormiens. Enfin je dois faire remarquer qu'il existe plusieurs séries ou couches de dents et de cavités de réception dans l'épaisseur de chaque bord articulaire.

Comment se forment les dentelures.

Description des diverses espèces de dents.

Mais pourquoi les sutures sont-elles beaucoup plus prononcées du côté de la convexité que du côté de la concavité des os du crâne? Cette différence est une suite nécessaire du développement des os du crâne; les dents existent à la face interne comme à la face externe de ces os; mais plus promptement développées que celles de la surface convexe, les dents de la surface concave s'infléchissent pour aller s'enfoncer dans les cavités du diploé.

Les sutures sont plus prononcées du côté convexe que du côté concave.

Il est très peu d'articulations des os du crâne qui ne présentent de *biseaux*; par là les divers os du crâne prennent les uns sur les autres un point d'appui beaucoup plus large et par conséquent plus solide que sur un bord droit. Je signalerai surtout le biseau alternatif des articulations fronto-pariétales; dans ces articulations, le biseau se trouve réuni à la dentelure; il en est d'autres dont la solidité dépend particulièrement du biseau seul, qui est alors à son *maximum* de développement : telle est surtout l'articulation temporo-pariétale. Les surfaces contiguës étant taillées à la manière d'une écaille, cette articulation prend le nom d'*écailleuse;* mais encore ici le biseau se trouve réuni à l'engrenure, car la portion écailleuse est comme rayonnée, et les lignes saillantes de l'une des surfaces articulaires reçues dans les rainures correspondantes de l'autre surface, constituent une sorte d'engrènement extrêmement solide.

Des biseaux.

Moyen d'union des articulations du crâne. Quelque réciproques que soient les engrenures des os du crâne, elles laissent entre elles des vides, et ces vides sont remplis par des cartilages, *cartilages suturaux*, qui ne sont autre chose que la portion du cartilage d'ossification qui n'a pas été envahie par le phosphate calcaire, et qui établissent la continuité aussi solidement que possible. Cela est si vrai que les coups (1) violents reçus

Cartilages suturaux.

(1) Je sais bien qu'on rapporte quelques cas de désarticulation des os du crâne, sans fracture; j'ai même vu dernièrement un exemple de séparation des pariétaux sans fracture, mais, dans ce cas, il y avait brisement des dents qui unissent ces deux os, et ce brisement ne constitue-t-il pas une véritable fracture.

Difficulté de la désarticulation des os du crâne

sur le crâne n'opèrent que très difficilement, peut-être jamais, la désarticulation des os, à moins de fracture préalable ; d'où la nécessité de l'ébullition ou d'une macération longtemps continuée pour désarticuler les os du crâne dans nos préparations anatomiques. L'épaisseur de la substance cartilagineuse étant d'autant plus considérable que l'individu est plus jeune et réciproquement, il suit que c'est la tête des jeunes sujets qu'il faut choisir pour cette désarticulation ; encore n'y réussirait-on qu'incomplètement si l'on n'avait recours à un artifice ingénieux que voici : par le trou occipital on remplit de haricots secs la capacité du crâne, puis on verse de l'eau jusqu'à ce qu'elle déborde ; les haricots gonflent, le crâne éclate de toutes parts au niveau des sutures, et les os sont séparés.

Point de ligaments.

Point de muscles.

Puisqu'il n'existe aucune articulation mobile au crâne, il ne doit pas y avoir de ligaments, ni par conséquent de muscles propres. Le péricrâne au dehors, la dure-mère au dedans, quoique plus adhérents au niveau des sutures que partout ailleurs, ne peuvent pas être regardés comme des moyens d'union.

Maintenant que nous connaissons, d'une part, les diverses pièces osseuses qui, par leur réunion, constituent le crâne, d'une autre part, leurs diverses articulations, il nous sera facile d'étudier cette boîte osseuse dans son ensemble, et d'apprécier son mécanisme.

Mécanisme du crâne.

Des fonctions du crâne.

Tandis que la colonne vertébrale joue le quadruple rôle, 1° de cylindre ou de canal protecteur, 2° de colonne de sustentation, 3° de levier central de la locomotion, 4° d'organe mobile lui-même dans ses diverses parties, le crâne ne doit être envisagé que sous deux points de vue différents : 1° comme organe de locomotion, 2° comme organe de protection. Comme organe de locomotion nous l'avons amplement étudié à l'occasion des mouvements de la colonne vertébrale. Il ne nous reste plus qu'à étudier le mécanisme de la protection qu'il accorde à la masse nerveuse qu'il recèle.

Le crâne n'est autre chose qu'une enveloppe osseuse du cerveau surajoutée à l'enveloppe fibreuse de ce viscère, se moulant exactement sur lui et représentant à sa surface interne les moindres dépressions et les moindres éminences de la surface correspondante du cerveau. Avant son ossification complète, le crâne peut éprouver un retrait ou un développement proportionnels au retrait ou au développement du cerveau ; jusqu'à cette époque il est vrai de dire que le crâne est le moule ou le représentant fidèle du cerveau. L'ossification une fois achevée, la capacité du crâne est en quelque sorte indépendante du volume du cerveau. Si le cerveau s'atrophie, le vide est rempli par de la sérosité ; s'il s'hypertrophie, il éprouve une compression funeste. L'imagination a eu beaucoup de part dans ce qu'on a dit sur le crâne de certains hommes de génie, de Napoléon par exemple, qui, en arrivant aux affaires, avait, dit-on, un crâne bien moins développé que dans les dernières années de son règne. Le cerveau remplissant complètement le crâne, toute mobilité dans les trois grandes vertèbres qui constituent cette boite osseuse aurait été funeste ; il fallait donc qu'elles fussent articulées solidement entre elles.

Le crâne se moule sur le cerveau.

On me demandera peut-être, si le crâne n'aurait pas été plus solide avec une seule pièce ; pourquoi non-seulement il existe trois vertèbres céphaliques, mais encore pourquoi chaque vertèbre est elle-même composée d'un grand nombre de pièces. Je répondrai en présentant le crâne du vieillard, dont tous les os sont soudés entre eux ; or, cette soudure rend son crâne bien plus sujet aux fractures que le crâne de l'adulte et du jeune homme. N'est-il pas évident que la quantité de mouvement se perdant plus ou moins dans les diverses articulations, le crâne composé de plusieurs pièces articulées résiste à des chocs beaucoup plus violents qu'il ne le ferait sans cette disposition. Voyez les articulations de la voûte, se faisant toutes par des bords épais et de longues pointes tellement engrenées, qu'on ne peut désarticuler la plus simple d'entre elles, par exemple la bipariétale, sans fracture. Voyez encore

Le crâne aurait été moins solide s'il avait été composé d'une seule pièce.

les biseaux alternatifs si éminemment favorables à la solidité.

Conditions de solidité de la base du crâne.

A peine approchons-nous de la base que les dentelures diminuent ; à la base, plus de dentelures ; il n'y a que juxtaposition ; mais aussi quelles larges surfaces articulaires ! Comparez l'angle supérieur de l'occipital avec son angle basilaire, la portion écailleuse du temporal avec les portions mastoïdienne et pierreuse, les grandes ailes du sphénoïde avec le corps du même os, et vous jugerez de la différence ; et cependant ne semblerait-il pas que toute la résistance aurait dû être appliquée à la voûte sur laquelle agissent incessamment les corps extérieurs, tandis que la base est abritée par sa situation même. Mais tel est le mécanisme du crâne que c'est précisément à la base que sont transmis en définitive tous les chocs venus du dehors ; aussi est-ce là que se trouvent réunies toutes les conditions de solidité, ainsi qu'il me sera facile de le prouver.

La base du crâne est à l'abri des corps extérieurs.

Le crâne est à l'abri des corps extérieurs par sa base : la face, la colonne vertébrale et les muscles nombreux de la région cervicale postérieure la protègent efficacement ; aussi est-ce à la base du crâne que répondent les parties les plus importantes du cerveau, celles dont la lésion serait immédiatement mortelle ; aussi est-ce encore par cette base que sortent tous les nerfs crâniens, les veines cérébrales, et que pénètrent les artères du même nom. Pour former cette base, les os se rétrécissent et augmentent d'épaisseur.

Comment tous les chocs de la voûte se transmettent à la base, dont ils rapprochent les pièces.

Le moindre choc éprouvé par les divers os de la voûte, se communique à tous les os de la base, et tel est l'agencement réciproque de ces derniers qu'ils tendent à se rapprocher plus fortement encore par l'effet de ces chocs. La nature a utilisé pour cet objet les propriétés du coin ; ainsi le sphénoïde étroit à sa partie moyenne, s'élargissant dans ses masses latérales, est placé comme un coin entre l'occipital et le temporal qui sont en arrière, le frontal et l'os malaire qui sont en avant ; l'apophyse basilaire de l'occipital forme un coin entre les apophyses pétrées des temporaux ; les apophyses pétrées forment elles-mêmes un coin entre l'occipital et le sphénoïde.

Nous voilà rassurés sur la base du crâne ; elle ne peut recevoir aucun choc direct, excepté dans quelques cas extraordinaires. Disons cependant qu'il existe à la base du crâne une région remarquable par la ténuité de ses parois, tellement fragile, que la moindre violence peut la briser : c'est la région antérieure de la base du crâne formée par les voûtes orbitaires et la lame criblée de l'ethmoïde. Il n'est pas très rare de voir des instruments piquants pénétrer dans le crâne à travers cette région ; le crime a trop souvent utilisé cette disposition anatomique.

Le crâne reçoit des chocs de bas en haut par la colonne vertébrale, et des chocs de haut en bas, d'avant en arrière ou latéralement par les corps extérieurs. Voyons par quel mécanisme il résiste à ces différentes impulsions.

1° *Comment le crâne résiste-t-il à des chocs dirigés de bas en haut?*

Mécanisme du crâne dans sa résistance aux chocs dirigés de bas en haut.

Pour qu'une commotion funeste puisse être transmise au crâne de bas en haut, il faut que la chute ait lieu ou sur la plante des pieds, les jarrets tendus, ou sur les genoux, ou sur les tubérosités de l'ischion. Une chute sur la pointe des pieds n'a aucun résultat pour le crâne, vu la grande décomposition de mouvement qui a lieu successivement dans les articulations phalangiennes, métatarsiennes et tarsiennes, dans les articulations du genou, du bassin et dans celles des vertèbres entre elles et avec le crâne. Ce sont les condyles de l'occipital qui reçoivent le premier choc, ce choc se communique à toute l'étendue des parois du crâne ; mais le contrecoup souvent funeste au cerveau, ne peut l'être aux parois elles-mêmes.

2° *Comment le crâne résiste-t-il à des chocs imprimés de haut en bas?*

Mécanisme de la résistance du crâne dans le cas de violence exercée de haut en bas.

Nous avons vu que la colonne vertébrale était protégée dans tous les sens par une grande épaisseur de parties molles ; il n'en est pas de même de la région supérieure et des régions latérales du crâne qui sont presque immédiatement en butte à l'action des corps extérieurs. Que peuvent, en effet, la peau et l'aponévrose sous-cutanée, que peuvent les cheveux qu'on peut cependant comparer à ces corps mous dont les assiégés tapissaient leurs murailles pour les préserver de l'action du bélier? Cependant, il est une région efficacement protégée par les parties molles, c'est la région temporale; et sans le muscle temporal qui remplit le vide de la fosse du même nom, combien les fractures ne seraient-elles pas plus fréquentes, car aucune région de la voûte n'est moins favorisée sous le rapport de la solidité!

Cela posé, si un corps pointu ou à petite surface agit sur un point du crâne, il le brisera toutes les fois que sa quantité de mouvement l'emportera sur la résistance de la portion du crâne contre laquelle il est dirigé. Mais si c'est un corps orbe qui agisse plus encore par sa pesanteur que par sa dureté, il en résultera un ébranlement général de la boîte osseuse. La voûte du crâne étant la partie la plus accessible aux violences extérieures, nous examinerons le mécanisme de la résistance du crâne dans le cas d'une percussion dirigée verticalement sur le sommet de la tête; il sera facile de faire des applications de ce qui va être dit au mécanisme de la resistance du crâne dans les percussions qui peuvent l'atteindre dans tout autre sens.

Effets d'une percussion violente sur le sommet de la tête.

Les effets présumables d'une percussion violente sur le sommet du crâne peuvent être :

1° De déterminer un ébranlement de la boîte osseuse, et de mettre en jeu son élasticité; 2° de tendre à la disjonction les pièces qui font partie du crâne; 3° de briser ces pièces.

Examinons suivant quel mode se produisent ces résultats divers.

Ébranlement du crâne à la manière d'une bille d'ivoire élastique.

1° *Ébranlement et compression du crâne sans fracture.* Le crâne pouvant être considéré comme une sphère creuse, douée d'une certaine élasticité qu'elle doit en partie au tissu osseux lui-même, en partie aux lames cartilagineuses qui séparent les os, on ne peut douter que le crâne ne soit suscep tible d'éprouver, par l'effet d'une pression ou d'une percussion violente sur le sommet de la tête, un aplatissement à la suite duquel il se rétablit dans sa forme primitive, à la manière d'une bille d'ivoire creuse, qui serait soumise à une percussion verticale. Il suffit pour se convaincre de la vérité de cette explication de lancer un crâne contre un plan résistant; il rebondit à la manière d'une bille élastique. Quelque étroites que soient les limites de cet aplatissement, et du retour qui le suit, les lois de la physique ne permettent pas d'en récuser la possibilité.

Tendance à la disjonction des pièces osseuses du crâne.

2° *Tendance à la disjonction des os du crâne.* La disjonction n'a jamais été observée comme conséquence de percussions extérieures. Voici par quel mécanisme ce déplacement est prévenu dans le cas d'un choc sur le sommet de la tête.

Il est évident qu'un choc en ce sens tend à déprimer la suture sagittale, c'est à dire le bord supérieur des pariétaux; mais cette dépression ne pourrait avoir lieu qu'autant que le bord inférieur des pariétaux se portât en dehors. Or, la disposition de la suture écailleuse étant telle que le temporal et le sphénoïde recouvrent les pariétaux, ceux-ci ne peuvent se porter en dehors sans déterminer dans le temporal un mouvement de bascule qui tend à resserrer les articulations de la base du crâne. Nous avons vu en effet que toutes les articulations de la base présentent cela de remarquable, qu'elles consistent dans la réception d'éminences en forme de coins, dans des cavités en forme d'angles rentrants. C'est ce qu'on voit dans l'articulation du rocher avec le sphénoïde et l'occipital, et dans celle de l'apophyse basilaire, partie évidemment cunéiforme, avec les temporaux et le sphénoïde.

De ce qui vient d'être dit, il résulte :

Que les percussions sur le sommet de la tête, bien loin de disjoindre les os du crâne, tendent à resserrer leur union.

Fractures des os du crâne.

3° Un autre effet des percussions dirigées contre le sommet de la tête peut être de briser les os du crâne; or, il serait impossible de comprendre le mécanisme de plusieurs de ces fractures sans la connaissance des dispositions anatomiques que nous allons faire ressortir ici.

1° Le crâne est d'une épaisseur inégale dans ses différents points.

Mécanisme des fractures par contre-coup.

Cette circonstance explique comment un corps arrondi, qui frappe le crâne dans un point assez résistant pour ne pas se rompre, peut déterminer une fracture dans un lieu plus ou moins éloigné du point de la percussion, et où les parois, étant plus minces, sont moins résistantes. On conçoit que ce genre de fracture puisse avoir lieu, soit dans l'os qui a été percuté soit sur d'autres os, soit enfin aux dépens de la table interne de l'os, latable externe restant intacte.

Concentration de l'ébranlement vers la base du crâne.

2° Le crâne est disposé de manière à ce qu'un ébranlement imprimé à son sommet se concentre vers sa base. Dans le cas d'une percussion sur le sommet du crâne, l'ébranlement se propage, 1° en partie sur les côtés jusqu'au temporal et au rocher, ainsi qu'aux grandes ailes du sphénoïde et au corps de l'os; 2° en arrière, par l'occipital jusqu'à l'apophyse basilaire et au corps du sphénoïde; 3° en avant, par le frontal et la voûte orbitaire, aux petites ailes et au corps du sphénoïde. On voit donc que l'ébranlement communiqué dans tous les sens vient, en dernière analyse, se concentrer à la base du crâne, ce qui explique la production des fractures qu'on trouve à la base à la suite des percussions de la voûte.

Influence des coudes ou angles sur les fractures par contrecoup.

3° Plusieurs des os du crâne sont coudés et anguleux. Cette disposition qui s'observe à l'union de la partie orbitaire du frontal avec sa portion frontale, à l'union de la portion écailleuse du temporal avec le rocher, explique comment ces os peuvent se briser dans la transmission des chocs imprimés à la voûte. On conçoit en effet que quand un ébranlement se transmet à travers un os coudé, le coude est le siège d'une décomposition de mouvement; une partie de la quantité de mouvement est transmise à la portion de l'os située au dessous de l'angle; l'autre partie fait effort contre l'angle dans le sens de la direction primitive, et peut faire éclater l'os dans ce point.

4° La décomposition des mouvements qui a lieu dans les sutures doit être prise en grande considération.

Mécanisme du crâne chez le fœtus. Ce qui a été dit de l'immobilité des os du crâne n'est pas également vrai à toutes les époques de la vie. Pendant la vie fœtale et pendant les premières années qui suivent la naissance, les intervalles des os du crâne sont remplis d'une substance cartilagineuse flexible, qui permet aux os de la voûte d'exécuter les uns sur les autres des mouvements assez étendus. On conçoit qu'à cette époque de la vie, les conditions de solidité du crâne n'étant pas les mêmes que chez l'adulte, nous devions examiner par quel mécanisme le crâne du fœtus et de l'enfant nouveau né résiste aux violences extérieures.

Mobilité des os de la voûte du crâne chez le fœtus.

Chez le fœtus comme chez l'adulte, les conditions de solidité doivent être examinées : 1° à la voûte, 2° à la base du crâne.

1° A la voûte du crâne, l'ossification n'ayant pas complètement envahi les cartilages, ceux-ci permettent aux os de se mouvoir les uns sur les autres, et, sous ce rapport, l'encéphale est protégé moins solidement.

Mécanisme de la solidité du crâne chez le fœtus.

1° A la voûte.

On doit remarquer d'un autre côté que la présence des intervalles cartilagineux devient la cause d'une déperdition dans la quantité de mouvement, lorsque des chocs sont imprimés au crâne; circonstance qui prévient en partie les fractures du crâne, et les commotions de la masse encéphalique.

Sa compressibilité.

La mobilité des os du crâne se manifeste principalement à l'époque de la naissance dans l'espèce de chevauchement que présentent ces os pendant la sortie de la tête du fœtus à travers le bassin.

2° A la base du crâne, l'ossification ayant fait des progrès tels, que les pièces osseuses ne sont plus séparées que par des lames cartilagineuses extrêmement minces, les os ne jouissent d'aucune mobilité, et la base du crâne est incompressible ; circonstance avantageuse à la protection des parties les plus importantes de la masse encéphalique, lesquelles correspondent à la base du crâne.

2° A la base.

Elle est incompressible.

Articulations de la face.

Les deux mâchoires s'articulent avec la base du crâne.

Bien que les deux mâchoires soient destinées à se mouvoir l'une sur l'autre, elles ne s'articulent nullement entre elles; s'il en eût été ainsi, l'étendue du mouvement d'abaissement de la mâchoire inférieure aurait été beaucoup plus borné; toutes deux vont s'unir au crâne, la mâchoire supérieure d'une manière immobile avec la partie antérieure de la base du crâne (*mâchoire syncranienne*), la mâchoire inférieure d'une manière mobile, avec la partie moyenne de cette même base (*mâchoire diacranienne*).

Les articulations de la face nous présentent à considérer, 1° les articulations des divers os qui constituent la mâchoire supérieure entre eux et avec le crâne; 2° les articulations de la mâchoire inférieure avec ce même crâne.

Articulations des os de la mâchoire supérieure entre eux et avec le crâne.

Prédominance à la face de la suture harmonique.

Toutes ces articulations sont des sutures; mais nous y cherchons en vain ces dentelures si considérables dont sont hérissées les surfaces articulaires des os du crâne; la suture dite harmonique, ou par juxtaposition, est le moyen d'union qui se remarque le plus généralement dans les articulations de la face.

La suture harmonique est une véritable engrenure.

Toutefois, je dois faire remarquer que ces prétendues juxtapositions sont de véritables engrenures, ainsi qu'on le voit dans l'articulation des deux os maxillaires entre eux, articulation fondamentale de la face, qui se fait par des surfaces épaisses, sillonnées, et qui s'engrènent avec une très grande solidité.

Je ne connais pas de suture plus solide que celle de l'os malaire avec l'os maxillaire : c'est surtout vers les parties latérales et supérieures de la face qu'on trouve des sutures dentelées. On trouve un exemple de suture par réception dans le mode d'après lequel la portion verticale de l'os palatin est reçue dans la fêlure que présente l'orifice du sinus maxillaire.

Des dentelures très prononcées s'observent dans l'articulation de la face avec le crâne : voyez l'articulation des os propres du nez et des apophyses montantes des os maxillaires avec le frontal, de l'os malaire avec le frontal, du sphénoïde avec l'os malaire, de ce dernier avec l'apophyse zygomatique du temporal.

Les dentelures sont plus prononcées à la circonférence qu'au centre de la face.

Nous trouvons une simple juxtaposition dans l'articulation de l'ethmoïde avec la voûte orbitaire, de l'os palatin avec les apophyses ptérygoïdes, du vomer avec l'ethmoïde ; mais il y a réception réciproque dans l'articulation du vomer avec le sphénoïde.

Juxtaposition dans les articulations centrales

Quant aux moyens d'union, indépendamment de la solidité qui résulte de la configuration des surfaces articulaires, il existe une couche mince de cartilage continue avec le parenchyme cartilagineux de l'os, qui finit par être elle-même envahie par l'ossification.

Le moyen d'union est un cartilage sutural.

Mécanisme des articulations de la mâchoire supérieure.

Le mécanisme de la face consistant dans la résistance qu'elle oppose, 1° aux chocs transmis de bas en haut par le maxillaire inférieur, 2° à l'action des violences extérieures, il importe d'analyser les conditions de solidité qui résultent de la configuration de la mâchoire supérieure. Nous devons donc, pour bien apprécier ces conditions de résistance, analyser la charpente de la face.

La mâchoire supérieure, considérée dans son ensemble, figure en bas une espèce de parabole circonscrite par le bord alvéolaire ; le bord alvéolaire est la partie la plus solide de l'os ; c'est lui qui reçoit immédiatement le choc de la mâchoire inférieure ; il se courbe en arrière et forme la voûte palatine qui va en diminuant d'épaisseur, et qui, ne recevant pas directement le choc de la mâchoire inférieure, n'est pas organisée d'une manière aussi solide que le bord alvéolaire.

Analyse de la charpente de la face.

En haut, la mâchoire supérieure s'élargit en s'aplatissant, et se divise en différentes parties ou prolongements qui interceptent entre eux diverses ouvertures, et vont s'unir au crâne

Colonnes qui résistent aux chocs de bas en haut.

par plusieurs apophyses, lesquelles forment comme autant de colonnes propres à résister fortement aux chocs transmis de bas en haut.

1° Colonnes fronto-nasales.

Elles répondent aux dents canines.

Ces colonnes sont : 1° les *colonnes fronto-nasales* constituées de chaque côté par l'apophyse montante de l'os maxillaire supérieur : ces colonnes, qui répondent aux dents canines, sont d'une force remarquable chez les animaux carnassiers, et c'est au volume considérable de ces colonnes qu'est dû le déjettement en dehors que présentent les orbites chez ces animaux. L'intervalle qui existe entre ces colonnes est rempli en haut par les os propres du nez; mais en bas, elles sont échancrées pour la formation de l'orifice en forme de cœur de carte à jouer des fosses nasales. Toute la partie du bord alvéolaire qui répond à cette ouverture est moins résistante; mais il est à remarquer que cette portion du bord alvéolaire répond aux dents incisives qui, à raison de leur forme tranchante, coupant les aliments au lieu de les déchirer ou de les broyer, ne supportent que des efforts beaucoup moins considérables que les canines et les molaires.

La partie la plus faible du bord alvéolaire répond aux dents incisives.

2° et 3° Colonnes zygomato-jugales, subdivisées

2° et 3° La deuxième paire de colonnes est constituée par l'éminence malaire qui se continue avec le bord alvéolaire par la saillie verticale qui sépare la fosse canine de la fosse zygomatique. Cette colonne, qui correspond à la seconde grosse molaire, peut porter le nom de *zygomato-jugale*, parce qu'elle se subdivise en deux autres colonnes secondaires : l'une verticale ou malaire ou jugale, l'autre horizontale ou zygomatique.

En colonnes jugales,

En arcades zygomatiques.

La *colonne jugale*, qui est beaucoup plus forte que la colonne fronto-nasale, va se continuer avec l'apophyse orbitaire externe du frontal, et le bord antérieur, épais et dentelé, des grandes ailes du sphénoïde ; la seconde, horizontale, va s'articuler avec l'apophyse zygomatique du temporal, pour constituer l'*arcade zygomatique*. D'après cette disposition, on comprend pourquoi ce biseau si considérable du sommet de l'apophyse zygomatique qui appuie sur l'os malaire, résiste si efficacement à l'impulsion de bas en haut. Ces arcades zygomatiques sont en outre de véritables arcsboutants qui s'opposent à tout déplacement transversal. Le mode d'articulation de l'apophyse zygomatique avec l'os malaire est tel, que les arcades zygomatiques bien qu'horizontales, sont destinées à résister aux chocs de bas en haut. Aussi, chez les carnassiers, où la colonne jugale n'existe pas, l'arcade zygomatique est énorme.

Les arcades zygomatiques sont des arcs-boutants.

4° Il est une quatrième paire de colonnes, les *colonnes ptérygoïdiennes*, destinées à soutenir la face d'avant en arrière. Ces colonnes étant articulées avec l'os maxillaire, par l'intermédiaire de l'os du palais, elles s'opposent également au déplacement de bas en haut, et soutiennent ainsi la partie postérieure du bord alvéolaire.

Colonnes ptérygoïdiennes.

Ainsi, il existe pour la face quatre paires de colonnes : les *colonnes fronto-nasales*, les *colonnes jugales*, les *colonnes* ou *arcades zygomatiques*, les *colonnes ptérygoïdiennes*. Ces colonnes sont presque entièrement composées de tissu compacte. Les principales colonnes se trouvent au niveau des premières grosses dents molaires; c'est dans cette région que se trouvent concentrées les colonnes jugales, zygomatiques et ptérygoïdiennes : parce que c'était là qu'il y avait plus d'efforts à supporter. Les colonnes fronto-nasales répondent aux dents canines; leur force est proportionnelle à celle de ces dents, d'où la largeur et l'épaisseur de l'apophyse montante des carnassiers. Les colonnes fronto-nasales et jugales, très rapprochées en bas, de manière à ne laisser entre elles qu'un petit espace rempli par les deux petites molaires, s'écartent en haut, et interceptent entre elles les fosses orbitaires.

Les principales colonnes existent au niveau des premières grosses molaires

Ainsi, des fosses profondes dans l'épaisseur de la face peuvent exister sans une perte préjudiciable de solidité. Le sinus maxillaire lui-même ne diminue pas d'une manière notable la solidité de la face, parce que ce sinus est placé dans l'intervalle des colonnes, et qu'une très petite partie de son étendue répond au bord alvéolaire.

Utilité de ces colonnes.

Les détails dans lesquels nous venons d'entrer ont suffisamment démontré que la mâchoire supérieure a été organisée de manière à résister aux chocs extérieurs, mais surtout aux chocs transmis de bas en haut par la mâchoire inférieure ; que le bord alvéolaire, destiné à recevoir immédiatement le choc, est la partie la plus fortement organisée ; que la quantité de mouvement disséminée sur toute la mâchoire supérieure est transmise par la colonne nasale à l'apophyse orbitaire interne ; par la colonne malaire à l'apophyse orbitaire externe d'une part, et à l'arcade zygomatique de l'autre ; par l'os palatin à la colonne ptérygoïdienne ; que le vomer ne transmet rien ou presque rien, soit à l'ethmoïde, soit au sphénoïde ; et que, de son côté, le crâne oppose des régions très résistantes aux colonnes de sustentation de la face.

Rapport entre la structure de la mâchoire supérieure et ses fonctions.

Résistance de la face aux chocs dirigés d'avant en arrière ou latéralement.

Dans les chocs antéro-postérieurs, les arcades zygomatiques et les apophyses ptérygoïdiennes opposent une grande résistance ; dans les chocs latéraux, l'os malaire résiste à la manière des voûtes, et transmet l'impulsion qu'il a reçue à l'os maxillaire supérieur, à l'os frontal et au sphénoïde. La plus grande partie des chocs imprimés à la face, est donc, en dernière analyse, transmise au crâne ; et, sans la multiplicité des pièces qui la composent, sans le grand nombre d'articulations qui absorbent une partie de l'impulsion, il pourrait en résulter souvent pour le cerveau des commotions funestes.

La mâchoire supérieure ne jouit d'aucun mouvement d'élévation propre.

La mâchoire supérieure ne concourt à la mastication qu'en qualité de support : s'élève-t-elle dans l'ouverture de la bouche et s'abaisse-t-elle dans son occlusion ? Cela n'est pas douteux, mais elle ne fait qu'obéir aux mouvements de la tête renversée en arrière par ses muscles extenseurs, lesquels deviennent un auxiliaire si puissant de la mastication chez les carnassiers.

Articulation temporo-maxillaire.

Double articulation condylienne.

Centre de tous les mouvements qu'exécute la mâchoire inférieure, cette articulation est une *double articulation condylienne.*

A. *Surfaces articulaires.*

1° *Du côté du maxillaire inférieur.* Ce sont deux condyles

oblongs transversalement, dirigés un peu obliquement de dehors en dedans et d'avant en arrière, de telle manière, que leurs axes prolongés se couperaient en arrière. Ils sont encroûtés de cartilages.

Axes des condyles.

2° *Du côté du temporal*, on trouve, 1° la cavité glénoïde, 2° la racine transverse de l'apophyse zygomatique.

Cavité glénoïde.

La cavité glénoïde est remarquable, 1° par sa profondeur, 2° par sa capacité. La profondeur de la cavité glénoïde est augmentée par plusieurs éminences qui l'entourent ; ces éminences sont : en dedans l'épine du sphénoïde ; en arrière, l'apophyse styloïde, et son apophyse vaginale, qui n'est autre chose que la lame antérieure du conduit auditif.

Sa profondeur.

La cavité glénoïde n'est pas moins remarquable par sa capacité, qui est double ou triple de celle qui serait nécessaire pour recevoir le condyle ; aussi la totalité de cette cavité n'est-elle pas articulaire, et toute la partie située en arrière de la scissure glénoïdale est-elle étrangère à l'articulation.

Sa capacité.

Cette disproportion ne s'observe que chez l'homme et chez les ruminants, tandis que chez les rongeurs et les carnassiers il y a une proportion rigoureuse entre le volume et la forme du condyle et la capacité et la configuration de la cavité de réception. La partie de la cavité glénoïde postérieure à la scissure nous présente un exemple de ces *cavités supplémentaires* qui agrandissent ou remplacent la cavité principale dans certaines circonstances. Toute la partie de la cavité glénoïde antérieure à la scissure est articulaire, et par conséquent revêtue de cartilage (1).

Cavités supplémentaires.

La *racine transverse* de l'apophyse zygomatique, convexe d'avant en arrière, concave transversalement, également articulaire, et revêtue d'un cartilage qui est la continuation de celui de la cavité glénoïde, offre, par une exception unique

La racine transverse de l'apophyse zygomatique est articulaire.

(1) L'étude du condyle et de la cavité glénoïde est de la plus haute importance en anatomie comparée ; car, à l'aide des caractères qu'ils présentent, il est facile de reconnaître la tête d'un rongeur, celle d'un carnassier ou d'un ruminant.

1° Chez les carnassiers, les condyles sont oblongs transversalement, ayant dans l'économie, l'exemple de deux surfaces convexes roulant l'nne sur l'autre.

Moyens d'union et de glissement. Ce sont un cartilage interarticulaire, un ligament latéral externe et deux synoviales : le ligament latéral interne des auteurs et le ligament stylo-maxillaire n'appartiennent nullement à cette articulation.

Cartilage interarticulaire.

1° *Cartilage interarticulaire.* Un cartilage est interposé aux surfaces articulaires; épais à sa circonférence, quelquefois percé d'un trou à son centre, il a la forme d'une lentille biconcave, avec cette particularité que sa face supérieure est alternativement convexe pour répondre à la cavité glénoïde, et concave pour répondre à la racine transverse, tandis que la face inférieure moulée sur le condyle est concave. Il est libre par sa circonférence, excepté en dehors, où il adhère au ligament latéral externe, et en dedans, où il donne attache à quelques fibres du muscle ptérygoïdien externe, rapport important à noter sous le point de vue du mécanisme. L'existence d'un cartilage interarticulaire dans une articulation qui est soumise à des pressions aussi considérables, et qui exécute des mouvements aussi répétés, rentre dans la loi que nous avons indiquée. (Voyez *Articulations en général.*)

Le muscle ptérygoïdien externe s'attache à ce cartilage.

Ligament latéral externe.

2° *Ligament latéral externe.* Il s'étend depuis l'espèce de tubercule qui existe à la jonction des deux racines de l'apophyse zygomatique, jusqu'au côté externe du col du condyle : obliquement dirigé de haut en bas et d'avant en arrière, il a la forme d'une bandelette assez épaisse qui recouvre tout le côté externe de l'articulation; il répond en dehors à la peau, en dedans aux deux synoviales et au cartilage interarticulaire.

tous deux leur grand axe sur la même ligne; ils sont reçus dans une cavité très profonde.

2° Chez les rongeurs, au contraire, le grand diamètre des condyles est dirigé d'arrière en avant.

3° Chez les ruminants, la cavité glénoïdienne est plane, ainsi que la tête du condyle; la saillie de la racine transverse est à peine marquée; chez l'homme, omnivore, il y a en quelque sorte combinaison de ces diverses dispositions.

On décrit sous le nom de *ligament latéral interne* ou *ligament sphéno-maxillaire* une bandelette aponévrotique qui n'appartient à l'articulation, ni par sa position, ni par ses usages, et qui s'étend de l'épine du sphénoïde jusqu'à l'épine située en dedans de l'orifice du canal dentaire inférieur. C'est une bandelette très mince qui recouvre les vaisseaux et nerfs dentaires inférieurs qu'elle sépare des muscles ptérygoïdiens.

Ce qu'on décrit sous le nom de ligament latéral interne.

La bandelette qui vient d'être décrite n'exerçant aucune influence sur la solidité de l'articulation temporo-maxillaire, on pourrait s'étonner que cette articulation ne fût pourvue que d'un seul ligament; mais il faut remarquer que les deux articulations temporo-maxillaires étant solidaires, le ligament latéral externe de l'une remplit exactement, à l'égard de l'autre, les fonctions de ligament interne.

Solidarité des deux articulations temporo-maxillaires.

Je rangerai dans la même catégorie que le ligament sphéno-maxillaire, le *ligament stylo-maxillaire;* bandelette aponévrotique étendue de l'apophyse styloïde à l'angle de la mâchoire inférieure. Cette bandelette est totalement étrangère à l'union des surfaces articulaires. Son utilité se rattache à l'insertion du muscle stylo-glosse; elle est désignée par Meckel sous le nom de *ligament stylo-mylo-hyoïdien.*

Bandelette aponévrotique stylo-maxillaire.

3° Deux *synoviales* existent pour cette articulation : l'une revêt la face supérieure du cartilage interarticulaire, l'autre la face inférieure. Quelquefois ces deux synoviales communiquent à travers une ouverture du cartilage; la supérieure est plus lâche que l'inférieure : aussi le cartilage interarticulaire est-il lié beaucoup plus intimement au condyle de la mâchoire qu'à la cavité glénoïde.

Synoviales.

Ces deux capsules synoviales correspondent en dehors au ligament externe; dans les autres sens, à une couche mince de tissu fibreux.

Mécanisme de l'articulation temporo-maxillaire.

Dans le jeu de cette articulation, l'os maxillaire peut être considéré comme un marteau mobile qui frappe contre l'enclume immobile que représente la mâchoire supérieure; c'est un double levier anguleux, dans lequel l'axe du mouvement est représenté par une ligne horizontale qui traverserait à leur partie moyenne les branches montantes de la mâchoire inférieure.

Axe des mouvements de la mâchoire inférieure.

Cette articulation, qui appartient à la classe des condyliennes, avait été rangée parmi les ginglymes angulaires à raison de la grande étendue de ses mouvements dans deux sens alternatifs, savoir, l'abaissement et l'élévation; mais elle en diffère par des dispositions anatomiques qui lui permettent de légers mouvements de latéralité. Elle exécute aussi un mouvement en avant et un mouvement en arrière.

Pourquoi cette articulation avait été rangée parmi les ginglymes angulaires.

1° *Mouvement d'abaissement.* Dans ce mouvement, les condyles roulent d'arrière en avant dans la cavité glénoïde, puis ils s'engagent sous la racine transverse de l'apophyse zygomatique par un mouvement brusque, facile à sentir lorsque, pendant l'ouverture de la bouche, on place le doigt sur un des condyles. Dans ce mouvement de déplacement du condyle, l'angle de la mâchoire se porte en arrière. Le condyle entraîne avec lui le cartilage interarticulaire, car l'union du condyle et de ce cartilage est telle, que, même dans la luxation, le cartilage n'abandonne jamais le condyle. La cause de cette union réside, non seulement dans la laxité moindre de la capsule synoviale inférieure, mais encore dans le mode d'insertion du ptérygoïdien externe, qui, s'attachant à la fois au col du condyle et au cartilage interarticulaire, les entraîne simultanément.

Mécanisme du mouvement d'abaissement.

Le cartilage interarticulaire n'abandonne jamais le condyle.

Voici d'ailleurs l'état dans lequel se trouvent les autres parties de cette articulation pendant l'abaissement de la mâchoire inférieure : le ligament latéral externe est tendu; la synoviale supérieure est distendue en arrière, mais elle prête facilement à cause de sa laxité. Pour ce qui est de la bandelette sphéno-maxillaire, ou ligament latéral interne des auteurs, comme elle s'insère à une distance à peu près égale du condyle qui se porte en devant, et de l'angle qui se porte en arrière, elle reste indifférente à ce mouvement, et n'est ni tendue ni relâchée.

Mécanisme de la luxation du condyle.

Quand l'abaissement est porté trop loin, soit par l'effet d'une percussion sur l'os maxillaire, soit dans un bâillement convulsif, le condyle se luxe, et se porte jusque dans la fosse zygomatique, en déchirant la synoviale supérieure, et en entraînant avec lui le cartilage interarticulaire (1).

Pourquoi la luxation est-elle impossible chez l'enfant ?

Ce mode de déplacement est impossible chez l'enfant. En effet, à raison de l'obliquité de la branche montante, la partie supérieure du condyle regardant en arrière devrait, pour venir se déplacer en avant, parcourir un espace plus considérable que celui qu'elle parcourt dans la plus grande ouverture possible de la bouche.

État de l'articulation dans les mouvements d'élévation.

2° *Dans le mouvement d'élévation.* Le condyle roule d'avant en arrière sur l'apophyse transverse, et s'enfonce dans la cavité glénoïde. Le ligament latéral externe est relâché. Les obstacles à une élévation trop grande sont : 1° la rencontre des arcades dentaires; 2° la présence de l'apophyse vaginale styloïdienne et de la paroi antérieure du conduit auditif : aussi, chez le vieillard édenté, chez qui ce mouvement est extrêmement étendu, est-il très probable que l'ampleur de la cavité glénoïde a pour effet de permettre le rapprochement des mâchoires. Chez le vieillard, en effet, les bords alvéolaires, dépourvus de dents, n'arriveraient certainement pas au contact sans la portion de cavité glénoïde située derrière la scissure de Glaser.

Rôle probable de la cavité supplémentaire.

Mouvement en avant

Le mouvement en avant, n'est point, comme le précédent, un mouvement de bascule dans lequel la mâchoire roule sur un axe; c'est un mouvement horizontal par lequel le condyle se place au dessous de la racine transverse. Une condition préliminaire qui est indispensable à l'exécution de ce mouvement, c'est un abaissement léger de totalité du maxillaire inférieur.

(1) Cette luxation serait bien plus fréquente sans la présence du cartilage interarticulaire qui, accompagnant toujours le condyle dans son déplacement, lui offre une surface lisse, sur laquelle il peut glisser pour rentrer dans sa cavité.

Dans ce mouvement, tous les ligaments sont tendus; s'il était porté trop loin, l'apophyse coronoïde viendrait heurter contre la fosse zygomatique, circonstance qui rend impossible la luxation du condyle.

Le mouvement en arrière ne donne lieu à aucune considération spéciale.

Mouvement de latéralité.

Les mouvements de latéralité, diffèrent des précédents par le mécanisme suivant lequel ils s'effectuent. D'abord, ce ne sont point des mouvements de totalité de l'os. Un des condyles sort seul de sa cavité, tandis que l'autre s'enfonce profondément dans la cavité glénoïde à laquelle il répond. L'os maxillaire roule donc sur un de ses condyles comme sur un pivot. Le ligament latéral externe de l'articulation du côté du condyle qui se meut est fortement tendu.

Les deux articulations condyliennes se font mutuellement obstacle dans leurs mouvements.

Les mouvements latéraux seraient bien plus considérables si les deux articulations condyliennes ne se faisaient pas mutuellement obstacle, dans les mouvements autres que celui d'abaissement, vu la direction opposée des condyles; on peut s'en convaincre en sciant l'os maxillaire à sa partie moyenne, et en imprimant des mouvements à chacune des moitiés. Du reste, l'apophyse styloïde, l'apophyse vaginale et l'épine sphénoïde s'opposent à tout déplacement en dedans.

Remarquons que l'articulation temporo-maxillaire ne doit ses mouvements autres que ceux d'élévation et d'abaissement, qu'au défaut de proportion entre les condyles et les cavités glénoïdes; que considérées collectivement, les deux articulations temporo-maxillaires constituent rigoureusement un ginglyme ou articulation trochléenne: et si les deux condyles étaient juxtaposés, ainsi que nous le verrons pour l'articulation du genou, ils constitueraient une trochlée.

DES ARTICULATIONS DU THORAX.

Les articulations du thorax comprennent, 1° les articulations costo-vertébrales; 2° les articulations chondro-sternales ; 3° les articulations des cartilages costaux entre eux ; 4° l'union des cartilages costaux avec les côtes.

Des articulations costo-vertébrales.

Préparation. Scier les côtes au niveau de leur angle postérieur. Enlever avec précaution, en avant, la plèvre et le tissu cellulaire subjacent ; les muscles des gouttières vertébrales en arrière. Après avoir étudié les ligaments superficiels, mettre à découvert, 1° le ligament interosseux costo-transversaire par une section horizontale de la côte, et de l'apophyse transverse qui la soutient ; 2° le ligament interosseux costo-vertébral par une section également horizontale, qui comprenne une vertèbre et une côte, en passant au dessus de la partie anguleuse de l'articulation. Ce dernier ligament peut également être mis à découvert par une section verticale qui comprendra la côte et les deux vertèbres avec lesquelles elle s'articule. Les articulations costo-vertébrales présentent des caractères communs ; quelques unes présentent des caractères particuliers.

Caractères généraux des articulations costo-vertébrales.

A. *Surfaces articulaires.* Pour cette articulation, les côtes opposent, d'une part, leur tête à la facette anguleuse formée par la réunion des deux demi-facettes creusées sur les parties latérales du corps des vertèbres dorsales, d'où il résulte que chaque côte s'articule avec deux vertèbres (*articulations costo-vertébrales proprement dites*) ; d'autre part, les côtes opposent leur tubérosité à la facette qui existe sur la partie antérieure des apophyses transverses (*articulations costo-transversaires*).

Surfaces articulaires.

Double articulation.

Nous ferons remarquer relativement à l'articulation costo-vertébrale, 1° que cette articulation offre l'exemple d'une facette anguleuse saillante, reçue dans une facette anguleuse rentrante, ce qui a fait dire, mais à tort, que l'articulation des côtes avec les vertèbres était un ginglyme angulaire ; 2° que dans chaque articulation la demi-facette inférieure est deux fois plus considérable que la demi-facette supérieure.

Facette anguleuse de la côte.

Les facettes de l'articulation costo-transversaire sont : une

Facettes de l'articulation costo-transversaire.

facette convexe appartenant à la tubérosité de la côte, et une facette concave appartenant à l'apophyse transverse. Sabatier a avancé que les facettes articulaires des apophyses transverses regardent en avant et en haut dans les vertèbres supérieures, en avant et en bas dans les vertèbres inférieures, et directement en avant dans les vertèbres moyennes. Cette disposition a même été invoquée pour expliquer le mécanisme de la dilatation du thorax, par l'abaissement des côtes inférieures, et par l'élévation des côtes supérieures; mais cette explication, de même que la disposition anatomique sur laquelle elle s'appuye, est dénuée de tout fondement.

Hypothèse physiologique, fondée sur la direction des facettes des apophyses transverses.

Indépendamment des surfaces articulaires costo-vertébrales et costo-transversaires, le col de la côte, sans être en contact immédiat avec la partie antérieure de l'apophyse transverse, qu'il déborde en haut, s'articule en quelque sorte avec elle par symphyse (1). Les surfaces en regard sont rugueuses.

Moyens d'union.

B. *Moyens d'union.* Sous le rapport des moyens d'union, les articulations costo-vertébrales sont à la fois des symphyses et des arthrodies : des ligaments, les uns sont ***extérieurs à l'articulation*** ou ***périphériques***, les autres ***interosseux.***

Ligaments périphériques.

Ligaments périphériques. Ce sont le ligament vertébro-costal antérieur ou rayonné, les ligaments supérieur et inférieur, le ligament transverso-costal postérieur, le transverso-costal supérieur.

Ligament vertébro-costal antérieur.

1° Le *ligament vertébro-costal antérieur* ou ***rayonné*** naît des deux vertèbres avec lesquelles s'articule la côte et du disque intervertébral correspondant. De là les fibres viennent en convergeant s'insérer au devant de l'extrémité de la côte.

2° et 3° Indépendamment du ligament rayonné, il existe deux

(1) Nous pourrions considérer l'articulation costo-vertébrale comme une symphyse à laquelle se trouvent réunies deux arthrodies. Je ne vois dans l'économie aucune articulation aussi compliquée. La juxtaposition de deux os, autrement que par leurs extrémités, telle que celle qui existe entre le col de la côte et l'apophyse transverse, est une particularité qu'on ne rencontre nulle autre part.

petits faisceaux ligamenteux, l'un *supérieur*, l'autre *inférieur*, qui de chacune des vertèbres concourant à l'articulation vont s'insérer à l'extrémité de la côte.

Petits ligaments supérieur et inférieur.

4° *Ligament transverso-costal postérieur* (transverse de Boyer, costo-transversaire postérieur de Bichat). Ce ligament consiste en une bandelette qui, du sommet de l'apophyse transverse, se porte obliquement en dehors et en haut à la partie non articulaire de la tubérosité de la côte.

Ligament transverso-costal postérieur.

5° *Ligament transverso-costal supérieur* (costo-transversaire de M. Boyer, costo-transversaire inférieur de Bichat). Ce ligament naît du bord inférieur de l'apophyse transverse de chaque vertèbre, et se porte de là obliquement, non pas à la côte qui s'articule avec l'apophyse, mais bien au bord supérieur du col de la côte qui est au dessous. On remarque toujours dans le lieu de cette insertion une crête ou épine. Ce ligament est quelquefois divisé en deux ou trois faisceaux; il fait suite à une aponévrose mince, qui revêt le muscle intercostal externe, et complète en dehors l'ouverture par laquelle passent les branches postérieures des vaisseaux et nerfs intercostaux. Ce ligament est interposé aux branches antérieures et aux branches postérieures de ces vaisseaux et de ces nerfs.

Ligament transverso-costal supérieur.

Ligaments interosseux. Ils sont au nombre de deux, 1° un interosseux costo-vertébral; 2° un interosseux costo-transversaire.

1° *Ligament interosseux costo-vertébral.* C'est un petit faisceau ligamenteux très court et très mince, étendu horizontalement de l'angle saillant que présente la tête de la côte à l'angle rentrant de la facette vertébrale où il se continue avec le disque intervertébral.

Ligaments interosseux.

2° *Ligament interosseux transverso-costal* (costo-transversaire moyen de Bichat). Il est constitué par des faisceaux ligamenteux entremêlés d'un tissu adipeux rougeâtre, et qui s'étendent de la face antérieure de l'apophyse transverse à la face postérieure du col de la côte. On peut se faire une idée de la force de ce ligament en cherchant à séparer la côte de l'apophyse transverse, après la section des ligaments vertébro-costal antérieur et transverso-costal postérieur.

Synoviales.

Synoviales. Il existe pour l'articulation des côtes avec les vertèbres, trois synoviales, dont une pour l'articulation de la tubérosité de la côte avec le sommet de l'apophyse transverse; et deux petites pour les deux facettes de la tête que sépare le ligament interosseux costo-vertébral.

Caractères propres à quelques articulations costo-vertébrales.

Les articulations de la première, de la onzième et de la douzième côte présentent seules quelques particularités.

C'est une arthrodie sphéroïdale.

1° *Articulation costo-vertébrale de la première côte.* La première côte offre à son extrémité postérieure une tête arrondie, reçue dans une cavité creusée sur la partie latérale du corps de la première vertèbre; cette articulation est donc une espèce d'enarthrose quant à la disposition des surfaces articulaires, mais au fond c'est une arthrodie sphéroïdale : on ne voit pour elle ni ligament interosseux costo-vertébral, ni ligament transverso-costal supérieur : la synoviale est beaucoup plus lâche que dans les articulations correspondantes.

Ce sont des arthrodies planes très lâches.

2° *Les articulations costo-vertébrales de la onzième et de la douzième côte* offrent le même caractère que celle de la première, en ce sens que la facette articulaire opposée à la côte est creusée sur une seule vertèbre. Il faut de plus remarquer, au sujet de ces articulations, que la tête de la côte est aplatie ou du moins très légèrement convexe, et qu'il n'y a point de ligament interosseux costo-vertébral. Le ligament transverso-costal supérieur est beaucoup plus large et plus fort que dans les autres articulations. Les onzième et douzième côtes étant dépourvues de tubérosités, et les apophyses transverses des vertèbres correspondantes n'étant qu'à l'état de vestige (1), il s'ensuit que

(1) Quelquefois cependant l'apophyse transverse de la onzième vertèbre dorsale est très développée et s'articule avec la tubérosité de la onzième côte.

l'articulation costo-transversaire n'existe pas : toutefois on trouve un ligament interosseux transverso-costal. Tous ces ligaments sont beaucoup plus lâches que dans les autres articulations.

Articulations chondro-sternales.

Ce sont des *arthrodies anguleuses*, au nombre de sept de chaque côté, formées par l'extrémité interne anguleuse des cartilages dont l'angle saillant est reçu dans l'angle rentrant que présentent les facettes latérales du sternum. Les moyens d'union sont, 1° un ligament *rayonné* ou *chondro-sternal antérieur*, ligament assez fort qui s'entrecroise sur la ligne médiane avec le ligament correspondant du côté opposé, et se confond soit avec le périoste, soit avec les insertions aponévrotiques des grands pectoraux, dans la couche aponévrotique très épaisse qui revêt le sternum; 2° deux *petits ligaments*, l'un *supérieur*, l'autre *inférieur;* 3° un *ligament rayonné*, ou *chondro-sternal postérieur*, beaucoup moins fort que l'antérieur.

Ligament rayonné antérieur.

Petits ligaments supérieur et inférieur.

Ligament rayonné postérieur.

Pour moyen de glissement, synoviale qu'on n'admet que par analogie : voilà les caractères généraux de ces articulations.

Les première, deuxième, sixième et septième articulations chondro-sternales présentent quelques particularités.

1° Le *cartilage de la première côte* tantôt se continue avec le sternum, tantôt s'articule comme les cartilages des autres côtes. Chez un sujet qui a servi à mes leçons, la première côte était excessivement mobile, parce que son cartilage, au lieu de se continuer avec le sternum, côtoyait par son bord supérieur le bord latéral de cet os auquel il était uni par des ligaments et venait s'articuler par une extrémité étroite immédiatement au dessus de la deuxième côte.

Variétés dans l'union du premier cartilage avec le sternum.

2° Le *second cartilage* présente à son extrémité interne une disposition anguleuse beaucoup plus marquée que les autres : son angle saillant est reçu dans l'angle rentrant qui résulte de l'union des deux premières pièces du sternum. Lorsqu'il y a simple contiguïté entre ces deux pièces du sternum, la deuxième côte est très mobile; lorsqu'il y a continuité, cette deuxième côte est à peine mobile; j'ai même rencontré un cas dans lequel le cartilage de la deuxième côte se continuait avec le cartilage d'union de la première avec la deuxième pièce, absolument comme cela a lieu pour le cartilage de la première côte. Dans un autre cas, la continuité n'était pas complète; la moitié supérieure du cartilage était continue, et la moitié inférieure contiguë ou articulaire. Quelquefois un ligament interosseux va de l'angle rentrant du sternum à l'angle saillant du cartilage; en sorte qu'il existe alors pour cette articulation deux synoviales: d'ailleurs la synoviale unique qui existe habituellement est beaucoup plus prononcée que dans les autres articulations chondro-sternales. Mais la particularité la plus remarquable de cette articulation, c'est la connexion qu'elle présente avec l'articulation de la première avec la deuxième pièce du sternum, quand cette articulation existe.

Variétés dans l'articulation chondro-sternale de la seconde côte.

3° Les articulations des *sixième et septième cartilages* avec le sternum, indépendamment des ligaments antérieurs, présentent un ligament *chondro-xiphoïdien* plus ou moins fort, qui va s'entrecroiser avec le ligament du côté opposé, au devant de l'appendice xiphoïde et de l'extrémité inférieure du sternum. Quelquefois ce ligament n'existe que pour le septième cartilage; il est destiné non seulement à fortifier les articulations chondro-sternales, mais encore à maintenir dan sa position l'appendice xiphoïde.

Ligament chondro-xiphoïdien.

Articulations chondro-costales.

1° L'union des cartilages avec les côtes est une articulation immobile ou synarthrose: l'extrémité antérieure de la côte est creusée pour recevoir l'extrémité externe du cartilage: il n'existe pas de ligament. Le périoste est le seul moyen d'union du cartilage costal et de la côte, comme pour les articulations des os du crâne.

Ce sont des synarthroses.

Articulations des cartilages costaux entre eux.

Les premier, deuxième, troisième, quatrième et cinquième cartilages costaux ne s'articulent pas entre eux, à moins qu'on ne veuille considérer comme moyens d'union les lames aponévrotiques, quelquefois très fortes, qui font suite aux muscles intercostaux externes et qui occupent toute la longueur des cartilages. Les sixième, septième, huitième, cartilages, souvent le cinquième et quelquefois le neuvième présentent de véritables articulations. Des apophyses cartilagineuses naissent des bords voisins, et viennent au contact : quelquefois il y a deux facettes articulaires entre le sixième et le septième cartilage. Des fibres verticales réunies en faisceaux, pour constituer deux ligaments, l'un *antérieur* plus épais, l'autre *postérieur* plus mince : tels sont les moyens d'union. Une synoviale beaucoup plus distincte que celle des articulations chondro-sternales, tel est le moyen de glissement. Les septième, huitième, neuvième et dixième cartilages ne présentent pas toujours des facettes articulaires, mais sont simplement unis par des ligaments verticaux (1).

Articulation des cartilages costaux entre eux.

Apophyses cartilagineuses.

Ligaments synoviaux.

(1) Pour compléter tout ce qui a trait aux articulations du thorax, je devrais parler ici de l'articulation de la première avec la deuxième pièce du sternum, articulation que M. Maisonneuve vient de décrire avec beaucoup de détail à l'occasion de quelques cas de luxation en avant de la première sur la deuxième pièce du sternum (*Archives générales de Médecine*, septembre 1842). Mais cette articulation, que j'ai rencontrée un très grand nombre de fois dans mes dissections même chez les vieilles femmes de la Salpêtrière, n'est pas constante; dans un certain nombre de cas (et je crois ce nombre très restreint), la première pièce ou poignée s'unit à la seconde ou au corps du sternum, de la même manière que la première pièce du corps s'unit à la deuxième pièce de ce même corps : telle était la disposition que je viens de rencontrer chez un jeune homme de 16 ans. Une couche mince de cartilage unissait solidement les deux premières pièces du corps du sternum, une couche deux fois plus épaisse et sinueuse unissait non moins solidement la poignée au corps. Il y avait absence complète de mouvement. Chez un sujet adulte, la réunion de la poignée et du corps était aussi complète que la réunion des deux premières pièces du corps entre elles; chez un autre, une petite portion de ce cartilage avait encore échappé à l'ossification. On conçoit que chez ces individus la luxation n'est pas possible, mais bien le décollement et les fractures. Chez quelques vieux sujets, l'union de la poignée au corps se faisait par une lame osseuse antérieure et une lame osseuse postérieure, la partie centrale restant encore articulaire. Mais chez le plus grand

MÉCANISME DU THORAX.

Le thorax remplissant le double usage, 1° de protéger les organes qu'il renferme; 2° de concourir par ses mouvements aux phénomènes de la respiration, son mécanisme doit être examiné sous ce double rapport.

A. Mécanisme du thorax, relativement à la protection des organes thoraciques.

Mécanisme de la résistance aux violences dans le sens antéro-postérieur.

1° Voici par quel mécanisme le thorax résiste aux pressions ou aux percussions violentes dirigées d'avant en arrière (1); le nombre des sujets de tout âge, dont j'ai eu occasion d'étudier le sternum, il y avait articulation, tantôt symphyse, comme le dit Meckel, qui compare cette articulation aux articulations des corps des vertèbres, et alors un ligament interosseux très dense occupait ou une partie, ou toute l'épaisseur des surfaces articulaires; tantôt il y avait diarthrose, c'est à dire contiguité dans toute l'étendue des surfaces articulaires, ainsi que l'a fort bien observé M. Maisonneuve. Chez plusieurs sujets avancés en âge, j'ai trouvé entre les deux pièces du sternum une matière brunâtre, pultacée, tout à fait semblable à celle que l'on trouve si souvent au centre du disque intervertébral des vieillards. Au reste, le seul mouvement qui se passe dans cette articulation, est un mouvement de balancement léger, comme dans toutes les symphyses. Dans plusieurs sternums, j'ai pu déterminer un léger mouvement de torsion. Il est bon de noter que la deuxième côte suit constamment la première pièce dans ses mouvements.

Une remarque qui n'est pas sans quelque intérêt, c'est que le renflement notable que présente le lieu de l'union de la poignée du sternum avec le corps de cet os est beaucoup plus considérable lorsqu'il y a articulation, que lorsqu'il y a absence d'articulation. Quelquefois ce renflement est tel que le sternum présente une sorte d'apophyse dans ce point. Chez presque tous les sujets, lorsqu'on renverse de bas en haut le sternum qui tient encore par les deux premiers cartilages et par les clavicules, ce n'est jamais au point de réunion de la poignée avec le corps qu'a lieu la séparation, soit qu'il y ait articulation, soit qu'il y ait continuité, mais bien toujours au dessus de ce point, à la réunion des deux tiers supérieurs avec le tiers inférieur de la poignée, qui est très peu épaisse et par conséquent peu résistante.

(1) Tel est l'agencement des diverses pièces qui le constituent, que le thorax résiste bien plus efficacement aux violences extérieures que s'il n'était composé que d'une seule pièce, et s'il formait, comme le crâne, une boîte complètement osseuse. Les instruments piquants seuls peuvent pénétrer dans les

sternum est soutenu par les quatorzes côtes, qui, comme autant d'arcsboutants, opposent leurs résistances réunies aux causes de déplacement ou de fracture. Aussi est-il excessivement rare de voir le sternum enfoncé et la fracture simultanée de toutes les côtes qui le soutiennent, quelque violent qu'ait été le choc. L'élasticité des cartilages et des côtes, non moins que la multiplicité des articulations que présente le thorax, sont des circonstances favorables à la solidité, car elles atténuent l'intensité des chocs extérieurs en absorbant une partie de la quantité de mouvement. Cependant, j'ai vu un cas de chute sur le sternum, qui eut pour résultat la fracture de toutes les côtes sternales, de telle sorte, qu'on eût dit d'une section de la paroi antérieure du thorax faite pour une préparation anatomique. La circonstance de la présence ou de l'absence d'une articulation entre la première et la deuxième pièce du sternum, doit être prise en grande considération dans l'appréciation du mécanisme de la résistance du sternum aux pressions ou percussions dirigées contre cet os.

L'élasticité des côtes est favorable à la solidité.

Je dois aussi faire remarquer que la flexibilité des côtes et de leurs cartilages permettant une forte dépression sans fracture du sternum, on s'explique la possibilité de contusions et même de déchirures du cœur, des poumons et des gros vaisseaux, sans fracture des os du thorax. Du reste, une circonstance qui fait varier considérablement le degré de résistance de la paroi antérieure du thorax, c'est l'état de relâchement ou de contraction des muscles qui doivent être considérés comme des arcsboutants actifs et contractiles de la voûte dont le sternum est la clef.

La flexibilité des côtes explique la lésion des viscères sans fractures.

2° Dans le cas de pressions ou de percussions latérales, le thorax résiste à la manière d'une voûte dont le cintre est repré-

Résistance dans le cas de violences qui s'exercent latéralement.

intervalles que laissent entre elles les différentes pièces qui entrent dans sa composition. Comme moyens de protection des viscères thoraciques, nous devons encore noter les extrémités supérieures, dont la clavicule garantit le sommet en avant, l'omoplate le plan postérieur, le bras le plan latéral, l'avant-bras demi-fléchi le plan antérieur.

senté par la convexité des douze côtes, et dont les piliers sont le sternum en avant, les vertèbres en arrière. Les chocs extérieurs ne pouvant porter simultanément sur toute l'étendue des parois latérales, tandis qu'en devant les pressions ou les percussions portent à la fois sur toute l'étendue du sternum soutenu par ses quatorze supports, il en résulte que les côtes n'offrent latéralement qu'une résistance isolée, et se fracturent bien plus facilement que dans les chocs dirigés d'avant en arrière : du reste, dans les pressions latérales, de même que dans les pressions antéro-postérieures, quand les muscles élévateurs des côtes sont contractés, la résistance de ces os est beaucoup plus considérable : aussi, voit-on des individus supporter dans cette circonstance des poids énormes, qui, dans l'état de relâchement des muscles, détermineraient probablement la fracture des côtes.

Influence de la contraction des muscles élévateurs des côtes sur la résistance.

Tout ce qui a été dit du mode de résistance des côtes ne s'applique nullement aux côtes asternales, qui, n'étant point fixées au sternum, se dépriment vers la cavité abdominale.

B. Mécanisme du thorax, relativement à la mobilité.

Le thorax devait non seulement servir d'organe protecteur à certains organes, mais encore coopérer activement à la respiration par sa dilatation et son resserrement alternatifs. Or, il est dans le thorax une partie consacrée exclusivement à la protection, elle est formée en avant par le sternum, en arrière par la colonne vertébrale; aussi le cœur et les gros vaisseaux, l'œsophage, la trachée, etc., qui répondent à cette région, sont-ils dans la cavité thoracique comme dans une boîte complètement osseuse. Le mécanisme de la deuxième partie, qui est en partie consacrée à la mobilité est, suivant la comparaison aussi ingénieuse que vraie de Mayow, celui d'un soufflet qui admet l'air lorsque la main en écarte les parois, et qui l'expulse lorsque la main cesse d'agir.

Partie de la cage thoracique exclusivement consacrée à la protection.

Partie consacrée à la mobilité.

Les mouvements d'ensemble du thorax consistent en effet dans une dilatation et dans un resserrement alternatifs : or, ces mouvements sont le résultat composé des mouvements qui se

Les mouvements d'ensemble du thorax consistent dans une dilatation et un resserrement alternatifs.

passent, 1° dans les articulations costo-vertébrales; 2° dans les articulations chondro-sternales; 3° dans les articulations des cartilages les uns avec les autres. Ce n'est qu'après avoir ainsi analysé les mouvements partiels que nous pourrons exposer, 4° les mouvements de totalité de chaque côte; et 5° les mouvements d'ensemble du thorax.

Analyse des mouvements partiels des côtes.

1° *Mouvements des articulations costo-vertébrales.*

Ces articulations ne permettent que des glissements très limités. Dans ses mouvements, chaque côte représente un levier qui se meut sur le point d'appui que lui présente la colonne vertébrale. Elle peut décrire des mouvements, 1° d'élévation; 2° d'abaissement; 3° elle peut être portée en dedans; 4° elle peut être portée en dehors; 5° elle décrit des mouvements de torsion autour de la corde qui soutend l'arc qu'elle représente.

Chaque côte représente un levier.

Ces divers mouvements très obscurs au voisinage de l'articulation, sont d'autant plus prononcés, qu'on les étudie à une plus grande distance de l'extrémité postérieure de la côte. Du reste, telle est la solidité des moyens d'union de ces côtes avec les vertèbres, que la luxation des côtes n'est pas possible, et que les causes qui tendraient à la produire auraient pour effet la fracture du col de ces os.

Il n'est aucune côte qui ne jouisse à la fois de tous ces mouvements; mais inégalement répartis entre les diverses côtes, ces mouvements doivent être examinés comparativement dans la série des articulations costo-vertébrales. La onzième et la douzième côte sont celles qui jouissent des mouvements les plus étendus. Elles doivent cette mobilité, 1° à ce qu'elles s'articulent à peine avec les apophyses transverses, lesquelles sont à l'état de vestige; 2° à ce que leurs moyens d'union sont très lâches; 3° à ce que leurs surfaces articulaires sont presque planes. Je dois faire remarquer l'étendue des mouvements en dedans et en dehors dont ces deux côtes sont susceptibles, mouvements que nous retrouverons, mais moins prononcés,

Inégale répartition du mouvement.

La onzième et la douzième côte sont les plus mobiles.

dans les huitième, neuvième et dixième côtes, et qui sont presque nuls dans les sept premières côtes.

Pourquoi la première côte n'est pas la plus mobile.

La première côte présente dans la configuration de sa tête des conditions favorables à la mobilité ; ce qui a sans doute suggéré l'idée que cette côte était la plus mobile de toutes ; mais l'articulation de sa tubérosité avec l'apophyse transverse de la première vertèbre, le défaut de laxité des ligaments expliquent assez pourquoi cette côte n'occupe pas le premier rang, sous le rapport de la mobilité.

Les mouvements qui se passent dans les articulations costo-vertébrales des deuxième, troisième, quatrième, cinquième, sixième et septième côtes, ne présentent pas de différences assez tranchées pour que nous devions en faire une mention spéciale.

2° *Mouvements des articulations chondro-sternales.*

Immobilité presque complète de l'extrémité antérieure de la première côte.

Ces articulations ne permettent que des mouvements de glissement bien plus limités encore que ceux des articulations précédentes. L'extrémité antérieure de la première côte, ou plutôt le cartilage qui lui fait suite, est de tous le moins mobile ; le plus souvent même il est complètement immobile à raison de sa continuité avec le sternum ; ce qui neutralise les conditions de mobilité que présente l'extrémité postérieure.

La mobilité des côtes en avant va en diminuant de bas en haut.

Celles des côtes qui offrent le plus de mobilité, sont les onzième et douzième côtes, dont l'extrémité antérieure se perd dans les parois de l'abdomen. La mobilité des côtes en avant va en décroissant de la partie inférieure vers la partie supérieure du thorax ; il y a cependant une exception pour la deuxième côte, dont la mobilité est due en grande partie à l'existence de deux synoviales très distinctes, qui appartiennent à l'articulation chondro-sternale de cette côte. Je dois rappeler ici que la mobilité de ce cartilage est très variable, et subordonné d'une part à la présence ou à l'absence d'une articulation entre la première et la deuxième pièce du sternum, et d'une autre part au mode d'articulation plus ou moins mobile de ces deux pièces.

3° *Mouvements des cartilages les uns sur les autres.*

Les cartilages des dixième, neuvième, huitième, septième, sixième, et quelquefois cinquième côtes sont les seuls qui s'articulent entre eux; ils glissent les uns sur les autres, et ce mouvement de glissement est proportionnel à la laxité des ligaments. Il suit de là que les côtes que je viens de nommer se meuvent toujours simultanément, en même temps qu'elles exécutent les unes sur les autres de légers mouvements de glissement, tandis que les côtes supérieures sont indépendantes dans leurs mouvements. Toutefois, cette indépendance n'est pas aussi grande qu'on pourrait le croire au premier abord, à cause de l'aponévrose interosseuse, des muscles interosseux, et du ligament transverso-costal supérieur qui, très étroit en haut, se présente en bas sous la forme de grandes lames aponévrotiques resplendissantes.

Les dernières côtes se meuvent toujours simultanément.

Indépendance des côtes supérieures.

Voilà pour les mouvements considérés dans les articulations. Il résulte de ce parallèle que, de toutes les côtes, les plus mobiles sont la douzième et la onzième qui, indépendamment des mouvements d'élévation et d'abaissement, jouissent en même temps au plus haut degré des mouvements de projection en dedans et en dehors, que la première côte est la moins mobile de toutes; que les côtes supérieures peuvent se mouvoir isolément; que les côtes inférieures se meuvent en masse.

4° *Mouvement de totalité des côtes.*

Actuellement que nous connaissons tous les éléments dont se compose le mouvement des côtes, il nous sera facile de comprendre le jeu de chacun de ces os pris isolément et le jeu de l'ensemble du thorax. Or, les mouvements de chaque côte en particulier sont le résultat composé 1° des mouvements qui se passent dans leurs articulations vertébrales et sternales; 2° de ceux qui résultent de la flexibilité et de l'élasticité des leviers qu'elles représentent. Et d'abord, réduisons la question à ses plus simples éléments.

Effet de l'élévation des côtes.

Supposons que les côtes soient des leviers inflexibles, rectilignes : par le seul fait de leur obliquité sur l'axe vertical représenté par la colonne vertébrale, le premier effet de l'élévation des côtes est l'agrandissement des espaces intercostaux. Car on prouve en physique que des lignes obliques par rapport à une autre ligne et parallèles entre elles, s'écartent les unes des autres, lorsque d'obliques qu'elles étaient d'abord, elles deviennent horizontales, c'est à dire perpendiculaires à cette autre ligne. Il suit de là que le contact ou le chevauchement des côtes est impossible pendant le mouvement d'élévation de ces os. Un second effet de l'élévation de ce levier oblique est le mouvement de projection en avant de l'extrémité antérieure de la côte, mouvement qui est d'autant plus considérable que le levier sera plus long ; d'où résulte l'agrandissement des diamètres antéro-postérieurs du thorax.

Agrandissement des espaces intercostaux.

Agrandissement du diamètre antéro-postérieur du thorax.

Mais les côtes, représentant des leviers curvilignes, et non des leviers rectilignes, ne pourront prendre la position horizontale sans que leur concavité ne regarde perpendiculairement le plan médian représenté par le médiastin. Or, on démontre géométriquement que la concavité d'un arc qui tombe perpendiculairement sur un plan, intercepte un espace plus considérable que quand le même arc tombe obliquement (1), L'élévation des côtes a donc pour résultat l'accroissement des diamètres transverses du thorax.

Agrandissement du diamètre transverse.

Mais les arcs costaux n'appartiennent pas tous à la même courbe ; chaque côte a son périmètre propre. Or, on prouve que plus le cercle que décrit la côte sera recourbé, plus le mouvement de projection en dehors produit par l'élévation de la côte sera considérable.

Conséquences de la différence du périmètre des côtes.

Enfin, dans quelques côtes, l'arc que décrit le bord supé-

(1) Borelli, t. II, p. 177. Si les extrémités A et C d'un arc A B C sont fixées sur un plan P sur lequel cet arc est incliné, l'espace intercepté entre cet arc et le plan augmentera à mesure que cet arc se rapprochera de la perpendiculaire.

rieur appartenant à un cercle d'un diamètre moindre que le cercle auquel appartient l'arc décrit par le bord inférieur, le mouvement de projection en dehors est proportionnellement plus considérable que dans les autres côtés. On peut vérifier cette assertion expérimentalement en faisant exécuter à la deuxième côte des mouvements d'élévation et d'abaissement: or, plus la disproportion sera grande entre la courbe du bord supérieur et la courbe du bord inférieur, plus aussi la projection en dehors sera marquée. C'est pour cette raison que l'élévation de la deuxième et de la troisième côte courbées à la fois, et suivant leurs faces et suivant leurs bords, a pour résultat une augmentation si remarquable de la capacité thoracique. D'après les mesures établies par Haller, la deuxième côte est celle qui s'élève le plus dans l'inspiration; et si l'on peut révoquer en doute sa plus grande élévation, on ne saurait douter que son mouvement excentrique ne soit plus considérable que pour les autres côtes.

Cause de la différence du mouvement d'excentricité dans les diverses côtes.

Si les côtes et leurs cartilages étaient des leviers inflexibles, ce mouvement d'élévation serait très restreint; mais, par un mécanisme dont nous ne retrouverons ailleurs aucun exemple, la flexibilité de ces leviers introduit dans le problème un facteur très important et éminemment variable, en sorte que les mouvements sont bien plus prononcés que ne le comporte la mobilité des surfaces articulaires, et que ces mouvements ne peuvent pas être soumis au calcul. Or, cette flexibilité, d'où résulte la torsion de la côte ou sa rotation autour d'un axe représenté par la corde de l'arc que forme cette côte, est en raison directe de la longueur des côtes et des cartilages et de la flexibilité des unes et des autres. Aussi, les mouvements des côtes sont-ils bien plus considérables chez les enfants et chez les femmes que chez les vieillards; et le défaut de puissance mécanique dans la respiration qui est en rapport avec le peu de développement de la locomotion des vieillards, explique la gravité de l'asthme et de toutes les maladies du poumon à cet âge de la vie.

Part de mouvement due à la flexibilité des côtes et des cartilages.

Mouvement de rotation ou de torsion.

Ainsi, le mouvement des côtes ne se passe pas seulement dans leurs articulations antérieures et postérieures, il se passe encore dans la continuité des côtes, et surtout dans celle de leurs cartilages qui tendent à s'infléchir en haut par le mouvement d'élévation, à se porter en avant par la projection de la côte dans ce sens, à se tordre par la projection en dehors : il résulte de tout cela un mouvement d'ascension et d'excentricité très compliqué et sur lequel on ne saurait trop appeler toute l'attention des physiologistes.

5° *Mouvements de totalité du thorax.*

Les mouvements de totalité du thorax, qui sont le résultat de tous les mouvements partiels qui viennent d'être étudiés, sont : 1° un mouvement de dilatation qui répond à l'inspiration; 2° un mouvement de resserrement qui répond à l'expiration.

La dilatation du thorax est une conséquence de l'élévation des côtes.

1° La *dilatation* du thorax est le résultat du mouvement d'élévation des côtes. Par ce mouvement, l'extrémité antérieure des côtes est portée en avant, le diamètre antéro-postérieur du thorax est donc agrandi; la partie la plus excentrique de la côte est portée en dehors, et par conséquent le diamètre transverse est augmenté. Il y a entre la partie inférieure et la partie supérieure du thorax une sorte d'antagonisme sous le rapport du sens dans lequel se fait spécialement l'agrandissement du thorax; au niveau de la partie supérieure, c'est suivant le diamètre transverse qu'a surtout lieu cet agrandissement : au niveau des dernières côtes, c'est suivant le diamètre antéro-postérieur. Le point le plus mobile des côtes supérieures est au centre de la courbure; le point le plus mobile des côtes inférieures est à la réunion des côtes et des cartilages. Mais les colonnes auxquelles se fixent les extrémités des côtes ne sont pas également immobiles : si l'extrémité postérieure est fixe, l'extrémité antérieure est amovible. Cette circonstance ne s'oppose point à ce que l'agrandissement transversal n'ait lieu par l'effet de l'élévation des arcs costaux, mais il en résulte une nouvelle condition dans le problème; savoir : l'élévation de la colonne

Antagonisme entre la partie supérieure et la partie inférieure du thorax.

antérieure, c'est à dire du sternum. Tout le temps que le mouvement d'élévation des côtes est borné aux articulations et à une mise en jeu légère de la flexibilité des côtes et de leurs cartilages, le sternum ne participe pas à ces mouvements; mais quand ce mouvement d'élévation dépasse une certaine mesure, lorsque toutes les puissances inspiratrices sont en activité, lorsqu'il y a un mouvement d'élévation en masse du thorax, mouvement qui n'a pas été assez distingué du mouvement partiel, alors le sternum est porté en haut avec toutes les côtes soulevées, alors les deux premières côtes que nous avons représentées comme les arcs-boutants essentiels du sternum, sont elles-mêmes soulevées, et ce soulèvement doit être le même que celui de toutes les autres côtes, et par conséquent proportionnellement plus considérable. Le sternum éprouve-t-il dans ce mouvement d'ascension un *mouvement de bascule*, comme le dit Haller? Si on place le thorax entre deux plans parallèles, et si on exécute un mouvement forcé d'inspiration, on éprouve à la partie inférieure une pression qui semble dénoter un mouvement de projection en avant de cette partie inférieure. Il semble en effet que le levier formé par les côtes inférieures étant plus long, il doive y avoir un mouvement de bascule, mais remarquez qu'aucune pression ne tend à diminuer la courbe que décrivent les côtes, que conséquemment les deux moitiés de l'arc qu'elles représentent ne tendent pas à s'écarter l'une de l'autre, et que les puissances d'élévation se bornent à attirer en haut toutes les extrémités antérieures des côtes; aussi le sternum s'élève-t-il purement et simplement du côté de la région cervicale, suivant le même plan qu'il occupait avant l'élévation, ainsi que Borelli l'avait très bien indiqué; le mouvement de bascule est à peu près impossible, vu la flexibilité des cartilages.

Elévation du sternum.

Le sternum n'exécute pas un mouvement de bascule.

Par l'élévation des côtes, le thorax s'agrandit, et la dilatation a lieu soit transversalement soit d'avant en arrière. L'agrandissement du thorax, dans le sens vertical, est produit par un tout autre mécanisme, par la contraction du diaphragme dont nous parlerons plus tard.

Agrandissement du thorax dans le sens vertical.

Mécanisme du resserrement du thorax.

2° Occupons-nous maintenant du *resserrement* du thorax. Ce resserrement se fait par l'abaissement des côtes. Dans un premier degré, le resserrement est passif, parce qu'il résulte de l'élasticité des cartilages qui, cessant d'être maintenus dans l'état de torsion, vu le relâchement des muscles élévateurs, réagissent et ramènent la côte dans sa position primitive, en sorte que, suivant l'ingénieuse remarque de Haller, la côte et le cartilage sont alternativement la cause de leurs mouvements respectifs. Il est à remarquer que le mouvement d'abaissement est beaucoup plus limité que le mouvement d'élévation, et je suis fondé à regarder le ligament transverso-costal supérieur, comme destiné à imposer des limites particulières à cet abaissement, pendant lequel les espaces intercostaux se resserrent. Nous devons regarder comme un puissant auxiliaire de l'abaissement et du resserrement du thorax, le mouvement de projection en dedans qui existe surtout pour les cinq dernières côtes, lesquelles sont en quelque sorte solidaires, ce mouvement de projection en dedans est en opposition avec la dilatation transversale ou mouvement de projection en dehors qui a surtout lieu à la partie supérieure, ainsi que nous l'avons vu, ainsi que le prouve tous les jours l'usage des corsets. Plus tard, nous verrons que les grandes puissances inspiratrices ou d'élévation occupent la partie supérieure du thorax, de même que les grandes puissances expiratrices occupent la partie inférieure. Enfin, dans le degré le plus considérable de resserrement, à l'élévation en masse du thorax, correspond un abaissement en masse, et cet abaissement des côtes est effectué directement par des muscles qui portent le nom d'*expirateurs*.

Le ligament transverso-costal supérieur impose des limites à l'abaissement.

Mouvement de projection en dedans des côtes inférieures.

Abaissement en masse du thorax.

DES ARTICULATIONS DE L'ÉPAULE.

Les deux os de l'épaule s'articulent entre eux; en outre, la clavicule s'articule avec le sternum et avec la première côte. De là, deux ordres d'articulations : 1° les articulations intrinsèques de l'épaule, ou articulations acromio et coraco-claviculaires;

2° les articulations extrinsèques, ou articulations sterno et costo-claviculaires.

A. Des articulations acromio et coraco-claviculaires.

La clavicule s'articule : 1° avec l'acromion par son extrémité externe ; *articulation acromio-claviculaire ;* 2° avec l'apophyse coracoïde par sa face inférieure ; *articulation coraco-claviculaire.*

Préparation. Enlever la peau, le tissu cellulaire, et les muscles qui entourent ces articulations : séparer l'acromion de l'épine de l'omoplate : enlever successivement les diverses couches du ligament acromio-claviculaire supérieur, afin de bien juger de son épaisseur.

Faire à l'articulation acromio-claviculaire une coupe verticale, dirigée transversalement pour apprécier l'épaisseur des ligaments et des cartilages articulaires.

1° *Articulation acromio-claviculaire.*

Cette articulation est une arthrodie lâche.

A. *Facettes articulaires.* La clavicule et l'acromion s'opposent une facette plane, elliptique, à grand diamètre dirigé d'avant en arrière. La facette claviculaire regarde un peu obliquement en bas et en dehors, la facette acromiale regarde un peu obliquement en haut et en dedans. L'étendue de ces surfaces présente de nombreuses variétés individuelles qui dépendent du degré d'exercice auquel cette articulation a été soumise (1).

Cartilage interarticulaire.

B. *Moyens d'union et de glissement.* 1° *Cartilage interarticulaire.* Ce cartilage, qui a été signalé par Weitbretch, ne se rencontre pas constamment, et quand il existe, il n'occupe que la moitié supérieure de l'articulation.

2° *Sorte de capsule orbiculaire.* Très épaisse en haut et en arrière, très mince inférieurement. La moitié supérieure de ce ligament orbiculaire est composée de faisceaux distincts beau-

(1) Chez les individus qui ont beaucoup exercé leurs membres thoraciques, ces facettes sont deux ou trois fois plus considérables que de coutume, rugueuses, inégalement encroûtées d'un cartilage de nouvelle formation, unies entre elles par des ligaments très lâches et très épais.

Épaisseur de la moitié supérieure de ce ligament.

coup plus longs en arrière qu'en avant, et fortifiés par quelques fibres appartenant aux insertions aponévrotiques du muscle trapèze : du reste, ce ligament ne naît pas en haut du bord même des facettes articulaires de ce ligament, mais bien de la face supérieure de l'acromion et des inégalités qui s'y trouvent et de la face supérieure de l'extrémité externe de la clavicule. Ce ligament est composé de plusieurs couches superposées qui sont de plus en plus courtes à mesure qu'on les examine plus profondément.

Synoviale.

3° La *synoviale* est très simple dans sa disposition, et soulevée à sa partie inférieure par du tissu adipeux.

2° *Articulation coraco-claviculaire.*

La clavicule et l'apophyse coracoïde sont vraiment articulés.

On ne saurait méconnaître une articulation dans la contiguité de deux surfaces susceptibles de glisser l'une sur l'autre, et dont l'une, la surface coracoïdienne, est presque toujours revêtue d'un cartilage et tapissée d'une synoviale ; et dont l'autre, la surface claviculaire, présente quelquefois une apophyse considérable destinée à cette articulation.

Moyens d'union. Deux ligaments, ou plutôt deux gros faisceaux ligamenteux distincts, l'un postérieur, l'autre antérieur, appartiennent à cette articulation ; ce sont les ligaments *coraco-claviculaires.*

Ligament postérieur et vertical.

1° Le *ligament postérieur* nommé aussi *conoïde* ou *rayonné* est triangulaire et dirigé verticalement : né de la base de l'apophyse coracoïde à laquelle il s'insère par une extrémité étroite, il se porte en rayonnant à une série de tubercules que présente le bord postérieur de la clavicule près de son extrémité externe.

Ligament antérieur et oblique.

2° Le *ligament antérieur* (Ligament trapézoïde de Boyer), naît du bord interne de l'apophyse coracoïde et de toute l'étendue de la saillie raboteuse qu'on remarque à la base de cette apophyse; de là il se porte très obliquement à la crête que présente la face inférieure de la clavicule près de l'extrémité externe de l'os.

Les deux ligaments coraco claviculaires sont continus, et ne se distinguent que par la direction de leurs fibres.

On peut encore à la rigueur ranger parmi les moyens d'union de cette articulation une lame aponévrotique, à laquelle on attache beaucoup d'importance en anatomie chirurgicale, et qui est connue sous le nom d'*aponévrose costo-claviculaire*. Cette aponévrose, qu'on peut sentir facilement même à travers le grand pectoral chez les individus très maigres, s'étend du bord interne de l'apophyse coracoïde à la face inférieure de la clavicule. Elle convertit en canal la gouttière du muscle sous-clavier.

Aponévrose costo-claviculaire.

Mécanisme des articulations acromio et coraco-claviculaires.

Les articulations acromio et coraco-claviculaires exécutent des mouvements de glissement très prononcés. En outre, l'omoplate exécute sur la clavicule des mouvements de rotation assez étendus en avant et en arrière. Pour avoir une bonne idée de ces mouvements et de leur mécanisme, il faut, sur une épaule dont les os sont maintenus en place par leurs ligaments imprimer à l'omoplate des mouvements de rotation, soit en avant, soit en arrière. On voit alors que, dans ces mouvements, l'omoplate tourne autour d'un axe fictif qui traverserait sa partie moyenne, et représente exactement un mouvement de sonnette. La laxité de la moitié postérieure du ligament orbiculaire, celle des ligaments coraco-claviculaires permettent ce mouvement de rotation. Des deux ligaments coraco-claviculaires dont nous avons fait remarquer la direction opposée, l'un impose des limites au mouvement de rotation en avant; l'autre au mouvement de rotation en arrière. Quelque étendus que soient ces mouvements, jamais le déplacement n'a lieu dans leur exercice; ce n'est que dans les chutes sur le moignon de l'épaule que la quantité de mouvement peut être suffisante pour opérer la luxation qui, pour être complète, suppose le déchirement préalable des ligaments coraco-claviculaires. Des dépla-

Mouvement de rotation de l'omoplate sur son axe.

Les ligaments coraco-claviculaires limitent les mouvements de rotation.

cements incomplets peuvent très bien s'effectuer sans déchirure des ligaments coraco-claviculaires.

Articulation sterno-claviculaire.

L'articulation de l'extrémité interne de la clavicule se compose : 1° de l'articulation sterno-claviculaire, 2° de l'articulation costo-claviculaire.

Préparation. Scier verticalement les clavicules à leur partie moyenne et les deux premières côtes dans le point correspondant ; réunir sur le sternum les deux traits de scie par une coupe horizontale ; pour voir l'intérieur de l'articulation sterno-claviculaire, ouvrir sa capsule fibreuse à la partie supérieure en longeant le sternum, ou bien faire à cette articulation une coupe horizontale qui la divisera en deux parties égales, l'une supérieure, l'autre inférieure.

Pour l'articulation costo-claviculaire, ouvrir en arrière la synoviale.

L'articulation sterno-claviculaire appartient à la classe des articulations par *emboîtement réciproque.*

Surfaces articulaire. Sternale. A. Surfaces articulaires. *Du côté du sternum :* Surface oblongue transversalement, concave dans le même sens, convexe dans le sens antéro-postérieur; regardant obliquement en haut et en dehors, et située sur le côté de l'échancrure supérieure du sternum.

Claviculaire. 1° *Du côté de la clavicule :* Facette oblongue d'avant en arrière, légèrement concave dans le même sens et convexe transversalement. Il résulte de la configuration respective des surfaces articulaires qu'il y a un *emboîtement réciproque ;* que le plus petit diamètre de l'une répond au plus grand diamètre de l'autre ; de telle sorte que l'extrémité de la clavicule déborde en avant et en arrière la facette du sternum ; de même que la facette sternale déborde en dedans et en dehors la facette claviculaire (1).

Emboîtement réciproque.

(1) Bichat regarde cette disposition des surfaces articulaires comme prédisposant aux luxations ; elle me paraît avoir un résultat tout à fait opposé, en ce qu'elle permet aux surfaces articulaires de se mouvoir l'une sur l'autre dans une plus grande étendue avant de s'abandonner.

1° *Cartilage interarticulaire.* Entre les surfaces articulaires existe une lame cartilagineuse, qui se moule sur les deux surfaces, et qui est très épaisse, surtout à sa circonférence. Quelquefois elle est percée d'un trou à son centre (1). Ce cartilage est tellement uni dans tout son pourtour avec le ligament orbiculaire qu'il est impossible de l'en séparer ; en bas, il est adhérent au cartilage de la première côte, en haut et en arrière il est très adhérent à la clavicule. Cartilage interarticulaire.

B. Moyens d'union. 1° *Ligament orbiculaire.* On peut donner ce nom à la capsule fibreuse qui circonscrit en tous sens l'articulation sterno-claviculaire. Les fibres qui la composent ont été considérées comme formant deux faisceaux distincts désignés sous les noms de ligament antérieur et ligament postérieur ; mais il est impossible d'établir entre eux une ligne de démarcation. Du pourtour de la facette articulaire de la clavicule partent des fibres qui vont se rendre obliquement de haut en bas et de dehors en dedans au pourtour de la facette articulaire du sternum. La capsule orbiculaire de cette articulation ne présente pas la même épaisseur dans toutes ses parties. Elle est moins épaisse et un peu plus lâche en avant qu'en arrière, circonstance qui peut en partie rendre raison de la plus grande fréquence des luxations de la clavicule en devant comparées aux luxations en arrière. Ligament orbiculaire ou capsule fibreuse.

2° *Ligament interclaviculaire.* Ce ligament consiste en un faisceau très distinct, qui s'étend de la partie supérieure de l'extrémité interne d'une des clavicules à l'extrémité interne de l'autre en passant horizontalement au dessus de la fourchette du sternum. Ce ligament qui est beaucoup plus rapproché de la partie postérieure que de la partie antérieure de l'articulation, établit une sorte de continuité des clavicules. C'est le seul moyen qui serve directement à unir les deux épaules. Ligament interclaviculaire.

(1) Ce ligament est, dans un grand nombre de cas, en partie détruit, morcelé par l'usure, à la suite des pressions violentes auxquelles l'articulation est exposée.

Deux synoviales.

3° *Deux synoviales* appartiennent à cette articulation. Celle qui est entre le sternum et le cartilage interarticulaire est beaucoup plus serrée que celle qui est placée entre la clavicule et ce même cartilage. Aussi dans les mouvements de l'épaule, ce cartilage reste-t-il accollé au sternum.

Articulation costo-claviculaire.

L'articulation costo-claviculaire est une arthrodie.

L'articulation qui existe entre la clavicule et le cartilage de la première côte est une arthrodie. Ce qui constitue l'articulation costo-claviculaire, c'est l'existence d'une facette articulaire qui se rencontre presque toujours à la partie inférieure de la clavicule, et qui correspond à une facette costale analogue, existant sur la face supérieure de l'extrémité interne de la première côte, à sa jonction avec le cartilage. Une capsule synoviale lâche, surtout en arrière, est destinée à cette articulation.

Synoviale.

Un seul ligament lui appartient : c'est le ***ligament costo-claviculaire.***

Ligament costo-claviculaire.

Ligament costo-claviculaire. On donne ce nom à un faisceau fibreux épais, résistant, bien distinct du tendon du sous-clavier placé au devant de lui : ce faisceau fixé à la partie interne du premier cartilage costal se dirige très obliquement en haut et en dehors pour venir s'insérer à la face inférieure de la clavicule, en dedans de la facette articulaire.

Mécanisme de l'articulation sterno-claviculaire.

Elle est le centre mobile des mouvements du membre thoracique.

Cette articulation est le centre mobile des mouvements de l'épaule et des mouvements de totalité du membre thoracique, d'où l'utilité du cartilage interarticulaire, qui a pour usage de prévenir les effets des chocs et des pressions ; d'où l'usure assez commune de ce cartilage ; d'où la déformation et l'usure assez fréquentes des surfaces articulaires ; d'où la dépression de la facette sternale droite ; d'où enfin la disproportion de volume entre l'extrémité interne de la clavicule droite et l'extrémité interne de la clavicule gauche.

Fréquence de l'usure des surfaces articulaires.

Comme toutes les articulations par emboîtement réciproque, celle-ci permet des mouvements dans tous les sens.

1° En haut, 2° en bas, 3° en devant, 4° en arrière, 5° des mouvements de circumduction, résultat composé de tous les précédents : il n'y a point de mouvement de rotation.

Mécanisme du mouvement d'élévation de l'épaule.

1° *Mouvement d'élévation.* Dans ce mouvement, la facette sternale de la clavicule glisse de haut en bas sur la facette correspondante du sternum; le ligament interclaviculaire est relâché : la rencontre du cartilage de la première côte oppose à l'extrémité interne de la clavicule une résistance qui limite le mouvement d'élévation et s'oppose à tout déplacement.

Du mouvement d'abaissement.

2° *Mouvement d'abaissement.* Dans ce mouvement, l'extrémité interne de la clavicule glisse en sens opposé; les surfaces articulaires de l'articulation costo-claviculaire pressent fortement l'une contre l'autre et limitent l'étendue de ce mouvement.

Effets de cet abaissement sur l'artère sous-clavière.

Il est à remarquer que dans ce mouvement, l'artère sous-clavière est comprimée entre la clavicule et la première côte, quelquefois au point d'intercepter complètement la circulation dans le membre correspondant.

Mouvement en arrière.

3° Dans le mouvement de l'épaule *en arrière*, l'extrémité interne de la clavicule glisse d'arrière en avant sur la facette sternale; la partie antérieure de la capsule orbiculaire est tendue, et si le mouvement est porté au delà d'une certaine limite, la partie antérieure du ligament orbiculaire est déchirée, et la clavicule se luxe en devant.

Mouvement en avant.

4° Dans le mouvement *en avant* de l'épaule, l'extrémité interne de la clavicule glisse d'avant en arrière. La partie antérieure du ligament orbiculaire est relâchée, la partie postérieure est tendue, il en est ainsi du ligament interclaviculaire qui, comme nous l'avons vu, est plus rapproché de la partie postérieure que de la partie antérieure de l'articulation. Dans ce mouvement, il y a possibilité de luxation en arrière. Il est à remarquer que de tous les mouvements de l'épaule, ce sont ceux dans lesquels cette luxation pourrait se produire, c'est à dire les mouvements en avant qui ont lieu le plus rarement.

Mouvement de circumduction.

5° *Mouvement de circumduction.* Ce mouvement a plus

Les mouvements sterno-claviculaires sont très limités.

d'étendue en avant et en haut qu'en arrière. Au reste, les mouvements de l'articulation sterno-claviculaire sont extrêmement circonscrits ; mais transmis par le levier que représente la clavicule, ils deviennent assez considérables au moignon de l'épaule.

Mécanisme de l'articulation costo-claviculaire.

Cette articulation qu'on peut considérer comme une dépendance de l'articulation sterno-claviculaire, permet des mouvements peu étendus, subordonnés à ceux de cette dernière articulation.

Articulation scapulo-humérale.

Préparation. 1° Séparer du tronc le membre thoracique, soit en désarticulant la clavicule, à son extrémité sternale, soit en la sciant à sa partie moyenne ; 2° détacher le deltoïde à ses insertions supérieures ; 3° détacher les muscles sus et sous-épineux, petit-rond et sous-scapulaire, en procédant de l'omoplate vers l'humérus ; 4° respecter les adhérences des tendons de ces muscles avec la capsule fibreuse ; 5° diviser la capsule circulairement, après avoir étudié sa surface extérieure.

L'articulation scapulo-humérale appartient à la classe des *enarthroses*.

Enarthroses.

A. *Surfaces articulaires.* D'une part, l'omoplate présente la *cavité glénoïde*, surface articulaire légèrement concave, regardant directement en dehors, ayant la forme d'un ovale dont la grosse extrémité est dirigée en bas ; d'une autre part, l'humérus présente une *tête* qui équivaut au tiers à peu près d'une sphère, et qui offre une surface deux ou trois fois plus étendue que celle de la cavité glénoïde. L'axe de la tête humérale forme avec l'axe du corps de l'humérus un angle très obtus (1).

Cavité glénoïde.

Tête sphéroïdale.

Axe de la tête.

Ces deux surfaces sont revêtues d'une couche cartilagineuse,

(1) Telle est la brièveté du col huméral, que sa tête, qui regarde en haut et en dedans, serait presque entièrement comprise entre les plans prolongés du corps de l'humérus.

plus épaisse au centre qu'à la circonférence pour la tête, plus épaisse à la circonférence qu'au centre pour la cavité.

Bourrelet glénoïdien. C'est un cercle fibreux qui couronne en quelque sorte le pourtour de la cavité glénoïde, et qui semble être le résultat de la bifurcation du tendon de la longue portion du biceps. Mais il se compose en grande partie de fibres propres qui, partant d'un point de la circonférence de la cavité glénoïde, vont se terminer à un point plus ou moins éloigné. Ce bourrelet ne se borne pas à augmenter la profondeur de la cavité articulaire ; il sert encore à matelasser sa circonférence et à prévenir les effets des chocs violents de la tête humérale contre le pourtour de cette cavité. Toutefois, malgré la présence de ce bourrelet, il n'y a pas réception de la tête de l'humérus dans la cavité glénoïde ; de telle sorte qu'une portion de la tête humérale est constamment en contact avec la capsule, inconvénient auquel obvie l'existence d'une cavité supplémentaire, ainsi que nous le verrons plus tard. L'articulation scapulo-humérale se fait donc par juxtaposition et non par réception, disposition qui a, jusque dans ces derniers temps, fait classer cette articulation parmi les *arthrodies*.

Bourrelet glénoïdien.

Il y a juxtaposition et non réception entre la tête humérale et la cavité glénoïde.

B. *Moyens d'union.* Comme dans toutes les enarthroses, on trouve ici une *capsule fibreuse* ou *ligament capsulaire*, sac à deux ouvertures, espèce de manchon qui s'étend du pourtour de la cavité glénoïde au col anatomique de l'humérus (1).

Capsule fibreuse

Cette capsule est remarquable par son extrême laxité. En effet, elle a une capacité telle qu'elle pourrait loger une tête deux fois plus considérable que celle de l'humérus, et telle est sa longueur qu'elle permet un écartement de plus d'un pouce entre les surfaces articulaires : exemple unique dans l'écono-

Sa laxité.

(1) Il faut toutefois remarquer que la capsule fibreuse ne se termine pas directement au col anatomique de l'humérus, mais qu'elle s'épanouit et se prolonge un peu au-dessous, en confondant ses insertions à l'humérus avec les tendons des muscles sus-épineux, sous-épineux et sous-scapulaire.

mie d'une diduction aussi étendue des surfaces articulaires sans déchirure de ligament (1).

Elle est incomplète. Un caractère particulier à la capsule fibreuse scapulo-humérale, c'est d'être en quelque sorte incomplète et suppléée dans une partie de son étendue par les tendons des muscles qui l'entourent. En aucun lieu, en effet, les muscles et les tendons ne prennent une plus grande part à la solidité d'une articulation; ils s'identifient en quelque sorte avec elle. Il y a, d'ailleurs, à cet égard un grand nombre de variétés. La capsule fibreuse est d'autant plus fortement organisée qu'elle est plus distincte des tendons qui l'environnent.

Ses rapports. 1° En bas. Les rapports de la capsule sont les suivants : 1° en bas dans l'intervalle variable qui sépare les muscles sous-scapulaire et petit-rond, elle répond au tissu cellulaire du creux de l'aisselle ou bien aux bords amincis de ces muscles : aussi est-il assez facile de sentir la tête de l'humérus en portant les doigts profondément dans le creux de l'aisselle; 2° en haut et en dehors, (2° En haut.) elle répond immédiatement au tendon du sus-épineux dont il est très difficile de la séparer, et médiatement à la voûte acromio-claviculaire et au deltoïde; 3° en avant, au muscle sous-scapulaire (3° En avant.) dont il est facile de l'isoler; 4° en arrière, aux (4° En arrière.) tendons du sous-épineux qui lui adhèrent plus ou moins intimement, et du petit-rond qui en est toujours parfaitement distinct.

Sa structure. Examinée dans sa structure, la capsule présente des fibres étendues d'une manière peu régulière du col de l'humérus au pourtour de la cavité glénoïde. Son épaisseur est peu considérable (Son épaisseur.) et inégale dans les différents points de son étendue. C'est en bas et en avant qu'elle est la plus considérable; supérieurement, la capsule est fortifiée par un faisceau considérable, nommé *faisceau coracoïdien*, *ligament accessoire de la ca-*

(1) Pour bien apprécier la laxité de la capsule, il convient de la distendre par insufflation. Dans la paralysie du deltoïde, la tête humérale s'éloigne tellement de la cavité glénoïde qu'on peut interposer deux doigts entre les deux surfaces articulaires.

psule fibreuse qui, du bord antérieur de l'apophyse coracoïde, vient se terminer sur cette capsule.

Interruption constante de la capsule fibreuse.

Cette capsule présente constamment une ouverture (1) ou interruption en avant et en haut, au niveau du bord supérieur du muscle sous-scapulaire qui la couvre en partie, ou plus exactement encore entre ce bord et le faisceau de renforcement coracoïdien. Cette ouverture est ovalaire, son plus grand diamètre est horizontal, sa grosse extrémité est dirigée en dehors et sa petite extrémité est dirigée en dedans. La circonférence de cette ouverture qui est assez considérable pour admettre l'index, est parfaitement lisse, épaisse et d'un aspect nacré, surtout dans sa moitié inférieure. Cette ouverture laisse passer un prolongement considérable de la synoviale articulaire qui gagne la base de l'apophyse coracoïde et s'enfonce entre le tendon du muscle sous-scapulaire et la fosse du même nom. Ce prolongement qui est conoïde, est très variable quant à son étendue, il ne paraît avoir d'autre but que de favoriser le glissement du tendon du sous-scapulaire sous la voûte coracoïdienne et contre le pourtour de la cavité glénoïde. En insufflant la capsule articulaire chez plusieurs sujets, M. Bonamy m'a parfaitement démontré cette disposition. J'ai pu voir que le prolongement synovial est quelquefois divisé en plusieurs cellules par des cloisons incomplètes, ce qui donne à ce prolongement insufflé un aspect bosselé. Quelquefois même plusieurs de ces cellules sont tout à fait distinctes de la synoviale.

Prolongement sous-coracoïdien de la synoviale articulaire par cette ouverture

Ligament interarticulaire. On pourrait à la rigueur donner ce nom au tendon de la longue portion du biceps, qui

(1) J'ai vu cette ouverture divisée en deux parties inégales par un faisceau fibreux, très-fort, d'un aspect nacré, qui ressemblait à un petit tendon. Souvent j'ai rencontré une seconde interruption de la capsule fibreuse au niveau du bord concave de l'apophyse acromion, bord concave qui est une véritable poulie de renvoi pour le muscle sous-épineux et analogue à la poulie de renvoi que présente la base de l'apophyse coracoïde au muscle sous-scapulaire. Dans le cas où la capsule est perforée en ce point, la synoviale envoie un prolongement qui sert de capsule de glissement au tendon du sous-épineux.

Le tendon du biceps peut être considéré comme un ligament interarticulaire.

naissant de la partie supérieure de la cavité glénoïde se contourne à la manière d'une corde sur la tête de l'humérus, et vient s'engager dans la coulisse bicipitale. Ce tendon a pour effet d'appliquer la tête de l'humérus contre la cavité glénoïde. Il constitue une sorte de voûte qui soutient la tête de l'humérus dans les chocs dirigés de bas en haut. J'ai trouvé deux sujets chez lesquels le tendon du biceps se terminant dans la coulisse bicipitale à laquelle il adhérait fortement, justifiait ainsi la dénomination de ligament interarticulaire que je lui ai donnée. On voyait naître dans la même coulisse la portion de tendon destinée à la longue portion du muscle. Je pense que cette division du tendon en deux parties était accidentelle, car la coulisse bicipitale était déprimée, le ligament interarticulaire aplati et comme lacéré.

Capsule synoviale.

Capsule synoviale. La plus simple de toutes dans sa disposition. Elle tapisse la capsule fibreuse et les tendons qui la remplacent, et se réfléchit sur le col huméral d'une part, sur le pourtour de la cavité glénoïde d'une autre part, pour se perdre sur la circonférence des cartilages articulaires. Elle présente ceci de remarquable, 1° qu'elle forme autour du tendon du biceps un repli qui se prolonge jusque dans la coulisse bicipitale, et se termine en bas par un cul de sac ou repli circulaire qui prévient l'effusion de la synovie; 2° qu'elle est constamment ouverte en un point, et quelquefois ouverte en deux points de son étendue, qu'elle présente constamment un prolongement conoïde très considérable qui constitue la synoviale du tendon du muscle sous-scapulaire, et que dans le cas où il existe une seconde perforation, elle présente un autre prolongement qui constitue la synoviale du tendon du sous-épineux. Cette synoviale présente donc deux ou trois prolongements destinés à la lubrifaction des tendons.

Son prolongement bicipital.

Son prolongement sous-scapulaire.

Cavité supplémentaire.

Cavité supplémentaire. On doit considérer comme une dépendance de l'articulation scapulo-humérale la voûte formée par les apophyses coracoïde, acromion et le ligament qui les unit. Cette voûte, en effet, est en quelque sorte moulée sur la tête de l'humérus, et disposée de telle manière que, l'apophyse coracoïde prévient les déplacements vers la partie interne; que l'acromion prévient les déplacements en haut et en dehors, et que le ligament réuni aux deux apophyses prévient les déplacements qui tendraient à s'effectuer directement en haut. Cette disposition compense évidemment les inconvénients qui résultent de la réception incomplète de la tête de l'humérus dans la cavité glénoïde.

Utilité de la voûte coraco-acromienne.

Une circonstance qui prouve l'utilité de cette voûte, et les contacts fréquents qu'elle doit avoir avec l'humérus, c'est l'existence constante d'une capsule synoviale située entre la voûte coraco-acromienne d'une part, et, d'une autre part, le tendon du sus-épineux et le grand trochanter de l'humérus. L'étude de la voûte coraco-acromienne ne saurait donc être séparée de celle de l'articulation scapulo-humérale sous le point de vue anatomique et physiologique, de même que sous le point de vue chirurgical. La fonction de cavité supplémentaire que j'assigne à cette voûte est tellement dans la nature, que j'ai eu occasion de présenter à mon cours d'anatomie de 1825-26, une articulation scapulo-humérale dans laquelle le tendon du sus-épineux ayant été usé, la tête de l'humérus se trouvait en contact immédiat avec les apophyses coracoïde et acromienne également détruites en partie; que l'extrémité externe de la clavicule, qui forme comme une seconde voûte au dessus de la voûte coraco-acromienne, usée elle-même, était brisée en plusieurs fragments.

Ligament acromio-coracoïdien.

Ligament acromio-coracoïdien. Il fait partie de la voûte acromio-coracoïdienne; c'est une lame fibreuse triangulaire, radiée, étendue du sommet de l'acromion à toute la longueur du bord postérieur de l'apophyse coracoïde. Son bord externe se continue en s'amincissant avec une lame aponévrotique subjacente au muscle deltoïde qu'elle sépare de l'articulation scapulo-humérale. Ses faisceaux antérieurs et ses faisceaux postérieurs sont très forts, plissés sur eux-mêmes, d'un aspect nacré; ses faisceaux moyens sont beaucoup moins épais. Tapissé en bas par une synoviale, ce ligament est séparé de la clavicule par du tissu adipeux.

Mécanisme de l'articulation scapulo-humérale.

Aucun mouvement n'est étranger à l'articulation scapulo-humérale.

De toutes les articulations du corps humain, l'articulation scapulo-humérale est celle qui permet les mouvements les plus étendus. Aucun mouvement ne lui est étranger ; elle permet des mouvements en avant, en arrière, des mouvements d'adduction et d'abduction, des mouvements de circumduction et des mouvements de rotation.

1° et 2° *Mouvements en avant et en arrière.* Dans ces mouvements, qui répondent aux mouvements de flexion et d'extension des autres articulations, la tête de l'humérus roule sur la cavité glénoïde, et se meut autour de l'axe du col huméral, tandis que l'extrémité inférieure de l'os décrit un arc de cercle dont le centre est à l'articulation, et dont le rayon est représenté par l'humérus (1).

Mouvement en avant très étendu.

Le mouvement *en avant* est très étendu, et peut être porté assez loin pour que l'humérus prenne la direction verticale dans un sens diamétralement opposé à sa direction naturelle.

Mouvement en arrière.

Le mouvement *en arrière* se fait par le même mécanisme : la tête humérale tourne sur son axe. Le mouvement en arrière est limité par la rencontre de la tête humérale et de l'apophyse coracoïde, sans laquelle le déplacement en avant serait très facile.

L'omoplate concourt à ces mouvements.

Il faut remarquer que l'omoplate ne reste pas étrangère à un grand mouvement en avant, et qu'elle décrit alors l'espèce de mouvement de rotation dont nous avons parlé dans l'exposé du mécanisme de l'épaule. Et cette combinaison du mouvement en avant du bras et du mouvement de rotation de l'épaule, rend

(1) C'est en vertu de ce mécanisme si ingénieux et si simple, que nous retrouverons bientôt dans l'articulation du fémur avec l'os coxal, que le mouvement en avant de l'humérus peut être porté au point de décrire un demi-cercle sans déplacement.

toute espèce de déplacement extrêmement difficile dans l'exercice du mouvement du bras en avant.

Mouvement d'abduction.

3° Le mouvement en dehors ou d'*abduction* est le plus remarquable ; il est exclusivement propre aux animaux claviculés. Dans ce mouvement, la tête humérale ne tourne plus sur son axe ; elle glisse de haut en bas sur la cavité glénoïde, et c'est à cette circonstance que se rapporte le double avantage, pour la cavité glénoïde, d'offrir son grand diamètre verticalement dirigé, et sa plus grande largeur inférieurement ; la tête de l'humérus vient presser contre la partie inférieure de la capsule. Lorsque le mouvement d'abduction est porté assez loin pour que l'humérus fasse avec l'axe du tronc un angle droit, la tête humérale se trouve en grande partie au-dessous de la cavité glénoïde. Si, dans cette attitude, des mouvements sont imprimés au bras, soit en avant, soit en arrière, le grand trochanter de l'humérus frotte alors contre la voûte coraco-acromienne, et forme avec elle une espèce d'articulation supplémentaire que lubrifie la capsule intermédiaire à la voûte coraco-acromienne et à ce grand trochanter (1).

Mouvement du grand trochanter de l'humérus sur la voûte coraco-acromienne.

Le mouvement d'abduction peut être porté assez loin pour permettre la rencontre de la tête et du bras sans déplacement ; la capsule scapulo-humérale est assez lâche surtout à sa partie inférieure pour recevoir la presque totalité de cette tête sans se rompre. Il importe de remarquer que pendant le mouvement d'abduction, l'omoplate est immobile, circonstance qui explique la fréquence des luxations en bas de l'humérus.

L'omoplate est étrangère à ce mouvement.

4° Le *mouvement d'adduction* est limité par la rencontre du thorax. Lorsqu'il se combine avec le mouvement en avant,

Ainsi qu'au mouvement d'adduction.

(1) Si la théorie a pu faire penser que la voûte coraco-acromienne concourait à la luxation, en servant de point d'appui au levier représenté par l'humérus écarté du corps, une observation plus attentive a démontré que cet arcboutement était impossible, le bord antérieur du ligament coraco-acromien appuyant seul contre l'humérus dans l'abduction forcée, et la luxation se produisant toujours dans un écartement moyen du bras.

il en résulte une distension considérable de la partie supérieure et postérieure de la capsule et des muscles qui la recouvrent. L'omoplate est étrangère à ce mouvement qui, pour être suivi de déplacement, nécessiterait une impulsion très forte imprimée de bas en haut et d'avant en arrière.

Pourquoi le mouvement de circumduction est plus étendu en avant qu'en arrière.

5° *Le mouvement de circumduction* ou en fronde n'est que le passage d'un de ces mouvements à l'autre. Le cône qu'il décrit est beaucoup plus étendu en devant qu'en arrière, c'est une disposition éminemment favorable à la préhension des objets extérieurs, préhension qui est le but définitif des membres thoraciques. Cette prédominance des mouvements en avant a déjà été indiquée pour l'articulation sterno-claviculaire ; on la retrouvera dans plusieurs autres articulations.

Axe fictif du mouvement de rotation.

6° *Mouvement de rotation.* Nous remarquerons par rapport à ces mouvements que l'humérus ne tourne pas sur son axe, mais bien autour d'un axe fictif, dirigé de la tête humérale à l'épitrochlée et qui serait parallèle à l'humérus. Une circonstance très favorable à ce mouvement en ce qu'elle supplée à la brièveté du col qui sert de levier de rotation, c'est l'espèce d'enroulement que présentent les muscles rotateurs autour de la tête humérale.

Enroulement des muscles rotateurs.

Articulation du coude, ou articulation huméro-cubitale.

Préparation. 1° Enlever avec précaution le muscle brachial antérieur, dont les fibres les plus profondes et les plus inférieures se terminent au ligament antérieur ; 2° détacher de haut en bas le tendon du triceps en évitant d'ouvrir la synoviale; 5° enlever les muscles qui se fixent aux tuberosités interne et externe, en se rappelant que les ligaments latéraux se confondent avec la portion tendineuse des muscles.

Cette articulation appartient à la classe des articulations *trochléennes* (Ginglymes angulaires).

A. Surfaces articulaires : 1° *Du côté de l'humérus*, trochlée ou poulie presque complète, offrant deux bords, dont l'interne est le plus saillant, en sorte que pour faire porter sur un plan horizontal l'extrémité inférieure de l'humérus, il faut

Trochlée humérale.

donner à cet os une direction oblique très prononcée de haut en bas et de dehors en dedans ; 2° petite tête ou condyle articulaire séparée de la trochlée par une rainure également articulaire ; 3° deux cavités, l'une postérieure, très profonde, destinée à recevoir l'olécrane, cavité olécranienne ; l'autre, antérieure, plus superficielle pour l'apophyse coronoïde, cavité coronoïde.

Petite tête ou condyle.

Cavité olécranienne et coronoïde.

Du côté de l'avant-bras. 1° Crochet cubital embrassant exactement la trochlée (1) ; 2° cavité glénoïde du radius, qui reçoit la petite tête humérale, tandis que la bordure de la cavité glénoïde est reçue dans la rainure qui sépare la petite tête de la trochlée humérale.

Crochet cubital.

Cavité glénoïde du radius.

B. Moyens d'union ; ce sont quatre ordres de ligaments, deux latéraux, un antérieur et un postérieur.

Ligament latéral externe.

1° *Ligament latéral externe*, confondu avec le tendon du court supinateur, et en partie avec le tendon des extenseurs, de forme triangulaire, étendu de la tubérosité externe de l'humérus au ligament annulaire avec lequel il se continue, et qui paraît être en partie formé par son épanouissement. Quelques fibres de ce ligament vont encore s'insérer à la partie externe du crochet cubital. Les connexions du ligament latéral externe avec le ligament annulaire jouent un grand rôle dans le mécanisme des luxations de l'extrémité supérieure du radius (2).

Ses connexions avec le ligament annulaire.

(1) Il y a là véritablement charnière ; c'est l'exemple le plus remarquable de charnière qui existe dans l'économie ; c'est le ginglyme angulaire le plus parfait. Les deux surfaces articulaires présentent une surface sinueuse, alternativement concave et convexe, une sorte d'engrenage qu'on ne rencontre nulle part ailleurs.

(2) Ces rapports entre le ligament annulaire et le ligament latéral externe sont si intimes, qu'il est bien rare de voir ces deux ligaments se rompre indépendamment l'un de l'autre ; d'où le déplacement consécutif du radius sur le cubitus dans les luxations du coude, d'où les luxations du radius sur l'humérus, le cubitus restant en place. (Voyez un exemple de luxation en arrière du radius sur l'humérus, le cubitus étant en place, *Anat. pathol.* avec planches, 8e livraison.)

Ligaments latéraux internes.

2° *Ligaments latéraux internes.* Au nombre de deux, l'un interne proprement dit, ou *huméro-coronoïdien*, l'autre interne et postérieur, *huméro-olécranien.*

1° Huméro-coronoïdien.

Le premier, ou *huméro-coronoïdien*, en partie confondu avec le tendon aponévrotique du muscle fléchisseur superficiel des doigts, est constitué par un faisceau épais, arrondi, qui naît au bas de la tubérosité interne de l'humérus, et va s'insérer à tout le côté interne de l'apophyse coronoïde, et plus particulièrement au tubercule qu'il présente.

2° Huméro-olécranien.

Le second, ou *huméro-olécranien*, qu'on pourrait décrire comme un ligament postérieur de l'articulation, est mince, rayonné : il naît de la partie postérieure de l'épitrochlée, et s'irradie pour aller s'insérer à toute l'étendue du bord interne de l'olécrane; les faisceaux inférieurs sont les plus forts, et font suite au ligament huméro-coronoïdien. Les faisceaux supérieurs sont très grêles, et débordent l'olécrane pour se répandre sur la synoviale.

Ligament antérieur.

3° *Ligament antérieur.* Formant une couche très mince, et néanmoins résistante, dans laquelle on peut reconnaître trois ordres de fibres. Les premières, dirigées verticalement, forment un faisceau qui s'étend depuis la partie supérieure de la cavité coronoïde de l'humérus jusqu'à la partie inférieure de l'apophyse coronoïde du cubitus. D'autres fibres sont transversales, et coupent perpendiculairement la direction des premières. Enfin, le troisième ordre de fibres, qui est le plus considérable, est obliquement dirigé de haut en bas et de dedans en dehors jusqu'au ligament annulaire qui y prend de nombreuses insertions (1). Nous verrons plus tard que le muscle brachial

(1) Il est à remarquer qu'aucun des ligaments de l'articulation du coude ne s'étend directement au radius; que les fibres qui sont dirigées vers cet os se fixent au ligament annulaire : disposition qui permet à l'extrémité supérieure du radius d'exécuter les mouvements de rotation les plus étendus dans son anneau, ce qui eût été impossible si des ligaments se fussent insérés directement à l'extrémité supérieure du radius.

antérieur rendait un ligament antérieur résistant tout à fait inutile ; d'ailleurs les fibres les plus inférieures et les plus profondes de ce muscle, s'insèrent directement au ligament antérieur.

Ligament postérieur.

4° *Ligament postérieur.* Le ligament postérieur est remplacé par l'olécrane et par le tendon du triceps. Toutefois, on trouve quelques fibres propres dirigées de la tubérosité externe de l'humérus à la tubérosité interne, et qui répondent en avant à la synoviale, en arrière au tendon du triceps. Les principales fibres ligamenteuses postérieures sont celles qui semblent émaner du ligament huméro-olécranien.

Synoviale.

Synoviale. Elle revêt la face postérieure du ligament antérieur, de là se réfléchit en haut au dessus de la cavité coronoïde qu'elle revêt, tapisse en arrière la cavité olécranienne, se prolonge un peu au-dessus de cette cavité entre le tendon du triceps et la face postérieure de l'humérus. C'est dans ce point qu'elle présente le plus d'ampleur et de laxité.

Inférieurement, cette synoviale fournit un prolongement pour l'articulation radio-cubitale, tapisse tout le pourtour intérieur du ligament annulaire, et forme inférieurement un cul de sac circulaire qui prévient l'effusion de la synovie. Une certaine quantité de tissu adipeux synovial se voit autour de tous les points de réflexion de la synoviale, mais surtout autour des cavités coronoïde et olécranienne.

Prolongements de cette synoviale.

Il suit de ce qui précède, que la synoviale de l'articulation du coude présente plusieurs prolongements, 1° un principal qui constitue la synoviale de l'articulation radio-cubitale supérieure ; 2° un second, pour la cavité olécranienne : c'est le plus lâche ; 3° un troisième pour la cavité coronoïde du cubitus ; 4° enfin pour ne rien omettre, un prolongement pour la petite dépression antérieure de l'humérus qui reçoit le rebord de la cupule radiale dans une flexion forcée.

Mécanisme de l'articulation huméro-cubitale.

Les mouvements de *flexion* et d'*extension*, les seuls dont

Causes de la précision et de la rapidité des mouvements.

jouisse cette articulation, sont remarquables par leur précision et par leur rapidité, ce qu'on doit attribuer aux circonstances suivantes : 1° à l'exactitude de l'engrenage des surfaces; 2° à la grande étendue du diamètre transversal de l'articulation, autour duquel les mouvements de flexion et d'extension s'effectuent comme sur un axe; 3° à la brièveté du diamètre antéro-postérieur de l'extrémité inférieure de l'humérus, et par conséquent à la petitesse de la courbe que représente la poulie humérale.

Mécanisme du mouvement de flexion.

1° *Mouvement de flexion*. Dans ce mouvement qui est extrêmement étendu, le radius et le cubitus se meuvent à la manière d'un seul os, d'arrière en avant, sur la petite tête et sur la trochlée humérales. Or, il est à remarquer que dans ce mouvement, par le seul fait de l'obliquité que présente la trochlée d'arrière en avant, et de dehors en dedans, l'avant-bras, fléchi, vient se placer en devant du thorax, et la main au devant de la bouche. Ce mouvement est borné par la rencontre du bec de l'apophyse coronoïde contre la cavité coronoïdienne. Quand ce mouvement est porté jusqu'à ses dernières limites, l'extrémité supérieure de l'olécrane répond à la partie la plus déclive de la trochlée, et se trouve par conséquent au dessous d'une ligne passant par les tubérosités interne et externe de l'humérus. Dans ce mouvement, la partie postérieure de la trochlée et la fossette olécranienne ne sont plus recouvertes que par le tendon du triceps, aussi les instruments vulnérants pourraient-ils facilement pénétrer dans l'articulation. Du reste, la flexion du coude, mouvement fondamental dans la préhension, dans l'attraction des corps extérieurs, peut être portée aussi loin que possible, puisqu'elle va jusqu'à la rencontre de l'avant-bras et du bras, et que toute espèce de déplacement est impossible, quelque exagéré que soit ce mouvement.

Son étendue.

2° *Mouvement d'extension*. Dans ce mouvement, le radius et le cubitus roulent d'avant en arrière sur l'humérus. Ce mouvement ne peut jamais être porté au delà de la ligne droite; quand il arrive au point que les axes du bras et de l'avant-bras se confondent, l'extrémité supérieure de l'olécrane rencontre le fond de la fossette olécranienne. Le ligament antérieur, le ligament latéral interne huméro-coronoïdien, le ligament latéral externe au moins dans ses fibres antérieures, sont tendus, et concourent ainsi à limiter le mouvement d'extension, déjà limité par la rencontre de l'olécrane et du fond de la cavité olécranienne (1).

Limites du mouvement d'extension.

L'articulation huméro-cubitale ne jouit d'aucun mouvement appréciable de latéralité : l'engrènement des surfaces articulaires est tellement exact, qu'il s'oppose d'une manière absolue à tous les mouvements de ce genre.

Point de mouvement de latéralité.

Des articulations radio-cubitales.

Pour ces articulations, le radius et le cubitus s'articulent entre eux : 1° par leur extrémité supérieure (*articulation radio-cubitale supérieure*) ; 2° par leur extrémité inférieure (*articulation radio-cubitale inférieure*); 3° enfin, leurs corps sont unis entre eux par le ligament interosseux.

(1) Il suffit de jeter un coup d'œil sur l'articulation du coude entourée de ses ligaments, pour être convaincu de la facilité avec laquelle doit s'effectuer la luxation de l'humérus en avant, favorisée qu'elle est par la petitesse du diamètre antéro-postérieur de l'articulation, et par le défaut de résistance du ligament antérieur : aussi cette luxation est-elle la plus fréquente, après celle de l'humérus, malgré la résistance du muscle brachial antérieur qui, comme un ligament actif, soutient la partie antérieure de l'articulation avec laquelle il est tellement identifié qu'il se déchire toujours au moins incomplètement dans cette luxation. Cette luxation en avant est d'ailleurs favorisée par la rencontre, dans l'extension, du bec de l'olécrâne avec le fond de la cavité dite olécrânienne de l'humérus. Dans une chute sur le poignet, l'avant-bras étant dans l'extension, l'humérus devient un levier du premier genre, à bras extrêmement inégaux, dont le point d'appui est représenté par la cavité olécrânienne contre laquelle arc-boute fortement le bec de l'olécrâne, le levier de la puissance est représenté par toute la longueur de l'humérus, le levier de la résistance par la petite partie d'humérus qui est au dessous de la cavité olécrânienne.

1° *Articulation radio-cubitale supérieure.*

Préparation. 1° Enlever avec précaution l'anconé et le court supinateur ; 2° séparer l'avant-bras du bras.

Surfaces articulaires.

A. *Surfaces articulaires.* Du côté du radius, la surface articulaire est constituée par l'espèce de bordure encroûtée de cartilage, qui se remarque autour de la cupule, et qui offre une hauteur inégale dans les différents points de sa circonférence. Du côté du cubitus, petite cavité sigmoïde, oblongue d'avant en arrière, plus large à sa partie moyenne qu'à ses extrémités, et qui constitue la portion osseuse de l'*anneau ostéo-fibreux* dans lequel roule la tête du radius.

Ligament annulaire du radius

B. *Moyens d'union. Ligament annulaire du radius.* Ce ligament en forme de bandelette, représente les trois quarts d'un anneau parfaitement régulier, que complète la petite cavité sygmoïde du cubitus : il s'insère par ses deux extrémités; d'une part, à l'extrémité antérieure, d'une autre part, à l'extrémité postérieure de cette petite cavité sygmoïde. Sa face interne, qui est lisse et nacrée, est en rapport avec la bordure articulaire du radius. Sa surface externe, qui est glabre, et qu'il est impossible d'isoler complètement du court supinateur, auquel elle fournit de nombreuses insertions, reçoit en dehors l'insertion du ligament latéral externe qui se continue bien évidemment avec sa moitié postérieure. C'est sans doute cette diposition qui a fait dire que le ligament latéral externe s'insérait au cubitus.

Il reçoit l'insertion du ligament latéral externe.

Au ligament annulaire viennent encore s'insérer celles des fibres du ligament antérieur de l'articulation du coude qui sont obliquement dirigées de dedans en dehors et de haut en bas. Toutes ces insertions ligamenteuses retiennent en haut le ligament annulaire, qui, dès qu'elles ont été divisées, éprouve une rétraction manifeste vers le col du radius, et laisse à découvert la bordure articulaire de l'os. Ce ligament annulaire, qui a de trois à quatre lignes de largeur, présente une circonférence supérieure plus évasée que la circonférence inférieure,

Sa circonférence supérieure est plus évasée que sa circonférence inférieure.

disposition qui concourt à maintenir plus exactement la tête du radius (1).

Relativement à sa structure, je ferai remarquer que le ligament annulaire a une épaisseur plus considérable en arrière, où il reçoit l'insertion du ligament latéral externe, qu'à sa partie antérieure, laquelle doit se rompre avec beaucoup plus de facilité; je suis même persuadé que dans la luxation du coude, ce n'est pas le ligament latéral externe qui se rompt le plus ordinairement, mais bien la partie antérieure du ligament annulaire.

Inégalité d'épaisseur de l'anneau.

La *capsule synoviale* de l'articulation radio-cubitale supérieure est une dépendance ou une sorte de diverticulum de la synoviale du coude : elle s'enfonce entre le radius et le cubitus, se prolonge sur la surface interne du ligament annulaire, déborde inférieurement ce ligament, et, arrivée à une ligne environ au dessous de sa circonférence inférieure, se réfléchit de bas en haut pour constituer une espèce de cul de sac ou de rigole circulaire qui retient la synovie. Je ferai remarquer d'une part que ce cul de sac déborde un peu en bas le ligament annulaire, et, d'une autre part, que la synoviale revêt le col du radius.

La capsule synoviale est une dépendance de celle du coude.

2° *Articulation radio-cubitale inférieure.*

Préparation. 1° Enlever les muscles des régions antérieure et postérieure de l'avant-bras; 2° séparer la main de l'avant-bras pour découvrir la face inférieure du ligament triangulaire ; 3° pour bien voir l'intérieur de l'articulation, scier l'avant-bras à sa partie moyenne; diviser les ligaments antérieur et postérieur; écarter les deux os de l'avant-bras, et couper le ligament triangulaire à son insertion au cubitus.

A. *Surfaces articulaires.* 1° Du côté du radius, petite cavité

(1) Nous avons déjà vu que l'anneau de la trochoïde atloïdo-axoïdienne, étant plus étroit à son orifice inférieur qu'à son orifice supérieur, l'apophyse odontoïde se trouvait retenue mécaniquement dans cet anneau. Ici la disproportion entre les deux orifices de l'anneau est encore plus grande.

sigmoïde, analogue à celle qui vient d'être décrite à la partie supérieure du cubitus. 2° Du côté du cubitus, pourtour de la petite tête qui est articulaire dans les deux tiers externes de sa circonférence. Ainsi, l'articulation radio-cubitale inférieure présente une disposition inverse de celle qu'on trouve à l'articulation radio-cubitale supérieure, puisque dans la première le radius fournit la tête, et le cubitus une cavité sygmoïde, tandis que dans la seconde, c'est le radius qui fournit la cavité sigmoïde, et le cubitus qui présente la tête. Pour être exact, il faut dire que l'articulation radio-cubitale inférieure se compose encore de l'articulation du plan inférieur de la tête du cubitus, tête souvent aplatie et déformée dans ce sens, avec la face supérieure du cartilage interarticulaire dont je vais parler dans un instant.

Surfaces articulaires.

B. *Moyens d'union*. Ce sont 1° quelques fibres lâches, étendues en avant, et en arrière de l'articulation, et qui ont été désignées sous le nom de *ligament antérieur* et de *ligament postérieur*. Elles représentent un ligament annulaire très imparfait. Ces fibres se fixent, d'une part, aux extrémités antérieure et postérieure de la facette sigmoïde du radius, et d'une autre part, en avant et en arrière de la petite tête du cubitus, au voisinage de l'apophyse styloïde. La cavité sigmoïde du radius et les ligaments antérieur et postérieur constituent par leur réunion, les trois quarts d'un anneau ostéo-fibreux et non point un anneau complet : l'articulation radio-cubitale inférieure est donc une *trochoïde incomplète*. On peut donc dire que les articulations du radius et du cubitus, dans leur ensemble, constituent une *trochoïde double* (ginglyme latéral double).

Les ligaments antérieur et postérieur représentent un ligament annulaire incomplet.

L'articulation radio-cubitale inférieure est une trochoïde.

2° *Ligament* ou plutôt *cartilage triangulaire* (1).

(1) C'est le seul exemple qui existe dans l'économie, de cartilage interarticulaire servant de moyen d'union entre les os. Son usage principal serait-il de s'opposer au déplacement du cubitus dans les mouvements de rotation ? Mais pour démontrer que ce cartilage ne met aucun obstacle aux mouvements de pro-

C'est une lame cartilagineuse triangulaire dont le sommet se fixe dans l'angle rentrant que forme la petite tête du cubitus avec son apophyse styloïde, et dont la base s'attache au bord inférieur de la petite cavité sigmoïde du radius. Mince à sa base et à son centre, cette lame est épaisse à son sommet et à sa circonférence. 1° Elle concourt à maintenir l'union du radius et du cubitus. 2° Elle remplit l'office de ces cartilages interarticulaires que nous avons signalés comme propres aux articulations qui sont le plus exposées aux chocs et aux frottements. 3° Elle a également pour objet de rétablir le niveau de la surface radio-cubitale inférieure, le radius débordant inférieurement le cubitus.

Cartilage interarticulaire.

Sa triple utilité.

Synoviale. Une synoviale isolée appartient à l'articulation radio-cubitale inférieure. Cette synoviale revêt non seulement le pourtour de la surface articulaire du cubitus, mais encore la presque totalité de cette tête moins l'apophyse styloïde. Elle forme en se réfléchissant des replis très lâches qui permettent des mouvements de rotation fort étendus. Cette synoviale est commune à l'articulation du cubitus avec le radius et à l'articulation du cubitus avec le cartilage interarticulaire; elle est tout à fait indépendante de la synoviale de l'articulation du poignet.

Synoviale.

3° *Articulation radio-cubitale moyenne* ou *ligament interosseux*.

On donne assez improprement le nom de *ligament interosseux* à une aponévrose qui occupe l'intervalle compris entre le

nation et de supination forcés, il suffit de l'expérience suivante : sciez les os de l'avant-bras à leur partie moyenne, séparez l'avant-bras du poignet, imprimez au radius sur le cubitus les mouvements de rotation les plus forcés, et vous verrez que le cartilage interarticulaire n'est tendu dans aucun de ses points pendant l'exercice de ces mouvements. Pour être plus rigoureux dans la description de ce cartilage, je dois dire qu'il tient à la rainure de l'apophyse styloïde du cubitus par du tissu fibreux; qu'en conséquence, ce qu'on appelle le sommet du cartilage triangulaire n'est autre chose qu'un petit ligament très court et très fort qui le fixe au cubitus.

Ligament aponévrotique interosseux.

radius et le cubitus, et qui paraît avoir pour principal usage de servir à des insertions musculaires. Cette membrane est plus large à sa partie moyenne qu'à ses extrémités, qui ne s'étendent point jusqu'aux limites de l'espace interosseux. En haut et en bas existe un intervalle qui, d'une part, sert au passage de nerfs et de vaisseaux, et qui, d'une autre part, permet au radius de se mouvoir plus facilement sur le cubitus. Les fibres de l'aponévrose interosseuse sont obliquement dirigées de haut en bas, et de dehors en dedans du bord interne ou interosseux du radius et de la partie voisine de la face antérieure de cet os, au bord externe ou interosseux du cubitus. Cette membrane interosseuse présente ordinairement à sa face postérieure plusieurs faisceaux dirigés obliquement de haut en bas et de dedans en dehors. On décrit généralement sous le nom de *ligament interosseux supérieur*, *ligament rond*; *corde ligamenteuse de Weitbrecht*, un faisceau ligamenteux obliquement étendu du côté externe de l'apophyse coronoïde du cubitus, au côté interne du radius, au dessous de la tubérosité bicipitale. Sa direction est donc précisément inverse de celle des fibres du ligament interosseux.

Mécanisme des articulations radio-cubitales.

La double trochoïde radio-cubitale ne permet que des mouvements de rotation.

Ces articulations, comme toutes les trochoïdes, ne permettent qu'une seule espèce de mouvement, savoir, des mouvemens de rotation qui prennent ici des noms particuliers. Le mouvement de rotation en avant est nommé mouvement de *pronation*; le mouvement de rotation en arrière constitue la *supination*.

Ces mouvements doivent être examinés dans l'articulation radio-cubitale supérieure et dans l'articulation radio-cubitale inférieure.

A. *Mécanisme de l'articulation radio-cubitale supérieure.*

Mouvement de pronation.

1° *Mouvements de pronation.* Dans ce mouvement, la partie interne de la tête du radius roule d'avant en arrière sur la petite cavité sigmoïde du cubitus; ce mouvement peut être porté assez loin pour que le radius décrive sur son axe une demi-circonférence.

Malgré l'obstacle qu'opposent au déplacement, d'une part, la partie postérieure du ligament annulaire qui est la partie la plus résistante de l'anneau ; d'une autre part, la présence des deux petits crochets qui existent, l'un en avant, l'autre en arrière de la petite cavité sigmoïde du cubitus ; enfin, malgré l'avantage qui résulte, pour la solidité, de l'emboîtement de la petite tête de l'humérus par la cavité glénoïde du radius ; il arrive que dans des mouvements de pronation forcés, la tête du radius s'échappe en arrière. Aucun déplacement, peut-être, n'est plus fréquent dans l'enfance que la luxation incomplète en arrière de l'extrémité supérieure du radius ; ce qui dépend de la laxité plus grande du ligament annulaire, et de l'emboîtement moins parfait de la petite tête humérale dans la cupule du radius. La cause déterminante de ce déplacement est la pronation forcée, si fréquente chez les enfants qu'on tient par la main, et qu'on veut retenir dans leurs chutes.

Mouvement de supination.

2° *Dans la supination*, la tête du radius tourne sur son axe en sens inverse, c'est à dire que sa partie interne glisse d'arrière en avant sur la petite cavité sigmoïde du cubitus. C'est en devant que le déplacement tendrait à s'effectuer, si le mouvement de supination était porté trop loin (1).

B. *Mécanisme de l'articulation radio-cubitale inférieure.*

Examinés dans l'articulation radio-cubitale inférieure, les

(1) Ce déplacement est très rare, à cause de la saillie, disposée en crochet, de l'extrémité antérieure de la cavité sigmoïde, et sans doute aussi parce que le mouvement de supination forcé est très rare. Le professeur Dugès trop tôt enlevé à la science qu'il honorait par ses vertus et qu'il a enrichi de travaux importants, m'a dit avoir vu la luxation en avant de l'extrémité supérieure du radius, et en avoir constaté l'existence par l'autopsie. J'ai constaté tout récemment un déplacement incomplet en avant chez un enfant dont on avait forcé l'avant-bras en voulant l'habiller : une légère compression d'avant en arrière sur l'extrémité supérieure du radius suffit pour la réduction, qui se fit brusquement.

Dans ces mouvements, le radius tourne autour du la petite tête du cubitus.

mouvements de pronation et de supination présentent un mécanisme tout à fait inverse, car le radius, au lieu de tourner sur son axe par un véritable mouvement de rotation, tourne autour de la petite tête du cubitus par un mouvement de circumduction. Cette différence résulte, d'une part, de la courbure du radius, et, d'une autre part, de la grande étendue transversale de son extrémité inférieure, dont le diamètre transverse est le rayon de l'arc du cercle qu'il décrit autour du cubitus. Dans les mouvements de pronation, la petite cavité sigmoïde du radius roule d'arrière en avant sur la bordure articulaire de la petite tête du cubitus; dans les mouvements de supination, elle glisse en sens inverse, c'est à dire d'arrière en avant. On voit donc que dans l'articulation radio-cubitale inférieure, c'est une surface concave qui se meut sur une surface convexe, tandis que le contraire a lieu pour l'extrémité supérieure.

Le cartilage interarticulaire ne limite pas les mouvements.

Ce qui impose des bornes à ces mouvements, serait-ce, comme on l'a dit, le cartilage interarticulaire? L'expérience que j'ai indiquée plus haut prouve que ce cartilage est dans les mêmes conditions à l'égard des surfaces articulaires, et dans le mouvement de pronation et dans le mouvement de supination, et que le petit ligament qui le fixe à la rainure de l'apophyse styloïde du cubitus n'éprouve ni tension ni relâchement. Les ligaments antérieur et postérieur peuvent seuls limiter les mouvements de rotation par leur résistance, quelque faible qu'elle soit; mais dans un mouvement de pronation forcé, ils peuvent se rompre, et la tête du cubitus se déplacer en arrière : dans les mouvements de supination forcés, la tête du cubitus peut se déplacer en avant. Il est à remarquer que, dans le cas de déplacement du cubitus, ce n'est pas la tête du cubitus qui déchire la capsule, c'est la capsule qui se rompt sur le cubitus; car, ainsi que nous le verrons dans un instant, le cubitus est immobile dans ses articulations avec le radius et avec le carpe, et ne prend aucune part aux mouvements partiels de l'avant-bras.

C. *Mécanisme des articulations radio-cubitales, considéré relativement au corps des deux os.*

État du ligament interosseux dans les mouvements de pronation et de supination.

Les mouvements de pronation et de supination, examinés relativement au corps des deux os, présentent, le premier, un croisement à angle aigu, de telle manière que le radius vient, par son extrémité inférieure, se porter au devant du cubitus, tandis qu'il reste en dehors supérieurement. Le mouvement de supination consiste dans le retour du radius à l'état de parallélisme avec le cubitus. Dans le mouvement de pronation, le ligament interosseux est relâché; dans le mouvement de supination, il est distendu : l'absence du ligament interosseux à la partie supérieure de l'avant-bras, où il est remplacé par la corde ligamenteuse de Weitbrecht, permet une plus grande étendue des mouvements de rotation (1).

Utilité de l'espace interosseux.

L'existence de l'espace interosseux est une condition indispensable pour l'exécution des mouvements de pronation et de supination. Aussi toute méthode curative qui, dans les fractures de l'avant-bras, n'a pas pour objet la conservation de cet espace, doit-elle être rejetée.

D. *Le cubitus prend-il quelque part à la pronation et à la supination?*

Maintenant il se présente ici une question importante : le cubitus prend-il quelque part aux mouvements de pronation et

(1) Si le ligament interosseux, dont les fibres sont obliquement dirigées de haut en bas du radius vers le cubitus, se prolongeait jusqu'à la partie supérieure de l'espace interosseux, il gênerait beaucoup les mouvements de supination, en bornant les mouvements de la tubérosité bicipitale à laquelle s'insère un des muscles supinateurs de l'avant-bras, le biceps; mais la corde ligamenteuse allant s'insérer au dessous de la tubérosité bicipitale, et présentant une direction oblique de haut en bas du cubitus vers le radius, ne peut nuire en rien à l'étendue des mouvements de rotation. Weitbrecht (*Syndesmolog.*, p. 32 et 33), considère à tort ce ligament comme destiné à limiter le mouvement de supination: « Hoc ligamentum (ligamentum teres) quod *chordam cubiti transversalem* voco, reverà coërcet radium ne nimis resupinetur. »

de supination, ou bien représente-t-il dans ces mouvements un axe immobile autour duquel le radius exécute en bas des mouvements de circumduction.

Les opinions sont partagées à cet égard, et les explications ingénieuses n'ont pas manqué pour étayer l'une ou l'autre manière de voir. Beaucoup d'auteurs ont fait jouer un rôle à de prétendus mouvements latéraux du coude, et Vicq d'Azir, qui les a réfutés, a substitué à ces mouvements latéraux des mouvements de flexion et d'extension du coude auxquels il a donné beaucoup d'importance dans la pronation et la supination; d'autres, avec Winslow, regardent les mouvements de rotation de l'humérus comme s'ajoutant toujours et nécessairement à ceux du radius sur le cubitus, pour produire la pronation et la supination. On s'étonne que des hommes d'un aussi grand mérite soient partagés sur des questions aussi simples, aussi faciles à éclaircir par la voie expérimentale; on s'étonne que l'expérimentation elle-même, dans des matières semblables, ait pu conduire à l'erreur. C'est ainsi que Vicq d'Azir dit que si on place l'avant-bras demi-fléchi sur un plan d'argile, on observera que pendant les mouvements de pronation et de supination, l'apophyse styloïde du cubitus s'enfonce dans le plan d'argile et y imprime une trace plus ou moins étendue; que si on place la même apophyse styloïde du cubitus, à côté d'une pointe fixée sur une table, cette apophyse s'éloignera de la pointe. Il y a là deux choses bien distinctes, le fait et l'explication.

Opinion de Vicq-d'Azir.

Opinion de Winslow.

Conséquences erronées déduites d'expériences mal interprétées.

Il est certain que si vous examinez sur vous-même les mouvements de pronation et de supination, il vous semblera avec les auteurs que je viens de citer, que, pendant que le radius roule dans un sens, le cubitus roule dans un sens opposé. Mêmes apparences lorsque vous portez la main sur le cubitus; mais, comme l'observe Bertin, ne pourrait-il pas y avoir ici illusion de deux sens, de la vue et du toucher? 1° illusion de la vue, car, comme il y a changement de rapports entre les deux os, il peut se faire que nous attribuions au cubitus une portion du mouvement qui appartient au radius de la même manière que nous rapportons aux étoiles le mouvement des nuages qui les obscurcissent, au rivage le mouvement de la barque; 2° illusion du toucher, car nous pourrions rapporter aux os la locomotion de la peau et des muscles. Enfin ne pourrions-nous pas rapporter aux mouvements du radius et du cubitus l'un sur l'autre, des mouvements qui se passent dans l'articulation du coude ou dans l'articulation de l'humérus?

Expérience décisive.

Pour décider la question d'une manière prérempteire, faites l'expérience suivante, qui dispense de toutes les autres : mettez à découvert toutes les articulations du membre supérieur, depuis l'épaule jusqu'à la main; maintenez fixe, dans une immobilité absolue, l'humérus en le serrant dans un étau, et vous verrez de la manière la plus évidente que dans les mouvements de pronation et de supination qui sont imprimés à l'avant-bras, le radius roule autour du cubitus immobile; essayez de faire exécuter le plus petit mouvement latéral au cubitus, vous n'y parviendrez jamais, l'engrenage de l'articulation du coude s'y oppose complètement; que si l'humérus n'est pas maintenu dans une immobilité complète, vous verrez des mouvements de rotation de l'humérus venir s'ajouter aux mouvements de rotation des articulations radio-cubitales, enfin si l'avant-bras est dans la demi-flexion, pendant qu'on lui imprime des mouvements de rotation, vous verrez de légers mouvements de flexion et d'extension alternatifs venir compliquer les effets de la pronation et de la supination.

Il résulte de cette discussion que les mouvements de pronation et de supination se font aux dépens des articulations radio-cubitales, indépendamment des articulations du coude et de l'épaule, et que le cubitus est complètement étranger aux mouvements de pronation et de supination.

Articulation radio-carpienne.

Préparation. Diviser les gaînes fibreuses des tendons fléchisseurs et des tendons extenseurs, et enlever ces tendons; se rappeler que les gaînes fibreuses adhèrent intimement aux ligaments, ou plutôt se confondent avec eux et peuvent être considérés comme une dépendance de l'appareil ligamenteux de l'articulation.

L'articulation radio-carpienne, *articulation du poignet*, appartient à la classe des *articulations condyliennes* ou *condylarthroses*.

Surfaces articulaires. *Surfaces articulaires.* 1° Du côté de la main, le scaphoïde, le semi-lunaire et le pyramidal forment un condyle brisé, oblong transversalement, revêtu de cartilages articulaires qui se prolongent plus en arrière qu'en avant.

Condyle brisé.

Surface concave, complétée par le cartilage interarticulaire. 2° Du côté de l'avant-bras, surface articulaire concave, également oblongue transversalement, formée par les extrémités inférieures du radius et du cubitus. Le radius, qui forme à lui seul les trois quarts de cette surface, répond au scaphoïde et au semi-lunaire, et présente une crête antéro-postérieure, ainsi qu'un léger rétrécissement d'avant en arrière dans le lieu qui correspond à l'intervalle de ces deux os. Le cubitus répond au pyramidal, mais par l'intermède d'un cartilage interarticulaire : c'est le cartilage triangulaire déjà décrit qui remplit la double fonction de cartilage interarticulaire et de ligament. La surface concave que présente l'avant-bras inférieurement est complétée des deux côtés par les apophyses styloïdes radiales et cubitales.

Moyens d'union. *Moyens d'union.* Il existe pour cette articulation un ligament latéral externe, un ligament latéral interne, deux ligaments antérieurs, un ligament postérieur.

Ligament latéral externe. 1° *Ligament latéral externe.* Naît du sommet et de la partie voisine des bords de l'apophyse styloïde du radius, et va s'insérer en s'élargissant au côté externe du scaphoïde, immédiatement en dehors de la surface articulaire radiale de cet os. Ce ligament qui a peu d'épaisseur, se continue sans ligne de démarcation avec le ligament antérieur et le ligament postérieur.

2° *Ligament latéral interne.* Il est à découvert aussitôt qu'on a divisé la gaîne tendineuse du cubital postérieur. La synoviale de cette gaîne le revêt. C'est un cordon cylindrique qui naît du sommet de l'apophyse styloïde qu'il semble continuer et qui se divise inférieurement en deux faisceaux, dont l'un se fixe au pisiforme, et l'autre plus considérable à la face postérieure du pyramidal. Ce cordon paraît d'abord très épais, mais si on le divise, on voit qu'il est creusé d'une cavité qui communique en bas avec l'articulation radio-carpienne, et que son extrémité supérieure s'attache, non, au sommet de l'apophyse styloïde du cubitus, mais au milieu de la hauteur de cette apophyse à la manière d'une demi-capsule, que ce sommet de l'apophyse styloïde est articulaire, encroûté d'une couche épaisse de cartilage, qu'il est contenu dans la synoviale de l'articulation du poignet, et est en rapport direct avec le pyramidal.

Le ligament latéral interne est creusé d'une cavité cylindrique.

L'apophyse styloïde du cubitus est donc la seule partie de cet os qui concoure directement à l'articulation du poignet.

3° *Ligaments antérieurs.* Au nombre de deux, l'un radial, l'autre cubital.

Le *ligament radio-carpien*, forme une large couche nacrée qui apparaît aussitôt qu'on a enlevé les tendons fléchisseurs : il se compose de faisceaux souvent séparés par du tissu cellulaire adipeux et des vaisseaux, si bien que j'ai cru devoir décrire trois faisceaux radiaux antérieurs, un externe, un moyen, un interne (1), distinction que j'abandonne parce qu'elle ne me paraît avoir aucune espèce d'utilité. Ce ligament naît de toute la largeur du bord antérieur de l'extrémité inférieure du radius au pourtour de la surface articulaire ; il naît encore du bord antérieur de l'apophyse styloïde de cet os. De là ses fibres se portent obliquement de haut en bas et de dehors en dedans en se rapprochant d'autant plus de la position horizontale qu'elles sont plus élevées. Les fibres les plus externes vont à l'os crochu et au grand os, celles qui suivent vont s'insérer au scaphoïde. Quelques unes au pyramidal et au pisiforme. Les plus élevées, qui sont les plus internes, semblent se continuer avec le ligament antérieur de l'articulation radio-cubitale inférieure. Les

Ligament antérieur radio-carpien.

(1) Voyez la 1re édition de cet ouvrage, t. I, p. 424.

faisceaux les plus externes sont les plus épais. Ce ligament est composé de plusieurs couches de fibres dont les plus superficielles sont les plus longues.

Ligament antérieur cubito-carpien.

Ligament cubito-carpien. Il a été probablement confondu par les auteurs avec le ligament latéral interne, ou peut-être leur a-t-il échappé parce qu'il est très profondément placé. Ce ligament naît, par une extrémité étroite, de la rainure qui sépare l'apophyse styloïde de la petite tête du cubitus, au devant du petit ligament qui forme le sommet du cartilage inter-articulaire; de là, il se porte en bas et en dehors, c'est à dire en sens inverse du ligament radial, passe sous quelques fibres du ligament antérieur radio-carpien et se termine en s'irradiant. Les fibres supérieures horizontales décrivent une courbe au dessous de la tête du cubitus, et vont s'attacher au bord antérieur du radius en se confondant avec les fibres du ligament radio-carpien; les fibres inférieures se portent presque verticalement en bas, en dehors du pisiforme, et se terminent au pyramidal.

Ligament postérieur.

Ligament postérieur. Impossible à séparer de la gaîne fibreuse des tendons extenseurs et radiaux avec laquelle il se continue. Il n'y a qu'un seul ligament postérieur beaucoup moins fort et moins large que le ligament radio-carpien antérieur, et obliquement étendu du bord postérieur du radius aux faces postérieures du pyramidal et du semi-lunaire. Le faisceau destiné au pyramidal est le plus fort. Ce ligament ne recouvre que le tiers environ de la face postérieure de l'articulation, tandis que le ligament radio-carpien recouvre la totalité de la face antérieure; je ferai observer qu'il y a à l'articulation de la main avec l'avant-bras, et aux articulations du carpe prédominance marquée des ligaments antérieurs sur les ligaments postérieurs.

Je ferai à l'égard des ligaments antérieurs et postérieur de l'articulation radio-carpienne, une remarque qui peut avoir quelque intérêt; c'est que tous ces ligaments à l'exception du cubito-carpien, viennent du radius, et tendent à lier intimement l'extrémité inférieure de cet os à la première rangée du carpe, et par conséquent à la main.

Membrane synoviale. Elle est lâche en arrière, où elle n'est recouverte qu'en partie par les ligaments que nous venons de décrire : elle est revêtue dans tout le reste du pourtour de l'articulation par des fibres ligamenteuses éparses, qui la fortifient, et dont la présence avait fait admettre par quelques anatomistes l'existence d'une capsule orbiculaire pour l'articulation radio-carpienne. Quelquefois cette synoviale communique avec celle de l'articulation radio-cubitale inférieure par une ouverture qui existe à l'union du cartilage triangulaire, avec le bord inférieur de la facette sigmoïde du radius. Cette même synoviale de l'articulation radio-carpienne communique quelquefois par les espaces interosseux qui séparent les os de la première rangée du carpe avec la synoviale générale du carpe.

Synoviale.

Fibres ligamenteuses éparses.

Communication de la synoviale radio-carpienne avec les synoviales voisines.

Indépendamment des moyens d'union qui viennent d'être décrits, on doit noter comme concourant à accroître la solidité de cette articulation, en devant, la présence des tendons fléchisseurs ; en arrière, celle des tendons extenseurs.

Mécanisme de l'articulation radio-carpienne.

Cette articulation, étant de la classe des condyliennes, présente les quatre mouvements de flexion, d'extension, d'adduction et d'abduction, et le mouvement de circumduction qui n'est que le passage successif d'un de ces mouvements à l'autre.

Quatre mouvements.

1° *Mouvement de flexion.* Dans ce mouvement, le condyle formé par la première rangée du carpe glisse d'avant en arrière sur l'extrémité inférieure de l'avant-bras. Les ligaments postérieurs sont tendus, ainsi que les tendons des muscles extenseurs. Quand ce mouvement de flexion est porté trop loin, une luxation peut s'opérer par la déchirure du ligament postérieur, et alors l'extrémité inférieure des deux os de l'avant-bras vient se placer en devant de la surface articulaire des os de la première rangée du carpe. La possibilité des luxations de l'articulation radio-carpienne a été révoquée en doute, mais j'en ai vu deux exemples incontestables.

Mécanisme du mouvement de flexion.

Mécanisme du mouvement d'extension.

2° *Dans l'extension*, le condyle formé par le carpe roule d'arrière en avant sur la cavité inférieure de l'avant-bras; et comme le condyle offre une surface articulaire plus prolongée en arrière qu'en avant, il en résulte que le mouvement d'extension peut être porté plus loin que le mouvement de flexion : les ligaments antérieurs de l'articulation radio-carpienne, et les ligaments latéraux eux-mêmes qui, d'après une disposition généralement observée, sont plus rapprochés du sens de la flexion que de celui de l'extension, imposent des limites à ce dernier mouvement.

Il faut remarquer, au reste, que le mouvement d'extension est le mouvement le plus facile de la main sur l'avant-bras : on peut en juger par la force considérable dont jouit la main dans l'attitude où elle fait avec l'avant-bras un angle droit du côté de l'extension, c'est à dire en arrière (1).

Abduction.

3° *Dans l'abduction*. Le condyle formé par le carpe roule dans le sens de sa longueur, c'est à dire transversalement et de dehors en dedans, tandis que le bord radial de la main s'incline sur le bord radial de l'avant-bras : ce mouvement est borné par la rencontre mutuelle de l'apophyse styloïde et de l'apophyse externe du scaphoïde.

dduction.

4° Dans l'*adduction*, le bord cubital de la main s'incline sur le bord cubital de l'avant-bras; il est borné par le choc du sommet de l'apophyse styloïde contre le pyramidal, ainsi que par la tension du ligament latéral externe.

On conçoit que dans les mouvements de latéralité, lesquels s'exécutent dans le sens de la plus grande longueur des surfaces, les déplacements soient très difficiles; on conçoit en outre que quand ils ont lieu, ils doivent toujours être incomplets.

Circumduction.

Le *mouvement de circumduction* n'est que la succession des

(1) Nous ferons observer qu'il est presque impossible d'isoler le mécanisme des articulations du carpe de celui de l'articulation radio-carpienne; si ce mécanisme a été présenté isolément, c'est afin de se conformer rigoureusement à l'exactitude des divisions anatomiques.

divers mouvements qui viennent d'être indiqués. La main décrit un cône qui a plus d'étendue dans sa moitié postérieure qui correspond au mouvement d'extension, que dans sa moitié antérieure qui correspond au mouvement de flexion : il est bien plus restreint encore dans l'adduction et l'abduction.

ARTICULATIONS DU CARPE.

Ces articulations comprennent, 1° les articulations des os de chaque rangée entre eux ; 2° les articulations des deux rangées entre elles.

A. Articulations des os de chaque rangée.

Préparation. 1° Enlever les tendons extenseurs et fléchisseurs ; 2° séparer la main de l'avant-bras, puis la première rangée de la seconde, et enfin les os de chaque rangée les uns des autres, en examinant leurs moyens d'union avant de les séparer complètement

Surfaces articulaires. Les articulations des os de chaque rangée sont des *amphiarthroses* ; et présentent en conséquence une partie continue et une partie contiguë. Les os de la première rangée se correspondent par des surfaces obliques ; ceux de la seconde rangée se correspondent par des surfaces dirigées verticalement et plus étendues.

Ce sont des amphiarthroses.

Moyens d'union. Deux classes de ligaments appartiennent à ces articulations : les uns sont étendus entre les facettes qui se correspondent, *ligaments interosseux ;* les autres sont *périphériques*, et se divisent en *palmaires* et en *dorsaux*.

Les *ligaments palmaires* et *dorsaux* sont des faisceaux fibreux qui s'étendent transversalement ou obliquement de chacun des os du carpe à ceux qui lui sont contigus. Les ligaments dorsaux sont incomparablement beaucoup moins résistants que les palmaires.

Ligaments palmaires et dorsaux.

Les *ligaments interosseux* ne présentant pas une disposition exactement semblable dans les deux rangées, nous examinerons successivement ceux de la première et ceux de la seconde.

Ligament interosseux.

1° Les *ligaments interosseux de la première rangée* n'occupent que la partie la plus élevée des facettes qui se correspondent ; ces ligaments ne sont autre chose que des petits faisceaux fibreux étendus : l'un, du scaphoïde au semi-lunaire ; l'autre, du semi-lunaire au pyramidal : quelquefois ils sont interrompus en partie, et présentent des ouvertures qui établissent une communication entre la synoviale générale du carpe et celle de l'articulation radio-carpienne. Ces ligaments interosseux sont rougeâtres, à peine fasciculés, très lâches, de manière à permettre des mouvements de glissement assez étendus.

Laxité et interruption fréquente des ligaments interosseux de la première rangée.

2° Les *ligaments interosseux de la deuxième rangée* sont beaucoup plus épais que ceux de la première ; toute la portion non articulaire des facettes, par lesquelles les os se correspondent, est destinée à l'insertion de ces ligaments, qui sont très serrés, d'un tissu fibreux plus sec et plus dense que le tissu rougeâtre qui unit entre eux les os de la première rangée. Il résulte de ces dispositions que les os de la deuxième rangée sont plus solidement unis entre eux que ceux de la première, dont les ligaments interrosseux sont lâches et permettent une certaine mobilité. L'articulation du pisiforme avec le pyramidal mérite une description spéciale.

Densité, force plus grande des ligaments interosseux de la seconde rangée.

Articulation du pisiforme avec le pyramidal.

Pour cette articulation, le pisiforme présente une facette articulaire unique, plane, qui s'articule avec la facette antérieure du pyramidal.

Cette petite articulation, qui n'est autre chose qu'une *arthrodie lâche*, présente quatre ligaments : 1° *deux inférieurs* très forts ; l'un *externe*, obliquement étendu du pisiforme à l'apophyse unciforme de l'os crochu ; l'autre *interne*, vertical, qui vient s'insérer à l'extrémité supérieure du cinquième métacarpien. Ces deux ligaments semblent en partie le résultat de la bifurcation du tendon du cubital antérieur, lequel tendon tient lieu du *ligament supérieur* qui manque. On peut encore con-

Deux ligaments inférieurs.

Le tendon du cubital antérieur remplace le ligament supérieur.

sidérer comme faisant partie du ligament supérieur le ligament latéral interne de l'articulation radio-carpienne.

Ligaments antérieur et postérieur.

2° Un ligament *antérieur* et un ligament *postérieur* minces et rayonnés qui soutiennent en avant et en arrière la capsule synoviale.

Capsule synoviale.

La *capsule synoviale* est le plus souvent une petite poche isolée ; quelquefois elle est une dépendance, un prolongement de la synoviale de l'articulation radio-carpienne. Cette capsule est très lâche, les ligaments peu serrés, d'où la grande mobilité de l'articulation.

B. Articulations des deux rangées du carpe entre elles.

L'articulation des deux rangées entre elles présente au milieu une enarthrose, et de chaque côté une arthrodie.

Enarthrose carpienne.

Surfaces articulaires. Elles consistent en une tête ou éminence sphérique reçue dans une cavité, disposition qui constitue le caractère propre de l'*enarthrose*. En dedans et en dehors de l'enarthrose, sont des surfaces planes qui constituent une *double arthrodie*. La tête brisée est formée par la tête du grand os, réunie à l'apophyse supérieure de l'os crochu ; la cavité, également brisée, est constituée par les facettes inférieures du scaphoïde, du semi-lunaire et du pyramidal. Cette cavité, fortement échancrée en avant et en arrière, est complétée dans ces deux sens par deux ligaments : l'un *antérieur*, l'autre *postérieur*, qu'on peut appeler *ligaments glénoïdiens*, en ayant égard à leur position sur le pourtour de la cavité, et à leur usage, qui est d'en augmenter la profondeur.

Double arthrodie.

Ligaments glénoïdien antérieur et postérieur.

Le *ligament glénoïdien postérieur* est composé de fibres transversales qui s'insèrent à la première rangée, dont ils ferment l'échancrure postérieure. Le *ligament glénoïdien antérieur*, beaucoup plus épais que le premier, appartient à la seconde rangée ; il se confond avec les ligaments antérieurs de l'articulation des deux rangées entre elles, et s'étend transversalement de l'os crochu au trapèze, en passant au devant du col et de la tête du grand os. Indépendamment de ces deux ligaments glénoïdiens, on trouve :

Ligament antérieur. 1° Un *ligament antérieur*. Celui-ci est très épais. De la face antérieure du grand os, il s'étend par rayons divergents aux trois os de la première rangée qui forment la cavité enarthrodiale, dans laquelle est reçue la tête du grand os, savoir, au scaphoïde, au semi-lunaire et au pyramidal.

Ligament postérieur. 2° Un *ligament postérieur*, qui consiste seulement en quelques fibres obliquement étendues des os de la première rangée à ceux de la seconde.

Arthrodie interne. En dedans et en dehors de l'enarthrose carpienne, on trouve une arthrodie. 1° *En dedans*, se voit l'articulation du pyramidal avec l'os crochu, articulation qui est constituée par des surfaces planes, et que fortifie un ligament postérieur, très mince, un ligament antérieur, beaucoup plus épais que le précédent, et enfin un ligament latéral interne.

Arthrodie externe. 2° *En dehors* de l'articulation enarthrodiale de la tête du grand os, se voit l'articulation du scaphoïde avec le trapèze et le trapézoïde. Les surfaces articulaires sont, *du côté du scaphoïde*, une espèce de tête ou plutôt une convexité allongée; *du côté du trapèze* et *du trapézoïde*, deux facettes concourant à former une concavité dans laquelle est reçue la convexité du scaphoïde. Cette petite articulation est fortifiée par des ligaments : *deux antérieurs*, partant tous les deux du scaphoïde, et allant se rendre, l'un au trapèze, l'autre au trapézoïde; *deux postérieurs* qui offrent la même disposition que les précédents, mais qui sont beaucoup plus minces.

Deux ligaments antérieurs.

Deux ligaments postérieurs.

Capsule synoviale. *Capsule synoviale*. Une synoviale unique, extrêmement lâche, surtout en arrière, revêt les surfaces articulaires par lesquelles se touchent la première et la seconde rangée. Mais cette synoviale fournit en outre autant de petits culs-de-sac qu'il y a d'intervalles entre les os de chaque rangée, c'est à dire qu'elle en fournit trois en bas et deux en haut.

Ses prolongements entre les os de chaque rangée.

Mécanisme du carpe.

Le mécanisme du carpe doit être considéré sous le rapport de la *solidité* et sous le rapport de la *mobilité*.

Conditions favorables à la solidité.

Les conditions favorables à la *solidité*, sont :

1° La multiplicité des os du carpe;

2° L'engrènement réciproque des deux rangées; la rangée antibrachiale entre dans la rangée métacarpienne et réciproquement;

3° Les nombreux moyens d'union des os de chaque rangée entre eux. Aussi le carpe résiste-t-il aux chocs les plus violents; ce qui dépend en grande partie de la déperdition qu'éprouve la quantité de mouvement dans les nombreuses articulations du carpe.

Conditions favorables à la mobilité.

Sous le rapport de *la mobilité*, on doit distinguer : 1° les mouvements qu'effectuent les uns sur les autres les os de chaque rangée; 2° les mouvements des deux rangées.

Glissement léger des os de chaque rangée.

1° La mobilité partielle des os d'une même rangée les uns sur les autres est à peine appréciable, et ne donne lieu à aucune considération particulière.

Mobilité remarquable des deux rangées l'une sur l'autre.

2° La mobilité des deux rangées l'une sur l'autre est au contraire plus remarquable. L'articulation enarthrodiale de la tête du grand os n'exécute de mouvements qu'en avant et en arrière; les arthrodies qu'on observe de chaque côté de l'enarthrose ne lui permettent aucun mouvement de latéralité.

De l'enarthrose carpienne.

Mécanisme de l'enarthrose carpienne. 1° Le mouvement d'extension est très borné, à raison de la résistance des ligaments antérieurs de l'articulation.

Étendue du mouvement de flexion.

2° Le mouvement de flexion, au contraire, est beaucoup plus considérable; il peut être porté assez loin pour déterminer la luxation de la tête du grand os en arrière. Le peu d'épaisseur et la laxité des ligaments postérieurs, ainsi que la laxité de la synoviale en arrière, expliquent la facilité des mouvements de cette articulation dans le sens de la flexion. Il importe de

Le mouvement de flexion de la main se passe en grande partie dans l'articulation des deux rangées.

remarquer que l'enarthrose carpienne prend aux mouvements de flexion de la main une part plus active que l'articulation radio-carpienne elle-même ; circonstance qui est du plus haut intérêt pour l'intelligence du mécanisme du carpe.

Articulations métacarpiennes.

Séparés les uns des autres dans leurs corps, les métarcarpiens sont unis par leurs extrémités. Nous allons examiner successivement les articulations : 1° des extrémités carpiennes, 2° des extrémités digitales.

1° *Articulations des extrémités carpiennes des métacarpiens.*

Ce sont des *symphyses* ou *amphiarthroses.*

Surfaces articulaires.

A. *Surfaces articulaires.* Elles occupent les parties latérales de l'extrémité carpienne des métacarpiens, et sont en partie contiguës, en partie continues. La partie contiguë se présente sous l'aspect d'une facette encroûtée de cartilage, faisant suite à la facette qui s'articule avec le carpe. La partie destinée à être continue est rugueuse.

Ligaments interosseux.

B. *Moyens d'union.* Les ligaments sont *interosseux, dorsaux et palmaires.* Les *ligaments interosseux* sont des faisceaux fibreux, courts et serrés, extrêmement résistants, interposés aux portions rugueuses des facettes latérales de deux métacarpiens voisins. Ils constituent le moyen principal d'union de ces os, ainsi qu'on peut s'en assurer en essayant de les séparer après avoir divisé les ligaments dorsaux et palmaires.

Ligaments dorsaux et palmaires.

Les *ligaments dorsaux et palmaires* consistent en des faisceaux fibreux, transversalement étendus de l'un à l'autre métacarpien. Les ligaments palmaires sont beaucoup plus considérables que les dorsaux.

2° *Articulation des extrémités digitales des os métacarpiens.*

Bien que les extrémités digitales des os du métacarpe ne

soient pas articulées entre elles, à proprement parler, cependant comme ces extrémités sont contiguës, et exécutent des mouvements les unes sur les autres, une synoviale revêt les surfaces contiguës, et favorise leurs mouvements ; en outre, un *ligament transverse palmaire* est étendu transversalement au devant de ces extrémités, et les unit lâchement, mais solidement, les unes aux autres. Ce ligament est commun aux quatre derniers métacarpiens. Le métacarpien du pouce en est dépourvu. On peut considérer ce ligament comme une dépendance des ligaments antérieurs des articulations métacarpo-phalangiennes, et comme destiné à établir la continuité entre ces ligaments. Du reste, ces ligaments sont extrêmement puissants et s'opposent très efficacement à l'écartement des doigts. Libres par leur bord inférieur, ils se continuent par leur bord supérieur, et avec l'aponévrose interosseuse palmaire et avec les languettes digitales de l'aponévrose palmaire superficielle. Pour mettre à découvert ce ligament et bien étudier ses connexions avec les ligaments antérieurs de l'articulation métacarpo-phalangienne, il suffit d'ouvrir les gaînes fibreuses des tendons fléchisseurs des doigts, et d'enlever les petits muscles lombricaux, les nerfs et les vaisseaux collatéraux des doigts.

Ligament transverse du métacarpe.

On peut considérer l'*aponévrose interosseuse palmaire* comme représentant, par rapport au corps des os métacarpiens, le ligament interosseux de l'avant-bras. On pourrait à la rigueur considérer comme un *ligament transverse dorsal*, beaucoup moins fort que le précédent, le bord inférieur épaissi de l'aponévrose interosseuse dorsale, laquelle se continue avec les tendons des muscles extenseurs.

Aponévrose interosseuse dorsale.

Ligament transverse dorsal.

Les muscles interosseux complètent, ainsi que nous le verrons, les moyens d'union des os du métacarpe entre eux.

Articulations carpo-métacarpiennes.

Facettes articulaires. Ce sont, d'une part, les facettes inférieures des os de la deuxième rangée du carpe ; d'autre part, les facettes de l'extrémité supérieure des os métacarpiens.

On peut les considérer comme formant une seule articulation à surface bornée.

Nous pouvons considérer toutes les articulations carpo-métacarpiennes comme constituant une seule et même articulation à surface brisée. L'articulation du trapèze avec le métacarpien du pouce, celle du cinquième métacarpien avec l'os crochu, méritent seules une description spéciale.

A. *Articulation des deuxième, troisième* et *quatrième métacarpiens avec le carpe.*

Surfaces articulaires. L'articulation des deuxième, troisième et quatrième métacarpiens avec le carpe nous présente une ligne sinueuse, qu'on pourrait peut-être assujettir à des règles de désarticulation, si cette désarticulation paraissait offrir quelque utilité. Elle constitue une arthrodie serrée à surface anguleuse.

Arthrodie serrée à surface anguleuse.

En procédant de dedans en dehors, l'articulation des quatrième et troisième métacarpiens avec l'os crochu et le grand os correspondants, forme une courbe assez régulière, à concavité tournée en haut; mais le deuxième métacarpien, s'articulant par une triple facette avec le trapèze, le trapézoïde et le grand os, présente une surface anguleuse.

Le deuxième métacarpien entre dans le carpe.

Ce deuxième métacarpien emboîte par une surface concave transversalement la facette concave en sens opposé du trapézoïde, et s'articule par deux facettes latérales avec le trapèze et le grand os, en sorte qu'il entre pour ainsi dire dans le carpe par deux saillies anguleuses reçues dans l'intervalle des trois os avec lesquels il s'articule: il suit de là que les articulations carpo-métacarpiennes présentent non point des surfaces concaves et convexes favorables à la mobilité, mais bien des surfaces anguleuses qui témoignent de l'immobilité de ces articulations.

Moyens d'union. Des ligaments distingués en *dorsaux* et *palmaires*, les uns et les autres très forts, très courts, très serrés, maintiennent les surfaces articulaires en rapport tellement intime, que ces articulations présentent l'immobilité des symphyses.

Ligaments dorsaux.

Ligaments dorsaux. Beaucoup plus forts que les ligaments

palmaires, composés de plusieurs couches superposées dont les plus profondes sont les plus courtes. Pour l'articulation du deuxième métacarpien, il existe *trois ligaments dorsaux* : un *moyen*, étendu du trapézoïde à cet os; un *externe*, qui vient du trapèze, et qui cache l'insertion du tendon du premier radial externe; un *interne* qui vient du grand os : le premier est vertical, les deux derniers sont obliques. Pour l'articulation du troisième métacarpien, il existe deux ligaments dorsaux : l'un *vertical*, qui vient du grand os; l'autre *oblique*, qui vient de l'os crochu. Pour le quatrième métacarpien, existe un ligament dorsal plus long et plus lâche que les précédents.

Au nombre de trois pour le 2e métacarpien.

Au nombre de deux pour le 3e.

Un seul pour le 4e.

Ligaments palmaires. Ils sont beaucoup moins prononcés que les précédents : ce qui contraste avec les ligaments palmaires du carpe. On n'en trouve point pour le deuxième métacarpien : le tendon du radial antérieur paraît en tenir lieu. Pour l'articulation du troisième métacarpien, existent trois ligaments : un *externe* qui vient du trapèze, un *moyen* qui vient du grand os, un *interne* qui vient de l'os crochu. Enfin pour l'articulation du quatrième métacarpien, il existe un ligament palmaire qui vient de l'os crochu.

Ligaments palmaires;

Au nombre de trois pour le 3e métacarpien.

Synoviale. La synoviale des articulations carpo-métacarpiennes est la continuation de la synoviale des articulations du carpe, et se prolonge même entre les extrémités supérieures des os du métacarpe; et comme, d'une autre part, la synoviale du carpe communique avec l'articulation radio-carpienne, on conçoit quels ravages doit produire l'inflammation, lorsqu'elle envahit quelqu'un des points de cette synoviale.

Synoviale dépendante de la synoviale carpienne.

Je dois signaler ici un *ligament interosseux* ou *latéral*, qui naît du grand os et un peu de l'os crochu, et va s'insérer au côté interne du troisième métacarpien. Il isole presque complètement les articulations des deux derniers métacarpiens, qui pourraient être extirpés avec la plus grande facilité sans toucher aux autres articulations carpo-métacarpiennes. Ce ligament interosseux latéral étant destiné au troisième métacar-

Ligament interosseux ou latéral.

pien, déjà pourvu de ligaments très forts, renforce singulièrement l'articulation de cet os.

Elle est le type des articulations par emboîtement réciproque.

B. *Articulation carpo-métacarpienne du pouce.* Cette articulation bien distincte et complètement isolée des autres articulations carpo-métacarpiennes, est remarquable par la disposition des surfaces articulaires. Il y a emboîtement réciproque entre le trapèze qui est concave transversalement, convexe d'avant en arrière, et le premier métacarpien qui est convexe et concave en sens opposé. Elle est le type des articulations par *emboîtement réciproque.*

Capsule fibreuse.

Synoviale.

Pour *moyens d'union*, *capsule fibreuse orbiculaire*, interrompue en dehors, et que remplace même quelquefois dans ce sens le tendon du long abducteur du pouce, capsule orbiculaire qui est beaucoup plus épaisse en arrière qu'en avant, et assez lâche pour permettre des mouvements étendus dans tous les sens : à cette articulation appartient une *synoviale* isolée dont les rapports, tous d'une grande importance, sont les suivants : 1° en arrière, les tendons extenseurs du pouce; 2° en dehors, le tendon épanoui de l'abducteur; 3° en dedans, les muscles interosseux et l'artère radiale au moment où elle pénètre dans la paume de la main pour devenir arcade palmaire profonde; 4° en avant, les muscles de l'éminence thénar.

Emboîtement réciproque imparfait.

C. *Articulation carpo-métacarpienne du cinquième métacarpien.* L'articulation du cinquième métacarpien avec l'os crochu a beaucoup d'analogie avec la précédente. On trouve entre l'os crochu et cette extrémité supérieure, une sorte d'emboîtement réciproque analogue à celui qui existe entre le premier métacarpien et le trapèze. En outre, une sorte de capsule orbiculaire, très forte en avant, mince en arrière, incomplète en dehors à cause de la présence du quatrième métacarpien, capsule fibreuse assez lâche, maintient en rapport les surfaces articulaires. Le tendon du cubital postérieur fortifie en arrière cette articulation, de la même manière que le tendon du long abducteur du pouce fortifie l'articulation du trapèze avec le premier métacarpien.

Capsule fibreuse lâche.

La *synoviale* de cette articulation appartient en même temps à l'articulation du quatrième métacarpien. On pourrait à la rigueur considérer les quatrième et cinquième métacarpiens comme formant avec l'os crochu une seule et même articulation, et le ligament interosseux latéral comme complétant la capsule orbiculaire de l'articulation. D'une autre part, le deuxième et le troisième métacarpiens forment avec le grand os, le trapézoïde et une petite facette du trapèze, une articulation bien distincte; enfin une autre articulation est propre au premier métacarpien et au trapèze : en tout trois articulations distinctes pour les articulations carpo-métacarpiennes, dont une à surfaces articulaires simples, et deux à surfaces articulaires brisées.

Synoviale.

Les articulations carpo-métacarpiens forment trois articulations distinctes.

Mécanisme des articulations carpo-métacarpiennes.

Le mécanisme des articulations carpo-métacarpiennes doit être étudié sous le double rapport, 1° de la solidité, 2° de la mobilité.

1° *Sous le rapport de la solidité*, les os du métacarpe se prêtent un mutuel appui et résistent en commun à l'action des corps extérieurs : aussi ne sont-ils susceptibles de se fracturer que par l'action de causes assez violentes pour en briser plusieurs à la fois. Pour que l'un d'eux se fracture seul, il faut qu'il soit soumis à l'action d'une cause fracturante qui agisse isolément sur lui. Ainsi, j'ai vu une fracture du troisième métacarpien produite par la chute d'une baguette de feu d'artifice.

Solidarité des os métacarpiens.

Ce qui donne au métacarpe une si grande solidité, ce n'est pas seulement la résistance simultanée des diverses pièces qui le constituent, mais encore les articulations qui unissent ces pièces et qui deviennent le siège d'une déperdition dans la quantité de mouvement, une partie de cette quantité de mouvement étant employée à produire un glissement des surfaces articulaires, qui est sans résultat dans la transmission définitive des chocs.

Les articulations augmentent la solidité.

2° *Sous le rapport de la mobilité*, ces articulations, qu'on pourrait appeler des arthrodies anguleuses serrées, ne jouissent que de mouvements de glissements obscurs; ce qui dépend de la disposition anguleuse des facettes articulaires, de la sinuosité de la ligne articulaire commune, de la force et de la brièveté des ligaments.

Différences des articulations carpo-métacarpiennes sous le rapport de la mobilité.

Toutefois, la mobilité des différents os du métacarpe est bien loin d'être la même. Ainsi, l'articulation du trapèze avec le premier métacarpien tient le premier rang; elle est en quelque sorte hors de ligne sous ce rapport comme sous celui de sa position, et mérite une description particulière. En second lieu vient l'articulation du cinquième métacarpien; en troisième lieu, l'articulation du quatrième. Quant aux articulations du deuxième et du troisième métacarpien, elles ont l'immobilité des symphyses. Un mot sur le mécanisme des articulations du premier et du cinquième métacarpien avec le carpe.

Mécanisme de l'articulation du trapèze avec le premier métacarpien. Il résulte de l'emboîtement réciproque des surfaces articulaires que cette articulation permet quatre mouvements, qui sont : la flexion, l'extension, l'abduction, l'adduction, et par conséquent la circumduction.

Le mouvement d'opposition n'est autre chose qu'une flexion oblique.

La *flexion* n'est pas directe, mais oblique en dedans et en avant; c'est cette flexion oblique qui constitue le *mouvement d'opposition*, mouvement caractéristique de la main, mouvement très étendu et dont l'exagération peut amener une luxation en arrière, d'autant plus facile que le ligament orbiculaire a très peu d'épaisseur dans ce sens.

Etendue du mouvement d'extension.

L'*extension* peut être portée au point que le premier métacarpien fasse un angle droit avec le radius : la théorie conçoit la possibilité de la luxation en avant par suite de ce mouvement ; mais un bien petit nombre de causes tendent à exagérer l'extension, et d'ailleurs la moitié antérieure du ligament orbiculaire est extrêmement résistante : aussi n'existe-t-il dans les auteurs aucun exemple positif de cette luxation.

Quant à l'*abduction*, elle est très étendue son exagération peut amener la luxation en dedans; car le trapèze étant placé sur un plan antérieur au reste du métacarpe, les os métacarpiens voisins ne mettent aucun obstacle au déplacement. Étendue du mouvement d'abduction.

Enfin l'*adduction* directe est bornée par la rencontre du deuxième métacarpien.

Mécanisme de l'articulation du cinquième métacarpien avec l'os crochu. Cette articulation présente en quelque sorte le vestige des mouvements de l'articulation précédente : comme cette dernière, elle serait exposée aux luxations si elle ne présentait des connexions intimes avec les autres métacarpiens; de telle sorte que la même cause qui tend à déplacer le cinquième métacarpien, tend également à déplacer le quatrième. Elle présente le vestige des mouvements de l'articulation du 1er métacarpien.

ARTICULATIONS DES DOIGTS.

Elles comprennent, 1° les articulations des doigts avec les os du métacarpe; 2° les articulations des phalanges entre elles.

Articulations métacarpo-phalangiennes.

Ces articulations appartiennent à la classe des *condyliennes*.

A. *Surfaces articulaires.* Du côté des métacarpiens, tête aplatie d'un côté à l'autre, ou condyle, qui va en s'élargissant de la face dorsale à la face palmaire, et se prolonge beaucoup plus dans ce dernier sens, où elle présente le vestige d'une division en deux condyles. Condyle. Du côté des premières phalanges, cavité peu profonde, *cavité glénoïde*, oblongue transversalement, ayant par conséquent son grand diamètre dirigé perpendiculairement au grand diamètre de la tête métacarpienne, qui est allongée d'avant en arrière. Cavité glénoïde. Ainsi, à une tête oblongue d'avant en arrière, correspond une cavité oblongue transversalement. Cette disposition est avantageuse à l'étendue des mouvements de flexion et d'extension non moins qu'à celle des mouvements de latéralité, lesquels sont aussi considérables qu'ils le seraient Opposition des grands diamètres articulaires.

dans une articulation dont les surfaces auraient, dans tous les sens, des diamètres aussi étendus que les plus grands diamètres des surfaces de l'articulation métacarpo-phalangienne.

C'est à raison de l'aplatissement latéral de la tête des métacarpiens, que dans les amputations qui se pratiquent sur les articulations métacarpo-phalangiennes, on préfère des lambeaux latéraux aux lambeaux taillés en avant et en arrière.

Ligament antérieur ou glénoïdien, ou capsulaire.

Moyens d'union. Ligament antérieur ou *glénoïdien.* Il résulte de la disproportion que je viens d'indiquer entre les surfaces articulaires, que la cavité glénoïde de la première phalange ne correspond qu'à la moitié à peu près de la surface articulaire du métacarpe; or, le *ligament antérieur*, confondu par les anciens anatomistes avec la gaîne fibreuse des tendons fléchisseurs, rattaché pour la première fois à l'articulation par Bichat, a bien évidemment pour destination de compléter la cavité de réception du condyle métacarpien : sous ce rapport, il mériterait le nom de *ligament glénoïdien.*

Situé à la face palmaire de l'articulation, creusé en gouttière antérieurement pour répondre aux tendons fléchisseurs, ce ligament est concave et comme *demi-capsulaire* en arrière pour répondre au condyle métacarpien, continu par ses bords, non seulement avec le ligament transverse du métacarpe qui en est une dépendance, mais encore avec la gaîne des muscles fléchisseurs et avec les ligaments latéraux de l'articulation.

Par son bord supérieur, ce ligament se continue avec l'aponévrose interosseuse palmaire et avec les languettes digitales de l'aponévrose palmaire; par son bord inférieur, il est solidement fixé à la partie antérieure du pourtour de la surface articulaire de la première phalange. Son bord supérieur est lâchement uni par quelques fibres ligamenteuses au col rétréci qui soutient la tête du métacarpe et se moule exactement sur ce col. Le ligament antérieur ou capsulaire est très épais, très résistant, formé de fibres croisées en sautoir, d'un aspect nacré, et offre presque la densité d'un cartilage; j'ai trouvé plusieurs fois un os sésamoïde dans l'épaisseur du ligament antérieur de l'index et du médius. Nous pouvons considérer la gaîne tendineuse tout entière des tendons des muscles fléchisseurs comme faisant partie de ce ligament antérieur, et ne pas négliger ces tendons dans l'appréciation des moyens de solidité de l'articulation du côté de la flexion.

Ligaments latéraux.

Ligaments latéraux. Il existe pour cette articulation deux ligaments latéraux extrêmement résistants, un interne et un externe. Ils s'insèrent à un tubercule très prononcé que présente de chaque côté, en arrière, l'extrémité inférieure des métacarpiens, et à une dépression très remarquable qui se trouve au dessous et en avant de ce tubercule; de là ces ligaments se portent très obliquement d'arrière en avant et de haut en bas, sous la forme d'une bandelette très forte et aplatie, d'un aspect nacré, qui va s'élargissant et s'irradiant pour se terminer 1° à un tubercule que présente de chaque côté et en avant le pourtour de l'extrémité supérieure de la première phalange; 2° par ses fibres supérieures aux bords du ligament antérieur.

Leurs insertions.

Leur obliquité.

Ces ligaments latéraux sont donc très obliquement dirigés du tubercule postérieur de l'extrémité inférieure du métacarpe, au tubercule antérieur de l'extrémité supérieure de la première phalange : ils sont tendus par la flexion qui ne peut pas être portée sans rupture au delà de l'angle droit, relâchés par l'extension, excepté dans la portion de ces ligaments qui se rend au ligament antérieur, lequel impose par sa résistance des limites à l'extension.

Ils sont tendus dans la flexion.

Une remarque intéressante, c'est que le ligament latéral externe est de beaucoup plus fort que le ligament latéral interne, le premier de ces ligaments s'insère non seulement au tubercule, mais encore à la totalité de la dépression subjacente.

Point de ligament dorsal.

Il n'y a point de ligament dorsal proprement dit, mais le tendon extenseur correspondant en tient évidemment lieu. Ce tendon extenseur, arrivé au niveau de l'articulation, se rétrécit en se ramassant en quelque sorte sur lui-même pour former un cordon épais, d'une extrême densité. De chaque bord de cette espèce de ligament part une expansion aponévrotique qui vient s'insérer sur les côtés de l'articulation.

Disposition du tendon extenseur qui en tient lieu.

Synoviale.

La *capsule synoviale* est extrêmement lâche, surtout du côté de l'extension ; elle n'adhère nullement au tendon, se replie sur elle-même dans l'extension, se distend dans la flexion, tapisse la face interne des ligaments latéraux et se perd sur la circonférence des cartilages.

Articulation métacarpo-phalangienne du pouce. A cette articulation sont annexés en devant deux os sésamoïdes que l'on rencontre constamment dans l'épaisseur du ligament antérieur, et qui donnent insertion aux ligaments latéraux et à tous les muscles propres du pouce.

Os sésamoïdes.

Examinées d'une manière générale et dans leur ensemble, les articulations métacarpo-phalangiennes sont disposées suivant une courbe à convexité inférieure. Cette courbe est un peu rentrante au niveau de la quatrième articulation métacarpo-phalangienne qui n'est pas au niveau des articulations métacarpo-phalangiennes de l'index et du médius.

Mécanisme des articulations métacarpo-phalangiennes.

Prenons pour exemple l'articulation métacarpo-phalangienne du médius. D'après la disposition des surfaces articulaires, il est évident que cette articulation doit exécuter des mouvements dans quatre sens principaux, et par conséquent des mouvements de circumduction ; on peut même inférer de l'inspection pure et simple de ces surfaces que les mouvements de flexion doivent être très étendus, les mouvements d'extension ou de flexion en arrière beaucoup moins limités que ceux d'un grand nombre d'articulations, vu la disposition de la demi-capsule du ligament antérieur ; les mouvements latéraux ou d'abduction et d'adduction très limités : la disposition des ligaments confirme pleinement ces données fournies par la configuration des surfaces. Je ferai d'ailleurs remarquer que, par une exception bien rare, dans les mouvements qu'exécute l'articulation, ce n'est pas la tête qui se meut sur la cavité, mais bien la cavité qui se meut sur la tête.

Elles exécutent quatre mouvements, dont deux limités.

Dans la *flexion*, la première phalange glisse d'arrière en avant sur la tête du métacarpien correspondant ; le tendon extenseur et la partie postérieure de la synoviale sont distendus par la tête saillante de ce métacarpien; les fibres postérieures des ligaments latéraux sont distendues : ce sont ces fibres qui limitent le mouvement de flexion, lequel est porté jusqu'au point que la phalange fasse un angle droit avec le métacarpien. Du reste, ce mouvement de flexion est un peu plus étendu pour le pouce, pour l'annulaire et l'auriculaire, que pour les autres doigts.

Limites des mouvements de flexion.

Dans l'*extension*, la phalange glisse d'avant en arrière sur la tête du métacarpien qui la supporte : cette tête répond presque en entier au ligament antérieur que nous avons vu être disposé en demi-capsule fibreuse. Les ligaments latéraux sont relâchés dans leurs fibres postérieures et distendus dans leurs fibres antérieures. Les bornes de ce mouvement sont évidemment imposées et par le ligament antérieur ou capsulaire, et par celles des fibres antérieures des ligaments latéraux, qui s'insèrent à ce ligament antérieur; je ferai remarquer que le bord supérieur de ce ligament antérieur forme une espèce d'anneau ou de collier, qui entoure presque sans adhérence le col du métacarpien correspondant. Or, suivant que ce bord supérieur sera plus ou moins étroit, suivant que le ligament antérieur aura plus ou moins de laxité, le mouvement d'extension sera plus ou moins considérable. Chez tous les sujets, ce mouvement peut être porté jusqu'à la flexion en arrière à angle obtus; chez quelques uns, jusqu'à la flexion en arrière à angle droit; chez un plus petit nombre, jusqu'à un déplacement incomplet que la moindre contraction musculaire fait cesser. Eh bien! si le mouvement d'extension est porté très loin (mais pour cela il faut une violence considérable), la tête du métacarpien franchira l'espèce de collier que forment le bord supérieur du ligament capsulaire et les fibres antérieures des ligaments latéraux, et il le franchira tantôt en le déchirant largement, tantôt seulement en mettant en jeu son extensibilité : dans les deux cas, il y aura luxation en arrière de la première phalange ou luxation en avant du métacarpien : lorsque le col-

Mécanisme des mouvements d'extension.

Le ligament demi-capsulaire forme une espèce de collier qui ne se déchire pas toujours dans la luxation.

lier n'est pas déchiré, la réduction de la luxation est presque impossible, parce que le ligament antérieur vient toujours s'interposer aux surfaces articulaires (1).

Je ferai remarquer que l'articulation métacarpo-phalangienne du pouce est la seule qui ne présente pas la flexion en arrière, ce qui tient très probablement au défaut de laxité de son ligament antérieur ou capsulaire. Pour cette articulation, le mouvement d'extension ne dépasse pas la ligne droite, caractère qui la rapproche des articulations des phalanges entre elles.

L'*adduction* et l'*abduction* consistent dans de simples mouvements de glissements latéraux, bornés par la rencontre des autres doigts.

Des articulations phalangiennes des doigts.

Articulations trochléennes.

Ce sont des articulations *trochléennes* (ginglymes angulaires parfaits). Il y a pour chaque doigt deux articulations de ce genre, à l'exception du pouce qui n'en présente qu'une seule.

Trochlée.

Surfaces articulaires. L'extrémité inférieure de la première phalange, aplatie d'avant en arrière, présente une trochlée qui va s'élargissant de la face dorsale à la face palmaire, et qui se prolonge beaucoup plus dans ce dernier sens que dans le premier. Pour avoir une bonne idée de la trochlée phalangienne, représentez-vous l'extrémité inférieure du fémur, avec cette différence que les deux condyles de la phalange ne se séparent pas l'un de l'autre. Du côté de la deuxième phalange, laquelle est également aplatie d'avant en arrière, nous trouvons deux petites cavités glénoïdes que sépare une crête antéro-postérieure; cette crête répond à la gorge de la poulie, et les cavités glénoïdes aux deux petits condyles.

Deux cavités glénoïdes.

Crête antéro-postérieure.

(1) Telle est, je crois, la raison anatomique de la difficulté, et même quelquefois de l'impossibilité de la réduction des luxations en avant de l'articulation métacarpo-phalangienne du pouce et des autres doigts. On a vu les praticiens les plus habiles échouer complètement dans cette réduction, et plus particulièrement dans la luxation du pouce; la gangrène et la mort survenir par suite des tentatives immodérées qui avaient été faites. Je suis persuadé que la section verticale du ligament antérieur ferait cesser immédiatement toute difficulté.

Moyens d'union. Ligament antérieur. Creusé en gouttière antérieurement, pour servir de gaîne au tendon, il ressemble exactement au ligament antérieur ou demi-capsulaire des articulations métacarpo-phalangiennes, et remplit les mêmes usages, avec cette différence qu'il est beaucoup plus serré, très exactement moulé sur la partie antérieure de la poulie articulaire, et qu'il limite beaucoup plus exactement le mouvement d'extension. Il complète la cavité dans laquelle est incomplètement reçue la poulie articulaire de la première phalange.

Ligament antérieur ou capsulaire.

Les *deux ligaments latéraux interne* et *externe* ont absolument la même disposition que les ligaments latéraux des articulations métacarpo-phalangiennes; ils s'insèrent, non point au creux latéral de l'extrémité inférieure de la première phalange, mais au tubercule qui est en arrière, se portent obliquement d'arrière en avant pour s'insérer à la fois et au ligament antérieur et à la deuxième phalange.

Ligaments latéraux.

Point de ligament postérieur; le tendon des extenseurs en tient lieu. Ce tendon présente même une disposition particulière : constamment il envoie de sa face antérieure une languette tendineuse qui vient s'insérer à l'extrémité supérieure de la deuxième phalange, en sorte que la deuxième phalange présente du côté de l'extension quelque chose d'analogue à la disposition qu'elle offre en devant à l'égard des tendons fléchisseurs. Cette languette présente l'aspect cartilagineux.

Point de ligament postérieur.

La *capsule synoviale* offre identiquement la même disposition que celle des articulations métacarpo-phalangiennes.

Capsule synoviale.

Ce que je viens de dire pour l'articulation de la première avec la deuxième phalange, s'applique exactement à l'articulation de la deuxième avec la troisième. Il existe souvent un os sésamoïde dans l'épaisseur du ligament antérieur de l'articulation des deux phalanges du pouce.

Mécanisme des phalanges.

Les doigts sont essentiellement les organes de la préhension et du toucher.

Mécanisme des doigts dans le toucher.

Dans le mécanisme du toucher, les doigts se promènent sur les objets, se moulent sur leurs moindres inégalités, agissent tantôt en masse, tantôt isolément, saisissent et font mouvoir entre eux comme entre les mors d'une pince sentante les corps les plus déliés. Or, pour remplir cet usage, il fallait une grande mobilité et une grande délicatesse de mouvements : d'une autre part, pour servir à la préhension des corps, pour les retenir ou les repousser, les saisir, les briser, pour être en même temps moyens d'attaque et de défense, il fallait une grande force de mouvements ; et tous ces modes de locomotion sont conciliés dans le mécanisme des doigts.

Dans la préhension.

Nombre et isolement complet des doigts.

Remarquez d'abord le nombre des doigts et leur isolement complet, de telle sorte qu'ils agissent à volonté, tantôt d'une manière simultanée, tantôt isolément, et même en sens contraire les uns des autres. Remarquez le nombre des phalanges et leur décroissement successif, leur faculté de s'écarter ou de se rapprocher, qui leur permet de se mouler sur des corps sphériques. Notez encore l'inégalité de force et de longueur des doigts, inégalité qui leur fait jouer à chacun dans la préhension un rôle déterminé ; remarquez surtout la brièveté du pouce qui ne vient que jusqu'au bas de la première phalange de l'index, mais qui, placé sur un plan antérieur et doué de mouvements plus étendus, peut *s'opposer* successivement à tous les autres doigts en masse, à chacun des doigts en particulier, à toutes les phalanges de chaque doigt, et constituer le mors principal de la pince sentante que représente la main ; car, plus solidement construit que les autres, pourvu de muscles plus puissants, le pouce fait en quelque sorte équilibre à tous.

Inégalité de force et de longueur.

Brièveté, situation du pouce.

Son opposition.

Mécanisme des articulations des phalanges entre elles.

D'après la configuration des surfaces articulaires qui nous représente comme en miniature l'articulation du genou, il est évident que la première phalange ne peut exécuter sur la seconde, et celle-ci sur la troisième, que deux mouvements opposés, la flexion et l'extension. La *flexion* de la deuxième pha-

Flexion.

lange sur la première est aussi considérable que possible, puisqu'elle n'est bornée que par la rencontre des faces antérieures de ces phalanges; elle est également limitée par la rencontre du bec de la deuxième phalange avec la première. La *flexion* de la troisième phalange sur la deuxième est moins considérable.

Extension très limitée.

L'*extension* de la deuxième phalange sur la première et celle de la troisième sur la seconde sont bornées, comme dans les articulations métacarpo-phalangiennes, par le ligament antérieur et par les ligaments latéraux. Ce mouvement est extrêmement limité, et ne va jamais au delà de la ligne droite.

Chaque doigt représente un membre en raccourci.

Il suit de là que, relativement aux mouvements, chaque doigt représente une extrémité tout entière en raccourci; que, par leurs articulations avec le métacarpe, les doigts jouissent de mouvements dans tous les sens et de mouvements de circumduction; que, par les articulations des phalanges entre elles, ils jouissent de mouvements de flexion à la fois énergiques, étendus et précis; et, de plus, que, par le double mouvement de flexion de la deuxième phalange sur la première et de la troisième sur la deuxième, les doigts représentent un véritable crochet, saisissent les objets, et se cramponnent sur eux.

ARTICULATIONS DES MEMBRES ABDOMINAUX.

ARTICULATIONS DU BASSIN.

Les articulations du bassin sont, 1° les symphyses sacro-iliaques; 2° la symphyse pubienne; 3° la symphyse sacro-coccygienne. Cette dernière articulation a été décrite avec celles de la colonne vertébrale.

Symphyses sacro-iliaques.

Préparation. 1° Isoler le bassin du reste du tronc; 2° séparer la colonne pubienne par deux traits de scie verticaux à dix-huit lignes de chaque côté de la symphyse des pubis; 3° luxer un des os coxaux; 4° préparer les ligaments antérieurs de la symphyse sacro-iliaque du côté opposé; 5° pratiquer ensuite une coupe horizontale qui divise l'articulation sacro-iliaque en deux moitiés, l'une supérieure, l'autre inférieure.

Symphyse.

L'articulation sacro-iliaque est du genre des symphyses ou amphiarthroses.

Surfaces articulaires.

A. *Surfaces articulaires.* Ces surfaces, qui appartiennent au sacrum et à l'os coxal, sont en partie contiguës, en partie continues. La partie de cette surface qui est contiguë est antérieure à l'autre; elle a la forme de l'auricule, dont le bord convexe serait tourné en avant; c'est à cette portion qu'on donne le nom de *surface auriculaire.* La portion de surface, qui est continue, au moyen de fibres ligamenteuses, est située en arrière, et comprend, pour l'os coxal, tout l'espace qui existe entre la surface auriculaire et le bord postérieur de l'os; pour le sacrum, toute la partie des faces latérales qui n'est pas occupée par la face auriculaire. Cette portion de surface est remarquable par les dépressions profondes et les saillies extrêmement raboteuses qu'elle présente.

En partie contiguës.

Disposition sinueuse des surfaces articulaires.

Les surfaces articulaires ont ceci de particulier, qu'elles sont sinueuses, alternativement concaves et convexes, et qu'elles offrent une double obliquité très prononcée, savoir : une première obliquité de haut en bas, une seconde obliquité d'avant en arrière et de dehors en dedans, de telle façon que le sacrum représente entre les os coxaux un double coin : d'une part, dans le sens vertical; d'une autre part, dans le sens antéro-postérieur.

Leur double obliquité.

B. *Moyens d'union.* Les surfaces auriculaires sont revêtues d'un cartilage qui est plus épais sur le sacrum que sur le coxal. Ce cartilage est remarquable par les aspérités de sa surface, qui contrastent avec l'aspect lisse des autres cartilages articulaires. Une synoviale difficile à démontrer chez l'adulte et le vieillard, mais manifeste chez l'enfant et chez la femme pendant l'état de grossesse, est destinée à cette articulation. Les ligaments de cette articulation sont périphériques et interosseux.

Cartilage rugueux.

Synoviale difficile à démontrer.

Les *ligaments périphériques* sont : 1° Un *ligament sacro-*

iliaque antérieur, couche fibreuse, très mince, qui revêt en devant l'articulation, et qui se compose de fibres étendues transversalement du sacrum à l'os coxal; Ligaments : sacro - iliaque antérieur.

2° Un *ligament sacro-iliaque supérieur*, très épais, étendu transversalement de la base du sacrum, à la partie attenante de l'os coxal; Supérieur.

3° Les *ligaments sacro-iliaques postérieurs*, qui s'étendent de la crête iliaque au sacrum dans l'intervalle des trous sacrés. Postérieurs.

Parmi ces faisceaux, il en est un qui mérite une description spéciale: il consiste dans une bandelette à peu près verticale, longue et résistante, qui, de l'épine iliaque postérieure et supérieure, s'étend jusqu'à un tubercule épais, appartenant à la troisième vertèbre sacrée; Bichat l'avait improprement appelé *sacro-épineux* : on peut l'appeler *ligament sacro-iliaque vertical postérieur*. Ce ligament se compose de plusieurs faisceaux superposés, dont le plus superficiel est le plus long. Ligament sacro-iliaque vertical postérieur.

4° Un *ligament interosseux* : c'est lui qui constitue le plus puissant moyen d'union de cette articulation. Il est composé d'une multitude de faisceaux ligamenteux entrecroisés, horizontalement étendus de l'os coxal au sacrum, remplissant la presque totalité de l'excavation profonde qui est comprise entre ces deux os, laissant entre eux de petits intervalles remplis de graisse, et parcourus par des veinules multipliées. Ligament interosseux.

5° On peut rattacher à cette articulation le *ligament iléo-lombaire* qui, du sommet de l'apophyse transverse de la cinquième lombaire, s'étend à la partie la plus épaisse de la crête iliaque, c'est à dire au renflement qu'elle présente à deux pouces au devant de l'épine iliaque postérieure et supérieure. Ce ligament consiste en un faisceau triangulaire épais et très résistant. Ligament iléo-lombaire.

Symphyse pubienne.

Préparation. Elle n'exige aucune indication particulière; seulement, pour bien apprécier l'étendue respective de la partie contiguë et de la partie non contiguë de la symphyse, il faut la soumettre à deux coupes: à une coupe horizontale et à une coupe verticale d'avant en arrière.

Surfaces articulaires. Ovalaires, présentant leur grand diamètre dans le sens vertical, ces surfaces sont planes, obliquement coupées d'arrière en avant et de dedans en dehors; d'où il résulte qu'elles sont séparées par un intervalle triangulaire, dont la base est en avant et le sommet en arrière.

Coupe oblique des surfaces.

Nous devons faire remarquer à ce sujet qu'il existe beaucoup de variétés dans l'étendue respective de la partie contiguë et de la partie continue des surfaces articulaires. Quelquefois les surfaces sont continues l'une à l'autre dans leur presque totalité; d'autres fois, au contraire, elles sont contiguës dans presque toute leur étendue. J'ai rencontré cette dernière disposition d'une manière très manifeste sur la symphyse d'une jeune femme morte dans le sixième mois de la grossesse.

Variétés dans l'étendue de la partie contiguë.

Moyens d'union. Ce sont : A. *Ligaments périphériques.*

Ligaments périphériques.

1° Un *ligament pubien antérieur:* couche fibreuse, très mince, qui se confond en arrière avec le ligament interosseux; il se compose de fibres qui partent de l'épine de chacun des os pubis, et se portent de là obliquement à la face antérieure de l'os pubis du côté opposé; celles du côté gauche passent au devant de celles du côté droit.

Ligament pubien antérieur.

2° Un *ligament pubien postérieur*, extrêmement mince qui recouvre la saillie que forment en arrière, au niveau de leur articulation, les os pubis. Cette saillie, qui est très prononcée chez les sujets avancés en âge, paraît due au déjettement en arrière de la table postérieure de l'os, déjettement qui dépend selon toute apparence de la pression qu'exercent l'une contre l'autre les surfaces articulaires que nous avons dit être contiguës en arrière et écartées en devant. J'ai vu chez une femme récemment accouchée, morte de péritonite, cette saillie postérieure du pubis constituer une sorte d'épine de quelques lignes de diamètre d'avant en arrière.

Ligament pubien postérieur.

Épine pubienne postérieure.

3° Un *ligament pubien supérieur* très épais, qui se continue de chaque côté avec un cordon fibreux qui matelasse en quel-

Ligament pubien supérieur.

que sorte le bord supérieur des os pubis, et en efface les inégalités.

Ligament sous pubien.

4° Un *ligament pubien inférieur, sous pubien ou triangulaire*, très fort, qui fait suite au ligament antérieur et au ligament interosseux, et que constituent des fibres croisées en sautoir : ce ligament émousse l'angle que forment, par leur réunion, les os pubis et donne à l'arcade la courbe régulière qu'elle offre à la tête du fœtus pendant l'accouchement.

Ligament interosseux.

B. Enfin un *ligament interosseux* qui occupe toute la portion de surface articulaire qui n'est pas contiguë, et présente de grandes variétés d'épaisseur chez les différents individus. Ce ligament, qui est le principal moyen d'union des os pubis, remplit le vide d'une ligne et demie à deux lignes, qui existe en avant entre les surfaces articulaires : il est composé de fibres croisées en sautoir disposées par plans parallèles, à la manière des disques intervertébraux (1).

De la membrane sous pubienne et des ligaments sacro-sciatiques.

Je rapprocherai de l'histoire des articulations du bassin la description de la membrane sous-pubienne et des ligaments

(1) L'analogie devait nous faire pressentir une identité de disposition entre la symphyse pubienne et la symphyse vertébrale. Ainsi, on voit que dans ces deux articulations les surfaces articulaires ne sont pas configurées d'une manière réciproque. Cependant nous trouvons un degré de mobilité de plus dans la symphyse pubienne ; il y a contiguité dans une plus grande partie de l'étendue des surfaces articulaires et la synoviale est si parfaite qu'elle n'a été révoquée en doute par aucun anatomiste. On pourrait donc regarder la symphyse pubienne comme le passage entre les articulations mixtes ou symphyses et les articulations mobiles. Il résulte de l'obliquité en sens inverse des surfaces articulaires, que la symphyse pubienne est beaucoup plus large en avant qu'en arrière ; conséquemment, dans l'opération dite *symphyséotomie* ou *section de la symphyse*, c'est sur la partie antérieure de cette symphyse qu'il faut porter le bistouri pour pouvoir pénétrer avec plus de sûreté dans l'articulation. On conçoit que l'idée de plonger un troisquart dans la vessie, à travers la symphyse, ne saurait être mise à exécution, à cause de l'étroitesse de cette symphyse en arrière.

Ce ne sont point des ligaments, mais bien des aponévroses.

sacro-sciatiques, tout en faisant remarquer que ce sont moins de véritables ligaments que des aponévroses servant à compléter les parois du bassin, sans être d'aucun avantage pour la solidité des articulations pelviennes. En cherchant à me rendre compte du but d'utilité qui a présidé à l'existence du grand trou ovalaire et de la grande échancrure sciatique, je me suis demandé si, indépendamment de l'usage de transmettre au dehors des vaisseaux, des nerfs et même des muscles, la présence de ces grands vides n'était pas une conséquence de cette loi d'ostéologie, par laquelle dans la formation des os, ces leviers de la puissance représentée par les muscles, il y a toujours économie de poids et économie de volume. Voyez combien le bassin aurait été inutilement plus lourd, si le trou ovalaire et si la grande échancrure sacro-sciatique eussent été remplis par du tissu osseux. Je dis inutilement, car la solidité n'aurait été en aucune manière augmentée.

Utilité des trous sous pubiens et des échancrures sacro sciatiques.

Peut-être aussi ces membranes résistantes mais flexibles ont-elles pour usage, dans le travail de l'accouchement, de rendre moins forte la pression des parties molles de la mère comprises entre la tête de l'enfant et les parois osseuses du bassin.

1° *Membrane sous-pubienne ou obturatrice.*

Membrane sous-pubienne.

Elle ferme le trou sous-pubien, excepté dans sa partie supérieure où se voit une échancrure, qui convertit en canal la gouttière dans laquelle passent les vaisseaux et nerfs sous-pubiens. Fixée dans sa demi-circonférence externe au pourtour même du trou sous-pubien, cette membrane s'attache dans sa demi-circonférence interne à la face postérieure de la branche ascendante de l'ischion; ses deux faces donnent attache aux muscles obturateurs. La membrane sous-pubienne se compose de faisceaux aponévrotiques nacrés, qui s'entrecroisent dans toutes sortes de directions. Un des points intéressants de sa structure, c'est qu'elle est formée de plusieurs couches de fibres c'est qu'il naît constamment de la moitié interne du pourtour du trou sous-pubien des pinceaux de fibres qui s'épanouissent sur la face antérieure de la membrane, et vont se jeter sur le périoste avec lequel elles se confondent. Il existe constamment un trousseau très fort qui naît d'une espèce d'épine située sur le pourtour du trou ovalaire, immédiatement au dessus du niveau de la grande échancrure cotyloïdienne.

2° *Ligaments sacro-sciatiques.*

Au nombre de deux, divisés en *grand* et en *petit:* nous leur conservons le nom de ligaments, en ayant égard plutôt à leur forme fasciculée qu'à leurs usages, qui sont à peine relatifs à l'union des os du bassin.

Grand ligament sacro-sciatique.

Le *grand ligament sacro-sciatique* naît de la lèvre interne de la tubérosité ischiatique qui présente une crête pour cette insertion, et de la branche ascendante de l'ischion, par un large bord recourbé, à concavité supérieure, qui forme avec la face interne de cette tubérosité une gouttière protectrice des vaisseaux et nerfs honteux internes. Les fibres les plus superficielles de ce ligament se continuent en partie avec le tendon commun aux muscles biceps et demi-tendineux. Immédiatement après son origine, ce ligament se ramasse sur lui-même, devient très étroit et très épais, se dirige de bas en haut et de dehors en dedans, puis s'élargit considérablement, et s'insère aux bords du coccyx, du sacrum et de la crête iliaque jusqu'à l'épine iliaque postérieure et supérieure. Son bord supérieur ou plutôt externe est vertical; il se continue avec une lame aponévrotique qui revêt le muscle pyramidal. Son bord interne, presque horizontal, curviligne, fait partie de la circonférence inférieure du petit bassin; il recouvre le petit ligament sacro-sciatique, auquel il adhère à son insertion coccygienne, et dont il est séparé en dehors par un espace triangulaire dans lequel il est en rapport avec le muscle obturateur interne; il est recouvert par le muscle grand fessier, auquel il donne un grand nombre d'insertions aponévrotiques, disposition qui augmente notablement l'épaisseur de ce ligament, et donne à sa face postérieure

Ses insertions. Ses bords. Ses rapports.

l'aspect rugueux et comme lacéré, jamais lisse, qui la caractérise.

Structure du grand ligament sacro-sciatique. Le grand ligament sacro-sciatique est composé de faisceaux, dont plusieurs s'entrecroisent en manière d'X, au niveau de la partie la plus étroite de ce ligament. Plusieurs de ces faisceaux qui sont externes, à leur insertion sciatique, deviennent internes à leur insertion coccygienne, et réciproquement. Le grand ligament sacro-sciatique et les ligaments sacro-iliaques postérieur et supérieur, constituent un plan fibreux, fasciculé, qui part de l'épine iliaque postérieure et supérieure, et s'étend dans diverses directions.

Petit ligament sacro-sciatique. Le *petit ligament sacro-sciatique*, situé au devant du précédent, extrêmement mince, naît du sommet de l'épine sciatique; il se porte en dedans, s'épanouit et se confond avec la face antérieure du grand ligament sacro-sciatique.

Division de la grande échancrure sacro-sciatique. Les deux ligaments sacro-sciatiques divisent la grande échancrure sacro sciatique en deux trous distincts : 1° le trou supérieur, très considérable, ayant la forme d'un triangle, à angles arrondis, rempli en grande partie par le muscle ischio-coccygien et le pyramidal, donne en outre passage aux grands et petits nerfs sciatiques, aux vaisseaux et aux nerfs fessiers, ischiatiques et honteux internes, et à une grande quantité de tissu cellulaire : c'est par cette ouverture que se fait la hernie appelée sciatique. 2° Un second trou beaucoup plus petit est situé entre l'épine sciatique et la tubérosité de l'ischion, et donne passage au muscle obturateur interne, aux vaisseaux et nerfs honteux internes.

Mécanisme du bassin.

Divers points de vue sous lesquels le mécanisme du bassin doit être envisagé. Le mécanisme du bassin doit être envisagé sous quatre points de vue bien distincts : 1° relativement à la protection des viscères contenus dans sa cavité ; 2° relativement au rôle qu'il joue dans le mécanisme de la station et de la progression ; 3° relativement au rôle qu'il joue dans l'accouchement ; 4° eu égard aux mouvements qui se passent dans ses articulations avec d'autres os, et dans les articulations des os qui le composent.

1° *Mécanisme du bassin considéré comme organe de protection.*

Du bassin, comme cavité protectrice.

Le bassin est destiné à protéger un grand nombre de parties importantes. Le grand bassin supporte les viscères abdominaux. Les vastes fosses iliaques internes n'ont pas d'autre but, et leur ampleur et leur évasement comparés à l'exiguité des fosses iliaques des autres animaux, se rapportent bien évidemment à la destination de l'homme à l'attitude bipède. Aussi les os iliaques n'existent-ils qu'à l'état de vestige chez les quadrupèdes et sont-ils représentés par une lame triangulaire. Chose bien remarquable, les os iliaques reparaissent énormes chez les oiseaux, destinés, comme l'homme, à l'attitude bipède.

Ampleur des fosses iliaques chez l'homme.

Voici, d'ailleurs, les circonstances de conformation qui se rapportent à la protection des viscères contenus dans le bassin :

Protection en arrière.

1° En arrière, la présence de la colonne sacrée, protégée elle-même, ainsi que les nerfs qu'elle renferme, par la saillie considérable des tubérosités iliaques postérieures, qui la débordent dans une étendue notable ;

Sur les côtés.

2° Sur les côtés, la présence des crêtes iliaques, la saillie considérable des trochanters qui préserve si souvent le bassin du choc des corps extérieurs.

Conditions favorables pour la protection.

Mais en avant, pourquoi cette vaste échancrure qui laisse sans défense les nombreux viscères situés à son niveau ? le voici : les viscères contenus dans le petit bassin étant susceptible de variations de volume très considérables, devaient sortir de l'enceinte osseuse et non dilatable où ils sont emprisonnés dans l'état de vacuité pour venir réclamer une place dans une cavité dont les parois sont molles et susceptibles d'une dilatation en quelque sorte indéfinie. Aussi, les viscères pelviens peuvent-ils être atteints dans l'état de vacuité par des corps vulnérants dirigés de haut en bas, au niveau de l'échancrure supérieure; mais d'un autre côté, par une juste compensation, l'art a utilisé cette disposition pour une foule d'opérations du plus grand intérêt.

L'absence de parois osseuses au niveau des trois vastes échancrures que présente le détroit inférieur du bassin, est encore une circonstance défavorable sous le rapport de la solidité, mais qui se rapporte à des avantages d'une autre nature, et notamment au mécanisme de l'accouchement (1).

Mode de résistance du bassin.

Le mode de résistance du bassin, surtout à la partie antérieure, où il est plus spécialement accessible à l'action des corps extérieurs, se rattache au mécanisme des voûtes. Une partie de la quantité de mouvement se perd dans la production du léger glissement que permet la symphyse pubienne. Mais lorsque la résistance du bassin est surmontée, il est facile de prévoir que les parties qui doivent se briser, sont les branches ascendantes de l'ischion au niveau de leur union avec la branche descendante du pubis.

2° *Mécanisme du bassin relativement à la station et à la progression.*

Mécanisme relatif à la transmission du poids du tronc aux membres abdominaux.

Le rôle du bassin dans la *station* se rapporte à la transmission du poids du tronc aux membres abdominaux. Or, cette transmission s'effectue par la colonne sacrée qui appuie elle-même sur les os iliaques. Nous devons ajouter, pour ne rien omettre, qu'une petite partie du poids est transmise directement aux fémurs par les os iliaques qui soutiennent les viscères abdominaux. Sous le rapport de la transmission du poids par le sacrum, nous devons noter les dispositions suivantes :

Dimensions colossales du sacrum.

1° Les dimensions considérables du sacrum, qui attestent la destination de l'homme à l'attitude bipède.

(1) Bien que le détroit périnéal soit protégé par les membres abdominaux, les viscères pelviens peuvent encore être intéressés par les corps vulnérants dirigés de bas en haut; et si les législateurs de certains peuples ont utilisé cette disposition pour des supplices barbares, l'art s'en est emparé pour un bon nombre d'opérations du plus grand intérêt.

2° L'articulation à angle obtus du sacrum avec la colonne vertébrale, angle propre à l'espèce humaine, et qui devient le siège d'une décomposition dans la quantité de mouvement que transmet la colonne vertébrale. Une partie de la quantité de mouvement agissant suivant l'axe de la colonne, n'a d'autre effet que de tendre à augmenter l'angle sacro-vertébral, et cela aux dépens de la flexibilité du disque sacro-vertébral ; l'autre partie de la quantité de mouvement se transmet seule au sacrum, et par suite aux membres pelviens.

Angle sacro-vertébral.

3° La disposition en forme de double coin vertical et antéro-postérieur que présente le sacrum. Pour bien comprendre l'avantage de cette disposition en forme de coin, il faut d'abord remarquer que le poids du tronc est transmis suivant l'axe de la moitié supérieure du sacrum, et, par conséquent, suivant une ligne oblique de haut en bas et d'avant en arrière : il suit de là que le sacrum tend à s'échapper ou à se déplacer, soit en bas, soit en arrière. Or, le sacrum ne peut s'échapper en bas, puisque l'espace dans lequel il est contenu entre les os des hanches, va en se rétrécissant de la partie supérieure à la partie inférieure; il ne peut pas non plus s'échapper en arrière, en raison de la disposition oblique d'avant en arrière, et de dehors en dedans, des surfaces que lui opposent les os des hanches; disposition en rapport avec celle du sacrum; qui va en se rétrécissant d'avant en arrière (1).

Disposition doublement cunéiforme du sacrum.

(1) Ce n'est qu'en admettant que les efforts que supporte le sacrum tendent à le chasser en arrière en même temps qu'en bas, qu'on peut s'expliquer l'utilité de la forme de coin à base antérieure que présente le sacrum, et tout ce puissant appareil ligamenteux postérieur de la symphyse sacro-iliaque, qui ne peut lutter que contre le déplacement de l'os en arrière. L'opinion que les efforts que subit le sacrum tendent à le chasser en devant en même temps qu'en bas, serait en opposition manifeste avec les moyens d'union, puisqu'en devant les symphyses sacro-iliaques ne sont maintenues que par une couche ligamenteuse extrêmement mince, et puisque la largeur de l'espace qui sépare les os des îles est plus considérable en devant qu'en arrière : double disposition évidemment propre à favoriser le déplacement du sacrum à la partie antérieure.

Espace qui sépare l'articulation sacro-iliaque des articulations coxo-fémorales.

4° L'espace qui sépare l'articulation sacro-iliaque des articulations coxo-fémorales. L'articulation de la colonne vertébrale avec le bassin occupant la partie postérieure de cette cavité, tandis que l'articulation des fémurs avec le bassin est située à la partie antérieure et latérale, l'intervalle qui sépare ces deux articulations augmente l'espace dans lequel peut osciller le centre de gravité, avant d'être porté assez avant pour déborder la ligne perpendiculaire, abaissée de l'articulation coxo-fémorale sur la base de sustentation. Chez l'homme seul existe une large base de sustentation pelvienne, et c'est ainsi que la station bipède a été possible, sans que le support ait été allongé antérieurement d'une manière démesurée.

Exiguité du diamètre antéro-postérieur chez les quadrupèdes.

Chez les quadrupèdes, les os iliaques présent un diamètre antéro-postérieur très peu considérable, et leurs os coxaux sont allongés en arrière et placés à peu de chose près sur le même plan que la colonne vertébrale. Le fœtus et l'enfant nouveau né se rapprochent, sous ce rapport, des animaux : aussi remarque-t-on chez l'homme, pendant la première année de la vie, une tendance notable à prendre l'attitude quadrupède.

Répartition du poids entre les deux symphyses sacro-iliaques.

Le poids reçu par le sacrum, et transmis aux os des hanches, se répartit tantôt également, tantôt inégalement entre les deux symphyses sacro-iliaques ; une portion de la quantité de mouvement met en jeu la mobilité de ces symphyses, l'autre portion se transmet de la symphyse sacro-iliaque à la cavité cotyloïde. Or, il est à remarquer que cette transmission s'effectue suivant une espèce de colonne prismatique et triangulaire qui répond aux parties latérales du détroit supérieur, et qui constitue la partie la plus épaisse et la plus résistante du bassin, colonne curviligne au bas de laquelle se voit la cavité cotyloïde qui semble creusée dans son épaisseur, et à laquelle le poids du tronc est transmis.

Colonne curviligne destinée à la transmission du poids du corps.

Mécanisme du bassin dans la station assise.

Dans la station assise, le poids du corps est transmis aux tubérosités de l'ischion, que leur volume considérable rend très propres à servir de support définitif au poids du tronc. Il est à remarquer que ces éminences étant un peu antérieures aux cavités cotyloïdes, et par conséquent situées sur un plan du bassin très rapproché de la partie antérieure, le centre de gravité du tronc tend à déborder en arrière la base de sustentation qu'elles représentent : aussi la chute ou le renversement en arrière est-il facile à produire dans l'attitude assise, tandis qu'en avant, à la base de sustentation pelvienne, s'ajoutent et la longueur du fémur et la longueur du pied lorsqu'on est assis sur une chaise, et toute la longueur du membre abdominal lorsqu'on est assis sur un plan horizontal.

Mode de résistance du bassin dans les chutes sur les tubérosités de l'ischion.

Au mécanisme du bassin dans la station assise se rattache son mode de résistance dans les chutes sur les tubérosités ischiatiques. La transmission du choc s'effectue, dans ce cas, directement de bas en haut dans le sens de la cavité cotyloïde, dont l'hémisphère inférieur résiste à la manière d'une voûte : de la cavité cotyloïde la transmission du choc s'effectue, 1° en arrière, par la colonne épaisse curviligne, qui, de la partie postérieure de la cavité cotyloïde, s'étend jusqu'à la symphyse sacro-iliaque ; 2° en avant, à la symphyse pubienne. Aussi les chutes sur les tubérosités ischiatiques sont-elles presque toujours accompagnées d'un ébranlement douloureux, non seulement dans les symphyses sacro-iliaques, mais encore dans la symphyse pubienne.

Mécanisme du bassin dans les chutes sur les genoux ou sur la plante des pieds.

Pour compléter l'exposé du mécanisme du bassin dans la station, nous devons examiner le mode de résistance de cette boîte osseuse, dans les chutes sur les genoux ou sur la plante des pieds. Dans ce cas, le choc est communiqué de bas en haut à la cavité cotyloïde. Or, la partie de cette cavité qui reçoit le choc est son hémisphère supérieur, qui est soutenu par la colonne prismatique dont nous avons déjà parlé. La partie antérieure de la cavité cotyloïde, qui présente une large échancrure, est totalement étrangère à cette transmission, de même que la lamelle très mince qui forme le fond de la cavité cotyloïde, et qui n'est susceptible de compression que dans les chutes sur le grand trochanter. On comprend la différence énorme qui doit exister sous le rapport de la commotion du cerveau et de la moelle épinière entre une chute sur les genoux et sur les tubérosités de l'ischion et une chute sur la pointe des pieds. Dans la station sur un seul pied, le poids du tronc est transmis au fémur par la symphyse sacro-iliaque, et par la colonne curviligne du côté qui porte sur le sol. La chute est imminente, vu la facilité avec laquelle le centre de gravité dépasse la base de sustentation. La théorie ne répugne nullement aux fractures du bassin par contrecoup, mais je ne sache pas que ces fractures aient été observées.

Mécanisme du bassin dans la progression.

Dans la progression, le bassin fournit alternativement à chaque fémur un point d'appui solide pour prendre à son tour un point fixe sur celui des fémurs qui appuie avec le membre pelvien contre le sol. Pendant que le bassin repose par un de ses côtés sur un des fémurs, son côté opposé éprouve un mouvement de projection. Les mouvements de projection alternatifs de chacun des côtés du bassin se passent dans l'articulation coxo-fémorale du membre qui porte sur le sol. Plus le bassin présente de largeur, plus les mouvements de projection alternatifs sont considérables. Aussi la femme marche-t-elle beaucoup plus des hanches que l'homme, et c'est pour faire allusion à ce mouvement latéral peu gracieux du bassin, qu'un auteur spirituel a dit : « Courir est la seule chose que la femme ne sache pas faire avec grâce. » Nous pouvons nous faire une juste idée de la part que prend le bassin dans l'action de marcher en étudiant le mode de progression des individus qui ont deux jambes de bois; chez ces malheureux, les mouvements d'inclinaison latérale du bassin suffisent à la progression en transportant alternativement le centre de gravité sur les deux colonnes inflexibles, qui remplacent les membres inférieurs.

3° *Mécanisme du bassin sous le rapport de l'accouchement.*

L'art des accouchements est fondé sur l'étude du bassin.

L'art des accouchements repose en grande partie sur l'étude du bassin; les axes du bassin, ses dimensions comparées aux dimensions du fœtus, l'angle sacro-vertébral, les plans inclinés du petit bassin, les diamètres de ses détroits, les vices de conformation dont il est susceptible; voilà les circonstances d'organisation sans la connaissance desquelles il est impossible de se faire une idée de l'accouchement naturel. De longs détails à ce sujet seraient déplacés ici. Je ferai seulement remarquer, 1° que la présence de l'arcade pubienne est propre à l'espèce humaine, et que c'est à cette échancrure que la femme doit le privilège d'expulser le fœtus d'arrière en avant; 2° que la présence des échancrures sciatiques et du trou ovale, tout en offrant un avantage, sous le rapport de l'économie de poids, sont utiles en ce sens que le trou ovale, d'une part, et l'échancrure sciatique de l'autre, répondant aux diamètres obliques de la tête du fœtus dans l'accouchement, rendent les pressions moins douloureuses; 3° que la cavité pelvienne est comme matelassée par les muscles pyramidaux, obturateurs internes et psoas-iliaques; 4° que l'accouchement consistant dans l'expulsion du fœtus à travers la filière du bassin, c'est d'une bonne conformation du bassin, d'une part, d'une bonne conformation et d'une bonne position du fœtus, d'une autre part, que dépend l'accouchement naturel, en supposant, d'ailleurs, la puissance expultrice dans les conditions convenables; 5° qu'on peut donner une idée générale de tous les vices de conformation du bassin, en disant que cette cavité est passible de toutes les déformations qui peuvent résulter d'une pression exercée, soit de haut en bas ou de bas en haut, soit d'avant en arrière, soit d'un côté à l'autre, sur toute sa circonférence ou sur une partie de sa circonférence.

Dispositions du bassin favorables à l'accouchement.

4° Mécanisme du bassin sous le rapport de ses mouvements.

Le bassin présente des mouvements intrinsèques très obscurs : ce sont de légers glissements ou plutôt des mouvements de balancement, dont la production absorbe une partie de la quantité de mouvement dans les chocs extérieurs. Or, par un artifice admirable, la mobilité des articulations intrinsèques du bassin augmente notablement dans les derniers temps de la grossesse; de telle sorte, que le coccyx peut éprouver une rétropulsion qui agrandit de cinq à six

Mouvements obscurs des diverses pièces du bassin.

Les mouvements intrinsèques du bassin augmentent à la fin de la grossesse.

lignes le diamètre antéro-postérieur du détroit inférieur ; tandis que la symphyse pubienne (1) est susceptible d'une diduction qui agrandit d'une quantité peu considérable, il est vrai, mais digne d'être notée, le détroit supérieur de l'excavation. Cette mobilité qui est surtout très marquée dans le cas d'étroitesse du bassin, favorise singulièrement l'accouchement; et c'est en imitant ce procédé de la nature que l'art a imaginé la symphyséotomie, qui, au reste, agrandit bien peu les diamètres pelviens, à moins que l'écartement des pubis ne soit porté jusqu'au point d'opérer celui des symphyses sacro-iliaques. Le relâchement des symphyses du bassin peut donner lieu à de singulières erreurs dans le diagnostic.

Mouvements extrinsèques. Quant aux mouvements extrinsèques du bassin, le bassin se fléchit, s'étend, s'incline latéralement, et éprouve un mouvement de rotation sur la colonne vertébrale. Tous ces mouvements, qui sont resserrés dans d'étroites limites, ont été exposés à l'occasion du mécanisme de la colonne vertébrale. Le bassin exécute sur les fémurs des mouvements qui sont extrêmement considérables. Ces mouvements seront examinés dans le mécanisme de l'articulation coxo-fémorale.

Articulation coxo-fémorale.

Préparation. Détacher avec précaution tous les muscles qui entourent l'articulation, en conservant le tendon réfléchi du droit antérieur de la cuisse. Le muscle psoas-iliaque, dont la capsule synoviale communique si souvent avec le synovial articulaire, sera enlevé avec un soin particulier. Lorsque la capsule fibreuse aura été étudiée à sa surface extérieure, vous la diviserez circulairement à sa partie moyenne, pour mettre à découvert les parties profondément situées.

(1) Je viens de voir chez une femme âgée de soixante-dix-neuf ans, qui avait eu dix-neuf enfants, une symphyse pubienne extrêmement mobile : les deux facettes articulaires du pubis étaient contiguës ; le ligament interosseux avait disparu ; une capsule fibreuse de nouvelle formation, extrêmement épaisse, entourait en avant, en haut et en bas, les surfaces articulaires, en s'insérant à une certaine distance de ces surfaces : c'était une symphyse transformée en une arthrodie lâche.

L'*articulation coxo-fémorale* appartient à l'ordre des *enarthroses*, elle en est même le type le mieux caractérisé.

Enarthrose.

A. Surfaces articulaires.

Surfaces articulaires.

Ce sont, du côté du fémur, la *tête sphérique* déjà décrite; du côté de l'os iliaque, la *cavité cotyloïde*. Il existe entre ces surfaces articulaires et celles de l'articulation scapulo-humérale qui les représente dans le membre thoracique, des différences frappantes, sous le rapport de l'étendue de la tête et de la profondeur de la cavité.

Ainsi, tandis qu'il y a simple juxtaposition sans réception aucune entre la cavité glénoïde et la tête de l'humérus, si bien qu'on a longtemps considéré, et que l'on considère encore l'articulation scapulo-humérale comme une arthrodie, il y a emboîtement profond et complet de la tête du fémur dans la cavité cotyloïde que nous avons dit être la plus profonde cavité articulaire du corps humain. Les deux surfaces articulaires sont revêtues de cartilages, excepté au niveau de la dépression que présente, d'une part, la tête de l'os, de l'autre, le fond, la cavité cotyloïde. La dépression, ou l'arrière-fond de la cavité cotyloïde, est rempli par un tissu adipeux rougeâtre, auquel on a donné improprement le nom de *glande cotyloïdienne*. C'est un tissu adipeux, analogue à celui qui se trouve dans le voisinage de toutes les articulations, et dont l'utilité n'est pas généralement connue : je me suis souvent demandé pourquoi cette arrière-cavité cotyloïdienne?

La tête du fémur est complètement reçue dans la cavité cotyloïde.

Tissu adipeux cotyloïdien.

Si, dans le but d'apprécier cette utilité, on soumet l'articulation à une coupe verticale antéro-postérieure qui empiète légèrement sur la circonférence de l'arrière-cavité cotyloïdienne, on voit que cette arrière-cavité a pour but de protéger le ligament rond dans toutes les positions possibles de la tête du fémur, que, sans cette arrière-cavité, le ligament rond aurait été impossible, car il eût été nécessairement comprimé entre les surfaces articulaires.

A quoi sert l'arrière-cavité cotyloïde.

Or, comme c'est dans cette arrière-cavité qu'arrivent les vaisseaux intra-articulaires, et comme ces vaisseaux viennent le long du ligament rond se porter à la tête du fémur, il ne serait pas impossible que la protection des vaisseaux destinés à la tête du fémur fût l'usage exclusif de cette arrière-cavité cotyloïde, et que le ligament rond lui-même n'eut d'autre usage que celui de servir de support à ces vaisseaux et de les transmettre à la tête du fémur. Quant à l'usage du tissu adipeux cotyloïdien, il me paraît n'avoir d'autre utilité que de remplir le vide de cette arrière-cavité.

Utilité du tissu adipeux cotyloïdien.

L'arrière-cavité cotyloïdienne me paraît être, relativement au ligament rond de l'articulation coxo-fémorale, ce que l'espace intercondylien de l'extrémité inférieure du fémur est à l'égard des ligaments croisés du genou.

B. Moyens d'union.

Bourrelet cotyloïdien.

Bourrelet cotyloïdien. Ce bourrelet, improprement nommé *ligament cotyloïdien*, couronne le pourtour de la cavité cotyloïde qu'il complète en quelque sorte, dont il augmente la profondeur, et dont il égalise la circonférence sinueuse et échancrée : il est plus considérable au niveau des échancrures de la cavité cotyloïde que dans les autres points de son étendue. Il résulte de cette disposition, 1° que les sinuosités du rebord cotyloïdien sont effacées ; 2° que l'échancrure profonde que présente ce rebord en avant et en bas est convertie en trou pour le passage des vaisseaux destinés au tissu adipeux de l'arrière-cavité cotyloïdienne, au ligament interarticulaire et à la tête du fémur.

Étroitesse relative du diamètre de la circonférence libre.

Le bourrelet cotyloïdien est beaucoup plus épais en haut et en arrière qu'en bas et en avant. Or, c'est précisément contre le premier de ces points que vient sans cesse heurter la tête du fémur. Il présente en outre cette disposition remarquable : savoir, que le diamètre de sa circonférence libre est plus étroit que le diamètre de sa circonférence adhérente, disposition qui tend à retenir et à emprisonner, en quelque sorte, la tête du fémur dans la cavité cotyloïde (1).

(1) J'ai n'ai jamais mieux vu cette disposition que chez un sujet sur lequel

Le bourrelet cotyloïdien est constitué par des fibres qui naissent successivement de tous les points de la circonférence de la cavité cotyloïde, et s'entrecroisent à angle très aigu. Cet entrecroisement est surtout extrêmement sensible au niveau de la grande échancrure antérieure, où l'on voit des fibres disposées en sautoir naître des deux extrémités de cette échancrure.

Entrecroisement de ses fibres.

Ligament orbiculaire ou *capsule fibreuse*. Espèce de sac fibreux à deux ouvertures, dont l'une supérieure embrasse le pourtour de la cavité cotyloïde en dehors du bourrelet cotyloïdien, dont l'autre inférieure embrasse le col du fémur. L'insertion fémorale de la capsule orbiculaire mérite d'être étudiée attentivement, si l'on veut se rendre compte de la différence qui existe entre les fractures qui ont lieu en dedans de la capsule, et celles qui ont lieu en dehors de cette même capsule. Cette insertion est telle, que supérieurement et en avant, elle répond à la base du col du fémur, tandis qu'inférieurement et en arrière elle répond à la réunion des deux tiers internes avec le tiers externe de ce col. L'insertion de la capsule en avant se fait non seulement à la base du col du fémur, mais encore dans l'étendue de plusieurs lignes en dedans de cette base, ainsi qu'on peut s'en assurer, en incisant sur cette insertion dans le sens de l'axe du col. Au reste, le ligament orbiculaire n'a juste que la longueur nécessaire pour se rendre de l'une à l'autre insertion, excepté à sa partie interne où il jouit d'une grande laxité, d'où l'étendue du mouvement d'abduction. Voyez les bateleurs dont les membres inférieurs écartés du corps peuvent faire, sans luxation, un angle droit avec le tronc.

Capsule fibreuse.

Son insertion au col du fémur.

Sa brièveté.

L'épaisseur de ce ligament n'est pas la même dans tous les points de son étendue; très considérable en haut et en dehors,

Inégalité de son épaisseur.

le bourrelet cotyloïdien était ossifié dans toute son étendue, excepté au niveau de l'échancrure antérieure et inférieure. La tête du fémur était mécaniquement et solidement retenue dans la cavité cotyloïde, dont le fond, en partie usé et refoulé en dedans, faisait saillie dans l'intérieur du bassin.

au niveau du tendon réfléchi du muscle droit, très considérable encore en avant et en haut, elle est moindre en arrière, et encore moindre en dedans. Chez quelques sujets, l'épaisseur de la partie supérieure de la capsule est à celle de la partie inférieure comme 5 : 1. Antérieurement, la capsule est fortifiée par un faisceau fibreux obliquement étendu en manière d'écharpe, de l'épine iliaque antérieure et inférieure à la partie interne de la base du col, faisceau que Bertin appelait *ligament antérieur et supérieur*. Cette bandelette de renforcement est subjacente à la portion du muscle iliaque qui naît de l'épine iliaque antérieure et suit la même direction; elle est composée de fibres parallèles, adhère intimement à la capsule, et n'adhère nullement au muscle. C'est en dedans de ce faisceau que la capsule est souvent interrompue pour permettre une communication plus ou moins large entre la synoviale articulaire et la synoviale du muscle psoas-iliaque. Cette dernière synoviale peut être considérée comme un prolongement de la synoviale articulaire analogue à celui que nous avons décrit à l'articulation scapulo-humérale pour le muscle sous-scapulaire. Chez un sujet que j'ai eu occasion de disséquer, l'ouverture de communication était si large que le tendon du muscle psoas iliaque touchait immédiatement la tête du fémur dans une grande étendue; que ce même tendon était divisé en plusieurs bandelettes, dont quelques unes avaient été lacérées et comme usées par le frottement.

Faisceau de renforcement.

Interruption fréquente de la capsule fibreuse.

Du reste, à sa *surface externe*, la capsule orbiculaire répond en avant au muscle psoas-iliaque, dont elle est séparée supérieurement par une synoviale propre, dans le cas où la capsule fibreuse n'est pas interrompue, et donne insertion en bas à un assez grand nombre de fibres de ce muscle. En dedans, elle répond à l'obturateur externe et au pectiné; en dehors, au petit fessier; en arrière, aux muscles carré, jumeaux, pyramidal et obturateur interne. Plusieurs de ces muscles envoient des faisceaux de renforcement à la capsule. Je signalerai une expansion aponévrotique appartenant au

Ses rapports.

La capsule reçoit plusieurs expansions fibreuses.

petit fessier et qui établit une adhérence intime entre ce muscle et la capsule, une seconde expansion fournie par le pyramidal et les jumeaux, une troisième expansion qui est fournie à la capsule par le tendon du vaste externe. Sa *surface interne* est tapissée par la synoviale articulaire.

Structure.

Si nous étudions la *structure* du ligament orbiculaire, nous verrons, 1° que sa couleur n'est point nacrée comme celle de la plupart des ligaments, mais d'un blanc terne; 2° qu'à l'exception des fibres superficielles qui sont linéairement et parallèlement disposées, il est composé de fibres irrégulièrement entrecroisées et comme feutrées.

Disposition remarquable de l'orifice inférieur de la capsule fibreuse.

Une disposition fort remarquable, et qui ne me paraît pas avoir fixé l'attention des anatomistes, c'est qu'à son orifice inférieur, et surtout en arrière, la capsule fibreuse est extrêmement mince, que là elle constitue une espèce de demi-collier qui embrasse le col du fémur sans y adhérer d'une manière intime, de telle sorte que, dans les divers mouvements, cette espèce de collier fibreux roule autour du col, mais qu'il est retenu par les adhérences de petits faisceaux fibreux qui se réfléchissent de la capsule sur le col et soulèvent la synoviale.

Ligament interarticulaire.

4° *Ligament interarticulaire.* Ce ligament, improprement appelé *ligament rond*, naît sous la forme d'une bandelette fibreuse repliée sur elle-même de la dépression de la tête du fémur, dépression qu'il ne remplit pas entièrement, se contourne sur cette tête et se divise en trois bandelettes, dont l'une qui se subdivise encore va se fixer au fond de la cavité cotyloïde en traversant le tissu adipeux, et les deux autres vont se fixer aux deux bords de l'échancrure cotyloïdienne, au dessous du bourrelet cotyloïdien qui cache cette insertion, avec laquelle il se continue assez souvent. Dans un cas, un prolongement de ce ligament traversait l'échancrure cotyloïdienne, et venait se fixer à la partie voisine de la capsule.

Sa bifurcation.

Variétés du ligament interarticulaire.

Rien de plus variable que l'épaisseur et la force du ligament interarticulaire : tantôt il est extrêmement fort, tantôt il est très faible et alors il ne tient qu'à l'un des bords de l'échancrure, ou bien il consiste dans quelques fibres ligamenteuses contenues dans l'épaisseur de la synoviale réfléchie; d'autres fois il est remplacé par un repli de la synoviale qui se déchire par la plus légère traction; enfin, il n'est pas très rare de voir ce ligament manquer complètement.

Synoviale. 5° La *synoviale* revêt toute la surface interne de la capsule fibreuse, la face interne et le bord libre du bourrelet cotyloïdien, la partie du col du fémur qui est contenue dans l'articulation; elle embrasse le ligament rond, fournit un prolongement qui de ce ligament s'étend jusqu'au paquet graisseux qui existe au fond de la cavité cotyloïde (1), disposition qui avait fait admettre par les anatomistes anciens que le ligament rond s'insérait en entier au fond de la cavité cotyloïde.

Mécanisme de l'articulation coxo-fémorale.

Comme toutes les enarthroses, l'articulation coxo-fémorale peut exécuter des mouvements de flexion, d'extension, d'abduction, d'adduction, de circumduction et de rotation.

Flexion. 1° Dans le *mouvement de flexion*, la tête du fémur roule dans la cavité cotyloïde sur un axe fictif, qui serait celui du col de l'os, tandis que l'extrémité inférieure du fémur décrit d'arrière en avant un arc de cercle dont la longueur du fémur représente le rayon. Dans le mécanisme de ce mouvement, l'existence du col du fémur a pour effet de substituer un mouvement de rotation de la tête de l'os, c'est à dire un mouvement sur place sans changement de rapport avec la cavité

Mécanisme de ce mouvement.

(1) Il n'est pas rare de voir la synoviale s'interposer au paquet adipeux et à l'arrière cavité cotyloïde, en s'enfonçant entre l'un et l'autre. Je dois signaler aussi des brides ou replis semi-lunaires, formés souvent autour du col du fémur par la synoviale. Ces replis sont soutenus par quelques fibres détachées de la capsule, en sorte qu'à leur niveau le col n'est recouvert de synoviale qu'au voisinage de la tête du fémur. Ces replis synoviaux me paraissent avoir pour usage de conduire des vaisseaux au pourtour de la tête du fémur. On trouve constamment de très petits paquets adipeux autour de la tête du fémur, au point de jonction de la tête avec le col.

cotyloïdienne, et par conséquent sans aucune tendance au déplacement, à un mouvement très étendu, dans lequel les surfaces tendraient à s'abandonner. On conçoit à peine la possibilité d'une luxation dans le mouvement de flexion, qui peut être porté impunément jusqu'au point de permettre le contact de la région antérieure de la cuisse avec la partie antérieure de l'abdomen.

Le mouvement d'extension s'effectue par le même mécanisme que le mouvement de flexion.

2e *L'extension* s'effectue par le même mécanisme, la tête et le col du fémur roulant sur eux-mêmes d'arrière en avant, pendant que le corps de l'os exécute de grands arcs de cercles d'avant en arrière. Mais, telle est l'obliquité de la cavité cotyloïde, qui regarde en même temps en avant, en dehors et en bas, que lorsque le fémur est dans la direction verticale, la tête proémine et soulève en avant la capsule fibreuse. Le faisceau de renforcement antérieur est tendu. Le muscle psoas-iliaque remplit alors le rôle d'un ligament actif. Aussi les luxations en avant du fémur sont-elles assez rares, le mouvement d'extension étant lui-même circonscrit dans d'étroites limites, et borné par la rencontre du rebord de la cavité cotyloïde avec la partie postérieure du col du fémur, autant que par la résistance du ligament et des muscles indiqués.

Abduction.

3° et 4°. Dans les mouvements d'*adduction* et d'*abduction*, c'est un tout autre mécanisme. Ici, l'articulation est le centre des mouvements en arc de cercle qu'exécute le fémur; le rayon de ces mouvements est mesuré par une ligne étendue de la tête du fémur à l'intervalle des condyles. Dans l'*abduction*, la tête du fémur vient faire saillie contre la partie interne du ligament orbiculaire. Or, telle est la laxité de ce ligament et l'obliquité de la coupe de la cavité cotyloïde; telle est encore la disposition du ligament interarticulaire, que ce mouvement peut être porté extrêmement loin sans déplacement et que la rencontre du bord supérieur du col du fémur et du pourtour de la cavité cotyloïde paraît seule le limiter. Mais cette rencontre peut devenir elle-même un moyen de luxation, et alors le sourcil cotyloïdien fait l'office du point d'appui d'un levier du premier genre à bras inégaux, dont la puissance aurait pour levier toute la longueur du fémur, et la résistance pour levier le col du même os.

Adduction.

Dans l'*adduction*, le fémur décrit un mouvement en sens inverse de l'abduction ; ce mouvement est borné par la rencontre du fémur de l'autre côté : mais, à l'aide d'une flexion légère, le mouvement d'adduction peut être porté jusqu'au croisement avec la cuisse du côté opposé. La profondeur très considérable de la cavité cotyloïde à sa partie supérieure et externe, la force énorme du ligament orbiculaire en haut et en dehors, semblent s'opposer à tout déplacement. Mais remarquez que c'est presque toujours dans l'adduction qu'ont lieu les chutes sur les genoux, parce que l'adduction est un mouvement instinctif de conservation. Quelque peu étendu que soit le mouvement d'adduction, le ligament interarticulaire est nécessairement distendu ; et il résulte de cette distension, suivant la remarque ingénieuse de mon collègue le professeur Gerdy, que la tête du fémur est détachée du fond de la cavité cotyloïde par une sorte d'enroulement du ligament interarticulaire sur cette tête, et vient appuyer contre la capsule fibreuse. La rupture du ligament interarticulaire n'est pas toujours nécessaire pour la production de la luxation. J'ai vu plusieurs exemples de luxation dite incomplète en dedans avec intégrité de ce ligament.

Mécanisme de la luxation.

Mouvement de circumduction.

5° Le mouvement de *circumduction* ou *en fronde* n'est que le passage de l'un à l'autre des mouvements précédents. Le fémur circonscrit un cône dont le sommet est dans l'articulation et dont la base est décrite par l'extrémité inférieure du fémur. L'axe du cône est représenté par une ligne dirigée de la tête du fémur à l'intervalle qui sépare les condyles ; et la longueur du fémur explique comment des mouvements à peine sensibles à l'articulation coxo-fémorale, sont si considérables à l'extrémité inférieure de l'os.

6° Indépendamment des mouvements que nous venons de décrire, l'articulation coxo-fémorale exécute des *mouvements de rotation*, qui ne résultent nullement de sa forme enarthrodiale, mais bien de la présence du col du fémur. En général, aucun mouvement ne paraît plus coûter à la nature que les mouvements de rotation, et ces mouvements ne sont pas toujours produits d'après le même mécanisme. Nous avons déjà vu un exemple de ce mouvement dans l'articulation atloïdo-axoïdienne, qui nous a présenté un cylindre formé par l'apophyse odontoïde, roulant dans l'anneau moitié osseux, moitié fibreux, de l'atlas, comme un essieu dans une roue. Ici, c'est un tout autre système : pour obtenir le mouvement de rotation, il a suffi de couder le levier de telle sorte que les mouvements en avant et en arrière de la partie coudée déterminent des mouvements de rotation du fémur sur son axe. Or le mouvement de rotation doit être étudié à la partie supérieure et à la partie inférieure du fémur. A la partie supérieure, c'est un mouvement de déplacement horizontal, dont le rayon est représenté par la tête et par le col; à la partie inférieure, c'est un mouvement de rotation du corps du fémur, non pas précisément sur lui-même, mais sur un axe fictif, placé en dedans du corps de l'os et parallèlement à lui. Il suit de là que le mouvement de rotation doit être nul dans le cas de fracture du col du fémur, et c'est là un des signes de ce genre de fractures. Au reste, le mouvement de rotation se fait de *dehors* en *dedans* ou de *dedans* en *dehors*. Ce dernier mouvement est le plus étendu et le plus naturel; un grand nombre de muscles le produisent: aussi, dans l'attitude du repos, la pointe du pied est-elle légèrement inclinée en dehors.

Mouvements de rotation.

Son mécanisme.

Etude des mouvements de rotation :

1° A la partie supérieure.

2° A la partie inférieure.

Articulation du genou.

Préparation. 1° Pratiquer une incision cruciale au devant du genou et disséquer les lambeaux; 2° détacher l'aponévrose de la cuisse, qui entoure comme une gaîne l'articulation du genou, en conservant la bandelette fibreuse qui fait suite au muscle du *fascia lata*, et qui constitue comme un ligament superficiel; 3° détacher avec précaution l'aponévrose du triceps sur les côtés de la rotule, en évitant d'ouvrir la synoviale; 4° enlever le tendon du biceps et renverser de haut en bas les tendons des couturier, droit interne et demi-tendineux ; 5° enlever en arrière les vaisseaux et nerfs poplités, ainsi que les muscles jumeaux ; 6° après avoir étudié les ligaments périphériques, isoler autant que possible la synoviale, en coupant les ligaments latéraux et le ligament rotulien ; 7° ouvrir la synoviale au dessus de la rotule ; 8° faire une coupe horizontale au fémur, immédiatement au dessus des condyles, et une coupe verticale d'avant en arrière entre les deux condyles. Ces deux coupes ont pour objet l'étude des ligaments croisés.

Articulations trochléennes.

L'*articulation du genou* appartient à la classe des *articulations trochléennes* (ginglymes angulaires) : c'est la plus étendue et la plus compliquée de toutes les articulations du corps humain, elle est la plus importante peut-être, tant pour le rôle qu'elle joue dans la mécanique animale que par la fréquence et la gravité de ses maladies.

Surfaces articulaires :

A. *Surfaces articulaires.* L'extrémité inférieure du fémur et l'extrémité supérieure du tibia constituent essentiellement cette articulation que complète en avant la rotule.

Du fémur,

Du tibia,

De la rotule.

Du côté du fémur, on trouve en avant une trochlée, en arrière deux condyles séparés par l'échancrure inter-condylienne : *du côté du tibia*, cavités glénoïdes séparées par l'épine du tibia, au devant et en arrière de laquelle se voient des inégalités : *du côté de la rotule*, deux facettes concaves, séparées par une saillie verticale qui répond à la gorge de la trochlée fémorale. Toutes ces surfaces sont revêtues d'une couche cartilagineuse épaisse. Il est à remarquer que dans l'articulation du genou, 1° les surfaces articulaires offrent plutôt une simple juxtaposition qu'un engrènement ; 2° que cette articulation est en quelque sorte double, puisque deux condyles bien distincts correspondent à deux cavités également distinctes.

Conséquences qui dérivent de la direction en sens opposé des deux condyles.

Or, ces deux condyles étant dirigés en sens opposé, savoir : l'externe en arrière et en dehors, l'interne en arrière et en dedans, se font mutuellement obstacle ; et de même que nous avons vu la double articulation condylienne de l'occipital avec l'atlas s'opposer à la fois aux mouvements latéraux et au mouvement de rotation, et constituer, quant aux mouvements, une sorte de ginglyme angulaire ; de même, par ses deux condyles qui constituent en quelque sorte une double articulation condylienne, le genou se trouve transformé en un ginglyme angulaire.

Cartilages semi-lunaires.

Cartilages interarticulaires. Comme toutes les articulations exposées à de fortes pressions, l'articulation du genou est pourvue de cartilages interarticulaires. Ce sont deux lames nommées, en raison de leur figure ; *cartilages semi-lunaires* ou *falciformes.* Excavés à leur surface supérieure qui répond à la convexité des condyles, très épais à leur circonférence externe, très minces et comme tranchants à leur circonférence interne, ces cartilages concourent à augmenter la profondeur des surfaces concaves du tibia. La coupe de ces cartilages est un triangle isoscèle très allongé, dont la base est en dehors. Le cartilage interarticulaire externe couvre presque en entier la cavité glénoïde externe du tibia, et décrit un cercle presque complet, tandis que le cartilage interarticulaire interne, qui est véritablement semi-lunaire, laisse à découvert une assez grande partie de la cavité correspondante du même os (1). Sous ce dernier rapport, les cartilages interarticulaires du genou diffèrent de tous ceux de la même espèce, en ce qu'ils n'établissent pas une séparation complète entre les surfaces articulaires. Ces cartilages falciformes s'insèrent au tibia, à l'aide de ligaments qui méritent une description particulière.

Différences de forme des deux cartilages.

Ligaments du cartilage semi-lunaire externe.

Ligaments du cartilage semi-lunaire externe. Ils sont au nombre de deux, l'un antérieur, l'autre postérieur, extrêmement forts. L'*antérieur* s'insère au devant de l'épine du tibia, en dehors du ligament croisé antérieur, dans une dépression profonde qui avoisine la cavité glénoïde externe du tibia. De

(1) Je me suis demandé pourquoi cette différence entre les deux cartilages semi-lunaires ? j'ai pensé que le condyle externe du fémur pesant bien davantage sur le tibia que le condyle interne, attendu qu'il est dirigé suivant l'axe du fémur, tandis que le condyle interne est déjeté en dedans, il fallait que le cartilage interarticulaire externe protégeât une plus grande partie de la surface articulaire du tibia.

ce ligament antérieur du cartilage semi-lunaire externe part un faisceau qui va se jeter dans le ligament croisé antérieur.

Ligament postérieur du cartilage semi-lunaire externe.

Le *ligament postérieur* vient s'insérer à l'épine du tibia dans l'intervalle inégal des deux saillies qui la constituent. Du ligament postérieur part un faisceau considérable qui va se jeter dans le ligament croisé postérieur : les insertions très rapprochées, distantes seulement de quelques lignes des deux ligaments antérieur et postérieur expliquent la forme circulaire du cartilage semi-lunaire externe.

Ligaments du cartilage semi-lunaire interne.

Ligaments du cartilage semi-lunaire interne. Beaucoup moins forts que les précédents. L'*antérieur* s'insère bien au devant de son congénère, c'est à dire du ligament antérieur du cartilage semi-lunaire externe, et le postérieur beaucoup plus en arrière que le ligament postérieur du même cartilage, d'où la forme de croissant qu'offre le cartilage semi-lunaire interne qui n'envoie d'ailleurs aucun prolongement fibreux aux ligaments croisés antérieur et postérieur. L'insertion des ligaments des cartilages inter-articulaires se faisant au tibia, il en résulte que ces cartilages suivent le tibia dans tous ses mouvements.

B. *Moyens d'union de l'articulation du genou.* Ce sont deux ligaments latéraux, un ligament postérieur, un ligament antérieur, deux ligaments croisés, une synoviale.

Le ligament latéral externe est cylindroïde.

1° *Ligaments latéraux. Le ligament latéral externe* se présente sous l'aspect d'un cordon arrondi : il s'insère à la tubérosité externe du femur, à la réunion des 5/6 antérieurs avec le 1/6 postérieur, sur la ligne prolongée du péroné : le point précis de cette insertion est une petite éminence qui surmonte une dépression destinée au tendon du muscle poplité, et qui est au devant d'une autre dépression destinée au jumeau externe; de là ce ligament se porte verticalement en bas pour s'insérer à la face externe de la tête du péroné.

Ce ligament, qui présente l'aspect d'un tendon, longe le bord antérieur du tendon du biceps avec lequel on est toujours tenté de le confondre.

On n'aurait qu'une idée bien incomplète des moyens d'union

de l'articulation du genou en dehors, si on ne faisait pas entrer en ligne de compte le tendon du biceps qui confond en quelque sorte ses insertions inférieures avec celles du ligament latéral externe et la bandelette du fascia lata qui va s'insérer au tubercule antérieur du tibia, et qui envoie au bord externe de la rotule une expansion confondue avec le tendon du vaste externe.

Tendons qui concourent à la solidité de l'articulation en dehors.

Le ligament latéral interne beaucoup plus long que le ligament latéral externe, se présente sous la forme d'une bandelette large, mince, nacrée, qui naît de la partie postérieure de la tubérosité interne du fémur au niveau du ligament latéral externe, immédiatement au dessous du tubercule d'insertion du troisième adducteur, se dirige verticalement en bas et un peu en avant, s'élargit dans son trajet, et vient s'insérer par une large surface au bord interne et à la face antérieure du tibia : dans cette insertion qui occupe au moins un pouce d'étendue, il est recouvert par les tendons qui constituent la patte d'oie et qui glissent sur ce ligament à l'aide d'une synoviale.

Le ligament latéral interne est aplati en bandelette.

Sa face profonde est appliquée sur le tendon antérieur ou réfléchi de demi-membraneux, sur le cartilage semi-lunaire interne, auquel il adhère intimement, et sur les vaisseaux articulaires inférieurs internes qu'il protège.

Lorsqu'on enlève ce ligament couche par couche, on voit que les fibres les plus profondes vont s'attacher à la partie supérieure de la tubérosité interne du tibia et adhérent à la synoviale.

Les ligaments latéraux sont incomparablement plus rapprochés du sens de la flexion, c'est à dire de la partie postérieure de l'articulation que du sens de l'extension, c'est à dire de sa partie antérieure : aussi sont-ils tendus dans le mouvement d'extension qu'ils concourent à limiter, et relâchés dans la flexion, à laquelle ils n'opposent aucun obstacle.

Les ligaments latéraux limitent le mouvement d'extension.

Le ligament postérieur est très compliqué, et se compose : 1° d'*une capsule fibreuse* pour chaque condyle ; 2° d'un ligament postérieur médian, le seul qui ait été décrit par les auteurs.

1° *Capsule fibreuse des condyles.* Chaque condyle est enveloppé d'une coque fibreuse que recouvrent immédiatement le muscle jumeau externe pour le condyle externe et le muscle jumeau interne pour le condyle interne. La capsule fibreuse du condyle interne est complétée par le jumeau interne qui se contourne sur la partie la plus élevée et la plus interne de ce condyle. Le demi-membraneux envoie de bas en haut une expansion fibreuse à la même capsule interne : le jumeau externe s'identifie bien plus encore que l'interne avec la capsule fibreuse correspondante sur laquelle il prend un grand nombre d'insertions. C'est dans l'épaisseur de la capsule externe que se trouve, quand il existe, le sésamoïde du jumeau externe.

Capsule fibreuse de chaque condyle.

Le ligament postérieur médian se compose de plusieurs ordres de fibres.

2° *Ligament postérieur médian.* Il est composé de plusieurs ordres de fibres. 1° Les unes, obliquement dirigées de bas en haut et de dedans en dehors, appartiennent à une expansion considérable du demi-membraneux ; 2° d'autres proviennent des tendons du poplité et des jumeaux ; 3° enfin, quelques faisceaux fibreux, les uns verticaux, les autres obliques, qui prennent naissance au dessus des condyles du fémur, se portent au tibia. De cet assemblage de fibres dirigées en divers sens, résulte un ligament à trame irrégulière qui est criblé de trous par lesquels pénètrent des ramifications de l'artère articulaire moyenne : plusieurs des faisceaux ligamenteux les plus profonds vont s'insérer à la circonférence des cartilages interarticulaires.

Ligament antérieur.

3° *Ligament antérieur* ou *ligament rotulien.* On donne ce nom à cette portion du tendon des extenseurs qui de la rotule s'étend au tibia.

Il est constitué par une bandelette très large, très épaisse, à peu près triangulaire. Nées par une large insertion non seulement du sommet de la rotule, mais encore de la face antérieure de ces os, sur une surface de 5 à 6 lignes, ses fibres parallèles et nacrées se portent, en se rapprochant, à la partie la plus saillante et la plus inférieure de la tubérosité antérieure du tibia. Il est à remarquer que l'insertion de ce ligament au sommet de la rotule ne se fait nullement aux rugosités que ce sommet présente en arrière. Derrière ce ligament est une masse considérable de tissu adipeux, qui le sépare de la synoviale articulaire; une synoviale propre le sépare de la portion de tubérosité antérieure sur laquelle il glisse. Cette synoviale tantôt communique avec la synoviale articulaire, tantôt en est parfaitement distincte (1).

La rotule et le tendon du triceps font partie du ligament antérieur.

Le ligament rotulien ne constitue qu'une partie du ligament antérieur de l'articulation du genou; ce ligament antérieur est complété par la rotule et par les tendons réunis du droit antérieur, du vaste interne et du vaste externe, tendons réunis dont le ligament rotulien est évidemment la continuation. Nous voyons donc ici une application bien remarquable de cette loi par laquelle les ligaments articulaires sont fortifiés et quelquefois complètement remplacés par des tendons, et j'ai eu soin de noter dans les généralités que les articulations trochléennes présentent surtout des exemples de ce remplacement dans le sens de l'extension, parce que dans ce sens un ligament, c'est à dire un moyen de contention purement passif ne pouvait convenir.

Avantages de la substitution d'un tendon à un ligament.

Substituez au tendon des muscles extenseurs un ligament ordinaire, qu'arrivera-t-il? d'abord ce ligament devra être extrêmement long pour permettre la flexion; or, s'il est assez long pour permettre la flexion, que deviendra-t-il dans l'extension? à moins d'être doté d'extensibilité et d'élasticité à la manière des ligaments jaunes, il se plissera et s'interposera aux surfaces articulaires. Il fallait donc un ligament qui pût se raccourcir ou s'allonger suivant les besoins, un tendon faisant suite à un muscle, c'est à dire à un organe à la fois extensible, élastique et contractile. Il fallait en outre un os qui pût compléter en avant l'articulation, remplir le vaste hiatus, qui, dans la flexion, serait resté entre les surfaces

(1) Je ferai remarquer que cette synoviale se développe, d'une part, sur le ligament, dont elle occupe toute la largeur; d'autre part, sur la tubérosité antérieure du tibia, lequel est complètement dépourvu de cartilage articulaire dans ce point, et la facilité avec laquelle on sépare la synoviale du tibia contraste avec la difficulté de la dissection de la synoviale sur les cartilages articulaires, si tant est qu'elle y existe.

articulaires, glisser impunément sur des surfaces osseuses et permettre en même temps la station sur les genoux. Ce triple but a été rempli par la rotule, os sésamoïde développé dans l'épaisseur du tendon du muscle extenseur de la jambe, c'est à dire du triceps fémoral qu'elle éloigne en outre du parallélisme au point d'insertion.

Utilité de la rotule.

Indépendamment du ligament antérieur, l'articulation du genou présente en avant un grand surtout aponévrotique, constitué par l'aponévrose fémorale, par une expansion aponévrotique du fascia-lata, par une autre expansion aponévrotique fournie par la patte d'oie, à laquelle vient se joindre une lame fibreuse détachée du tendon du vaste interne et du vaste externe, et qui va se fixer au tibia. Ce grand surtout aponévrotique antérieur présente au niveau du tendon du triceps, comme pour le brider, un entrecroisement en sautoir, qui lui est très adhérent; au niveau de la rotule, une couche mince, quelquefois interrompue et comme lacérée à cause de la présence de la capsule synoviale sous-cutanée, et au niveau du ligament rotulien des fibres dirigées obliquement de haut en bas et de dehors en dedans.

Grand surtout aponévrotique antérieur.

Enfin, je noterai comme annexes du ligament antérieur *deux ligaments propres de la rotule*, l'un interne, l'autre externe, étendu des bords de la rotule à la partie postérieure de chaque tubérosité, ligaments larges et minces qui adhèrent fortement à la capsule synoviale.

Ligaments propres de la rotule.

4° *Ligaments croisés* ou *interosseux*. Il existe au centre de l'articulation du genou des ligaments interosseux disposés de manière à permettre la flexion la plus étendue, mais à limiter les mouvements d'extension. Ces ligaments, au nombre de deux, sont appelés *croisés*, parce qu'ils se croisent en sautoir ou en X : ils sont situés dans la profonde échancrure inter-condylienne, qui paraît n'avoir d'autre destination que celle de les protéger.

Ligaments croisés ou interosseux.

L'un est *antérieur;* il naît du condyle externe et se porte à la partie antérieure de l'épine du tibia. L'autre est *postérieur;*

il naît du condyle interne et se porte à la partie postérieure de la même épine. L'un et l'autre se continuent par un faisceau distinct avec le cartilage interarticulaire externe, jamais avec le cartilage interarticulaire interne. Les noms d'antérieur et de postérieur leur ont été donnés à cause de leur insertion inférieure; car, supérieurement, les ligaments croisés naissent au même niveau. Voici, d'ailleurs, une description plus précise encore de leurs insertions en haut et en bas et de leur direction.

Supérieurement, ils naissent au même niveau.

Le *ligament croisé antérieur* naît de la dépression semi-lunaire à concavité supérieure que présente la face interne ou médiane du condyle externe, sous la forme d'une bandelette aplatie d'un côté à l'autre; de là, il se porte de haut en bas, de dehors en dedans et d'arrière en avant, s'applatit d'avant en arrière, et vient s'insérer au devant de l'épine du tibia sur laquelle il empiète un peu en prenant quelques insertions entre les deux reliefs articulaires qui la constituent : du côté externe de ce ligament partent quelques fibres qui vont se jeter sur la partie externe du cartilage semi-lunaire.

Insertions précises de ligament croisé antérieur.

Le ligament croisé postérieur naît de la face externe ou médiane du condyle interne dans une dépression semi-lunaire tout à fait semblable à celle destinée au ligament croisé antérieur; il présente d'ailleurs, comme ce dernier, une triple obliquité, savoir de haut en bas, d'avant en arrière et de dedans en dehors, envoye une expansion considérable au cartilage interarticulaire externe et va s'insérer en arrière de l'épine du tibia.

Du ligament croisé postérieur.

Triple obliquité des ligaments croisés.

Il suit de là que les ligaments croisés présentent un double croisement, 1° un croisement dans le sens antéro-postérieur, c'est à celui-là seul qu'on a donné son attention; 2° un croisement dans le sens transversal : lorsqu'on imprime au tibia un mouvement de rotation de dedans en dehors le croisement augmente au point que ces deux ligaments, fortement pressés l'un contre l'autre, limitent le mouvement; ils se décroisent, au contraire, se relâchent et deviennent parallèles, dans la rotation de dehors en dedans : ils sont tous deux tendus dans l'extension et relâchés dans la flexion. Il y a une ex-

Leur double croisement.

Les ligaments croisés sont tendus dans l'extension.

ception pour les fibres les plus antérieures du ligament croisé antérieur, qui se relâchent dans une extension moyenne et se distendent dans la flexion; mais lorsque l'extension est très considérable, le ligament croisé antérieur se distend également par ses fibres antérieures qui, pressées par les condyles, décrivent une courbe à concavité antérieure (1).

La synoviale du genou est la plus considérable du corps humain.

5° *Synoviale.* C'est de toutes les synoviales celle qui est la plus considérable et la plus compliquée. En suivant son trajet, à partir du bord supérieur de la rotule, elle présente : 1° derrière le tendon des extenseurs, un vaste cul de sac remplacé quelquefois par une capsule synoviale distincte, située entre le fémur et le tendon des extenseurs. Chez un grand nombre de sujets, cette synoviale communique avec celle du genou par une ouverture plus ou moins considérable. Lorsque la communication existe, un rétrécissement ou un étranglement circulaire est le vestige de la séparation. De chaque côté de la rotule, la synoviale s'étend au dessous des muscles vaste externe et vaste interne, et s'élève quelquefois à un pouce et demi deux pouces au dessus des surfaces articulaires : le prolongement du vaste externe est beaucoup plus considérable que celui du vaste interne. L'existence de ces deux prolongements explique la formation des saillies qui existent sur les côtés et au-dessus de l'articulation, dans l'hydropisie du genou; et l'étendue

Vaste cul de sac derrière le tendon des extenseurs.

Prolongements latéraux de la synoviale.

(1) Une remarque fort intéressante, c'est que les insertions supérieures des ligaments latéraux externe et interne et celles des ligaments croisés antérieur et postérieur ont lieu sur la même ligne transversale, en arrière de l'axe du fémur, au centre de la courbe peu régulière que décrivent les condyles, de telle façon que si, avec une broche de fer, on traverse les deux condyles au niveau de l'insertion supérieure de ces ligaments latéraux, cette broche traversera ces quatre ligaments. C'est à M. Martin, orthopédiste distingué, que je dois cette observation curieuse qui lui a été suggérée par les études qu'il a faites sur des jambes artificielles. Je ferai remarquer toutefois que dans cette espèce d'embrochement des ligaments croisés, bien que la broche traverse à peu près à leur partie moyenne les insertions condyliennes des ligaments croisés, cependant la partie principale du ligament croisé antérieur se trouve en arrière de la broche et la partie principale du ligament croisé postérieur en avant.

plus grande du prolongement externe explique le volume plus considérable de la saillie externe dans le même cas. 2° La synoviale, examinée dans l'échancrure intercondylienne, enveloppe les ligaments croisés sans s'interposer entre eux, les accolle ainsi l'un à l'autre, sans revêtir leurs faces contiguës, elle revêt également les ligaments latéraux.

La synoviale unit l'un à l'autre les ligaments croisés.

3° Au dessous de la rotule, la synoviale tapisse le ligament rotulien, au niveau duquel elle est soulevée par le tissu adipeux sous-rotulien, là elle fournit une gaîne à un cordon fibreux très grêle qui naît de ce tissu adipeux et va se fixer à la partie antérieure de l'espace intercondylien, immédiatement derrière la trochlée. C'est ce petit repli qu'accompagne souvent un prolongement du tissu adipeux qu'on appelle *ligament adipeux*. Quelquefois le prolongement connu sous le nom de ligament adipeux n'existe pas; d'autres fois il est multiple. J'ai vu un repli du même genre, étendu de la portion de synoviale qui revêt le tendon des extenseurs à la partie du fémur située au dessus de la trochlée. Il n'est aucune synoviale qui soit pourvue d'un aussi grand nombre de petits prolongements chevelus qui en hérissent pour ainsi dire la surface interne chez certains sujets; ils se rencontrent plus spécialement autour de la rotule et des cartilages interarticulaires. C'est à ces prolongements que Clopton Havers a donné le nom de *franges synoviales*. On a considéré comme un muscle particulier tenseur de la synoviale quelques fibres profondes du triceps qui s'y insèrent. (*Voy.* Triceps crural, MYOLOGIE.)

Ligament adipeux.

Tissu adipeux sous-synovial. L'abondance de ce tissu à l'articulation fémoro-tibiale nous engage à insister sur la disposition qu'il présente. On le rencontre surtout derrière le ligament rotulien; là, il forme une couche extrêmement épaisse, remplissant l'intervalle qui sépare le ligament rotulien de la synoviale. Cette masse adipeuse qui soulève le ligament rotulien dans l'extension du genou, et qui, dans la flexion s'enfonce dans le vide qui se fait dans cette attitude entre les condyles du fémur et le tibia; cette masse, dis-je, est placée en de-

Tissu adipeux sous-synovial.

hors de l'articulation entre le ligament rotulien et la synoviale qu'elle soulève. Si on l'examine du côté de l'articulation, on voit que cette masse adipeuse présente plusieurs prolongements qui sont assez analogues aux appendices graisseux de l'épiploon. Ces appendices sont tous recouverts par un repli de la synoviale, et c'est un de ces appendices qui soutenu par un faisceau fibreux, va se fixer dans l'espace intercondylien, sous le nom de *ligament adipeux de la rotule*, ligament quelquefois multiple qui n'a d'autre but que d'attirer la masse adipeuse entre le tibia et le fémur pendant la flexion du genou et de la maintenir en place pendant l'extension. On trouve encore une grande quantité de tissu adipeux derrière le tendon du triceps, au dessus des condyles où il comble l'intervalle qui sépare ce tendon de la partie correspondante du fémur. Enfin, des flocons adipeux se rencontrent tout autour des condyles; on en trouve encore dans l'échancrure intercondylienne, de même qu'autour des insertions des ligaments croisés.

Prolongements analogues aux appendices graisseux de l'épiploon.

Usage de cette graisse.

Cette graisse, que l'on observe même chez les individus réduits au marasme, mais qui est alors plus séreuse et comme infiltrée, ne remplit nulle part plus évidemment que dans l'articulation du genou l'usage de combler les intervalles que laissent entre elles dans certaines attitudes les surfaces articulaires.

Mécanisme de l'articulation fémoro-tibiale.

Conditions de solidité.

1° *Sous le rapport de la solidité.* La solidité des articulations étant généralement en raison directe de l'étendue des surfaces articulaires, il n'en est aucune qui soit, sous ce rapport, plus avantageusement disposée que l'articulation du genou. La réception de l'épine du tibia dans l'échancrure intercondylienne est encore une circonstance qui augmente la solidité de l'articulation, mais qui cependant ne constitue qu'un engrènement très imparfait. Enfin, comme troisième condition de solidité, on doit ajouter la multiplicité des ligaments et des tendons qui suppléent en quelque sorte à ce qui manque du côté de l'engrènement.

2° *Sous le rapport de la mobilité.* L'articulation du genou appartenant à la classe des articulations trochléennes, présente deux mouvements principaux en sens opposé : l'un de *flexion*, l'autre d'*extension;* mais, comme l'emboîtement des surfaces est très imparfait, elle permet aussi quelques légers mouvements de *rotation.*

Deux mouvements.

1° *Flexion.* Dans ce mouvement, les surfaces du tibia, munies de leurs cartilages interarticulaires, glissent d'avant en arrière sur les condyles du fémur; et telle est l'étendue de la surface articulaire des condyles à la partie postérieure, que ce mouvement peut être porté assez loin pour permettre en arrière le contact de la jambe et de la cuisse. Dans ce mouvement, les ligaments latéraux et postérieurs, ainsi que les ligaments croisés sont relâchés, à l'exception des fibres antérieures du ligament croisé antérieur qui sont distendues; le ligament rotulien est tendu; la rotule est appliquée sur la partie antérieure de l'articulation, elle est dans une situation fixe, et ne peut pas être, comme dans l'extension, portée à droite ou à gauche. Dans cette attitude, la rotule comble pour ainsi dire le vaste hiatus qui existe alors à la partie antérieure de l'articulation entre le fémur et le tibia. La luxation est impossible dans l'exercice de ce mouvement, qui n'a d'autre limite que la rencontre mutuelle de la jambe et de la cuisse.

Étendue du mouvement de flexion.

Etat de l'articulation dans la flexion.

2° *Extension.* Dans ce mouvement, les surfaces du tibia, toujours munies de leurs cartilages interarticulaires, glissent en sens inverse. Le mouvement s'arrête lorsque la jambe est sur la même ligne que la cuisse; et, quelque effort musculaire que l'on fasse dans cette attitude, jamais la jambe, à moins de vice de conformation, ne dépassera cette limite. Une extension plus considérable est rendue également impossible, et par la configuration des surfaces articulaires, et par la distension de tous les ligaments, le ligament rotulien seul excepté. En effet, celui-ci est, pendant l'extension, dans un relâchement complet, qui permet à la rotule une grande mobilité dans tous les sens. Une circonstance de configuration

Extension.

Ses limites.

des surfaces articulaires, me paraît s'opposer à une extension qui dépasserait la ligne droite, c'est le peu de largeur de la trochlée comparée à l'écartement des condyles. On comprend que dans un mouvement d'extension prolongé au delà de la ligne droite, les cavités glénoïdes du tibia viendraient répondre à une partie de la trochlée fémorale beaucoup moins large que la surface appartenant à ces cavités glénoïdes.

Expérience qui prouve que les ligaments croisés limitent l'extension.

Les ligaments croisés sont spécialement destinés à limiter le mouvement d'extension; il suffit, pour s'en convaincre, de faire l'expérience suivante : faites la section de tous les ligaments extérieurs de l'articulation : les ligaments croisées resteront seuls; puis essayez d'étendre la jambe au delà des limites ordinaires de l'extension, vous trouverez ce mouvement tout aussi impossible qu'avant la section des autres ligaments. La preuve que l'un et l'autre ligament croisés s'opposent également à l'extension, c'est que si on coupe tous les ligaments périphériques en laissant intact soit le ligament croisé postérieur, soit le ligament croisé antérieur, l'extension est également limitée. Une expérience analogue, et dans laquelle on coupe tous les ligaments, même les ligaments croisés, en laissant seulement intacts les ligaments latéraux, prouve que ces derniers, non seulement s'opposent aux mouvements de latéralité, mais encore bornent très efficacement le mouvement d'extension; ce qui dépend de leur situation beaucoup plus rapprochée de la partie postérieure que de la partie antérieure de l'articulation. La luxation complète n'est possible qu'après la déchirure de tous les ligaments qui bornent l'extension.

Les ligaments latéraux limitent également l'extension.

Une remarque intéressante, et qui m'a été suggérée par M. Martin, c'est que les ligaments croisés n'ont pas seulement pour usage de limiter le mouvement d'extension, mais qu'ils ont encore pour but, et peut-être même ce but est-il le principal, d'empêcher les surfaces articulaires de s'abandonner dans le sens antéro-postérieur pendant une extension forcée. Ainsi le ligament croisé antérieur empêchera et le déplacement du tibia en arrière et celui du fémur en avant, de même que

Les ligaments croisés ne permettent pas aux surfaces articulaires de s'abandonner.

le ligament croisé postérieur empêchera et le déplacement du tibia en avant et celui du fémur en arrière dans le mouvement d'extension.

Les muscles extenseurs de la jambe ne prennent aucune part à la station bipède.

Il importe encore de faire observer que dans la station sur les pieds, les jarrets tendus, les muscles extenseurs de la jambe sur la cuisse, droit antérieur, vaste externe et vaste interne sont tout à fait inactifs, ainsi que le prouve la mobilité extrême de la rotule et le relâchement de ces muscles dans cette attitude, ainsi que le prouve encore l'absence de tout sentiment de lassitude dans ces mêmes muscles après une station verticale longtemps continuée. L'extension du genou se fait donc sans la coopération des muscles par le simple fait de la largeur des surfaces articulaires juxtaposées et par la tension des ligaments latéraux et croisés qui maintiennent mécaniquement les surfaces articulaires en rapport (1).

Dans tous ces mouvements, la rotule est fixe, et c'est la trochlée fémorale qui glisse, soit de haut en bas, soit de bas en haut sur la face postérieure de la rotule. La rotule doit cette position presque invariable à l'inextensibilité du ligament rotulien. L'existence de la rotule ne concourt en rien à limiter les mouvements d'extension. Ses seuls usages, par rapport à l'articulation, sont d'en protéger la partie antérieure et d'en prévenir la pression douloureuse pendant la station sur les genoux. Ses autres usages, et ce sont les principaux, se rattachent aux

(1) Un fait observé par M. Robert, l'un de nos jeunes chirurgiens les plus distingués, vient à l'appui de ces idées, dont les jambes artificielles de M. Martin avaient d'ailleurs fourni la démonstration. Un individu affecté de fracture de rotule avait guéri avec un écartement de dix centimètres environ. Le mouvement d'extension par contraction musculaire était impossible; mais lorsque le membre était dans l'extension, il s'y maintenait avec la même solidité que le membre du côté sain. Le malade était parvenu à exécuter spontanément le mouvement d'extension de la jambe par une espèce d'artifice, c'était en portant le tronc et le bassin fortement en avant; le fémur suivait le bassin, et l'extension une fois produite, ce membre inférieur immobile et très résistant rendait pour la station les mêmes services que le membre inférieur du côté sain.

fonctions du muscle triceps fémoral, dans le tendon duquel elle est développée : elle éloigne l'axe de ce muscle du parallélisme avec le levier qu'il doit mouvoir. Mobile et déprimée pendant l'extension de la jambe, elle est saillante et fixe pendant la flexion (1).

Mouvement de rotation.

Mouvements de rotation. Lorsque la jambe est à moitié fléchie sur la cuisse, elle peut exécuter des mouvements de rotation très bornés, soit en dedans, soit en dehors. Ces mouvements s'exécutent sur le condyle interne comme sur un pivot, et non sur le condyle externe qui glisse d'avant en arrière dans le mouvement de rotation en dedans, et d'arrière en avant dans le mouvement de rotation en dehors. La rotation en dedans est limitée par le contact mutuel des ligaments croisés, dont l'entrecroisement augmente dans ce mouvement. Cette différence dans la part que prennent les condyles au mouvement de rotation, ne dépend d'aucune disposition propre à l'articulation; elle dépend exclusivement de la disposition des puissances, ainsi que nous le verrons dans la myologie. La rotation en dehors est plus étendue, parce que dans ce mouvement les ligaments se décroisent et deviennent parallèles. Nous verrons bientôt que c'est le biceps qui est l'agent de la rotation en dehors, et le poplité l'agent de la rotation en dedans.

(1) C'est pendant la flexion de la jambe, et conséquemment dans le moment de sa plus grande fixité, que la rotule peut se déplacer par suite d'une violence extérieure, et ce déplacement a toujours lieu en dehors. Cependant le condyle externe du fémur, beaucoup plus saillant que l'interne, semblerait devoir s'opposer à la luxation en dehors, et favoriser la luxation en dedans. Mais il est bon de remarquer que la rotule, déplacée en dedans, ne saurait rester dans cette position où elle n'est maintenue par rien, où elle tend, au contraire, à être ramenée à sa situation naturelle par la direction un peu oblique du triceps; tandis que lorsque la rotule est déplacée en dehors, la saillie du condyle externe est un obstacle à sa réduction, qui ne saurait être obtenue que par les moyens de l'art. Remarquons d'ailleurs que de l'obliquité en bas et en dedans de la trochlée fémorale, il résulte que la rotule tend incessamment à être portée en dehors par le tendon des extenseurs légèrement oblique dans le même sens. Cela est si vrai que, dans les tumeurs blanches de l'articulation du genou, c'est toujours en dehors qu'a lieu le déplacement spontané de la rotule.

Articulations péronéo-tibiales.

Préparation. 1° Enlevez avec précaution les muscles de la région antérieure et de la région postérieure de la jambe. De cette manière, le ligament interosseux, ainsi que les ligaments antérieurs et postérieurs de ces articulations, se trouveront préparés. 2° Pour voir l'intérieur de ces articulations, sciez les deux os à la partie moyenne de la jambe, puis séparez-les. 3° On peut encore, pour se faire une idée du ligament interosseux de l'articulation péronéo-tibiale inférieure, diviser par un trait de scie l'extrémité inférieure des deux os de la jambe en deux moitiés, l'une antérieure, l'autre postérieure.

Le tibia et le péroné, contigus à leurs extrémités, sont séparés au milieu par l'espace interosseux qu'occupe une aponévrose appelée improprement *ligament interosseux*.

Il existe donc pour l'union de ces os une articulation péronéo-tibiale supérieure, une articulation péronéo-tibiale inférieure et un ligament ou mieux une aponévrose interosseuse.

Il existe deux articulations péronéo-tibiales.

1° *Articulation péronéo-tibiale supérieure.*

Cette articulation est du genre des *arthrodies*. La facette articulaire du tibia dirigée en bas et en dehors, occupe la partie postérieure de la tubérosité externe du tibia. La facette du péroné regarde en haut et en dedans; elle occupe la partie interne de l'extrémité supérieure de l'os.

Arthrodie.

Facettes articulaires.

Les *moyens d'union* sont deux ligaments, un antérieur et un postérieur. Ces deux ligaments sont composés de faisceaux parallèles, obliquement dirigés en bas et en dehors de la tubérosité externe du tibia, à la tête du péroné. Une synoviale ordinairement isolée, et qui est quelquefois continue avec la synoviale du genou, appartient à cette articulation.

Ligaments.

Cette communication de la synoviale du genou avec celle de l'articulation péronéo-tibiale, communication qui est assez fréquente, doit faire proscrire dans l'amputation de la jambe un procédé qui consisterait à extirper l'extrémité supérieure du péroné. On conçoit de quels accidents formidables

Communication de la synoviale du genou avec l'articulation péronéo-tibiale supérieure.

pourrait être suivie cette extirpation qui pourtant a été faite sans accident, et qui a pour but unique de s'opposer à la co pression exercée par le péroné sur les parties molles.

2° *Articulation péronéo-tibiale inférieure.*

Amphiarthrose. Cette articulation est de la classe des *amphiarthroses*, c'est à dire qu'elle offre à la fois des surfaces contiguës et des surfaces continues. Les premières consistent en deux facettes articulaires, étroites de haut en bas, oblongues d'arrière en avant, dont l'une convexe, se remarque sur la face interne de l'extrémité inférieure du péroné au dessus de la malléole; l'autre concave, appartient au tibia et se continue sans interruption avec la face articulaire inférieure ou astragalienne de cet os. Ces deux facettes sont revêtues de cartilages. Les surfaces continues, rugueuses, offrent une étendue beaucoup plus considérable : elles sont triangulaires, ayant la base du triangle tournée en bas : celle du péroné en convexe, celle du tibia légèrement concave.

Surfaces contiguës.

Surfaces continues.

Moyens d'union. Les *moyens d'union* sont : 1° deux ligaments extérieurs à l'articulation; 2° un ligament interosseux qui unit les deux surfaces triangulaires dont il a été question. Des deux ligaments

Ligaments périphériques. périphériques, l'un est *antérieur*, l'autre *postérieur;* tous deux sont très forts, et se composent de faisceaux épais, resplendissants, lesquels, parallèles entre eux, se rendent obliquement de haut en bas et de dedans en dehors du tibia vers le péroné; ils sont presque toujours divisés en deux faisceaux distincts. Tous deux ont ceci de remarquable qu'ils débordent en bas les surfaces articulaires, remplissent le vide anguleux qui existe en avant et en arrière entre le tibia et le péroné, et complètent ainsi par des trousseaux extrêmement forts la mortaise tibio-péronière dont ils augmentent la profondeur.

Synoviale. La *synoviale* qui revêt cette articulation, est un prolongement de la synoviale de l'articulation tibio-tarsienne.

Ligament interosseux. Le *ligament interosseux* consiste dans des faisceaux ligamenteux, très forts, dirigés obliquement du péroné au tibia, entremêlés de tissu adipeux, qui unissent si intimement les deux surfaces triangulaires, que le péroné se fracture quelquefois par l'effort qu'on fait pour rompre le ligament.

8° *Aponévrose interosseuse.*

On donne le nom de *ligament interosseux* à une cloison aponévrotique, placé entre les muscles de la région antérieure et ceux de la région postérieure de la jambe; cette membrane doit être considérée bien plus comme une aponévrose destinée à multiplier les points d'insertion musculaire, que comme un moyen d'union entre les os de la jambe.

Aponévrose interosseuse.

Cette membrane, qui va en se rétrécissant de haut en bas, est formée de faisceaux dirigés obliquement de haut en bas et de dedans en dehors du bord externe du tibia à la crête longitudinale qui se remarque sur la face interne du péroné. De même qu'au ligament interosseux de l'avant-bras, on trouve ici quelques fibres qui croisent les premières à angle aigu. La cloison que constitue le ligament interosseux est interrompue en haut et en bas pour le passage des vaisseaux : dans l'ouverture que cette cloison présente inférieurement, passent l'artère et les veines péronières; dans l'ouverture qu'elle présente supérieurement, passent l'artère et les veines tibiales antérieures.

Interruption pour le passage des vaisseaux.

Mécanisme des articulations péronéo-tibiales.

Le péroné n'exécute sur le tibia que des mouvements de glissement presque imperceptibles. Ce mécanisme se rapporte exclusivement à l'articulation tibio-tarsienne.

Articulation tibio-tarsienne (1).

Préparation. 1° Couper et renverser les tendons qui se réfléchissent autour de l'articulation; 2° enlever les gaines tendineuses qui masquent

(1) Nous ferons remarquer que pour étudier cette articulation, comme d'ailleurs toutes les autres articulations, il est très avantageux d'en avoir deux en même temps à sa disposition, savoir, une ouverte, et une dont les ligaments soient intacts.

la plupart des ligaments. Le ligament péronéo-calcanéen se voit lorsqu'on a enlevé les tendons des péroniers latéraux; la synoviale de ces tendons seule le revêt. Le ligament péronéo-astragalien postérieur est le plus difficile à découvrir, parce qu'il est profondément situé, séparé qu'il est de la gaine des muscles de la région postérieure par une grande quantité de tissu adipeux. Le ligament latéral interne se voit immédiatement au dessous des gaines des muscles jambier postérieur, fléchisseur commun des orteils et fléchisseur propre du gros orteil. Pour voir la couche profonde de ce ligament, il faut enlever lame par lame les couches superficielles.

Articulation trochléenne

L'*articulation tibio-tarsienne* appartient à la classe des *trochléennes* (ginglymes angulaires).

A. *Surfaces articulaires*. Les deux os de la jambe concourent à cette articulation, et se réunissent inférieurement pour former une mortaise oblongue transversalement, dont l'extrémité inférieure du tibia forme la presque totalité. Sur cette surface articulaire, on remarque une saillie antéro-postérieure qui répond à la gorge de la poulie que présente l'astragale, et qui sépare deux cavités peu profondes. La mortaise est limitée latéralement par les deux malléoles. La malléole interne ou tibiale répond à la facette latérale interne de l'astragale; la malléole externe ou péronière répond à la facette latérale externe du même os. La mortaise tibio-péronière est d'ailleurs complétée en avant et en arrière par la partie inférieure des ligaments péronéo-tibiaux antérieur et postérieur.

Mortaise tibio-péronière.

Trochlée astragalienne.

2° Du côté du pied est une trochlée oblongue d'avant en arrière, par opposition à la mortaise oblongue transversalement que présente l'extrémité inférieure de la jambe (1). Cette trochlée offre une dépression peu profonde, dirigée d'avant

(1) Ainsi, le plus grand diamètre de la trochlée astragalienne est dirigé d'avant en arrière; le plus grand diamètre de la mortaise tibio-péronière est dirigée transversalement. C'est la disproportion entre le diamètre antéro-postérieur de la poulie astragalienne et celui de la mortaise jambière, qui mesure l'étendue des mouvements de flexion et d'extension du pied. Je ferai encore remarquer que l'articulation tibio-tarsienne est la seule articulation trochléenne qui présente un emboîtement.

en arrière, et deux bords, un interne et un externe; ce dernier beaucoup plus relevé. La poulie astragalienne se continue avec les deux facettes latérales de l'astralage, facettes dont l'externe est beaucoup plus considérable que l'interne.

B. *Moyens d'union.* Ce sont trois ligaments latéraux externes, un ligament latéral interne et une synoviale.

Il y a trois ligaments latéraux externes.

Ligaments latéraux externes ou péronéo-tarsiens. Ces ligaments sont au nombre de trois; tous partent du péroné, et se terminent soit à l'astragale, soit au calcanéum.

1° *Ligament latéral externe* proprement dit, ou *ligament péronéo-calcanéen*, situé au-dessous de la gaîne des péroniers latéraux. Ce ligament naît du sommet de la malléole externe, et va se fixer en bas et un peu en arrière au côté externe du calcanéum. Il est arrondi et composé de fibres parallèles.

1° Ligament péronéo-calcanéen.

2° *Ligament latéral externe antérieur*, ou *péronéo-astragalien antérieur.* Il naît du bord antérieur de la malléole externe, et va se fixer en avant et en bas, à l'astragale, au-devant de la facette malléolaire externe. Ce ligament est très court, il va en s'élargissant de haut en bas : c'est lui qui constitue un des deux ligaments antérieurs que Bichat admettait pour cette articulation.

2° Ligament péronéo-astragalien antérieur.

3° *Ligament latéral externe postérieur*, ou *péronéo-astragalien postérieur.* Très profondément situé, ce ligament s'étend de l'excavation que présente en dedans et en arrière la malléole externe, jusqu'à la face postérieure de l'astragale immédiatement au dessous de la poulie astragalienne : dirigée presque horizontalement, bien qu'un peu oblique de haut en bas et de dehors en dedans, il est parallèle au ligament postérieur de l'articulation péronéo-tibiale inférieure, et se compose de faisceaux parallèles très distincts disposés en plusieurs couches dont les plus profondes se fixent à l'astragale derrière la facette malléolaire externe. Le ligament péronéo-astragalien postérieur est très fort, c'est celui que Bichat appelle ligament postérieur de l'articulation.

3° Ligament péronéo-astragalien postérieur.

Ligament latéral interne, ou *tibio-tarsien.* Extrêmement

Ligament latéral interne. fort, composé de deux couches bien distinctes, l'une *superficielle*, seule décrite par les auteurs, l'autre *profonde*.

1° Couche superficielle. 1° La *couche superficielle* est triangulaire : elle naît du sommet tronqué ou bord inférieur de la malléole externe, mais seulement de la lèvre extérieure de ce bord : de là ses fibres se portent en divergeant : les postérieures, qui sont les plus fortes, à un gros tubercule que présente en bas et en arrière la face externe de l'astragale ; les moyennes, qui sont verticales, au bec de la petite apophyse calcanienne ; les antérieures au col de l'astragale. Ce sont ces fibres divergentes qui constituent le ligament latéral interne des auteurs, et c'est cette divergence de ses fibres qui lui a mérité le nom de ligament deltoïdien. Quelques auteurs ont même donné aux fibres antérieures de ce ligament le nom de ligament antérieur.

2° Couche profonde. 2° Si on divise la couche superficielle du ligament latéral interne, on voit qu'il existe au-dessous d'elle une couche fibreuse extrêmement forte, composée de trousseaux fibreux obliquement étendus de toute l'épaisseur du sommet de la malléole externe à toute la portion du plan interne de l'astragale qui est au-dessous de la facette articulaire : les faisceaux supérieurs qui sont les plus courts sont horizontalement dirigés.

Point de ligaments antérieur et postérieur proprement dits. Point de *ligaments antérieur et postérieur* proprement dits, à moins qu'on ne donne ce nom à quelques fibres rares, accolées à la synoviale et obliquement étendues du tibia vers le tarse. On doit considérer comme tenant lieu des ligaments antérieur et postérieur, les tendons qui passent au-devant et ceux qui passent en arrière de l'articulation et les gaînes fibreuses qui les contiennent.

Les gaînes fibreuses des tendons qui passent sur les ligaments latéraux externes et internes, doivent également être considérées comme faisant partie de l'appareil ligamenteux de l'articulation.

Synoviale. *Synoviale*. On découvre sa surface extérieure en avant et en arrière, après avoir enlevé les tendons et les gaînes tendineuses. Si, pour étudier le trajet de cette synoviale, on coupe les ligaments latéraux externes, on la voit s'enfoncer dans l'articulation péronéo-tibiale inférieure ; on voit aussi que, serrée latéralement, elle est très lâche en arrière et surtout en avant. Une assez grande quantité de tissu adipeux revêt sa surface externe dans ces deux derniers sens.

Mécanisme de l'articulation tibio-tarsienne.

Cette articulation étant, d'un côté, le point sur lequel s'opère la transmission du poids du corps au pied, et d'un autre côté prenant une part très active aux mouvements par lesquels s'effectue la progression, est organisée de manière à jouir d'une grande solidité, tout en permettant des mouvements assez étendus.

Conditions favorables à la solidité.

A. *Sous le rapport de la solidité*, on doit noter les dispositions suivantes.

1° Articulation à angle droit du pied et de la jambe.

1° La jambe articulée à angle droit avec le pied, lui transmet directement le poids du corps dans l'attitude bipède : cette transmission, ayant lieu dans le sens perpendiculaire, c'est à dire dans le sens où les surfaces s'opposent directement l'une à l'autre, ne tend ni à fatiguer ni à rompre les ligaments. La direction perpendiculaire de la jambe sur le pied dans la station est remarquable, en ce qu'elle suffit pour établir la destination de l'homme à l'attitude bipède, puisque c'est seulement dans cette attitude que le pied repose sur le sol par toute sa surface inférieure. Il est aussi à remarquer qu'on ne trouve aucune autre articulation, si ce n'est l'articulation de la tête avec la colonne vertébrale, disposée de manière à permettre que les deux brisures qu'elle sert à réunir, soient dans leur état habituel, réciproquement perpendiculaires.

2° Emboîtement articulaire à la manière d'un tenon dans une mortaise.

2° L'emboîtement du pied qui, par la surface astragalienne est articulé avec l'extrémité inférieure de la jambe, à la manière d'un tenon dans une mortaise, est encore une des conditions les plus favorables à la solidité de l'articulation tibio-tarsienne. Cet emboîtement résulte à la fois et de la forme de poulie que présente l'astragale, et de la forme anguleuse qui résulte pour la mortaise tibio-péronière de la disposition des malléoles. Or, il est à remarquer que cette dernière condition appartient, pour ainsi dire, en propre à l'articulation tibio-tarsienne; car, en général, on ne remarque point de formes aussi brusquement anguleuses dans les articulations trochléennes.

3° Présence du péroné.

3° Comme condition de solidité de l'articulation tibio-tarsienne, je dois encore noter la présence du péroné. Si la malléole externe avait été un prolongement du tibia, on conçoit qu'elle aurait pu être brisée par le moindre effort de latéralité, mais que les fractures sont en grande partie empêchées par la présence du péroné, os long, grêle, élastique, qui ploie et ne se rompt que dans le cas où des efforts considérables de diduction sont exercés. Une partie de la quantité de mouvement se perd d'ailleurs dans la symphyse péronéo-tibiale.

Conditions favorables à la mobilité.

B. *Sous le rapport de la mobilité*, l'articulation tibio-tarsienne permet des mouvements de flexion et d'extension : il ne se passe dans cette articulation aucun mouvement de latéralité; les mouvements latéraux ou d'adduction et d'abduction dont le pied est susceptible, ont lieu exclusivement dans les articulations des deux rangées du tarse; il suit de là que les mouvements de circumduction qui ont lieu dans le coude-pied, se partagent entre l'articulation tibio-tarsienne et l'articulation des deux rangées. On conçoit combien l'absence de mouvements latéraux dans l'articulation tibio-tarsienne, combien l'articulation de la jambe avec un seul os du tarse, rendent plus précis et plus énergiques les mouvements d'opposition de cette articulation.

Mécanisme du mouvement de flexion.

Dans la *flexion*, l'astragale glisse de devant en arrière sur la mortaise tibio-péronière; la partie postérieure de la poulie fait saillie en arrière. Une luxation par l'excès de ce mouvement est presque impossible, la rencontre du col de l'astragale et du bord antérieur de la mortaise tibio-péronière mettant des bornes à la trop grande étendue du mouvement de flexion.

Dans ce mouvement, le ligament péronéo-astragalien antérieur, les fibres moyennes et postérieures du ligament latéral interne, sont fortement tendus.

Dans *l'extension*, au contraire, la poulie astragalienne glisse d'arrière en avant sur la surface correspondante : la synoviale est soulevée à la partie antérieure ; le ligament péronéo-astragalien antérieur, les fibres antérieures et moyennes du ligament latéral interne, sont tendus ; la luxation est possible dans ce mouvement, mais elle est fort rare. **Mécanisme du mouvement d'extension.**

Mouvements de latéralité. Bien que la conformation des surfaces soit de nature à s'opposer aux mouvements de latéralité, on ne peut cependant méconnaître que l'élasticité du péroné d'une part, et d'une autre part, le léger mouvement de glissement qui a lieu dans les articulations péronéo-tibiales, ne se prêtent jusqu'à un certain point à ce genre de mouvement, en permettant à la malléole externe de céder un peu dans les mouvements de latéralité. Toutefois, pour peu que l'effort exercé par l'astragale contre la malléole externe soit porté assez loin pour opérer un déjettement de cette malléole, il y a fracture du péroné. **Mouvements de latéralité.**

ARTICULATIONS DU TARSE.

Les articulations intrisèques des os du tarse comprennent : 1° les articulations des os de chaque rangée entre eux ; 2° l'articulation des deux rangées entre elles.

Préparations. 1° Enlever tous les tendons qui recouvrent la face dorsale du pied, ainsi que le muscle pédieux ; 2° enlever tous les muscles de la région plantaire ; 3° détacher par le frottement avec un linge rude le tissu adipeux qui recouvre les ligaments : sous ce rapport, un sujet infiltré offre beaucoup plus de facilité pour la préparation ; 4° pour bien comprendre l'articulation des deux rangées entre elles, enlever l'astragale de l'espèce de boîte dans laquelle cet os est contenu, en divisant le ligament interosseux qui l'unit au calcanéum ; 5° pour étudier les ligaments interosseux, on peut séparer les os par la déchirure ou par la section de ces ligaments : à la résistance qu'on éprouve et aux débris ligamenteux qui restent attachés aux os, on juge très bien de la force et des insertions des ligaments interosseux; 6° pour bien saisir l'ensemble des articulations du tarse, il faut, en étudiant chacun des ligaments, avoir sous les yeux un pied articulé sur lequel toutes les articulations aient été ouvertes par la partie supérieure, et sur lequel tous les os se tiennent encore par les ligaments plantaires.

Articulation des os de la première rangée entre eux, ou articulation astragalo-calcanéenne.

Double arthrodie. *L'articulation astragalo-calcanéenne* est une ***double arthrodie***, pour laquelle les deux os s'opposent chacun deux facettes articulaires séparées l'une de l'autre par une rainure très profonde, plus profonde encore en dehors qu'en dedans. La facette astragalienne postérieure est concave, et celle du calcanéum convexe; en avant c'est le contraire : il y a donc emboîtement réciproque (1). Pour moyen d'union, nous ne trouvons, à proprement parler, qu'un *ligament interosseux* extrêmement fort, formé de trousseaux ligamenteux, les uns verticaux, les autres obliques, entremêlés de tissu adipeux, et remplissant l'espace considérable intercepté par les rainures des deux os, espace plus considérable en dehors qu'en dedans. Pour avoir une idée complète de ce ligament dont on voit très bien les extrémités externe et interne sans désarticulation préalable, il convient de faire avec la scie une coupe verticale antéro-postérieure de l'astragale et du calcanéum à leur partie moyenne.

Emboîtement réciproque.

Ligament interosseux.

Une synoviale assez lâche tapisse l'*articulation astragalo-*

(1) Je ferai remarquer que la configuration par emboîtement réciproque des surfaces articulaires ne devient une condition de mobilité que lorsque les moyens d'union jouissent d'une certaine laxité. Si les ligaments sont serrés, la disposition des surfaces articulaires, quelque favorable qu'elle soit aux mouvements, est neutralisée. Ce que je viens de dire s'applique aux surfaces articulaires configurées de la manière la plus avantageuse pour la mobilité, même à la forme sphéroïdale; exemple, articulation de la tête de l'astragale avec le scaphoïde, de la tête du grand os avec les os de la première rangée du carpe.

calcanéenne postérieure : la gaîne fibreuse du jambier postérieur, les gaînes fibreuses du fléchisseur commun des orteils et du fléchisseur propre du gros orteil doublent et fortifient la synoviale en dedans. On trouve encore autour de cette articulation deux faisceaux fibreux très petits, l'un postérieur, l'autre externe : que quelques anatomistes ont décrits sous le titre de *ligaments postérieur et externe.* Articulation astragalo-calcanéenne postérieure.

Quant à l'articulation *astragalo-calcanéenne antérieure*, souvent double, à raison de la division de la facette articulaire antérieure en deux facettes plus petites, elle fait partie de l'articulation astragalo-scaphoïdienne avec laquelle nous la décrirons. Articulation astragalo-calcanéenne antérieure.

Articulations des os de la deuxième rangée du tarse entre eux.

Elles sont toutes extrêmement serrées, les cinq os qui constituent cette rangée ne faisant qu'un dans l'exercice des mouvements qu'exécute le pied dans ses articulations tarsiennes. Ces articulations présentent pour la plupart des facettes anguleuses; elles offrent aussi des ligaments interosseux, et sont de véritables symphyses ou amphiarthroses. Ce sont des amphiarthroses.

1° *Articulation des os cunéiformes entre eux*, ou *articulations cunéennes.*

A. *Surfaces articulaires.* 1° Le premier et le deuxième cunéiformes se correspondent par des surfaces qui offrent une partie lisse qui est contiguë et une partie inégale qui est continue. La partie contiguë occupe, sous la forme d'une facette en équerre, la partie supérieure et la partie postérieure de cette surface. La partie continue est située au-devant de la facette en équerre. Portion contiguë. Portion continue.

2° Les deuxième et troisième cunéiformes se correspondent par des facettes qui sont contiguës et lisses en arrière seulement, mais qui en avant sont inégales et rugueuses.

B. *Moyens d'union.* 1° *Ligaments dorsaux.* On donne ce nom à des bandelettes fibreuses étendues transversalement d'un Ligaments dorsaux.

os à l'autre, et très serrées. Par leur face supérieure, sur laquelle se voient les fibres les plus longues, ces ligaments répondent au muscle pédieux et aux tendons des extenseurs. Par leur face inférieure, où se voient des fibres très courtes, ces ligaments correspondent aux articulations et au périoste des os cunéiformes, avec lequel ils s'entrelacent.

2° *Ligaments plantaires.* On ne peut donner ce nom qu'à quelques faisceaux de fibres appartenant aux ligaments interosseux.

Ligaments interosseux.

3° *Ligaments interosseux.* Ces ligaments sont très forts; ils constituent le principal moyen d'union de ces articulations et ils occupent toute la portion rugueuse des facettes qui se correspondent. Ils établissent entre les surfaces une union tellement intime, qu'on éprouve quelque difficulté, après avoir enlevé les ligaments dorsaux, à pénétrer dans l'articulation des cunéiformes.

Synoviale commune.

La *synoviale* n'est qu'une dépendance de la synoviale générale du tarse.

2° *Articulations du scaphoïde avec les os cunéiformes* ou *articulations cunéo-scaphoïdiennes.*

Facette à trois pans du scaphoïde.

A. *Surfaces articulaires.* Le scaphoïde présente l'exemple unique dans l'économie d'une facette articulaire taillée à trois pans séparés par des arêtes bien distinctes; chaque facette du scaphoïde est triangulaire et répond à une facette triangulaire aussi des os cunéiformes. Pour la facette qui répond au premier cunéiforme, la base du triangle est en bas; elle est en haut pour les deux autres.

Ligaments dorsaux.

B. *Moyens d'union.* 1° *Ligaments dorsaux.* Il en existe deux pour le premier cunéiforme : l'un supérieur, l'autre interne. Il n'en existe qu'un seul pour chacun des deux autres. Les ligaments dorsaux du premier cunéiforme sont étendus directement d'avant en arrière; ceux des deux autres cunéiformes sont très obliquement étendus d'arrière en avant et de dedans en dehors. 2° *Ligaments plantaires.* Un ligament plantaire extrêmement fort est étendu du tubercule du scaphoïde au tubercule correspondant du premier cunéiforme ; il se confond avec le tendon du jambier postérieur, qui, s'insère le plus ordinairement au scaphoïde, mais qui envoie constamment un prolongement très fort au premier cunéiforme; il n'est pas rare de voir ce tendon s'insérer au premier cunéiforme après avoir envoyé une languette au scaphoïde. Je dois noter ici une expansion quelquefois très considérable de ce même tendon qui se porte obliquement sous la plante du pied en avant et en dehors, croise la direction du long péronier latéral, s'étend jusqu'au troisième cunéiforme, ainsi qu'au métatarsien correspondant, et peut être considéré comme un ligament inférieur du tarse. On peut à peine donner le nom de *ligaments plantaires* à quelques fibres irrégulières étendues de la face inférieure du scaphoïde aux deuxième et troisième cunéiformes.

Ligaments plantaires.

Une expansion du jambier postérieur représente un ligament plantaire.

Absence de ligaments plantaires proprement dits.

Une *synoviale* commune aux trois articulations se continue avec celle des articulations des os cunéiformes entre eux.

Synoviale.

3° *Articulation du troisième cunéiforme avec le cuboïde*, ou *articulation cuboïdo-cunéenne.*

Cette articulation est tout à fait semblable à celle des os cunéiformes entre eux ; nous y trouvons pour moyens d'union un *ligament dorsal* formé par un faisceau transverse très fort ; un *ligament interosseux* qui occupe toute la portion non articulaire des facettes correspondantes, et un *ligament plantaire* peu prononcé qui consiste en quelques fibres transverses irrégulières. La *synoviale* communique avec celle des articulations cunéo-scaphoïdiennes.

Ligament dorsal.

Interosseux.

Plantaire.

4° *Articulation du scaphoïde avec le cuboïde*, ou *articulation scaphoïdo-cuboïdienne.*

Souvent le scaphoïde et le cuboïde s'articulent entre eux par une petite facette. Un *ligament dorsal oblique*, un *ligament interosseux* très fort, occupant toute la surface par la-

Moyens d'union du scaphoïde avec le cuboïde. quelle ces deux os se correspondent, à l'exception des facettes contiguës; un *ligament plantaire* transversal très épais, un peu obliquement étendu de la tubérosité du scaphoïde au cuboïde; tels sont les moyens d'union de ces deux os. Ces moyens d'union existent même en l'absence des facettes articulaires.

Articulation des deux rangées entre elles.

L'articulation des deux rangées du tarse entre elles se compose, 1° de l'articulation de l'astragale avec le scaphoïde et le calcanéum, d'une part; 2° de celle du calcanéum avec le cuboïde, d'une autre part; enfin, le calcanéum est uni au scaphoïde par plusieurs ligaments.

1° *Articulation de l'astragale avec le scaphoïde*, ou *articulation astragalo-scaphoïdienne.*

La *tête* de l'astragale, allongée de dehors en dedans et de haut en bas, est plus considérable que la *cavité glénoïdienne* correspondante du scaphoïde qu'elle dépasse de beaucoup en bas, où elle s'articule encore avec la facette antérieure ou les deux demi-facettes antérieures du calcanéum. La cavité de réception ainsi formée par le scaphoïde et le calcanéum est complétée par un ligament appelé *calcanéo-scaphoïdien inférieur* (1), lequel remplit l'intervalle triangulaire qui sépare la petite apophyse du calcanéum d'avec le scaphoïde, et forme à lui seul la partie interne de la cavité de réception. Pour bien voir ce ligament avec ses connexions, il convient d'enlever l'astragale en coupant ou en déchirant le ligament interosseux qui l'unit au calcanéum : alors se présente le ligament *calcanéo-scaphoïdien inférieur*, ligament très fort, d'une très grande densité qui le rapproche de celle d'un cartilage, d'une forme triangulaire pour remplir le vide également triangulaire qui existe

Ligament calcanéo-scaphoïdien inférieur.

(1) Je ferai remarquer que le scaphoïde s'articule directement avec tous les os du tarse, moins le calcanéum auquel il est uni cependant par deux ligaments très forts les calcanéo-scaphoïdiens supérieur et inférieur.

entre le scaphoïde et le calcanéum, et qui répond non seulement à la partie inférieure, mais encore à la partie interne de la tête de l'astragale sur laquelle il se moule. Ce ligament est souvent divisé en deux parties : l'une externe, étroite, en forme de bandelette ; l'autre interne, beaucoup plus large et plus épaisse, qui inférieurement est en rapport avec l'os sésamoïde du tendon du jambier postérieur, et présente lui-même un épaississement cartilagineux ou mieux un sésamoïde cartilagineux dans le point correspondant.

Nous devons considérer comme concourant à l'emboîtement de l'astragale un autre ligament appelé *calcanéo-scaphoïdien supérieur*, ligament étendu du côté interne de l'extrémité antérieure du calcanéum au côté externe du scaphoïde. Il est situé sur le dos du pied, dans le creux profond rempli de tissu adipeux qui existe en dehors de l'astragale. Ces deux ligaments, savoir, le calcanéo-scaphoïdien inférieur et le calcanéo-scaphoïdien supérieur, constituent les moyens d'union du calcanéum et du scaphoïde. Le calcanéum et le scaphoïde ne sont nulle part contigus ; mais on voit quelquefois le calcanéum se continuer avec le scaphoïde par l'intermède d'une lame osseuse qui remplace le ligament calcanéo-scaphoïdien inférieur (1).

Ligament calcanéo-scaphoïdien supérieur.

Le calcanéum qui s'articule très-solidement avec l'astragale, étant lui-même fortement uni au scaphoïde, il en résulte que l'articulation du scaphoïde avec l'astragale jouit d'une grande solidité, bien que ces deux os n'aient pour moyens directs d'union que des ligaments assez faibles. C'est ainsi que l'atlas, faiblement uni à l'occipital par ses ligaments propres, reçoit une très grande fixité de l'existence des ligaments qui s'étendent de l'axis à l'occipital. Toutefois, il résulte de l'absence d'union directe très-résistante entre le scaphoïde et l'astragale,

Faiblesse des moyens directs d'union du scaphoïde avec l'astragale.

(1) J'ai fait représenter un cas de ce genre (*Anat. Pathol.*, avec planches, 2e livraison, planche IV). Il semble que la rangée jambière du tarse réclame le scaphoïde, qu'il serait peut-être plus régulier de rattacher aux os de cette rangée, qu'aux os de la rangée métatarsienne.

que ce dernier os peut être expulsé par une violence extérieure de l'espèce de boîte osseuse et fibreuse dans laquelle il est contenu.

Le ligament astragalo-scaphoïdien est le seul moyen d'union.

Ligament astragalo-scaphoïdien supérieur. C'est le seul qui soit propre à cette articulation; il est de forme demi-orbiculaire, un peu obliquement étendu d'arrière en avant et de dedans en dehors, du col de l'astragale au pourtour de la facette du scaphoïde. Ce ligament a peu d'épaisseur; toutes ses fibres sont parallèles; il est recouvert à sa face supérieure par le muscle pédieux, et tapissé inférieurement par la synoviale de l'articulation scaphoïdo-astragalienne.

2° *Articulation calcanéo-cuboïdienne.*

Elle est sur la même ligne que l'articulation astragalo-scaphoïdien.

Cette articulation est sur la même ligne que l'articulation astragalo-scaphoïdienne; circonstance anatomique qui a suggéré l'idée ingénieuse de l'amputation partielle du pied entre les deux rangées.

Arthrodie avec emboîtement réciproque.

Sous le rapport des surfaces articulaires cette articulation appartient à la classe que nous avons désignée sous le nom d'articulations par *emboîtement réciproque*, et dont nous avons trouvé des exemples dans les articulations sterno-claviculaire et trapézo-métacarpienne du pouce. Il suit de là que, si on n'avait égard qu'à la disposition des surfaces articulaires, cette articulation serait très favorisée sous le rapport des mouvements qui peuvent en effet avoir lieu dans tous les sens; mais ces mouvements sont excessivement bornés; nous allons voir que la brièveté des ligaments les réduit à un simple glissement. C'est donc une *arthrodie par emboîtement réciproque*.

A. *Surfaces articulaires.* Le calcanéum offre une facette concave de haut en bas. Le cuboïde offre une facette dont la concavité est transversale, c'est à dire perpendiculaire à la précédente. La facette du calcanéum présente inférieurement une espèce de bec ou prolongement horizontal, *bec du calcanéum*, qui arrête quelquefois le couteau dans la désarticulation des deux rangées.

B. *Moyens d'union.* Il existe trois ligaments, un inférieur ou plantaire, un interne et un supérieur.

Ligaments.

1° Le ligament *inférieur* ou *plantaire*, ou *calcanéo-cuboïdien inférieur*, est le plus fort de tous les ligaments du tarse : il présente l'aspect d'une large bandelette à fibres nacrées, dirigées parallèlement d'arrière en avant. Ces fibres constituent un faisceau très épais qui, de toute la face inférieure du calcanéum, à l'exception des tubérosités postérieures, s'étend à la lèvre postérieure de la coulisse du cuboïde. On doit considérer comme faisant partie de l'énorme ligament calcanéo-cuboïdien la couche la plus inférieure de ce ligament qui franchit la coulisse du cuboïde, et sert de gaine au tendon du long péronier latéral.

Ligament calcanéo-cuboïdie inférieur.

Lorsqu'on enlève couche par couche les fibres de ce ligament, on arrive bientôt à un ligament plus profond, séparé du premier par du tissu adipeux, obliquement étendu de dehors en dedans d'une tubérosité que présente en avant la face inférieure du calcanéum à toute la portion de la face inférieure du cuboïde, qui est en arrière de la gouttière ou coulisse tendineuse du cuboïde : aussi admettons-nous deux ligaments calcanéo-cuboïdiens inférieurs : l'un *profond*, l'autre *superficiel*.

Il présente deux couches distinctes.

2° Le ligament *calcanéo-cuboïdien interne* est court, étroit, quadrilatère, très fort, placé à côté du ligament calcanéo-scaphoïdien supérieur, dans l'excavation profonde qui est intermédiaire à l'astragale et au calcanéum. Ces deux ligaments, savoir : le ligament calcanéo-cuboïdien interne, et le ligament calcanéo-scaphoïdien supérieur, séparés en devant, se confondent en arrière, et représentent ainsi la forme d'un Y ; ils peuvent être considérés comme étant la clef de l'articulation des deux rangées ; car dans la désarticulation des deux rangées, dès qu'ils sont divisés, les facettes articulaires s'écartent avec la plus grande facilité.

Ligament calcanéo-cuboïdien interne.

3° Le ligament *calcanéo-cuboïdien supérieur* n'est autre chose qu'une petite bandelette fibreuse très mince, étendue di-

Ligament calcanéo-cuboïdien supérieur.

rectement d'arrière en avant du calcanéum au cuboïde (1).

Mécanisme des articulations tarsiennes.

Nous devons examiner le mécanisme des articulations tarsiennes sous le rapport de la solidité, et sous le rapport de la mobilité :

Conditions de solidité du tarse.

A. Sous le rapport de la *solidité*, le tarse est la portion fondamentale du pied. On peut, en effet, regarder le métatarse et les orteils comme des parties surajoutées ; car, réduit au tarse, le pied remplit encore très bien ses fonctions de support. Les chirurgiens ont mis à profit cette donnée physiologique pour les amputations partielles du pied dans les articulations tarsiennes et tarso-métatarsiennes.

Avantages d'un grand nombre de pièces.

Tout est fait pour la solidité au tarse : la multiplicité des pièces, la largeur des surfaces articulaires, la force des ligaments interosseux, et même la mobilité des os du tarse. Supposons, en effet, un seul os à la place des sept os du tarse; que de fractures dans ce long levier spongieux, soit par les chocs si violents auxquels il serait exposé, soit même par la contraction musculaire ! Etroit en arrière, le tarse s'élargit en avant pour augmenter dans ce sens l'étendue transversale de la base de sustentation : articulé à angle droit avec la jambe, il reçoit directement le poids du corps et le transmet directement au sol. S'il dépasse en arrière la jambe, c'est pour servir de bras de levier à la puissance qui soulève le poids du corps : aussi peut-on jusqu'à un certain point mesurer l'aptitude à la course et au saut

Elargissement transversal du tarse en avant.

Bras de levier formé par le calcanéum.

(1) Je ne saurais trop appeler l'attention sur la ligne articulaire des deux rangées, car sans la connaissance exacte de cette ligne, on ne pourrait en aucune manière pratiquer l'amputation du tarse dans l'articulation des deux rangées, amputation qui constitue la méthode de Chopart et qui est facile et rapide tout à la fois, lorsqu'on possède des connaissances anatomiques bien précises sur cette ligne articulaire. Ainsi, il faut se rappeler que cette ligne est transversale, qu'elle commence derrière la tubérosité du scaphoïde en dedans, derrière la tubérosité du cuboïde en dehors; qu'en dedans, la ligne articulaire est courbe, à concavité postérieure, et qu'en dehors, elle est plane.

par la longueur de cette partie du calcanéum, mesurée elle-même par la saillie du tendon d'Achille fortement détaché chez les bons coureurs. Dans la station sur la plante des pieds, le poids du tronc est transmis à l'astragale par le tibia, et au calcanéum par l'astragale. Une partie de la quantité de mouvement se perd dans l'articulation calcanéo-astragalienne, et il est facile de voir pourquoi ces deux os sont superposés et non point juxtaposés. Mais l'astragale n'est pas horizontalement placé au-dessus du calcanéum ; il est oblique en dedans, en bas et en avant : il suit de là que, même dans la station sur la plante des pieds, le poids du corps se partage entre le calcanéum et la rangée antérieure du tarse, subdivisée elle-même en deux rangées, mais du côté interne seulement, parce que c'est principalement du côté interne que le poids du corps est transmis par l'astragale. Il est une attitude dans laquelle le poids du corps est exclusivement communiqué de l'astragale à la rangée antérieure, c'est dans la station sur la pointe du pied ; c'est alors surtout que le brisement de cette rangée antérieure, que la multiplicité des articulations du tarse sont d'une grande utilité pour prévenir les funestes effets des chocs transmis de bas en haut : aussi existe-t-il une différence immense, sous le rapport des effets sur tout le système, entre une chute sur le talon et une chute sur la pointe des pieds.

Mode de transmission du poids du corps sur le tarse.

Le poids du corps se partage entre les divers os.

Transmission du poids du corps dans la station sur la pointe du pied.

B. Le mécanisme des articulations tarsiennes, envisagé sous le rapport de la *mobilité*, doit être étudié, d'abord dans les deux rangées isolément, puis dans l'articulation des deux rangées entre elles.

Mécanisme du tarse sous le rapport de la mobilité.

1° Les os de la première rangée, c'est à dire l'astragale et le calcanéum, exécutent l'un sur l'autre des mouvements de *glissement*, soit d'avant en arrière, soit latéralement. Les *glissements latéraux* concourent aux mouvements de *torsion* du pied, qui se passent surtout dans l'articulation des deux rangées.

Les *glissements antéro-postérieurs* ont lieu dans la circonstance suivante : Quand le poids du corps pèse sur la partie

L'astragale n'exécute sur le calcanéum que des mouvements de glissement.

supérieure de l'astragale, cet os glisse un peu en devant, et le pied tend à s'allonger ou à s'aplatir de haut en bas, ainsi que l'a remarqué Camper. Quand la pression cesse, l'astragale revient à sa position naturelle : c'est surtout à l'occasion de l'articulation calcanéo-astragalienne, qu'il est vrai de dire que le pied est un arc osseux élastique.

Glissements obscurs des os de la seconde rangée.

2° Les os de la deuxième rangée sont réduits à des mouvements de glissement tellement obscurs, que ces os peuvent être considérés comme ne formant qu'une seule pièce. Cependant l'articulation du scaphoïde avec les os cunéiformes jouit d'une mobilité un peu plus prononcée que les articulations des os cunéiformes entre eux et avec le cuboïde.

Mouvements qui se passent dans les articulations des deux rangées.

3° C'est dans l'articulation des deux rangées entre elles que se passent les mouvements principaux du tarse : là, se trouvent les dispositions articulaires les plus favorables au mouvement. D'une part, en effet, c'est une tête reçue dans une cavité (articulation astragalo-scaphoïdienne); d'une autre part, c'est un emboîtement réciproque (articulation calcanéo-cuboïdienne).

Mouvements de torsion ou de rotation du tarse.

Ces mouvements consistent en une *espèce de torsion* ou *de rotation*, en vertu de laquelle la plante du pied est portée soit en dedans, soit en dehors. Les deux dispositions articulaires les plus favorables aux mouvements, savoir la sphère et l'emboîtement réciproque, se trouvent donc réunies au tarse; mais ces dispositions se trouvent en grande partie neutralisées par celles de l'appareil ligamenteux. Ces mouvements auxquels s'ajoutent les légers mouvements latéraux de l'articulation astragalo-calcanienne, constituent ce qu'on appelle l'*adduction* et l'*abduction* du pied ; mouvements qu'on attribue généralement à l'articulation tibio-tarsienne, laquelle est réduite, ainsi que nous l'avons dit, aux mouvements de flexion et d'extension ; aussi les entorses qui sont la suite d'un mouvement exagéré soit en dedans, soit en dehors, ont-elles lieu dans les articulations des deux rangées entre elles, et non dans l'articulation tibio-tarsienne. Lorsque le mouvement de torsion est porté un peu loin, la malléole externe tend à être déjetée en dehors ; un

C'est dans l'articulation des deux rangées que se passent les mouvements d'adduction et d'abduction du pied.

mouvement de glissement léger se passe dans les articulations péronéo-tibiales; l'élasticité du péroné est mise en jeu, et si la quantité de mouvement dépasse une certaine mesure, le péroné est fracturé.

Articulations tarso-métatarsiennes.

Pour ces articulations, l'extrémité tarsienne de chaque os du métatarse, présentant l'aspect d'un coin, oppose des facettes planes et triangulaires aux facettes également planes et triangulaires correspondantes du tarse. Le premier métatarsien s'articule avec le premier cunéiforme, le deuxième métatarsien avec le deuxième, et un peu avec le premier et le troisième cunéiforme; le troisième métatarsien avec le troisième cunéiforme; le quatrième et le cinquième métatarsien avec le cuboïde.

Disposition cunéiforme de l'extrémité tarsienne des os du métatarse.

Il en résulte une ligne articulaire anguleuse difficile à décrire, et cependant moins sinueuse que la ligne articulaire si compliquée des articulations carpo-métacarpiennes. Aussi, tandis qu'on tenterait en vain sans des tâtonnements pénibles la désarticulation de ces dernières, celle des articulations tarso-métacarpiennes a été soumise par M. Lisfranc qui en a eu la première idée, à des règles tellement précises qu'elle peut être pratiquée sans de grandes difficultés. Voici d'ailleurs quel est le trajet de cette ligne articulaire. Elle commence en dehors par une saillie considérable formée par l'apophyse du cinquième métatarsien, saillie importante, puisqu'elle sert de point de départ dans l'amputation partielle du pied. Elle se dirige très obliquement d'abord d'arrière en avant et de dehors en dedans, un peu moins obliquement au niveau du quatrième métatarsien; ensuite elle devient anguleuse au niveau du troisième, et surtout du deuxième métatarsien, parce que le troisième cunéiforme fait une saillie qui s'enchâsse entre le deuxième et le troisième métatarsien; tandis que le deuxième métatarsien fait une saillie qui anticipe sur le tarse, et s'enchâsse entre le premier et le troisième cu-

Disposition anguleuse de la ligne articulaire tarso-métatarsienne.

Description de cette ligne articulaire.

Réception mutuelle du tarse et du métatarse.

Moyens d'union.

néiforme. Cette double avance en sens opposé, que présente la ligne articulaire du tarse, est vraiment le nœud gordien de l'amputation tarso-métatarsienne du pied, et ce nœud a été habilement tranché par M. Lisfranc. Les articulations tarso-métatarsiennes sont maintenues par des ligaments *dorsaux*, *plantaires*, *interosseux*. Étudions successivement chacune de ces articulations en particulier.

Facettes articulaires.

A. *Articulation du premier métatarsien avec le tarse.* Pour cette articulation, le premier métatarsien et le premier cunéiforme s'opposent une facette planiforme semi-lunaire. Le grand diamètre de ces facettes est dirigé verticalement. Un ligament *plantaire* très fort, un ligament *dorsal*, moins épais, tous deux se présentant sous l'aspect de bandelettes dirigées d'avant en arrière, maintiennent la solidité de cette articulation pour laquelle existe une *synoviale* distincte de celles qui revêtent les autres articulations tarso-métatarsiennes.

Ligaments.

Tendons qui concourent à la solidité de l'articulation.

On peut encore ranger parmi les ligaments de l'articulation du premier métatarsien avec le tarse : 1° le tendon du long péronier latéral qui s'insère à la fois au premier métatarsien et au premier cunéiforme, et fortifie l'articulation en bas et en dehors ; 2° le tendon du jambier antérieur qui protège le côté interne de l'articulation sur laquelle il se contourne, et se partage entre le cunéiforme et le premier métatarsien (1). Ce dernier tendon fait si bien partie de l'articulation, que la synoviale articulaire le revêt.

Réception du second métatarsien dans la mortaise formée par les trois cunéiformes.

B. L'*articulation du deuxième métatarsien avec le tarse* est formée par la réception de l'extrémité postérieure de cet os dans l'espèce de mortaise que représentent les trois cunéiformes; disposition que nous avons rencontrée, mais moins développée pour l'articulation carpo-métacarpienne du

(1) Remarquons que le long péronier latéral s'insère essentiellement au premier métatarsien, et le jambier antérieur essentiellement au premier cunéiforme.

deuxième métacarpien. C'est la plus solide de toutes les articulations du même ordre ; on y trouve, comme à la main : 1° *trois ligaments dorsaux*, un *moyen* large, constamment divisé en deux bandelettes, qui viennent du deuxième cunéiforme ; un *interne* très fort qui vient du premier cunéiforme ; un *externe* mince, qui provient du troisième cunéiforme ; 2° deux *ligaments plantaires*, dont l'un, extrêmement fort, obliquement étendu du premier cunéiforme au deuxième métatarsien, se prolonge en haut pour devenir interosseux ; dont l'autre, très petit, va du bord tranchant du deuxième cunéiforme au deuxième métatarsien ; 3° un *ligament interosseux* ou *latéral*, étendu de la facette latérale externe du premier cunéiforme à la facette latérale interne du deuxième métatarsien.

Trois ligaments dorsaux.

Deux ligaments plantaires.

Ligament interosseux ou latéral.

C. L'*articulation du troisième métatarsien avec le tarse* est maintenue par un *ligament dorsal* qui vient du troisième cunéiforme. Il n'y a point de ligament plantaire proprement dit, si ce n'est un faisceau plantaire oblique venant du premier cunéiforme : en outre, la couche fibreuse qui forme la gaîne du tendon du long péronier latéral, se prolongeant jusqu'au troisième métatarsien, me paraît tenir lieu de ligament plantaire. Nous trouvons enfin un *ligament latéral externe* ou *interosseux*, qui sépare l'articulation du quatrième métatarsien de celle du troisième, et sur lequel nous reviendrons dans un instant.

Ligament dorsal.

Vestige du ligament plantaire.

D. et E. Pour leur articulation avec le tarse, les *quatrième et cinquième métatarsiens* présentent une surface légèrement concave qui répond à la surface légèrement convexe du cuboïde. Comme moyens d'union, nous trouvons un *ligament dorsal* pour le quatrième métatarsien, un *ligament dorsal oblique* en dehors et en avant pour le cinquième, l'un et l'autre très lâches, surtout le ligament oblique ; point de ligament *plantaire* autre que la gaîne du tendon du long péronier latéral et une expansion tendineuse très forte du jambier postérieur. Le tendon du court péronier latéral tient lieu de ligament latéral externe. Nous devons encore ajouter à ce tendon une bandelette

Ligaments dorsaux très lâches.

Vestige de ligament plantaire.

Tendon du court péronier latéral.

Bandelette de l'aponévrose plantaire. fibreuse extrêmement forte, dépendance de l'aponévrose plantaire externe, étendue du calcanéum à l'apophyse du cinquième métatarsien, et de plus une expansion du tendon du long péronier latéral, au moment où il glisse sur le cuboïde. L'articulation du cinquième métatarsien est très lâche.

Ligaments interosseux. Mais nous trouvons un *ligament interosseux* extrêmement fort, étendu de la facette latérale externe du troisième cunéiforme à la facette latérale interne du quatrième métatarsien et à la facette latérale externe du troisième. Ce ligament, que j'ai indiqué, il y a un instant, comme moyen de séparation de l'articulation du quatrième métatarsien de celle du troisième, nous rappelle celui qui isole l'articulation des quatrième et cinquième métacarpiens des autres articulations carpo-métacarpiennes, et remplit ici les mêmes usages; en sorte qu'il existe pour les articulations tarso-métatarsiennes trois articulations, et par conséquent trois synoviales distinctes : une destinée au quatrième et au cinquième métatarsien, une au deuxième et au troisième, et une au premier.

Articulation des os du métatarse entre eux.

A. *Articulations des extrémités tarsiennes des os du métatarse entre elles.* Ce sont de véritables *amphiarthroses.* Les surfaces qui se correspondent sont en partie contiguës et en partie continues. La portion diarthrodiale des surfaces est la plus rapprochée du tarse; elle est plane et présente pour chaque os deux petites facettes secondaires. La portion symphysaire est plus étendue que la portion diarthrodiale; ce qui est précisément l'inverse de la disposition qu'on observe au métacarpe.

Ce sont des amphiarthroses.

Les ligaments sont *interosseux*, *dorsaux* et *plantaires.*

Ligaments interosseux. Les ligaments *interosseux* sont des trousseaux fibreux extrêmement forts, courts et serrés, qui, nés de toute la surface rugueuse de la facette latérale de l'un des métatarsiens, se portent à la surface rugueuse correspondante du métatarsien voisin.

Les *ligaments dorsaux* et les *ligaments plantaires* se réduisent à des faisceaux transversalement dirigés de l'un à l'autre métatarsien. Les ligaments plantaires sont beaucoup plus considérables que les dorsaux.

Ligaments dorsaux et plantaires.

B. *Articulations des métatarsiens entre eux par leur extrémité digitale.* Bien que les extrémités digitales des os du métatarse ne s'articulent pas entre elles, cependant, comme ces extrémités sont contiguës et exécutent des mouvements les unes sur les autres, une synoviale revêt les surfaces contiguës, et favorise leurs mouvements ; en outre, un ligament, *ligament transverse du métatarse*, est étendu transversalement au-devant de ces extrémités, et les unit lâchement les unes aux autres. Ce ligament est commun aux cinq métatarsiens. Il est formé par la réunion de tous les ligaments antérieurs des articulations métatarso-phalangiennes, à l'aide de petits ligaments qui vont de l'un à l'autre de ces ligaments antérieurs. Pour le mettre à découvert, il suffit d'ouvrir les gaînes des tendons fléchisseurs. Ce ligament est d'ailleurs beaucoup moins prononcé que le ligament transverse du métacarpe, ce qui est en rapport avec la différence qui existe sous le rapport de la force non moins que de la mobilité entre les doigts et les orteils.

Ligament transverse des métatarsiens.

Mécanisme des articulations métatarsiennes.

A. *Sous le rapport de la solidité.* 1° La solidité des cinq pièces osseuses qui constituent le métatarse, est telle, qu'il est rare que l'une d'elles se fracture isolément : aussi le métatarse ne se brise-t-il que par l'effet de causes susceptibles de produire son écrasement.

Mécanisme sous le rapport de la solidité.

2° La mobilité, même peu étendue, dont jouissent les os du métatarse, concourt utilement à la solidité de cette partie du pied, en lui permettant d'atténuer, en cédant un peu, l'intensité des chocs extérieurs.

3° La solidité n'est pas uniforme dans tout le métatarse ; le premier des métatarsiens l'emporte sur tous les autres pour la solidité : aussi est-ce lui qui, pendant la station, transmet au sol une grande partie du poids du corps.

Mécanisme sous le rapport de la mobilité.

B. *Sous le rapport de la mobilité*. Cette mobilité doit être étudiée : 1° dans les extrémités tarsiennes; 2° dans les extrémités digitales des métatarsiens.

1° Dans les extrémités tarsiennes, la disposition anguleuse et l'espèce d'enclavement réciproque du tarse et du métatarse, la force et la brièveté des ligaments tant extérieurs qu'interosseux, ne permettent que des mouvements de glissement très obscurs. Ce qui prouve dans quelles étroites limites est maintenue la mobilité des extrémités tarsiennes, c'est qu'il n'existe peut-être pas d'exemple de luxation des os du métatarse sur le tarse.

2° Quelque obscurs que soient les mouvements de l'extrémité postérieure des métatarsiens, il en résulte pour l'extrémité antérieure de ces os une mobilité assez prononcée. Cette mobilité est favorisée par la laxité du ligament transverse métatarsien, et par la présence d'une synoviale entre les têtes des métatarsiens.

Du reste, le premier métatarsien ne jouit pas de plus de mobilité que les autres métatarsiens ; ce qui établit une grande différence entre cet os et le premier métacarpien.

ARTICULATIONS DES ORTEILS.

Articulations métatarso-phalangiennes.

Ces articulations appartiennent à la classe des *condyliennes;* elles offrent une identité presque parfaite avec les articulations métacarpo-phalangiennes.

Condyle du métatarsien.

A. *Surfaces articulaires*. Du côté des métatarsiens, on trouve une tête aplatie sur les côtés, et par conséquent un *condyle*, lequel est étroit et sphéroïdal en haut, et va en s'élargissant de la face dorsale vers la face plantaire, et se prolonge beaucoup plus dans ce dernier sens que dans le premier. Du côté de la phalange, on trouve une cavité superficielle ou glénoïde, dont la

Cavité glénoïde de la phalange.

plus grande étendue est transversale, par opposition à ce qu'on observe pour la surface métatarsienne.

B. *Moyen d'union*. 1° Il existe un *ligament inférieur*, situé à la face plantaire de l'articulation, très épais, ayant la densité d'un cartilage, formé de fibres croisées en sautoir; il se continue par ses bords, d'une part avec la gaîne des tendons fléchisseurs, d'une autre part avec le ligament métatarsien transverse, et avec les ligaments latéraux de l'articulation. Ce ligament creusé en gouttière inférieurement, pour répondre aux tendons fléchisseurs, concave en haut, pour répondre à la convexité de la tête du métatarsien, complète la cavité dans laquelle cette tête est reçue; aussi mériterait-il le nom de *ligament capsulaire*. Il est très solidement fixé par son bord antérieur à la partie inférieure du pourtour de la cavité phalangienne, dont il semble la continuation; libre par son bord postérieur, ou plutôt très lâchement uni par quelques fibres ligamenteuses aux inégalités qui sont situées en arrière de la tête des métatarsiens, il se moule très exactement sur le col rétréci qui soutient la tête de ces os.

Le ligament inférieur est un véritable ligament capsulaire.

Ligaments latéraux. Il existe *deux ligaments latéraux* très forts, un interne et un externe. Ces ligaments s'insèrent, non point à l'enfoncement latéral que présentent de chaque côté les têtes des métatarsiens, mais aux tubercules situés derrière cet enfoncement; de là ces ligaments se portent très obliquement d'arrière en avant et de haut en bas, sous la forme de bandelettes aplaties qui vont en s'élargissant, pour se terminer en partie au ligament inférieur, et en partie sur les côtés de la phalange. Le ligament latéral externe m'a toujours paru plus fort que le ligament latéral interne. La direction extrêmement oblique de ces ligaments a pour conséquence un relâchement complet de ces ligaments dans l'extension et une tension très considérable dans la flexion.

Ligaments latéraux.

Point de ligament dorsal proprement dit; mais le tendon extenseur correspondant en tient évidemment lieu.

Capsule synoviale. Sous le tendon extenseur se voit une

capsule synoviale extrêmement lâche ; elle va tapisser la face interne des ligaments, ainsi que les cartilages articulaires.

L'articulation métatarso-phalangienne du premier métatarsien présentant quelques particularités, mérite une description spéciale.

Particularités que présente l'articulation métatarso-phalangienne du gros orteil.

Articulation métatarso-phalangienne du gros orteil. 1° Les surfaces articulaires ont une étendue beaucoup plus considérable que dans les autres articulations métatarso-phalangiennes.

2° La tête du premier métatarsien offre, du côté de la région plantaire, deux poulies qui sont séparées l'une de l'autre par une crête saillante, dirigée d'avant en arrière.

Double trochlée correspondante à deux os sésamoïdes.

L'existence de cette double trochlée est en rapport avec la présence de deux os sésamoïdes, développés dans l'épaisseur du ligament inférieur, lequel présente une épaisseur triple ou quadruple de celle qu'il offre dans les autres articulations. C'est à ces os sésamoïdes que se fait, en presque totalité, l'insertion des ligaments latéraux et celle de tous les muscles propres du pied ; en sorte que ces os sésamoïdes sont comme deux petites rotules développées sur le trajet des tendons courts et épais de ces muscles : il existe en outre, pour cette articulation, une espèce de bourrelet qui revêt le pourtour de la cavité que présente la phalange.

Si maintenant nous étudions l'ensemble des articulations métatarso-phalangiennes sous le rapport de leur situation respective, nous verrons qu'elles décrivent une courbe très régulière à concavité postérieure, et que, contrairement à ce que nous avons vu pour les articulations métacarpo-phalangiennes, l'articulation métatarso-phalangienne ne fait pas exception (1).

(1) Il pourrait se rencontrer des circonstances dans lesquelles l'ablation simultanée de deux ou plusieurs orteils serait nécessaire, et l'on conçoit combien alors il serait utile de connaître ces rapports pour substituer une amputation simultanée à plusieurs amputations isolées.

Mécanisme des articulations métatarso-phalangiennes.

Comme toutes les articulations condyliennes, ces articulations exécutent des mouvements dans quatre sens principaux, et par conséquent des mouvements de circumduction. Les mouvements d'extension ou de flexion en arrière peuvent être portés beaucoup plus loin qu'ils ne le sont dans les autres articulations de la même espèce. Les mouvements latéraux, ou d'abduction et d'adduction, sont très bornés. Voyons ce qui se passe dans ces divers mouvements, pour la production desquels la cavité glénoïde de la première phalange glisse sur la tête du métatarsien correspondant.

Mouvements en quatre sens.

Dans la *flexion*, la première phalange glisse de haut en bas sur la tête du métatarsien ; le tendon extenseur et la partie supérieure de la synoviale sont distendus par la tête saillante de ce métatarsien ; les fibres supérieures des ligaments latéraux sont distendues : ce sont ces fibres qui limitent le mouvement, lequel est beaucoup plus limité que le mouvement de flexion de l'articulation métacarpo-phalangienne de la main, tandis que dans cette dernière articulation le mouvement de flexion peut être porté au point que la phalange fasse un angle droit avec le métacarpien ; au pied, c'est à peine si la phalange forme avec le métatarsien un angle extrêmement obtus. Au pied, le mouvement d'extension l'emporte évidemment sur le mouvement de flexion.

Flexion.

Dans l'*extension*, la phalange glisse de bas en haut sur la tête du métatarsien qui la supporte ; les ligaments latéraux sont relâchés. Chez presque tous les sujets, le ligament inférieur ou capsulaire est distendu. La tête du métatarsien tend à sortir de l'espèce de collet que forme sur son col ce ligament capsulaire. Ce mouvement d'extension ou mieux de flexion en haut est aussi considérable que le mouvement de flexion proprement dit est restreint: ce qui ne surprendra pas si l'on considère le rôle que joue l'extension des articulations métatarso-phalangiennes dans la progression, la course, le saut, la danse, dans tous

Extension.

les mouvements en un mot qui se font sur la pointe du pied.

Quant aux mouvements d'*adduction* et d'*abduction*, ils sont arrêtés par la rencontre des autres orteils.

Articulations phalangiennes des orteils.

Ce sont des articulations trochléennes.

Ce sont des *articulations trochléennes* ou ginglymes angulaires parfaits. Il y a pour chaque orteil deux articulations trochléennes, à l'exception du gros orteil qui n'en présente qu'une.

Trochlée.

A. *Surfaces articulaires.* L'extrémité antérieure de la première phalange, aplatie de haut en bas, présente une trochlée, qui va s'élargissant de la face dorsale à la face plantaire, et qui se prolonge beaucoup plus dans ce dernier sens que dans l'autre.

Double cavité glénoïde.

Du côté de la deuxième phalange, nous trouvons deux petites cavités glénoïdes que sépare une crête verticale ; cette crête répond à la gorge de la poulie, et les cavités aux deux petits condyles.

Ligament inférieur ou glénoïdien.

B. *Ligaments.* 1° *Ligament inférieur* ou *glénoïdien.* Comme la poulie articulaire de la premiere phalange déborde de beaucoup en bas la deuxième phalange, elle est recouverte dans ce sens par un ligament glénoïdien ou demi-capsulaire, qui ressemble exactement à celui des articulations métatarso-phalangiennes, et qui remplit les mêmes usages.

Ligaments latéraux.

2° Les *deux ligaments latéraux interne et externe* ont absolument la même disposition que les ligaments correspondants de l'articulation métatarso-phalangienne ; ils s'insèrent, non point au creux latéral de l'extrémité antérieure de la première phalange, mais au tubercule qui est au-dessus, se portent obliquement d'arrière en avant, pour s'insérer à la fois et au ligament demi-capsulaire et à la deuxième phalange.

Point de ligament supérieur.

3° *Point de ligament supérieur*, le tendon des extenseurs en tient lieu. Ce tendon présente même une disposition particulière : c'est que souvent il envoie de sa face antérieure une languette tendineuse qui vient s'insérer à l'extrémité supérieure de la deuxième phalange.

Capsule synoviale.

4° La *capsule synoviale* offre la même disposition que celle des articulations métatarso-phalangiennes. Souvent il existe un os sésamoïde dans l'épaisseur du ligament inférieur des articulations phalangiennes du gros orteil.

Os sésamoïde.

Mécanisme des articulations phalangiennes.

Mouvements de flexion et d'extension très limités.

Le mécanisme de ces articulations offrant une identité parfaite avec celui des articulations phalangiennes des doigts, nous renvoyons à ce qui a été dit à ce sujet en faisant toutefois remarquer que, soit par une disposition primitive, soit par l'immobilité prolongée des orteils dans des chaussures étroites, les mouvements de ces articulations qui consistent exclusivement dans la flexion et dans l'extension sont beaucoup moins étendus qu'à la main.

DES DENTS.

Définition. Les *dents*, instruments immédiats de la mastication, sont des concrétions ossiformes qui bordent l'une et l'autre mâchoire, dans l'épaisseur desquelles elles sont implantées.

Les dents ne sont point des os. Les dents ne sont point des os, bien qu'elles présentent avec eux une analogie apparente qui les a fait longtemps considérer comme de véritables os : elles en diffèrent sous un grand nombre de rapports.

Preuves déduites : 1° De la position. 1° *Sous le rapport de la position.* Les dents sont à nu et visibles à l'extérieur ; tandis que les os, et ce caractère est des plus importants, sont enveloppés dans un périoste.

2° De l'anatomie. 2° *Sous le rapport anatomique.* Les dents sont constituées par un bulbe ou grosse papille environnée d'un étui calcaire, lequel est composé de deux substances, l'émail et l'ivoire. Cet étui calcaire n'est pas parcouru par des vaisseaux ; on n'y découvre aucune trace de tissu cellulaire.

3° Du développement. 3° *Sous le rapport de leur mode de développement.* Chez elles, en effet, la formation de la matière dure ou ossiforme se fait par couches successives, de la circonférence au centre, tandis que dans les os le développement se fait en sens inverse. Les dents sont tout à fait étrangères au mouvement nutritif qui se passe dans les os. En outre, les dents présentent un renouvellement qui constitue une seconde dentition, et qui ne correspond à aucun phénomène analogue dans le développement des os.

4° De la physiologie. 4°. *Sous le rapport physiologique.* Les dents présentent encore des caractères différentiels importants. Elles ne prennent point part aux maladies des os, elles ne sont susceptibles que d'altérations chimiques et physiques : elles n'ont point, comme les os, une durée d'existence égale à celle de l'individu lui-même.

6°. *Sous le rapport de la composition chimique.* Une plus grande quantité de sels entre dans leur composition ; l'émail ne contient pas de gélatine. **5° De la composition chimique.**

Il résulte évidemment de ce qui vient d'être dit, que les dents ne sont point des os. Etablissons maintenant qu'elles appartiennent au système épidermique, et qu'elles sont des organes analogues aux ongles et aux poils. **Elles appartiennent au système épidermique.**

1°. Examinées dans les animaux, elles constituent une série non interrompue, depuis celles qui ressemblent aux cornes ou aux ongles, jusqu'à celles qui offrent l'aspect osseux le plus caractérisé. **Preuves.**

2°. Elles présentent une texture lamelleuse, comme les ongles et les poils ; texture très manifeste chez certains animaux, rendue obscure chez d'autres par l'accumulation des sels calcaires.

3°. Leur mode de développement est analogue à celui des cornes, des ongles et des poils.

4°. Comme eux, elles sont dépourvues des phénomènes nutritifs ; elles se forment couche par couche, ne sont point soumises à un renouvellement de la substance qui les constitue elles sont un produit de transsudation, un corps inorganique.

5°. Enfin, suivant l'opinion de M. Geoffroy St.-Hilaire, le bec des oiseaux, qui est évidemment une production cornée, se rattache à la formation dentaire.

Nombre de dents.

Le *nombre des dents*, chez les jeunes sujets, à l'époque de la première dentition, est de *vingt; dix* à chaque mâchoire ; chez l'adulte, il est de *trente-deux; seize* à chaque mâchoire. L'homme a donc, dans le cours de sa vie, *cinquante-deux dents*, vingt temporaires et trente-deux permanentes. **Nombre des dents.** **Vingt temporaires.** **Trente-deux permanentes.**

Les variétés dans le nombre des dents sont ou des variétés par défaut, ou des variétés par excès.

Variétés par défaut.

Les *variétés par défaut* consistent, 1° dans l'absence absolue des dents, ainsi que Fox et Sabatier en ont cité des exemples; 2° dans l'absence d'un grand nombre de dents, comme chez un sujet qui ne présentait à chaque mâchoire que les quatre incisives. Ces variétés par défaut s'observent surtout à l'égard des molaires postérieures; souvent aussi l'absence de ces dernières n'est qu'apparente, et dépend de ce qu'elles sont recélées dans leurs alvéoles au-delà du temps vers lequel elles paraissent ordinairement.

Du reste, il n'est aucune dent dont l'absence, soit isolément, soit conjointement avec d'autres, n'ait été quelquefois observée, suivant la remarque de Fox.

Variétés par excès.

Dents surnuméraires.

Les *variétés par excès* consistent dans l'existence des *dents surnuméraires* qui sont placées tantôt dans le rang, tantôt hors du rang que représente l'arcade dentaire.

Les dents surnuméraires peuvent exister dans des alvéoles distinctes, ou bien être confondues avec d'autres dents. Ce dernier cas présente deux variétés : ou la dent surnuméraire paraît prendre naissance sur une dent principale, une dent mère ou prolifère (*dentes proliferæ*, Bartholin), ou bien plusieurs dents paraissent comme réunies en un seul corps.

Position des dents.

Arcades dentaires.

Les dents sont implantées, mais non articulées.

Les dents sont rangées suivant deux courbes paraboliques, semblables à celles que présentent les arcades alvéolaires qui leur servent de support. Ces rangées constituent les *arcades dentaires;* elles sont maintenues dans ces arcades, non par articulation, mais bien par l'implantation de leurs racines dans les alvéoles, qui sont exactement moulées sur elles; disposition qui, à l'époque où les dents étaient regardées comme des os, avait fait admettre pour elles un mode particulier d'articulation, la *gomphose* (γομφος, clou).

Elles sont maintenues : 1° Mécaniquement,

Les dents sont mécaniquement retenues dans leurs alvéoles. On doit toutefois regarder comme moyens d'union et les *gencives*, et le *périoste alvéolo-dentaire*. On appréciera toute

2° Par les gencives et le perioste alvéolo-dentaire

l'importance de ce dernier moyen d'union, si on se rappelle l'ébranlement des dents chez les scorbutiques, et la facilité avec laquelle les dents tombent dans le squelette.

Régularité et continuité de l'arcade dentaire chez l'homme.

Chaque arcade dentaire représente une courbe régulière et non interrompue; double disposition qui est particulière à l'espèce humaine. On trouve, en effet, que chez les animaux, les dents présentant une longueur inégale, les arcades dentaires offrent un rebord irrégulier; et de plus, les dents, au lieu d'être toutes contiguës et sans interruption, laissent entre elles, au moins dans quelques points, des intervalles assez prononcés.

Ses faces et ses bords.

Chaque arcade dentaire présente une *face antérieure* convexe; une *face postérieure* concave; un *bord adhérent* ou alvéolaire régulièrement festonné; un ***bord libre***, mince et tranchant à sa partie moyenne, épais et tuberculeux sur les côtés, où il offre deux lèvres : l'une externe, plus tranchante pour les dents supérieures; l'autre interne, plus tranchante que l'externe, aux dents inférieures. Le bord libre est tellement disposé que toutes les dents sont de niveau.

Mode de rencontre des deux arcades dentaires; chevauchement antéro-postérieur.

Comme l'arcade dentaire supérieure représente une courbe plus étendue que l'arcade dentaire inférieure, il en résulte que les deux arcades se rencontrent à la manière des lames d'une paire de ciseaux; mais le mode suivant lequel elles se correspondent, n'est pas le même à la région moyenne qu'occupent les dents incisives, et sur les régions latérales qu'occupent les dents molaires. Les dents incisives inférieures glissent au-devant des incisives inférieures; les tubercules externes des dents molaires supérieures glissent en dehors des tubercules externes des dents inférieures, de telle sorte que ces derniers correspondent à la rainure qui sépare dans les molaires supérieures la rangée des tubercules externes de la rangée des tubercules internes.

Chevauchement latéral d'où résulte l'engrènement.

Les dents de la mâchoire supérieure sont, à l'exception des grosses molaires, plus volumineuses, en général, que celles de la mâchoire inférieure : aussi ferai-je remarquer qu'aucune dent ne correspond exactement, et corps pour corps, à la dent qui porte le même nom qu'elle à l'autre mâchoire. Il y a toujours un chevauchement plus ou moins grand : d'où résulte, non un simple contact, mais un véritable engrènement.

CONFORMATION EXTÉRIEURE DES DENTS.

Les dents, considérées sous le rapport de leur forme ou configuration, présentent des *caractères généraux* qui les différencient de tous les autres orgagnes de l'économie, et des *caractères particuliers* qui les différencient les unes des autres.

Caractères généraux des dents.

Parties constituantes de la dent.

Couronne.

Racine.

Collet.

Toute dent se compose de deux parties bien distinctes : 1° D'une partie libre qui déborde l'alvéole : c'est la *couronne* ou *corps* de la dent ; 2° d'une partie implantée dans l'alvéole : c'est la *racine*. On appelle *collet* de la dent l'espèce d'étranglement qu'on observe au point de réunion de la couronne avec la racine.

Le pourtour de la base de l'alvéole ne répond point exactement au collet de la dent, mais bien à la racine, à une certaine distance du collet ; l'espace qui sépare le collet de la dent du rebord alvéolaire est occupé par la gencive.

Axe vertical propre à l'espèce humaine.

L'*axe* des dents est vertical ; cette direction est exclusivement propre à l'espèce humaine. L'obliquité des dents en avant imprime à la physionomie un caractère désagréable, et suppose presque toujours une diminution de l'angle facial. L'axe de toutes les dents est légèrement incliné, de manière à offrir une espèce de convergence vers le centre de la courbe alvéolaire.

Longueur à peu près uniforme.

La *longueur* des dents, et ceci ne s'applique qu'à la couronne, est à peu près uniforme. Il est facile de concevoir l'utilité de cette disposition, de laquelle il résulte que les dents ne se débordent point les unes les autres. Quand l'égalité de longueur n'existe pas, il s'ensuit une imperfection notable dans la mastication. Aussi, dans les fractures du maxillaire inférieur, l'art a-t-il spécialement pour objet de prévenir l'inconvénient qui résulte de l'irrégularité du rebord dentaire, inconvénient qui s'observe quand la consolidation s'effectue dans une position vicieuse des fragments.

Intervalles triangulaires qui séparent les dents.

Les dents sont séparées les unes des autres par des intervalles triangulaires très peu considérables; elles sont même presque toutes contiguës les unes aux autres. Quand les intervalles sont très marqués, il en résulte un défaut de précision dans la mastication.

Configuration générale des dents.

La *configuration générale* des dents est celle d'un cône un peu allongé, aplati en différents sens, dont la base, constituée par la couronne, est tournée vers le rebord libre de l'arcade dentaire, et dont le sommet, constitué par la racine simple ou multiple, présente une ouverture qui pénètre dans la cavité de la dent. La forme conique des racines, et l'exactitude avec laquelle l'alvéole se moule sur elles, ont ce double résultat, que l'effort de la mastication se dissémine sur tous les points de l'alvéole, et que la pression ne se fait jamais sentir à l'extrémité qui reçoit les vaisseaux et les nerfs.

Avantages de la forme conique des racines.

Les différences que présentent les dents, surtout sous le rapport de la couronne, les ont fait distinguer en trois classes savoir, en *incisives*, *canines* et *molaires*. Celles-ci ont été subdivisées en *grosses* et *petites molaires*.

Diverses espèces de dents fondées sur la forme de la couronne.

Les *incisives* sont celles dont la couronne ressemble à un coin dont le tranchant serait taillé en bec de flûte, elles servent à couper les aliments; d'où leur est venu le nom qu'elles portent.

Les *canines* ont une couronne conoïde à sommet libre, aigu; elles servent à déchirer, d'où le nom de *laniaires*. On les appelle encore avec Hunter *unicuspidées*, à cause de leur sommet en pointe.

Les *molaires* ont une couronne cuboïde, dont l'extrémité libre est munie de tubercules ou pointes destinées à broyer à la manière d'une meule. Hunter les a appelées *multicuspidées*. Les petites molaires, pourvues de deux pointes seulement, sont désignées sous le nom de *bicuspidées*.

L'homme seul, dans la série animale, présente les trois espèces de dents à un degré à peu près égal de développement.

Dents incisives.

Incisives, au nombre de huit.

Les *dents incisives* sont au nombre de *huit*, *quatre* à chaque mâchoire.

Situation.

Elles occupent la partie moyenne de chaque arcade dentaire, et par conséquent l'extrémité antérieure du levier interpuissant que représente chaque moitié de la mâchoire. Leur position est défavorable : aussi ne servent-elles qu'à diviser les corps peu résistants.

Cette classe de dents est à son maximum de développement chez les rongeurs, le lapin, le castor, etc.

Caractères généraux des incisives.

Caractères généraux :

1° De la couronne,

1° La *couronne* est cunéiforme, et présente une face antérieure convexe, une face postérieure concave, deux faces latérales triangulaires, une base épaisse continue à la racine, un tranchant libre, un peu plus large que la base de la couronne, et taillé obliquement aux dépens de la face postérieure pour les dents incisives supérieures, et aux dépens de la face antérieure pour les incisives inférieures. La coupe oblique par laquelle se correspondent les incisives supérieures et les inférieures, est une conséquence du frottement qu'exercent les unes contre les autres les incisives des deux mâchoires qui se croisent à la manière de lames de ciseaux. Un caractère des dents incisives, avant qu'elles soient usées par le frottement, c'est l'existence sur leur bord tranchant de trois petites dentelures.

2° De la racine.

2° La *racine* a la forme d'un cône aplati d'un côté à l'autre. Le bord qui répond en avant est plus épais que celui qui regarde en arrière. Elle présente quelquefois, de chaque côté, un petit sillon vertical qui semblerait indiquer une division primitive; quelquefois leur sommet est bifide; la racine est séparée de la couronne par deux lignes courbes, à concavité inférieure, qui viennent se réunir sur les côtés de la dent.

Caractères différentiels des incisives.

Les incisives *supérieures* se distinguent des *inférieures* par leur volume, qui est beaucoup plus considérable, et qui surpasse presque du double celui des dents inférieures. Caractères différentiels.

Les incisives *moyennes* supérieures se distinguent des incisives *latérales* supérieures par leur prédominance de volume, qui est fort remarquable.

A la mâchoire inférieure, au contraire, ce sont les incisives latérales qui l'emportent sur les moyennes pour le volume ; mais la différence est peu considérable.

Dents canines, laniaires ou unicuspidées.

Au nombre de *quatre*, *deux* à chaque mâchoire. Elles sont situées en dehors des incisives de chaque côté : elles se trouvent, par conséquent, moins éloignées du point d'appui que les incisives, aussi servent-elles à vaincre de plus grandes résistances. Ce genre de dents existe à son maximum de développement chez les carnassiers. La défense du sanglier, celle de l'éléphant, sont des dents canines. Au nombre de quatre. Situation.

Caractères généraux.

Ce sont les plus longues de toutes les dents, aussi bien pour la couronne que pour la racine : aussi débordent-elles un peu les incisives; disposition qui est sensible, surtout à la mâchoire supérieure. Les plus longues de toutes.

1° Leur *couronne* épaisse n'est pas régulièrement conoïde; elle se renfle un peu à partir du collet, pour se terminer par une pointe mousse échancrée sur les côtés, et évidée à la face postérieure. La face antérieure est convexe, la face postérieure concave. 1° Leur couronne.

2° La *racine* des canines est beaucoup plus longue et plus volumineuse que celle des autres dents : aussi les alvéoles qui leur sont destinées forment-elles en devant un relief très prononcé. La racine est aplatie latéralement ; elle présente un sillon vertical dans le sens de sa longueur. 2° Leur racine.

Caractères différentiels.

Caractères différentiels.

Les canines supérieures se distinguent des inférieures par leur longueur et par leur épaisseur, qui sont beaucoup plus considérables.

Prédominance de volume des canines supérieures.

Les racines des canines supérieures répondent à l'apophyse montante de l'os sus-maxillaire, et se prolongent jusqu'à la base de cette apophyse chez certains sujets. La longueur de leur racine explique la difficulté de leur avulsion, et les accidents dont cette opération a été quelquefois suivie. Il existe dans les cabinets de la Faculté plusieurs pièces, sur lesquelles on voit les canines développées dans l'épaisseur de l'apophyse montante, et renversées de manière à présenter la couronne tournée en haut et la racine en bas.

Dents molaires ou multicuspidées.

Nombre.

Au nombre de *vingt*, *dix* à chaque mâchoire.

Situation.

Elles occupent les cinq dernières alvéoles de chaque moitié d'arcade alvéolaire, et se trouvent par conséquent plus rapprochées du point d'appui que toutes les autres dents : aussi sont-elles très avantageusement disposées pour exercer une pression puissante sur les corps que nous voulons écraser entre les dents. C'est à cette disposition que se rapporte le mouvement instinctif, par lequel nous plaçons entre ces molaires les corps qui offrent une grande résistance à vaincre pour leur écrasement. Les herbivores présentent les dents molaires à leur maximum de développement.

Leurs caractères généraux.

Les *caractères généraux* qui appartiennent à toutes les molaires sont les suivants :

1° Etendue considérable de leur surface triturante, qui surpasse de beaucoup celle des incisives et des canines ;

2°. Absence de coupe en biseau ; les deux faces, l'antérieure et la postérieure, étant parallèles, au lieu de se rapprocher pour former un bord tranchant ou anguleux : ce caractère est évidemment lié au précédent ;

3° Inégalités de la surface triturante qui présente des éminences et des dépressions ;

4° Forme arrondie et même cubique de la couronne.

5° Brièveté de la couronne dans le sens vertical ;

6° Multiplicité des racines.

Les molaires sont divisées en deux classes, d'après leur différence de volume, et d'après le nombre des tubercules dont est armée leur surface triturante. Les plus petites portent le nom de *petites molaires* ou *bicuspidées* ; les plus volumineuses sont les *grosses molaires* ou *multicuspidées*. Deux classes de molaires.

Il est à remarquer que, dans la première dentition, toutes les molaires, sans exception, sont multicuspidées.

A. *Des petites molaires* ou *molaires bicuspidees.*

Au nombre de *huit*, *quatre* à chaque mâchoire, deux à droite, deux à gauche. Elles se distinguent par les noms numériques de *première*, *deuxième*, *etc.* Au nombre de huit.

Elles sont *situées* entre les canines et les grosses molaires ; les petites molaires supérieures correspondent à la fosse canine. Situation.

Caractères généraux.

1° La *couronne* est irrégulièrement cylindrique, aplatie d'avant en arrière, ayant son grand diamètre dirigé dans le sens transversal. La face antérieure et la face postérieure, qui répondent aux deux dents adjacentes, sont planes. Couronne irrégulièrement cylindrique.

Les faces interne et externe sont convexes ; leur face libre ou triturante est armée de deux tubercules ou pointes, séparés l'un de l'autre par une rainure. Des deux tubercules, l'externe est le plus considérable.

Sous le rapport de leur couronne, les petites molaires ou bicuspidées ont été comparées à deux petites canines réunies. Racine en général unique.

2° La *racine* est en général unique; quelquefois elle est double ou bifide. Quand elle est simple, elle est sillonnée profondément dans le sens de sa longueur, et sur les parties latérales de la dent. Quand elle est bifide, jamais la séparation n'est aussi profonde que dans les grosses molaires.

Caractères différentiels.

Les bicuspidées inférieures se distinguent des supérieures par leur volume, qui est moindre, par un déjettement léger de leur couronne en dedans, et par l'usure du tubercule externe.

Caractères individuels.

Dans les bicuspidées supérieures, les deux tubercules sont séparés par une rainure profonde. Dans les inférieures, au contraire, la rainure est moins profonde, et les tubercules sont quelquefois réunis par une saillie.

La seconde bicuspidée supérieure a également deux racines, ce qui la distingue des autres.

La première bicuspidée inférieure, un peu plus petite que la seconde, n'offre le plus souvent, à sa surface triturante, qu'un seul tubercule, l'externe; ce qui lui donne quelque ressemblance avec une canine.

B. *Grosses molaires* ou *dents multicuspidées.*

Au nombre de douze.

Elles sont au nombre de *douze*, *six* à chaque mâchoire, trois d'un côté et trois de l'autre. Elles se désignent, en procédant d'avant en arrière, par les noms numériques de *première*, *seconde*, *troisième.* La dernière porte encore le nom de *dent de sagesse*, à cause de son apparition tardive.

Elles occupent la partie la plus reculée du rebord alvéolaire.

Caractères généraux.

Couronne cuboïde.

1° Leur *couronne* est assez régulièrement cuboïde. Les faces antérieure et postérieure par lesquelles ces dents se correspondent sont planes; les faces externe et interne sont arrondies.

Quatre ou cinq tubercules.

La surface triturante est armée de quatre tubercules (*dents quadricuspidées*) que sépare un sillon crucial, remplacé quelquefois par de petites fossettes. Sur certaines dents on observe un cinquième tubercule. Sur presque toutes, les tubercules sont inégaux et taillés à facettes.

Sous le rapport de la couronne, les grosses molaires représentent deux petites molaires réunies.

2° La *racine* est toujours multiple : elle est le plus souvent double ou triple ; et, dans ce cas, l'une des racines offre un sillon longitudinal. Quelquefois elle est quadruple ou quintuple, variable pour la longueur et pour la direction. Les racines sont tantôt divergentes, tantôt parallèles ; quelquefois, après s'être écartées les unes des autres, elles se rapprochent et se recourbent en crochet, de manière à embrasser une portion plus ou moins considérable de l'os maxillaire. Ces dernières dents sont appelées *dents barrées ;* leur avulsion ne peut se faire sans celle de la portion de l'os maxillaire qu'elles interceptent.

Racine multiple.

Différences dans le nombre et la direction.

Dents barrées.

Du reste, chaque racine des multicuspidées ressemble exactement, sauf le volume qui est moindre, aux racines uniques des dents précédemment décrites.

Caractères différentiels.

Des molaires supérieures comparées aux inférieures. 1° Contrairement à ce qu'on observe pour toutes les autres dents comparées à l'une et à l'autre mâchoire, la couronne des grosses molaires inférieures est un peu plus volumineuse que celle des supérieures correspondantes.

Prédominance du volume des inférieures.

2° Elle est un peu déjetée en dedans, tandis que celle des grosses molaires supérieures est tout à fait verticale.

Déjettement en dedans de leur couronne.

3° Les grosses molaires inférieures n'ont que deux racines, l'une antérieure, l'autre postérieure. Ces racines sont très fortes, larges, aplaties d'avant en arrière, assez profondément sillonnées, suivant leur longueur, bifurquées à leur sommet. Les grosses molaires supérieures ont au moins trois racines, une interne et deux externes. Il est donc très facile de différencier les grosses molaires supérieures des grosses molaires inférieures.

Différences dans le nombre des racines.

Caractères individuels des grosses molaires. 1° La première grosse molaire se distingue des deux autres par son volume, qui est généralement plus considérable. 2° La troi-

Caractères individuels.

sième grosse molaire, ou dent de sagesse, se distingue de la première et de la seconde par son volume, qui est sensiblement moindre; par sa couronne, qui ne présente que trois tubercules, dont deux externes et un interne; par sa longueur moins considérable; par ses racines, lesquelles sont dans certains cas plus ou moins complètement réunies en une seule.

De la troisième grosse molaire.

Fréquence de la réunion de ses racines.

Cependant, lors même que les racines de la troisième grosse molaire sont réunies, on y retrouve toujours le vestige des caractères propres aux molaires de la série à laquelle elle appartient; c'est à dire le vestige de trois racines, une interne et deux externes, pour la molaire supérieure; et, pour la molaire inférieure, le vestige de deux racines, une antérieure et une postérieure.

Aucune dent ne présente d'ailleurs plus de variétés que la dent de sagesse, qui reste quelquefois ensevelie dans l'épaisseur de la tubérosité maxillaire.

STRUCTURE DES DENTS.

Cavité dentaire.

La couronne des dents est creusée d'une *cavité* dont la figure reproduit celle de la dent. Cette cavité se prolonge en se rétrécissant dans le centre de la racine, et vient s'ouvrir au sommet du cône simple ou multiple que représente cette racine par un pertuis plus ou moins considérable.

Ses dimensions en raison inverse de l'âge.

Cette cavité offre des dimensions qui sont en raison inverse de l'âge, c'est à dire d'autant plus considérables que l'âge est moins avancé; elle finit même par s'oblitérer complètement. Elle contient une substance molle qui constitue la *pulpe dentaire*.

La dent se compose de deux substances.

La dent se compose donc de deux substances, l'une extérieure, dure ou corticale, non organisée : c'est la *portion dure;* l'autre intérieure, pulpeuse et organisée : c'est la *portion molle* ou *pulpe dentaire*.

Pulpe dentaire.

1°. *Pulpe dentaire.* La pulpe dentaire, contenue dans la cavité dentaire comme dans un moule, représente la forme de la dent à laquelle elle appartient. Cette pulpe tient aux vaisseaux et nerfs dentaires par un pédicule nerveux et vasculaire qui pénètre dans la cavité dentaire par l'ouverture dont est percé le sommet de la racine, et qui, parcourant le petit canal, vient se continuer avec elle. Cette pulpe, que des analogies dont on appréciera la justesse dans l'étude du développement des dents, doivent faire considérer comme un *bulbe*, une *grosse papille*, paraît formée par un renflement nerveux, pénétré par un grand nombre de vaisseaux. Du reste, les artères qui lui sont destinées proviennent toutes de la maxillaire interne ; les nerfs dépendent des branches maxillaires supérieure et inférieure de la cinquième paire ; une membrane difficile à démontrer à raison de sa ténuité, sert d'enveloppe à cette pulpe, qui est douée d'une sensibilité exquise ; c'est à elle qu'il faut rapporter et les douleurs dentaires, et tout ce qui a été dit sur la sensibilité et sur la vitalité des dents.

La pulpe est un bulbe ou une papille.

2° *Portion dure* ou *corticale*. La portion dure ou corticale est composée de deux substances : l'une qui revêt la couronne, et qu'on appelle *émail*, parce qu'on l'a comparée à la couche vitreuse de la porcelaine ; l'autre, qui forme toute la racine et toute la partie profonde de la couronne : c'est *l'ivoire*, improprement nommée *portion osseuse* de la dent.

Émail.

Ivoire.

La couche que forme l'émail présente sa plus grande épaisseur à l'extrémité triturante de la dent. Cette épaisseur va en diminuant à mesure qu'on s'approche de la racine, jusqu'au collet, où elle se termine brusquement. C'est même le relief de la ligne courbe indiquant la limite de l'émail, qui détermine le rétrécissement appelé *collet*. En exposant d'une manière comparative, et en quelque sorte par opposition, les caractères propres de l'émail et ceux de l'ivoire, je ferai mieux ressortir les attributs propres à chacune de ces deux substances.

Caractères différentiels de l'émail et de l'ivoire.

1°. L'émail est d'un blanc bleuâtre, laiteux et demi-transparent. L'ivoire est d'un blanc jaunâtre, comme satiné.

Déduits de la couleur.

2°. L'émail, étudié sur des fragmens de couronne, présente des fibres perpendiculairement implantées sur l'ivoire, et fortement pressées les unes contre les autres. L'ivoire, au con-

Fibres de l'émail.

Cornets de l'ivoire.

traire, est formé de couches concentriques, de cornets emboîtés, et dont les fibres sont en général parallèles à la longueur de la dent.

Dureté plus grande de l'émail.

3° L'une et l'autre substance sont excessivement dures. Mais, sous ce rapport, l'émail l'emporte de beaucoup sur l'ivoire ; il fait feu avec le briquet, et résiste beaucoup plus que l'ivoire à toutes les causes d'usure, même à la lime, qu'il finit par attaquer. Cette dureté de l'émail, qui est un puissant élément d'inaltérabilité, explique pourquoi les dents se conservent intactes tant qu'elles sont revêtues d'émail, pourquoi, au contraire, elles s'usent beaucoup plus facilement quand une fois l'ivoire a été mis à nu. Du reste, c'est à cette extrême dureté que l'émail doit son extrême fragilité, qui est un de ses principaux attributs.

Différences relatives à la composition chimique.

4° Sous le rapport de leur composition chimique, l'émail et l'ivoire présentent aussi des différences importantes, et qui se trouvent consignées dans le tableau suivant :

1° *Ivoire.*		2° *Email.*	
Phosphate de chaux,	61,95	Phosphate de chaux,	85,3
Fluate de chaux,	2,10	Carbonate de chaux,	8,0
Phosphate de magnésie,	1,05	Phosphate de magnésie,	1,5
Carbonate de magnésie,	5,30	Membranes, soude et eau	0,20
Soude et chlorure de sodium,	1,40		
Cartilage et eau,	28,00		

Présence de cartilage dans l'ivoire.

Absence de cartilage dans l'émail.

Il suit de là que la grande différence chimique qui existe entre l'émail et l'ivoire consiste surtout dans la présence du cartilage, c'est à dire d'une matière animale dans l'ivoire, et dans son absence dans l'émail.

La présence d'une matière cartilagineuse dans l'ivoire est un trait de similitude entre cette substance et les os : ce rapprochement est encore confirmé par le mode d'action du calorique, sous l'influence duquel l'ivoire se comporte à la manière d'un os ; mais il y a entre les os proprement dits et l'ivoire tout l'in-

Différence entre l'ivoire et l'os.

tervalle qui sépare un tissu vivant d'un produit de sécrétion solidifié.

J'admettrai donc une absence complète de vitalité et dans l'ivoire, et dans la portion corticale de la dent : toutefois, il existe des phénomènes qui semblent contradictoires à cette opinion.

Faits qui tendraient à faire admettre la vitalité des dents.

1° La substance corticale de la dent donne la sensation des corps qui la heurtent, bien plus manifestement que les ongles et les cheveux.

2° Les acides affaiblis, et particulièrement les acides végétaux, deviennent, par leur application sur les dents, l'occasion d'une sensation particulière qui rend le moindre contact extrêmement douloureux ; sensation qu'on exprime en disant que les dents sont agacées.

Faits qui la repoussent.

Mais si, d'une autre part, on considère que, 1° la substance des dents ne s'enflamme point ; 2° qu'elle ne devient le siège d'aucune tumeur ni d'aucune production pathologique ; 3° qu'elle s'use par le frottement et par la lime, à la manière d'un corps inorganique, sans qu'elle se répare, et sans què rien y atteste la présence d'un mouvement nutritif, on sera conduit à admettre l'absence de vitalité dans les dents, et on expliquera, par un simple phénomène de transmission, les faits dont nous avons parlé précédemment.

Ce qu'on appelle maladies de la portion dure des dents s'explique par des altérations chimiques.

Au reste, l'émail et l'ivoire sont d'un grain plus ou moins dur, plus ou moins fragile, plus ou moins altérable, suivant les individus : de là les différences dans la durée des dents et dans leur altérabilité. Il ne faut pas croire que l'ivoire mis à nu soit susceptible de carie ou de nécrose ; ses altérations sont d'une nature toute chimique. L'opinion contraire n'a pu prévaloir qu'à l'époque où on assimilait les dents aux os. Toutefois, elle a exercé sur le langage médical une influence qui se conserve encore : on dit une dent cariée, une dent nécrosée, exostosée ; on a même admis le spina ventosa des dents.

Les dents de l'homme sont simples.

Remarque. De tout ce qui précède, il résulte que les dents de l'homme sont *simples*, c'est à dire constituées par un noyau

Des dents composées. d'ivoire recouvert d'une couche d'émail. Les *dents composees* ne se voient que chez les herbivores, chez lesquels la mastication consiste en un broiement très considérable : on ne les observe que dans les molaires. Ce qui caractérise une dent composée, c'est la division de la couronne en un nombre plus ou moins considérable de couronnes plus petites, dont chacune est constituée par un noyau d'ivoire que revêt une couche d'émail. Toutes ces couronnes sont réunies en une seule par une troisième substance qui s'appelle *cément*, et dont le tartre humain peut donner une assez bonne idée.

DÉVELOPPEMENT DES DENTS OU ODONTOGÉNIE.

L'étude du développement des dents est un des points les plus intéressants de leur histoire; elle embrasse la description des phénomènes qui précèdent, accompagnent et suivent, 1° l'éruption des dents de la première dentition; 2° celle des dents de la seconde dentition.

Première dentition ou dentition temporaire, provisoire.

Phénomènes qui précèdent l'éruption.

État de l'os maxillaire chez le fœtus. Quand on examine les mâchoires d'un fœtus de deux à trois mois, on voit qu'elles sont creusées par une gouttière large et profonde, divisée, par des cloisons très minces, en autant de loges ou alvéoles distinctes qu'il doit y avoir de germes dentaires.

État de la gencive. La gouttière alvéolaire est fermée du côté du bord libre par la *membrane gingivale*, que surmonte une sorte de *crête* mince et comme dentelée. Crête gingivale. Cette crête est formée par un tissu, auquel quelques anatomistes ont donné le nom de cartilage dentaire; ce tissu est fibreux, blanchâtre, très résistant. La crête ne s'étend ni sur la face antérieure ni sur la face postérieure de l'os maxillaire, lesquelles sont revêtues par la muqueuse et dépourvues de gencive, qui, à cette époque, n'existe que sur les alvéoles. Périoste alvéolo-dentaire. Le tissu fibreux gingival envoie dans chaque alvéole un prolongement (*périoste alvéolo-dentaire*), qui forme à chaque follicule un sac fibro-muqueux perforé au niveau du fond de l'alvéole, où il donne passage aux vaisseaux et aux nerfs dentaires. Ces prolongements ou sacs étant intimement unis à la membrane gingivale, il en résulte qu'en exerçant une traction légère sur cette membrane, on enlève les follicules de l'espèce de loge dans laquelle ils étaient contenus, et on dénude complètement l'alvéole.

Il forme un sac fibreux.

Le *follicule* ou *germe dentaire* est essentiellement constitué par une *membrane* dans laquelle est contenue une espèce de papille pédiculée, connue sous le nom de *bulbe* ou de *pulpe dentaire.*

Histoire du follicule ou germe dentaire.

1° La *membrane du follicule,* après avoir revêtu le sac fibreux gingival que nous avons dit tapisser l'alvéole, se réfléchit sur les vaisseaux et les nerfs qui forment le pédicule du bulbe, et semble se prolonger sur ce bulbe, où cependant on ne l'a pas encore démontrée. D'après cette manière de voir; la membrane du follicule constituerait, comme les séreuses, un sac sans ouverture, libre et lisse par sa face interne, adhérent par sa face externe : un liquide transparent et visqueux remplit les vides qui existent entre le bulbe et le feuillet alvéolaire de la membrane.

Membrane du follicule.

Elle constitue un sac sans ouverture.

Voici dans quel ordre apparaissent les follicules de la première dentition :

Époque d'apparition des follicules.

Vers le milieu du troisième mois de la vie fœtale, il en existe quatre bien distincts sur chaque mâchoire ; à la fin du troisième mois, paraît sur chaque moitié de mâchoire un troisième follicule, qui est suivi de l'apparition d'un quatrième et d'un cinquième vers la fin du quatrième mois.

2° *Du bulbe dentaire.* Dans le principe, la membrane du follicule dentaire ne contient qu'un fluide, rougeâtre d'abord, puis d'un jaune blanchâtre; mais vers le troisième mois apparaît un petit corps qui, sous la forme d'une papille, s'élève du fond de l'alvéole. Cette papille vasculaire et nerveuse devient de plus en plus consistante et de plus en plus volumineuse. Un pédicule très mince, formé par les vaisseaux et nerfs den-

Bulbe dentaire.

Époque de son apparition.

taires, est le moyen d'union de la papille, qui est suspendue à la manière d'un grain de raisin.

Le bulbe dentaire représente la forme de la dent qui doit lui succéder.

La papille, qui constitue le bulbe dentaire, acquiert peu à peu la forme propre à chaque dent, dont elle offre une image exacte, et devient le noyau autour duquel se forme la dent. La couronne est la partie qui se dessine la première sur cette papille; on y trouve déjà toutes les dépressions et toutes les éminences qu'elle doit offrir dans la suite.

Époque de la formation de la partie dure de la dent.

Vers le milieu de la grossesse commence la formation de la portion dure. La production de la matière ossiforme s'effectue à la surface du bulbe par une véritable sécrétion. On y voit d'abord de petites lames ou écailles très fines, souples et élastiques d'abord, puis de plus en plus consistantes, en nombre égal à celui des saillies que présente la pulpe dentaire. Ces lames ou écailles constituent comme autant de points de formation dentaire qu'on a comparés aux points d'ossification des os. Ainsi les dents incisives et canines ne présentent qu'une seule écaille : les bicuspidées, deux; les multicuspidées, autant de points qu'elles ont de tubercules. Ces petites écailles embrassent si intimement la pulpe dont elles forment l'étui, qu'il faut quelque effort de traction pour l'en détacher; et toutefois leur face interne est très lisse, de même que leur surface externe. Il est à remarquer que dans tous les points recouverts par des petites écailles, le germe offre une rougeur beaucoup plus vive. Les écailles sont visibles à la mâchoire inférieure avant qu'on en trouve à la supérieure.

Lames ou écailles dentaires.

Points de formation dentaire.

Voici, du reste, dans quel ordre s'effectue leur apparition : les incisives moyennes se montrent de quatre à cinq mois; elles sont bientôt suivies, 1° des incisives latérales; 2° de la première molaire, ou molaire antérieure, qui apparaît de cinq à six mois; 3° à très peu de distance l'une de l'autre, de la canine et de la deuxième molaire : les écailles de toutes les dents de la première dentition ont apparu à sept mois, suivant Meckel; à huit mois, suivant Blake.

Ordre d'apparition des lames ou écailles dentaires.

Par le progrès du développement, les écailles s'étendent.

Peu à peu elles s'unissent les unes aux autres, et constituent un *cornet éburné* qui s'accroît en emprisonnant la pulpe, et s'étend peu à peu jusqu'au pourtour du pédicule vasculaire et nerveux, dans le point où ce pédicule pénètre l'alvéole.

Formation successive des cornets éburnés.

Le cornet le plus extérieur étant formé, il s'en forme un second en dedans du premier; puis un troisième, qui est emboîté dans le second, et ainsi de suite, à la manière des cornets d'oublies.

C'est la surface externe du bulbe qui sécrète l'ivoire.

L'émail est sécrété par le feuillet pariétal du follicule.

L'émail est sécrété par le feuillet pariétal ou alvéolaire de la membrane du follicule; il est, dans le commencement de sa formation, tellement mou, que chez le fœtus à terme on le sépare très facilement de la matière éburnée.

On a dit que l'émail était, comme l'ivoire, un produit de sécrétion du bulbe, lequel produit transsuderait à travers les diverses couches de l'ivoire, pour se solidifier à sa surface; d'autres ont dit que l'émail était une sorte de cristallisation formée aux dépens du liquide au milieu duquel baigne la dent; enfin le plus grand nombre admet avec Hunter que l'émail est un produit de sécrétion du feuillet pariétal, du follicule dentaire de même que l'ivoire est un produit de sécrétion du feuillet bulbaire.

Cette manière de voir me paraît d'autant plus probable, qu'en examinant avec attention ce feuillet pariétal on découvre, à sa face profonde, au niveau de la couronne, une espèce de pulpe ou de renflement très sensible, surtout au niveau des molaires. Cette pulpe extérieure s'atrophie aussitôt que l'émail est formé; ce qui explique pourquoi la sécrétion de l'émail ne se fait pas sur la racine, bien qu'après l'éruption de la dent la racine ait pris la place de la couronne. Cette pulpe extérieure n'existant pas pour certaines dents chez plusieurs espèces d'animaux, il ne faut pas s'étonner si ces dents manquent d'émail. Enfin, lors que cette pulpe extérieure persiste après l'éruption des dents, la sécrétion de l'émail continue après l'éruption de ces dents, comme celle de l'ivoire. Les dents incisives du lapin, du castor sont dans ce dernier cas. Chez ces animaux, l'émail n'occupe

Circonstance anatomique qui milite en faveur de cette opinion.

que la face antérieure de la dent; disposition qui la maintient parfaitement affilée, en raison de l'usure inégale des faces antérieure et postérieure.

De tout ce qui vient d'être dit sur les phénomènes de la formation des dents provisoires avant leur éruption, on peut déduire les conséquences suivantes :

La pulpe dentaire précède la portion dure.

1° Des deux parties constituantes de la dent, savoir, la portion corticale ou portion dure, et la pulpe ou portion médullaire, c'est celle-ci qui se développe la première; et des deux éléments distincts de la portion dure, l'ivoire et l'émail, c'est l'ivoire qui se forme le premier. 2° C'est par la couronne que débute la formation de la substance corticale de la dent; les racines ne se forment qu'en second lieu. 3° Le bulbe se trouvant emprisonné au milieu des produits solidifiés qu'il a fournis, et qui rétrécissent progressivement sa cavité, diminue graduellement de volume.

L'ivoire précède l'émail.

Phénomènes qui accompagnent l'éruption.

État des alvéoles et des dents avant la naissance.

A l'époque de la naissance, toutes les dents sont encore contenues dans leurs alvéoles. On doit considérer comme exceptionnels les cas dans lesquels on a vu des enfants naître avec une dent ou deux. Si à cette époque on enlève la paroi antérieure des alvéoles, on voit que les dents sont déjà très développées, mais qu'elles le sont inégalement; toutefois aucune d'elles n'a encore atteint le fond de l'alvéole. Mais après la naissance, et à des époques qui seront indiquées plus tard, le sommet de la racine ayant atteint le fond de l'alvéole, et l'accroissement de la dent ne pouvant plus se faire de ce côté, cet accroissement s'effectue du côté de la gencive, laquelle est comprimée, s'enflamme et se perfore, sans que du reste cette perforation soit le résultat exclusif de la distension produite par la dent; car la muqueuse gingivale est très peu distendue quand elle s'ouvre; tandis que dans d'autres cas où cette membrane est beaucoup plus distendue, soit par des polypes, soit par d'autres tumeurs, elle ne se déchire nullement.

Phénomènes de l'éruption.

La perforation de la gencive est la suite de l'inflammation par compression, et non de la distension.

La dent sort peu à peu ; la gencive se moule successivement sur les diverses portions de la couronne, et enfin sur le collet.

La gencive se moule sur la portion de couronne qui paraît.

La division de la gencive est une opération laborieuse, qui cependant ne peut expliquer complètement l'apparition des accidents graves dont s'accompagne l'époque orageuse de la première dentition.

L'éruption des dents n'a point lieu simultanément : elle est successive, et l'ordre dans lequel se fait cette éruption est assujetti à des lois qui ne comportent que peu d'exceptions.

L'éruption des dents est successive.

1° Les dents de la même espèce apparaissent par paire, l'une à droite, l'autre à gauche.

Lois qui président à cette éruption.

2° Les dents de la mâchoire inférieure précèdent dans leur apparition celles de la mâchoire supérieure.

3° Les incisives moyennes précèdent les incisives latérales, celles-ci les premières molaires, après lesquelles viennent les canines, puis les deuxièmes molaires.

L'éruption des dents de la première dentition commence vers le sixième mois après la naissance, et se termine à la fin de la troisième année ou au commencement de la quatrième.

Époque de l'éruption.

Du quatrième au dixième mois après la naissance, apparaissent les incisives moyennes inférieures, et bientôt après les incisives moyennes supérieures ; du huitième au seizième mois, les incisives latérales inférieures, puis les incisives latérales supérieures ; du quinzième au vingt-quatrième, les premières molaires inférieures ; du vingtième au trentième, les canines inférieures, puis les supérieures.

Ordre d'apparition des dents.

Dans certains cas, l'éruption des canines et celle des premières molaires sont simultanées, et quelquefois même l'éruption des canines précède.

Du vingt-huitième au quarantième mois apparaissent les secondes grosses molaires qui complètent les vingt dents de la première dentition.

Deuxième dentition.

Phénomènes qui précèdent l'éruption.

La deuxième dentition consiste dans l'éruption des dents qu'on appelle *permanentes*, pour les distinguer des dents temporaires. Le nombre des dents appartenant à la deuxième dentition est de 32, savoir, vingt de remplacement et 12 nouvelles.

Vingt dents de remplacement.

Douze dents nouvelles.

Cette dentition, de même que la dentition provisoire, nous offre à étudier les phénomènes qui précèdent, accompagnent et suivent l'éruption.

Situation des germes dentaires de la seconde dentition.

Les follicules ou germes des dents de la seconde dentition correspondent à la rangée des dents déjà formées, dont ils sont séparés par des cloisons ; ils sont dans les rapports suivants avec les follicules des dents provisoires : 1° Les follicules des dents nouvelles que présente la deuxième dentition, c'est à dire des trois dernières molaires, sont sur la même courbe que les dents de lait, mais nécessairement situées aux extrémités latérales de ces courbes. 2° Les follicules des dents de remplacement sont au contraire placés précisément derrière les dents correspondantes.

Communication des alvéoles des dents de remplacement avec les alvéoles des dents temporaires.

Ces follicules sont contenus d'abord dans les mêmes alvéoles que les dents temporaires ; ce n'est qu'après un certain espace de temps qu'ils en sont peu à peu séparés par la formation d'une cloison qui, du fond de l'alvéole, se porte vers son orifice. Néanmoins, longtemps encore après la formation de cette cloison, les alvéoles temporaires et les alvéoles permanentes communiquent par une ouverture assez large, à travers laquelle passe le cordon qui unit les deux dents. Du reste, le développement du follicule des dents permanentes ne diffère pas sensiblement du mode de développement du follicule des dents provisoires ; seulement l'accroissement du système vasculaire de ce follicule coïncide avec la diminution ou l'atrophie progressive du système vasculaire de la dent provisoire.

Phénomènes qui accompagnent l'éruption.

Compression des dents temporaires par les dents permanentes.

Tant que le développement de la dent permanente peut s'effectuer vers le fond de l'alvéole, les dents temporaires ne sont nullement ébranlées; mais arrive une époque où l'accroissement de la dent se faisant du côté du bord alvéolaire, les alvéoles de la première dentition sont comprimées, puis détruites dans le point correspondant à la couronne des dents permanentes. Dès lors les alvéoles de la première dentition appartiennent à la deuxième : comprimées par la couronne des dents permanentes, les racines des dents de lait s'usent, se détruisent, deviennent vacillantes, et se détachent par le plus léger effort, n'étant plus retenues que par l'espèce de bourrelet formé par la gencive autour du collet de la dent.

Chute des dents de lait.

Mécanisme de leur chute.

La chute des dents de lait n'a pas toujours lieu par le mécanisme que je viens d'indiquer, c'est à dire par la destruction préalable de leur racine. Quelquefois, en effet, la dent permanente ne pénètre nullement dans l'alvéole de la dent de lait correspondante; mais cette alvéole s'affaisse peu à peu par le développement toujours croissant de l'alvéole permanente voisine. Dans ce cas, les dents de lait peuvent tomber sans destruction de leurs racines, qui, presque constamment alors, sont grêles et comme atrophiées.

La compression de la dent de remplacement en est la cause.

Toutefois, une compression, soit sur les parois de l'alvéole temporaire, soit sur les racines de la dent de lait, paraît presque indispensable pour leur expulsion. Lorsqu'en effet la dent de remplacement se dévie, et par conséquent n'exerce aucune compression sur la dent de lait correspondante, celle-ci persiste, et constitue une *surdent* ou *dent surnuméraire.*

Manière d'agir de la compression.

On ne peut donc méconnaître l'influence de cette compression sur la chute des dents de lait. Mais les anatomistes ne sont pas d'accord sur la cause immédiate de la destruction des alvéoles temporaires et des racines des dents qui y sont contenues.

Quelle est la manière d'agir de la compression? Déterminet-elle la chute des dents de lait d'une manière purement mécanique, ou bien l'amène-t-elle indirectement par la destruction des vaisseaux et des nerfs dentaires? Un auteur a fait jouer le principal rôle à cette dernière cause. Mais ce que nous avons dit sur le défaut de vitalité des dents, prouve surabondamment que l'usure de l'alvéole et de la dent de lait est due à une compression mécanique.

Absorption moléculaire exercée sur la dent de lait.

Toutefois, la destruction des racines des dents de lait s'effectue sans laisser le moindre débris. Il y a donc une action d'absorption qui est certainement activée par la compression. Il n'est pas nécessaire, ainsi que l'ont pensé plusieurs anatomistes, d'admettre un appareil absorbant particulier affecté à cet usage. Du reste, les dents de la première dentition s'ébranlent et tombent dans l'espace de temps compris entre la sixième et la huitième année. Leur chute successive s'effectue dans l'ordre même de leur apparition.

Gubernaculum dentis.

Blake a parlé le premier de l'existence d'un cordon, qui, partant du follicule de la dent permanente, vient se continuer avec la gencive à travers un petit canal osseux, creusé derrière les alvéoles des dents de la première dentition. On a supposé que le petit canal osseux et le cordon placé dans son intérieur étaient destinés à diriger la dent durant le phénomène de son éruption. De là le nom de *iter dentis* donné au petit canal, et de *gubernaculum dentis* donné au cordon, qui a été ingénieusement comparé par M. Serres au *gubernaculum testis.* Ce cordon, qui m'a paru plein et nullement canaliculé, est très prononcé pour les incisives, et filiforme pour les molaires. Du reste, l'influence de l'iter dentis et du gubernaculum sur le trajet des dents permanentes durant leur éruption, n'est pas un fait parfaitement démontré.

Iter dentis.

Premières grosses molaires ou dents de sept ans.

Ordre d'éruption. Les premières des dents permanentes qui apparaissent sont les premières grosses molaires; elles précèdent de beaucoup les autres dents permanentes. Elles font suite aux dents de la première dentition, avec lesquelles elles coexistent pendant quelque temps : aussi sont-elles mal à propos classées parmi les dents de la première dentition dans plusieurs traités d'anatomie. Ces premières grosses molaires sont connues sous le nom vulgaire de *dents de sept ans*.

Ordre d'apparition des dents de remplacement.

L'éruption des dents de remplacement se fait dans le même ordre que celle des dents de lait; elle a lieu pour chaque paire aux époques suivantes :

Incisives moyennes inférieures, de six à huit ans.

Incisives moyennes supérieures, de sept à neuf ans.

Incisives latérales, de huit à dix ans.

Première petite molaire, de neuf à onze ans.

Canines, de dix à douze ans.

Deuxième petite molaire, de onze à treize ans.

Deuxième grosse molaire, de douze à quatorze ans.

Enfin,

Troisième grosse molaire, à une époque plus reculée, de dix-huit à trente ans.

Irrégularité dans l'époque de l'éruption de la troisième grosse molaire.

Du reste, la plus grande irrégularité se fait remarquer dans l'éruption de cette dernière molaire, qui manque souvent, qui, d'autres fois, reste toute la vie comme ensevelie partiellement ou en totalité dans l'épaisseur de la mâchoire.

Les vingt dents de remplacement n'occupent pas plus de place que les vingt dents de lait.

Les incisives et les canines de remplacement sont plus larges que les incisives et les canines de lait. Une disposition inverse s'observe pour les deux premières molaires de remplacement ou petites molaires. Y a-t-il une compensation telle que les vingt dents de la première dentition occupent un espace précisément égal à celui qu'occupent les vingt dents correspondantes de la seconde dentition? Cette question, posée par Hunter, et résolue par lui affirmativement, n'est pas purement spéculative; elle intéresse singulièrement la question pratique de l'avulsion des dents de lait. On peut confirmer la vérité de l'assertion de Hunter en mesurant avec un fil l'espace occupé par les vingt dents temporaires, comparativement à l'espace occupé par les vingt dents correspondantes de la deuxième dentition. Cette expérience a été faite par M. Delabarre sur le même individu à l'époque des deux dentitions.

Phénomènes qui suivent l'éruption.

Les phénomènes qui suivent l'éruption des dents permanentes se rapportent : 1° à leur accroissement; 2° à leur chute.

Limites de l'accroissement des dents humaines.

1° *Accroissement des dents.* Les dents de l'homme ne sont pas, comme celles de certains animaux, des rongeurs en particulier, susceptibles d'un accroissement illimité. L'émail de la couronne s'use sans jamais se reproduire. Tous les faits invoqués à l'appui de cette reproduction sont ou mal observés ou susceptibles d'être interprétés dans un sens autre que celui de la reproduction de l'émail.

L'émail s'use sans se reproduire.

Il se passe néanmoins dans l'intérieur de la dent des changements dignes de remarque. De nouvelles couches d'ivoire sont incessamment sécrétées; la cavité de la dent se rétrécit et finit par s'oblitérer. Les dents des vieillards ne présentent ni pulpe ni cavité dentaire.

Sécrétion non interrompue de l'ivoire.

2° *Chute des dents.* La chute des dents chez le vieillard est l'effet du resserrement des alvéoles, lequel s'effectue par le mécanisme suivant :

Mécanisme de la chute des dents.

Les dents, dépendance de la muqueuse buccale, ne sont en quelque sorte qu'accidentellement placées dans l'épaisseur du bord alvéolaire, lequel tend sans cesse à les expulser, à raison de la force de tonicité ou de l'élasticité dont jouit le tissu osseux qui compose les parois alvéolaires. En un mot, la dent est pour l'alvéole un corps étranger, dont celle-ci tend incessamment à se débarrasser. Cette tendance de l'alvéole au resserrement est efficacement combattue tout le temps que la racine tend elle-même à s'accroître vers le fond de l'alvéole; mais elle s'exerce dans toute sa plénitude aussitôt que, par l'atrophie de la pulpe, la résistance a cessé. C'est alors que l'alvéole, revenant sur elle-même, expulse la dent par un mécanisme analogue à celui par lequel, durant les affections syphilitiques, les dents les plus saines extérieurement sont expulsées par le seul fait de la destruction de vitalité de la pulpe sous l'influence du virus.

La dent est pour l'alvéole un corps étranger.

Du reste, aucune loi ne préside à la chute des dents chez le vieillard, pas plus sous le rapport de l'époque à laquelle cette chute a lieu, que sous le rapport de l'ordre suivant lequel elle s'effectue.

Aucune loi ne préside à l'ordre de la chute des dents.

Caractères différentiels des dents de la première et des dents de la seconde dentition.

Les dents de la première dentition se distinguent des dents de la seconde par les caractères suivants :

Différences sous le rapport :

1° Leur couleur, au lieu d'être d'un blanc d'ivoire ou d'un jaune clair, est d'un blanc bleuâtre ou azuré.

De la couleur.

2° Les incisives et les canines de lait se distinguent toujours des incisives et des canines permanentes par un volume moindre et par la brièveté de leurs racines.

Du volume

3°. Les deux molaires de lait diffèrent des deux petites molaires permanentes qui doivent les remplacer. Elles se rapprochent davantage des grosses molaires, dont elles se distinguent : 1° par la brièveté des dimensions verticales de leur couronne ; 2° par le nombre des tubercules dont cette couronne est armée : elle est quinticuspidée, et offre trois tubercules en dehors et deux en dedans.

Différences entre les molaires de lait et les molaires qui les remplacent.

4°. L'analyse chimique comparative des dents des deux dentitions a démontré que les dents de lait contiennent un peu moins de phosphate calcaire que les dents permanentes. C'est à cette quantité moindre de phosphate calcaire qu'est due l'altérabilité plus grande des dents de la première dentition.

Différences sous le point de vue de l'analyse chimique.

Remarques générales. D'après la discription qui a été donnée des dents, on voit que ces organes ne doivent être considérés que comme de grosses papilles à la fois vasculaires et nerveuses, revêtues d'un étui calcaire non organisé, et qui se forme par une sorte de cristallisation.

Conclusion générale.

Les maladies des dents ne contredisent en rien cette manière de voir ; car, à l'exception de l'odontalgie et de l'agacement, qui ont bien évidemment leur siége dans la portion pulpeuse, les autres altérations dont les dents sont susceptibles, sont ou des

Ce qu'on appelle maladies des dents.

Se rapporte : 1° A des lésions mécaniques. 2° A des altérations chimiques. 3° A des sécrétions accidentelles. 4° A des sécrétions irrégulières.

lésions mécaniques, comme le clivage ou la fêlure des dents, leur usure, etc., ou des altérations chimiques, comme la carie sèche ou humide, ou enfin des altérations ayant en apparence leur siège dans l'enveloppe corticale de la dent, mais qui résident ailleurs, telle est l'incrustation des dents par le tartre, qui est le produit d'une sécrétion vicieuse, attribuée par quelques anatomistes, et notamment par M. Serres, à de petits follicules, dont les fonctions, avant l'éruption des dents, se rapporteraient à la production d'un fluide propre à ramollir la gencive et à préparer sa perforation. Enfin, l'exostose et le spina-ventosa des dents dépendent évidemment d'une sécrétion irrégulière de l'émail et de l'ivoire. Pour ce qui est de la consolidation des fractures des dents, elle s'explique par la formation de nouvelles couches semblables à celles qu'on a trouvées enveloppant une balle dans l'épaisseur de la défense d'un éléphant; enfin, la coloration des dents par la garance ne se remarquant que dans les couches sécrétées à partir de l'usage de cette matière colorante, elle ne saurait rien préjuger sur l'existence d'une nutrition dentaire analogue à celle des os.

Consolidation des fractures des dents.

Coloration des dents par la garance.

Pourquoi deux dentitions.

Sous le point de vue de l'existence de deux dentitions, on peut se demander quel est le but de cette évolution des dents en deux reprises. Sans entrer ici dans la discussion des causes finales, on ne saurait méconnaître que les dents de la deuxième dentition n'auraient pu être en harmonie avec le développement trop peu considérable des mâchoires du fœtus, comparées à celles de l'adulte.

Usages des dents.

Usages. 1° Les dents sont les agents immédiats de la mastication. Les incisives coupent, les canines déchirent, les molaires broient; la position de ces diverses dents semble calculée d'après la résistance qu'elles ont à surmonter.

2° Les dents forment une espèce de chaussée qui prévient l'effusion continue de la salive au dehors.

3° Les dents servent à l'articulation des sons, en fournissant à la langue un point d'appui dans l'articulation de certaines consonnes, que les grammairiens ont appelées dentales.

4° Les dents peuvent fournir des caractères importants pour les classifications zoologiques. On conçoit, en effet, qu'étant dans un rapport nécessaire avec le mode d'alimentation des animaux, lequel exerce sur toute leur organisation une influence si puissante, la forme des dents est, jusqu'à un certain point, un des caractères par lesquels s'exprime ou se résume cette organisation.

Toutefois, il faut être en garde contre les conséquences évidemment abusives que quelques philosophes se sont plu à déduire de la disposition du système dentaire de l'homme dans ses rapports avec une alimentation exclusivement animale ou exclusivement végétale. Il faut surtout se rappeler que l'industrie humaine et les diverses préparations auxquelles elle soumet les substances alimentaires doivent entrer comme données indispensables dans la solution de ce genre de problème.

FIN DU PREMIER VOLUME.

TABLE

DU PREMIER VOLUME.

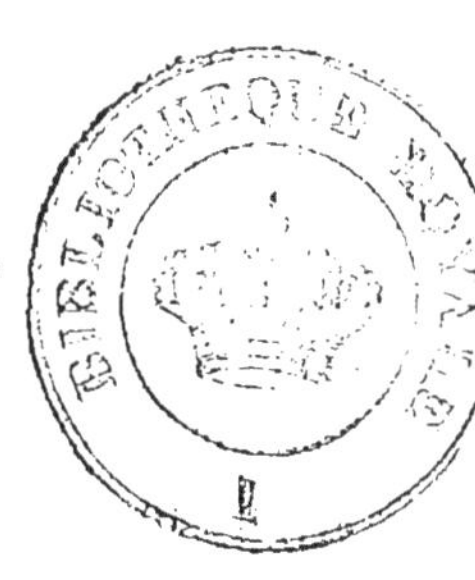

AVANT-PROPOS.

Pages.

L'homme peut être envisagé sous trois points de vue bien distincts. I

L'anatomie, science de l'organisation et le fondement de la médecine. IX

Rang que tient la médecine parmi les sciences naturelles. X

Rang que tient l'anatomie parmi les sciences médicales. XV

La physiologie repose tout entière sur l'anatomie. XVI

L'anatomie est le flambeau des chirurgiens. XVIII

L'anatomie n'est pas moins indispensable au médecin. XIX

Plan et but de l'ouvrage. XXI

Ordre suivant lequel ont été exposées les principales divisions de l'anatomie. XXI

Esprit général de l'ouvrage. XXIX

CONSIDÉRATIONS GÉNÉRALES.

Objet et division de l'anatomie. 1

Idée générale du corps de l'homme. 4

Appareil de relation, de sensation. 6

Appareil de nutrition. 8

Appareil de reproduction. 10

Plan général de l'ouvrage. 11

APPAREIL DE LOCOMOTION. — OSTÉOLOGIE.

CONSIDÉRATIONS GÉNÉRALES.

Des os, et de l'importance de leur étude. 13

Idée générale du squelette. 14

Nombre des os. 15
Méthode générale de description. 17
Nomenclature. *Ibid.*
Situation générale des os. 18
Direction des os. 19
Volume, poids, densité des os. 20
Figure des os. 22
Caractères généraux des os longs, larges et courts. 23
Régions des os. 25
Eminences et cavités des os. 26
A. Eminences des os. *Ibid.*
B. Cavités des os. 30
Conformation intérieure des os. 35
A. Conformation intérieure des os longs. 36
B. Conformation intérieure des os larges. 38
C. Conformation intérieure des os courts. 39
Texture des os. 40
Développpement des os, ou Ostéogénie. 44
Marche générale de l'ossification des éminences et des cavités. 49
Marche de l'ossification dans les trois espèces d'os. 51
1° Dans les os longs. *Ibid.*
2° Dans les os larges. 52
3° Dans les os courts. 54
De la nutrition des os. 55

DES OS EN PARTICULIER.

DE LA COLONNE VERTÉBRALE.

Caractères généraux des vertèbres. 59
Caractères propres aux vertèbres de chaque région. 61
A. Du corps des vertèbres. 62
B. Du trou rachidien et des échancrures. 64
C. Apophyses épineuses et lames. 65
D. Apophyses articulaires. 67
E. Apophyses transverses. 68
Caractères propres à certaines vertèbres. 70
Première vertèbre cervicale, ou atlas. 71
Seconde vertèbre cervicale, axis. 73
Septième vertèbre cervicale, ou préominente. 75

Première vertèbre dorsale. 76
Onzième et douzième vertèbres dorsales. 77
Cinquième vertèbre lombaire. *Ibid.*
Vertèbres de la région sacro-coccygienne. 78
Sacrum. *Ibid.*
Coccyx. 82
De la colonne vertébrale en général. 83
Dimensions de la colonne vertébrale. *Ibid.*
Direction. 84
Figure et régions. 88
Conformation intérieure des vertèbres. 98
Développement. *Ibid.*
A. Développement des vertèbres en général. 99
B. Développement de quelques vertèbres en particulier. 100
Développement du sacrum et du coccyx. 102
Développement du rachis en général. 104

DE LA TÊTE.

Du Crane. 106
Occipital. *Ibid.*
Frontal ou coronal. 111
Sphénoïde. 116
Ethmoïde. 124
Pariétaux. 129
Temporal. 132
Du crâne en général. 140
Division du crâne, et description de ses diverses régions. 142
Surface extérieure du crâne. 143
Surface intérieure du crâne. 147
Du crâne considéré comme région de la colonne vertébrale. 152
Développement général du crâne. 157
Os du crâne à la naissance. *Ibid.*
Des os wormiens. 158
Progrès du développement chez l'adulte et le vieillard. 159
De la face. 161
Os maxillaires supérieurs ou sus-maxillaires. *Ibid.*
Os palatins. 167
Os malaires. 170
Os nasaux (os propres du nez). 172

Os unguis ou lacrymaux. 174
Cornets inférieurs ou sous-ethmoïdaux. 175
Vomer. 177
Os maxillaire inférieur. 179
De la face en général. 185
Dimensions de la face. 186
Région antérieure ou faciale. 187
Région supérieure ou cranienne. 188
Région postérieure ou gutturale. 189
Régions zygomatiques ou laterales. 190
Cavités de la face. 191
Orbites. *Ibid.*
Fosses nasales. 193
Développement général de la face. 196
Etat de la région antérieure de la face aux différents âges. *Ibid.*
Etat des régions latérales aux différents âges. 198
État de la région postérieure de la face aux différents âges. *Ibid.*

THORAX ou POITRINE.

Du sternum. 201
Des côtes. 208
Caractères généraux des côtes. 210
Caractères différentiels des côtes. 213
Des cartilages costaux. 215
Caractères généraux des cartilages costaux. 216
Caractères différentiels des cartilages costaux. *Ibid.*
Du thorax en général. 218
[illegible]. *Ibid.*
Dimensions, forme générale et direction. 219
A. Surface extérieure du thorax. 223
B. Surface intérieure du thorax. 225
C. Circonférence. *Ibid.*
Développement général du thorax. 226

DES MEMBRES ou EXTRÉMITÉS

Caractères généraux des membres. 230

DES MEMBRES THORACIQUES.

DE L'ÉPAULE. *Ibid*

Clavicule. 231
Omoplate. 236
De l'épaule en général. 242
Développement général de l'épaule. 244
Du bras.
Humérus. 245
De l'avant-bras. 251
Cubitus. *Ibid.*
Radius. 255
De la main en général. 259
Du carpe. 262
A. Des os de la première rangée, ou rangée antibrachiale. 263
Scaphoïde. 265
Semi-lunaire. *Ibid.*
Pyramidal. *Ibid.*
Pisiforme. *Ibid.*
B. Des os de la seconde rangée, ou rangée métacarpienne. 266
Trapèze. *Ibid.*
Trapézoïde. 267
Grand os. *Ibid.*
Os crochu. *Ibid.*
Développement des os du carpe, 268
Du métacarpe. *Ibid.*
A. Caractères généraux des os du métacarpe. 269
B. Caractères différentiels des os métacarpiens. 271
Des doigts. 273
A. Première phalange. 274
B. Deuxième phalange. 275
C. Troisième phalange. *Ibid.*
D. Développement des phalanges. 276
Développement général du membre thoracique. *Ibid.*

DES MEMBRES ABDOMINAUX.

Du bassin. 278
Des os coxaux. 279
Du bassin en général. 281
Situation du bassin. 288
Inclinaison et axes du bassin. 289
Forme générale et dimensions. 290
Différences sexuelles du bassin. 291

A. Surface extérieure du bassin. 292
B. Surface intérieure du bassin. 293
C. Circonférence supérieure, ou base du bassin. 297
D. Circonférence inférieure. *Ibid.*
Développement général du bassin. *Ibid.*
DE LA CUISSE. 299
Fémur. *Ibid.*
Rotule. 306
Tibia. 308
Péroné. 315
DU PIED. 318
DU TARSE. 319
A. Première rangée, ou rangée tibiale du tarse. 320
Astragale. *Ibid.*
Calcanéum. 321
B. Deuxième rangée du tarse. 323
Cuboïde. 324
Scaphoïde. 325
Des trois cunéiformes. 326
Premier cunéiforme. *Ibid.*
Deuxième cunéiforme. 327
Troisième cunéiforme. 328
Structure et développement des os du tarse. *Ibid.*
DU MÉTATARSE. 329
Caractères généraux des os du métatarse. 330
Caractères différentiels des os métatarsiens entre eux. 331
DES ORTEILS. 333
A. Première phalange. *Ibid.*
B. Deuxième phalange. *Ibid.*
C. Troisième phalange. 334
Développement général du membre abdominal. 335
Parallèle des membres thoraciques et des membres abdominaux. 336
A. Parallèle de l'épaule et du bassin. 337
B. Parallèle de l'os du bras et de l'os de la cuisse. 339
C. Parallèle des os de la jambe et de ceux de l'avant-bras. 341
1° Parallèle de la moitié supérieure du cubitus et de la moitié supérieure du tibia. 344
2° Parallèle de la moitié inférieure du radius et de la moitié inférieure du tibia. *Ibid.*

D. Parallèle de la main et du pied. 344
Parallèle des os du carpe et du tarse. *Ibid.*
1° Parallèle de la rangée métatarsienne du tarse avec la rangée métacarpienne du carpe. 345
2° Parallèle de la rangée jambière du tarse avec la rangée antibrachiale du carpe. 347
Parallèle du métacarpe et du métatarse. 349
Parallèle des phalanges des doigts et des orteils. 350
Parallèle des membres thoraciques et abdominaux, sous le rapport du développement. 351
De l'os hyoïde, ou appareil hyoïdien. 352

DES ARTICULATIONS, OU DE L'ARTHROLOGIE.

Considérations générales: 356
Des surfaces et des cartilages articulaires. 357
Des ligaments articulaires. 360
Membranes, ou capsules synoviales. 364
Classification des articulations. 366
Première classe. — Diarthroses. 370
Genre 1re. Enarthroses. *Ibid.*
Genre 2e. Articulations par emboîtement réciproque. *Ibid.*
Genre 3e. Articulations condyliennes ou condylarthroses. *Ibid.*
Genre 4e. Articulations trochléennes ou ginglymes. 371
Genre 5e. Des trochoïdes. *Ibid.*
Genre 6e. Des arthrodies. *Ibid.*
Deuxième classe. — Synarthroses. 372
Troisième classe. — Amphiarthroses ou symphyses. 373
Préparation des articulations. *Ibid.*

DES ARTICULATIONS EN PARTICULIER.

ARTICULATIONS DE LA COLONNE VERTÉBRALE.

Des articulations des vertèbres entre elles. 376
A. Articulation des corps de vertèbres. 377
B. Articulation des apophyses articulaires. 383
C. Union des lames. *Ibid.*
D. Union des apophyses épineuses. 384
Des articulations propres à certaines vertèbres. 385
A. Articulation occipito-atloïdienne. 386

B. Articulation atloïdo-axoïdienne. 388
Articulation de l'apophyse odontoïde avec l'atlas. *Ibid.*
Articulation des apophyses articulaires de l'atlas et de l'axis. 390
C. Union de l'occipital avec l'axis. 391
Articulations sacro-vertébrales, sacro-coccygiennes et coccygiennes. 392
Mécanisme de la colonne vertébrale. 394
A. De la colonne vertébrale considérée comme cylindre protecteur de la moelle. *Ibid.*
B. De la colonne vertébrale considérée comme colonne de transmission du poids du tronc. 395
C. De la colonne vertébrale considérée comme organe de locomotion. 398
Mécanisme des articulations de la colonne vertébrale avec la tête. 403
1° Mécanisme de l'articulation occipito-atloïdienne. 404
2° Mécanisme de l'articulation atloïdo-axoïdienne. 405
ARTICULATIONS DU CRANE. 406
Moyens d'union des os du crâne. 409
Mécanisme du crâne. 410
ARTICULATIONS DE LA FACE. 418
Articulations des os de la mâchoire supérieure entre eux et avec le crâne. *Ibid.*
Mécanisme des articulations de la mâchoire supérieure. 419
Articulation temporo-maxillaire. 422
Mécanisme de l'articulation temporo-maxillaire. 426
ARTICULATIONS DU THORAX. 428
Des articulations costo-vertébrales. 429
Caractères généraux des articulations costo-vertébrales. *Ibid.*
Caractères propres à quelques articulations costo-vertébrales. 432
Articulations chondro-sternales. 433
Articulations chondro-costales. 434
Articulations des cartilages costaux entre eux. *Ibid.*
Mécanisme du thorax. 436
A. Mécanisme du thorax relativement à la protection des organes thoraciques. *Ibid.*
B. Mécanisme du thorax relativement à la mobilité. 438
1° Mouvements des articulations costo-vertébrales. 439
2° Mouvements des articulations chondro-sternales. 440
3° Mouvements des cartilages les uns sur les autres. 441

4° Mouvements de totalité de chaque côté. 441
5° Mouvements de totalité du thorax. 444

ARTICULATIONS DES MEMBRES THORACIQUES.

Articulations de l'épaule. 446

A. Des articulations acromio et coraco-claviculaires. 447
1° Articulation acromio-claviculaire. *Ibid.*
2° Articulation coraco-claviculaire. 448
Mécanisme des articulations acromio et coraco-claviculaires. 449
Articulation sterno-claviculaire. 450
Articulation costo-claviculaire. 452
Mécanisme de l'articulation sterno-claviculaire. *Ibid.*
Mécanisme de l'articulation costo-claviculaire. 454

Articulation scapulo-humérale. *Ibid.*

Du ligament acromio-coracoïdien. 459
Mécanisme de l'articulation scapulo-humérale. 460

Articulation du coude, ou articulation huméro-cubitale. 462

Mécanisme de l'articulation huméro-cubitale. 465

Articulations de l'avant-bras. 467

1° Articulation radio-cubitale supérieure. 468
2° Articulation radio-cubitale inférieure. 469
3° Articulation radio-cubitale moyenne, ou ligament interosseux. 471
Mécanisme des articulations radio-cubitales. 472
A. Mécanisme de l'articulation radio-cubitale supérieure. *Ibid.*
B. Mécanisme de l'articulation radio-cubitale inférieure. 473
C. Mécanisme des articulations radio-cubitales, considéré relativement au corps des deux os. 475
D. Le cubitus prend-il quelque part à la pronation et à la supination. *Ibid.*

Articulation radio-carpienne. 477

Mécanisme de l'articulation radio-carpienne. 481

Articulations du carpe. 483

A. Articulations des os de chaque rangée entre eux. *Ibid.*
Articulation du pisiforme avec le pyramidal. 484

B. Articulation des deux rangées du carpe entre elles. 485
Mécanisme du carpe. 487

ARTICULATIONS MÉTACARPIENNES. 488

1° Articulations des extrémités carpiennes des métacarpiens. *Ibid.*
2° Articulations des extrémités digitales des os métacarpiens. *Ibid.*
Articulations carpo-métacarpiennes. 489
Mécanisme des articulations carpo-métacarpiennes. 493

ARTICULATIONS DES DOIGTS. 495

Articulations métacarpo-phalangiennes. *Ibid.*
Mécanisme des articulations métacarpo-phalangiennes. 498
Des articulations phalangiennes des doigts. 500
Mécanisme des phalanges. 501
Mécanisme des articulations des phalanges entre elles. 502

ARTICULATIONS DES MEMBRES ABDOMINAUX.

ARTICULATION DU BASSIN.

Symphyses sacro-iliaques. 503
Symphyse pubienne. 505
De la membrane sous-pubienne et des ligamens sacro-sciatiques. 507
1° Membrane sous-pubienne, ou obturatrice. 508
2° Ligaments sacro-sciatiques. 509
Mécanisme du bassin. 510
1° Mécanisme du bassin considéré comme organe de protection. 511
2° Mécanisme du bassin relativement à la station et à la progression. 512
3° Mécanisme du bassin sous le rapport de l'accouchement. 516
4° Mécanisme du bassin sous le rapport de ses mouvements. 517

ARTICULATION COXO-FÉMORALE. 518

Mécanisme de l'articulation coxo-fémorale. 524

ARTICULATION DU GENOU. 527

Mécanisme de l'articulation fémoro-tibiale. 538

ARTICULATIONS DE LA JAMBE. 543

1° Articulation péronéo-tibiale supérieure. *Ibid.*
2° Articulation péronéo-tibiale inférieure. 544

3° Aponévrose interosseuse. 545
Mécanisme des articulations péronéo-tibiales. *Ibid.*
ARTICULATION TIBIO-TARSIENNE. 546
Mécanisme de l'articulation tibio-tarsienne. 549
ARTICULATION DU TARSE. 551
Articulation des os de la première rangée entre eux, ou articulation astragalo-calcanienne. 552
Articulation des os de la deuxième rangée du tarse entre eux. 553
1° Articulations des os cunéiformes entre eux, ou articulations cunéennes. *Ibid.*
2° Articulations du scaphoïde avec les os cunéiformes, ou articulations cunéo-scaphoïdiennes. 554
3° Articulation du troisième cunéiforme avec le cuboïde, ou articulation cuboïdo-cunéenne. 555
4° Articulation du scaphoïde avec le cuboïde, ou articulation cuboïdo-cunéenne. *Ibid.*
Articulation des deux rangées entre elles. 556
1° Articulation de l'astragale avec le scaphoïde, ou articulation astragalo-scaphoïdienne. *Ibid.*
2° Articulation calcanéo-cuboïdienne. 558
Mécanisme des articulations tarsiennes. 560
ARTICULATIONS TARSO-MÉTATARSIENNES. 563
Articulations des os du métatarse entre eux. 566
Mécanisme des articulations métatarsiennes. 567
ARTICULATIONS DES ORTEILS. 568
Articulations métatarso-phalangiennes. *Ibid.*
Mécanisme des articulations métatarso-phalangiennes. 571
Articulations phalangiennes des orteils. 572
Mécanisme des articulations phalangiennes. 573

DES DENTS.

Des dents en général. 574
Nombre des dents. 575
Position des dents. 576
Conformation extérieure des dents. 578
Caractères généraux des dents. *Ibid.*

Dents incisives. 580
Caractères généraux des incisives. *Ibid.*
Caractères différentiels des incisives. 581
Dents canines, laniaires ou unicuspidées. *Ibid.*
Caractères généraux. *Ibid.*
Caractères différentiels. 582
Dents molaires ou multicuspidées. *Ibid.*
A. Des petites molaires, ou molaires bicuspidées. 583
Caractères généraux. *Ibid.*
Caractères différentiels. 584
B. Grosses molaires, ou dents multicuspidées. *Ibid.*
Caractères généraux. *Ibid.*
Caractères différentiels. 585
Structure des dents. 586
Développement des dents, ou odontogénie. 590
Première dentition, ou dentition temporaire, provisoire. *Ibid.*
Phénomènes qui précèdent l'éruption. *Ibid.*
Phénomènes qui accompagnent l'éruption. 594
Deuxième dentition. 596
Phénomènes qui précèdent l'éruption. *Ibid.*
Phénomènes qui accompagnent l'éruption. 597
Phénomènes qui suivent l'éruption. 600
Caractères différentiels des dents de la première et des dents de la seconde dentition. 601

FIN DE LA TABLE DU PREMIER VOLUME.

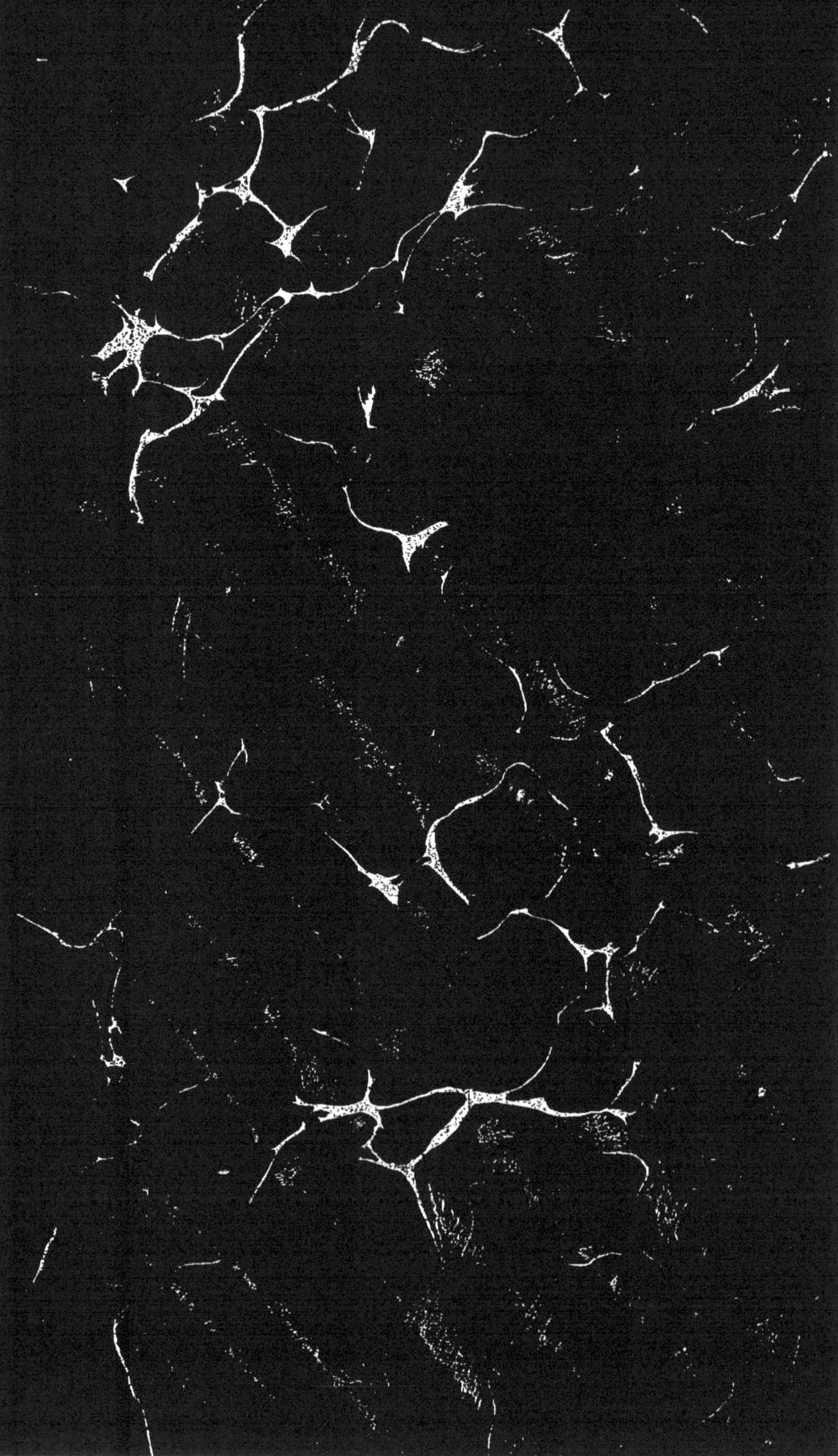

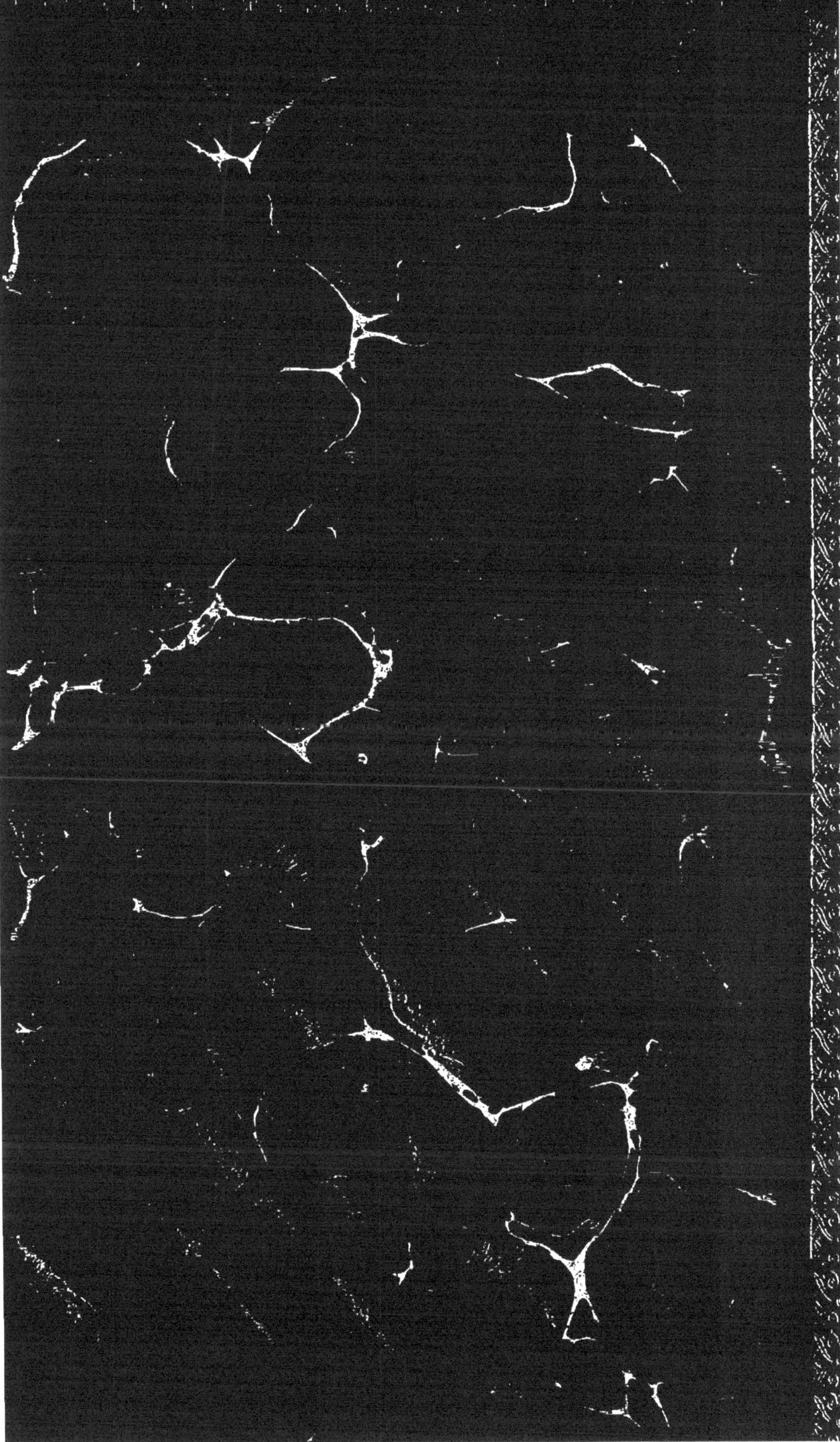

www.ingramcontent.com/pod-product-compliance
Ingram Content Group UK Ltd.
Pitfield, Milton Keynes, MK11 3LW, UK
UKHW011959240726
13965UKWH00001B/50